작업치료 실행의 이론

Conceptual Foundations of Occupational Therapy Practice

제 4 판

작업치료 실행의 이론

Conceptual Foundations of Occupational Therapy Practice

Gary Kielhofner, DrPH, OTR/L, FAOTA
Professor and Wade-Meyer Chair
Department of Occupational Therapy,
College of Applied Health Sciences
University of Illinois at Chicago

제 4 판

영 문 출 판 사

■ **옮긴이** (가나다 순)

고유정 한영대학교 작업치료과 교수
김미점 충남도립대학교 작업치료과 교수
박수정 대구보건대학교 작업치료과 교수
박수희 호남대학교 작업치료학과 교수
박윤희 춘해보건대학교 작업치료과 교수
신중일 호남대학교 작업치료학과 교수
양영애 인제대학교 작업치료학과 교수
오혜원 우석대학교 작업치료학과 교수
용미현 경운대학교 작업치료학과 교수
유찬욱 한려대학교 작업치료학과 교수
정재엽 여주대학교 작업치료과 교수
정현애 동신대학교 작업치료학과 교수
차수민 춘해보건대학교 작업치료과 교수

Conceptual Foundations of Occupational Therapy Practice, fourth Edition
by Gary Kielhofner, DrPH, OTR/L, FAOTA

주의: 기초연구 및 임상연구가 진보되어 최신의 과학적 데이터의 입수가 가능해짐에 따라 권장 치료법 및 권장 약물 치료법은 항상 변화하고 있다. 저자와 출판사는 이 책을 출판하는 시점에서 최신의 정확한 정보를 게재할 수 있도록 최선을 다 하였다. 그러나 저자, 편집자, 출판사는 이 책의 오류나 누락 또는 이 책을 적용한 결과에 대해서 일체 책임을 지지 않는 것으로 한다. 이 책에 기재한 실행은 어느 것도 각 상황의 개별적 사정을 고려하고 각각의 케어의 전문적인 기준에 맞춰서 적용해야 한다. 약물을 투여하기 전에는 반드시 그 용량과 금기에 관한 최신 정보와 그 변화에 관해서 첨부문서로 확인할 것을 권장한다. 신약 또는 별로 사용되고 있지 않은 약제를 사용할 때에는 특별히 주의가 필요하다.

작업치료 실행의 이론 | 개정4판 |

2018년 2월 21일 초판인쇄
2018년 2월 28일 초판발행

지 은 이 : Gary Kielhofner
옮 긴 이 : 양 영 애 외
발 행 인 : 박 병 조
발 행 처 : 도서출판 영문출판사
등 록 : 1987년 12월 21일 제2-419호
주 소 : 서울시 강남구 삼성동 69-1
전 화 : (02) 514-5590, 776-5590
팩 스 : (02) 756-8943
E-mail : yeongmunsa@empal.com
홈페이지 : www.ymsbook.net
정 가 : 30,000원
ISBN 978-89-7224-428-8 93510

※ 파본은 교환해 드립니다.

앰버(*Amber*), 할피(*Halfie*), 제인(*Jane*),
로나(*Lorna*), 그리고 푸키(*Pookey*)에게
당신들은 최고입니다!

서문

"작업치료 이론(개념적 토대)"의 초판은 작업치료의 지식을 특징짓는 범위를 적은 것이었다. 그것은 이 분야의 중심적인 정체성 또는 초점이 무엇이어야 하는가라는 논쟁의 한가운데에 있었을 때에 적은 것이었다. 이 책은 작업이야말로 이 분야를 출현시킨 것이고, 또한 이 분야의 중심적 테마로서 최대의 희망이라는 중심적인 견해를 지지하여 왔다. 나는 작업치료에서는 "작업"을 무시할 수 없다는 이 분야의 인식에 오랜 세월에 걸쳐서 고무되어왔다.

이 책의 최신판은 흔들이(pendulum)가 너무나도 지나치게 한 방향으로 흔들리고 있다는 나의 높아지는 관심의 영향을 받고 있다. 즉, "작업의 과학"을 개발하고 싶은 나머지 이 분야가 작업치료에서의 "치료"를 뒷전으로 하거나 잊어버릴지도 모른다는 염려에 크게 영향을 받고 있다.

이와 같이 "작업치료 이론"의 제4판은 자기들의 환자의 욕구에 작용하는 작업치료사의 작업이나 매일의 일에 대한 이 분야에 어떠한 균형을 회복하기 위해 계획된 것이다. 이 책의 중심 테마는 작업치료의 이론은 실행 서비스 안에 있어야 한다는 점이다. 결국은 작업치료는 실행의 전문직이다. 이와 같이 우리들이 극구 칭찬하고 지지하고 발전시켜야 하는 지식은 실행(practice)을 촉진시켜야 하는 것이다.

이러한 것을 고려하여 나는 작업치료와 그 이론에 대한 실행의 중심적 자리매김을 강조하기 위하여 표제를 수정하였다. 더욱이 이 책의 전체는 우수한 한 집단의 실행가(practitioner)의 매일의 일과 관점을 반영하도록 구성되어 있다.

Gary Kielhofner

역자서문

이 번에 개정된 "작업치료의 실행"은 작업치료사들과 작업치료를 전공하는 학생들에게 다양한 개념과 사례를 이해하기 쉽도록 구성하여 하나의 가이드 역할을 할 수 있도록 하였다.

책의 구성은 저번의 내용을 보완하여 작업치료의 정의, 실행의 모델 개념, 관련된 지식, 실행의 사례들로 저자의 그간의 연구의 결실이 정리되어 있다. 현재 우리나라에서도 작업치료가 발전하고 또한 정착하는 과정에서 여기에서 소개된 작업치료 실행의 사례들이 유익하게 활용될 것으로 생각된다.

따라서 다양한 환경에서의 작업치료 실행 모델을 통하여 작업치료가 더욱 확대되고 내실 있게 발전하기를 희망하고 바라는 바이다. 번역을 위해 노력해주신 김미점, 오혜원, 정현애, 유찬욱, 용미현, 박윤희, 신중일, 박수희, 박수정, 차수민, 정재엽, 고유정 교수님들께 감사를 드린다.

2018년 2월

역자 대표 양영애 드림

자문위원

Yvette Hachtel, JD, MEd, OTR/L
Professor
School of Occupational Therapy
Belmont University
Nashville, Tennesee

Jane Painter, EdD, OTR/L
Associate Professor
Occupational Therapy Department
East Carolina University
Greenville, North Carolina

Neil Penny, EdD, MS, OTR/L
Assistant Professor
Occupational Therapy Department
Alvernia College
Reading, Pennsylvania

Linda Russ, PhD, OTR
Assistant Professor
Rehabilitation Science Department
University at Buffalo
Buffalo, New York

William Sisco, MA, MS, OTR
Assistant Professor
Occupational Therapy Department
Grand Valley State University
Grand Rapids, Michigan

Sheree Talkington, MA, OTR
Occupational Therapy Assistant Program
Director
Allied Health Department
Amarillo College
Amarillo, Texas

감사의 글

이 책은 상당한 기간 동안 제작 중이었다. 내가 생각해낼 수 있는 것보다도 많은 사람들이 이 교과서의 제4판에 영향을 주었다. 그들 모두에게 감사하고 싶지만, 여기서는 제4판에 직접적으로 영향을 미친 사람들에 대해서만 감사의 말씀을 드리고자 한다.

이 책은 오랜 세월에 걸쳐서 이 영역의 필자들이나 지도자들의 영향을 받아왔다. 제4판에서 나는 큰 재편성을 하기로 결심하였다. 핵심적인 변화는 이 책에서는 몇 사람의 임상 작업치료사의 작업을 삽입하였다는 것이다. 나는 다음의 사람들이 그들의 실행을 나와 이 책의 독자에게 널리 알려준 것에 매우 큰 감사를 올린다. 시카고 재활시설 감각운동 수행 프로그램 임상연구 코디네이터(coordinator)인 Heidi Fischer, MS. OTR/L; Senderos 재단 작업치료사이고 프로그램 코디네이터인 Andrea Girardi, BA(OT); 2gether NHS재단 트러스트 지역사회 팀 고령자 서비스 팀의 작업치료사 임상전문가이고 2gether NHS재단 트러스트 Gloucestershire병원의 Gloucestershire와 Herefordshire 통증관리 팀의 작업치료사인 Alice Moody, BSc(hons) OT; Castle Peak 병원의 상급 작업치료사인 Bacon Fung Leung Ng, MSc(OT), SROT, ROT(HK), OTR; Tokoha 재활병원 재활부 작업치료사인 Hiroyuki Notoh, BA, OTR: Caulfield 일반의료 센터 상급 임상작업치료사인 Karen Roberts; South Shore Therapists, Inc.의 사무장인 Stacey Szklut, MS, OTR/L; 그리고 예루살렘의 Hadassah and Hebrew대학 의학부 작업치료학과 · Hadassah대학병원 재활부 작업치료사인 Maya Tuchner, OT, MSc이다. 그들 전원이 나의 수많은 질문이나 요청에 너그럽게 호응해줬고 제공해준 반응과 사례로 나를 고무시켰다.

나의 연구조수 Abigail Tamm-Seitz는 모든 저자들이 필요로 하는 것에 정확히 대답해 주었다. 그녀는 언제나 도움이 되는 피드백을 해주었고 나의 오류를 지적해 주었으며 편집상의 힌트를 주었고 원고를 구성해 주었으며, 이 책을 위해 사진을 선정하고 그리고 놀랄만한 속도로 기타의 헤아릴 수 없는 과제를 수행해 주었다. 이 책의 저술을 통해서 그녀의 지원을 받은 것에 만족스러움을 표명하고자 한다. 나는 연구조수로서 이 책의 저술에 지원을 해준 Emily Ashpole, Annie Plosza, 그리고 Jessica Kramer에게도 감사한다.

F.A. Davis사의 스태프는 언제나 나를 믿었고 이 책과 그 이전 저작물인 "Health Through Occupation"을 지원해 주었다. 초판부터 F.A. Davis사는 항상 변함없이 이 책이 만족을 가져오게 한 편집담당자를 제공해주고 있다. 현재의 편집 담당자인 Christa Fratantoro도 예외는 아니다. 그녀의 지도, 격려, 우정을 높이 평가한다. 나의 편집 담당자인 Jennifer Pine도 동참해주어 이 책의 과정 전체를 통해서 사려 깊고 완전한 원조를 제공해주었다.

이 책의 사례의 자료에 관한 정보의 입력, 피드백, 그리고 지원에 대해서는 Carmen Gloria

de las Heras에게, 생체역학의 단원에 관한 피드백에 대해서는 Elizabeth Walker Peterson에게, 인지 모델의 단원의 피드백에 대해서는 Yvette Hachtel과 Noomi Katz에게, 증상사례의 자료에 대해서는 Susan Cahill에게, 그리고 인치행동치료의 자료를 공유해주었던 것과 이 책의 많은 점에 대해서 피드백을 해준 것에 대해서는 Renee Taylor에게 특별히 감사드린다. Mary Alicia Barnes는 기능적 집단 모델의 단원을 검토해주고 또한 사례를 제공해준 것에 대해서 깊이 감사드린다. 또한 이 모델의 신판의 자료를 친절하게 원조해준 Sharon Schwartzberg에게도 깊이 감사드린다. 증상사례의 자료와 사진을 제공해준 Libby Asselin, Tunde Koncz, Mike Littleton, Erica Mauldin, Stephanie McCammon, Sarah Skinner, Kathy Preissner, 그리고 Supriya Sen에게 감사드린다.

이에 더해서, 이 책은 세계 중에서 수집된 사진으로 장식되어 있다. 이 책을 위해 사진을 촬영해주거나 제공해준 Cathleen Burden, Adina Hartman-Maeir, Kayo Itoh, Rita Lefcovitz, Hitomi Matsumoto, Takeshi Muraoka, David Wilson-Brown, 그리고 Sarah Wyer에게 감사드린다.

나는 또한 Senderos 재단 팀의 다음의 멤버에게도 감사드린다. Ans Maria aguirre, Josefina Becerra, Rocio Carmona, Susana Infante, 그리고 Mercedes Vial, 또한 Senderos 재단의 참여자인 Gabriel Lopez, Beltrán Molina, Marisol Salosny, 그리고 P:ablo Vial의 지원에 대해서도 감사드린다. 또한 사진촬영에 동의해준 El Valor의 요리 집단에게도 감사한다.

차례

SECTION 1

작업치료의 개념적 토대의 개관 1

SECTION 2

개념적 실행 모델 67

SECTION 3

관련지식 283

SECTION 4

실행에서의 개념적 토대의 이용 333

SECTION 1

작업치료의 개념적 토대의 개관

An Overview of Occupational Therapy's Conceptual Foundations

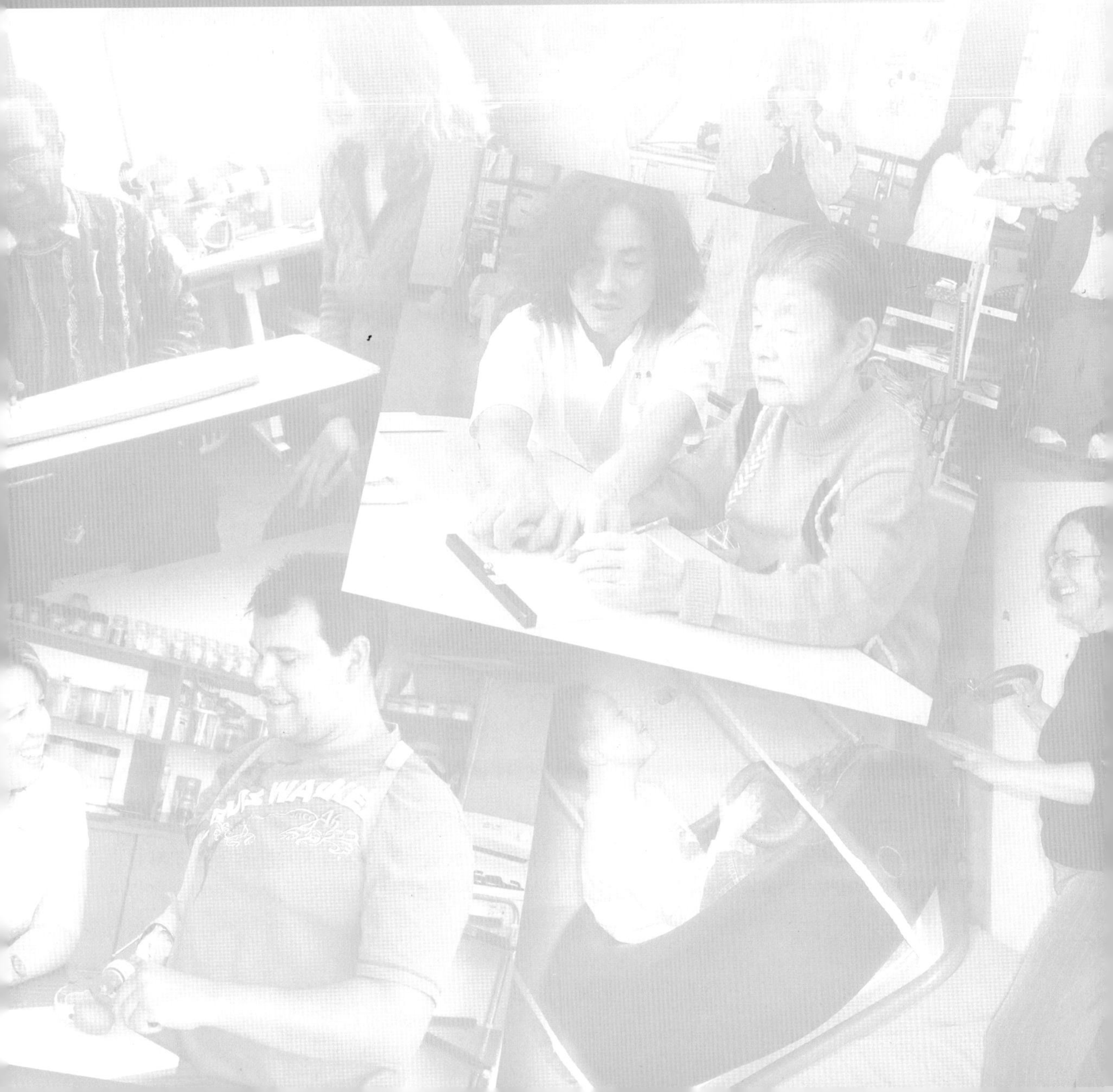

CHAPTER 1

실행상의 발견에서부터 개념상의 이해로

(From Practical Discovery to Conceptual Understanding)

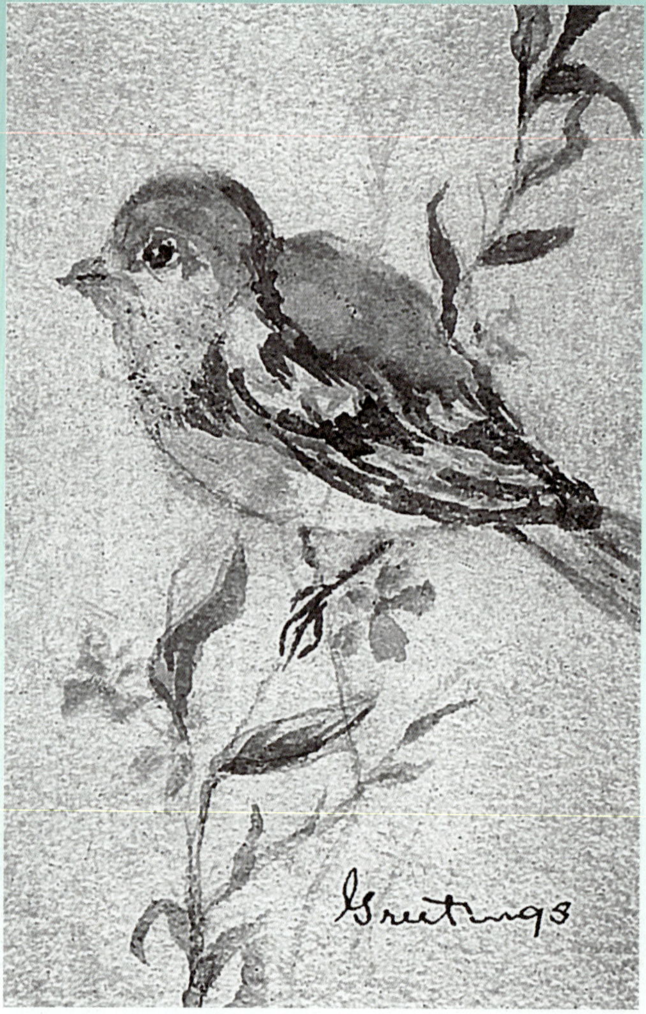

지난 세기 초에 북아메리카에서의 작업치료 창시자의 한 사람인 Susan Tracy가 또 다른 작업치료사인 Jennie Allen에게 연하장을 보냈다. 카드의 앞면에는 꽃이 핀 나뭇가지에 앉은 파랑새의 아름다운 수채화가 그려져 있었다. Tracy는 카드의 뒷면에 "정신과 의사"로부터 '전혀 집중할 수 없다'는 태그를 붙여 나에게 보낸 환자가 "누구의 도움도 없이 그린 그림 입니다"라고 적었다. Tracy는 더 이상의 자세한 설명은 하지 않았지만, Allen에게는 이 의미가 통하는 것이라고 확신한 것은 분명하다.

작업치료사는 누구라도 이와 마찬가지의 경험을 한 일이 있을 것이다. 타이완 출신의 작업치료사인 Chin-Kai Lin은 중증의 두부외상을 입은 환자에 대해서 이야기하고 있다. 안면신경마비와 어두운 장래에 대한 중압감으로 일그러진 얼굴은 영원히 기분이 좋지 않은 표정이 달라붙은 것 같았다. 어느 날, Lin은 이 환자에게 중국의 고전음악을 노래 부르는 합창단에 참여하도록 설득하였다. 그녀가 오래된 신성한 노래를 부르기 시작하였더니 그녀의 기분은 서서히 좋아지고 기분 좋은 미소로 변화하고 있었다.

벨기에 출신의 Luc Vercruysse는 정신과에 입원하여 자기의 정신질환과 입원한 것에 대해서 낙담하고 있는 환자의 이야기를 나누었다. Luc는 많은 노력을 하여 그 환자가 스케치, 그림 그리기, 바느질, 기타 수공예를 열심히 하고 있는 작업치료 집단에 참여하도록 설득하였다. 끝마친 후 그 환자는 자기 자신이 한 것에 대해서 놀라워하였고 "나는 내 자신이 양초를 만들었습니다. 우습게 들리겠지만 기분이 좋았습니다. 이것은 나에게 낙담할 필요가 없고 자기의 인생을 계속할 수 있다는 것을 보여준 것입니다"라고 이야기 하였다고 한다.

버지니아 주의 페어팩스 카운티 공립학교에서 일하는 작업치료사인 Patricia Laverdure는 셀프케어(self-care)와 연필로 글씨쓰기 학습에 몰두하고 있는 초등학교 2학년생인 뇌성마비가 있는 소녀에 대해서 이야기하였다. 어느 날, 이 소녀는 작업치료사에게 작은 목소리로 인형의 옷을 갈아입히고 싶으니 거들어달라고 부탁하였다. 작업치료사는 다른 모든 업무를 중단하고 이 소녀가 인형의 옷을 갈아입힐 수 있게 될 때까지 함께 노력하였다. 다음 주에 이 소녀의 어머니가 자기 딸이 용기를 내어 처음으로 동급생을 집으로 불러 오후 내내 인형을 갖고 놀았다는 것을 눈물을 흘리면서 이야기했다고 한다.

이러한 이야기는 작업치료 실행의 본질을 나타내고 있기 때문에 시간과 문화를 초월해서 작업치료에서 그대로 남아 있는 것이다. 이들은 환자에게 작업에 종사하도록 지원하는 것이 환자에게 새로운 생각, 감정, 행위를 얼마만큼 환기시키는가, 또한 그 생활에 얼마만큼 긍정적인 변화를 가져올 수 있는가를 보여주고 있다. 작업에 종사한다는 것이 사람들을 탈바꿈시킬 가능성을 가졌다는 관찰의 결과는 작업치료 분야를 생겨나게 하였다는 것이다. 이것은 현재도 작업치료의 핵심으로서 존재하고 있고 많은 지식체계(body of knowledge)에 의해서 지지되고 있다.

> **작업에 종사한다는 것이 사람들을 탈바꿈시킬 가능성을 가졌다는 관찰의 결과는 작업치료 분야를 생겨나게 하였다는 것이다.**

예를 들면, 현대의 작업치료 이론은 누군가가 작업에 종사하고 있을 때에는 그 사람의 독특한 특징과 시행되고 있는 특정의 작업과 상호작용을 하고 있다. 그리고 사람들에게 생각하고 느끼고, 그렇지 않으면 그들이 그렇지 않은 방식으로 행동하는 힘을 만들어내고 있다고 언급하고 있다(Bass-Haugen, Mathiowetz, Flinn, 2008; Christiansen, Baum, Bass-Haugen, 2005; Kielhofner, 2008; Toglia, 2005). 연구는 이 사고(thinking)를 지지하면서 사람이 종사하고 있는 이 종류의 작업이 환자가 자기의 몸을 움직이는 방법, 그들이 효과적으로 계획을 세우고 그들이 하는 것에 주의를 돌리는 방법을 바꿀 수 있다는 것과 또한 얼마만큼의 노력을 그들이 사용하고 그들이 경험하는 것을 보여주었다(Eastridge & Rice, 2004; LaMore & Nelson, 1993; Toglia, 2005; Wu, Trombly, Lin, 1994; Yoder, Nelson, Smith, 1989). 환자가 하는 작업이 그들의 인식, 동기부여, 운동수행에 어떻게 영향을 미치는지를 검토하는 평가절차와 도구가 있다(Bass-Haugen, et al, 2008; de las Heras, Geist, Kielhofner, Li, 2002; Toglia, 2005). 마지막으로, 사람들이 행동하고 생각하고, 그리고 느끼는 것을 강화하기 위해 작업을 선택하고 수정하는 방법의 지침을 제공하는 중재의 프로토콜(실행요강)이 있다(Bass-Haugen, et al, 2008; de las Heras, Llerena, Kielhofner, 2003; Toglia, 2005).

실행에 관한 기본적 관찰 또는 이야기에서부터 작업치료 과정의 개념상의 이해로 이르는 이 과정은 중요한 것이다. 매일의 실행에는 작업상의 환자의 혼란, 실망 또는 어려움에 대처하는 것이 포함된다. 실행가(practitioner)는 시행착오, 창조적인 문제해결, 축적된 경험의 응용을 통해서 그러한 문제의 해결책을 발견하는 일이 적지 않다. 실행상의 문제나 해결책은 궁극적으로는 무엇이 진행되고 있는가를 설명하기 위한, 그리고 그러한 문제를 해결하기 위해 더 많은 자원을 개발하기 위한 체계적인 시도로 이어진다. 실행상의 발견에서부터 형식이론과 연구조사로 가는 이 경로는 작업치료를 강화하고 개선하는 지식을 가져다준다. 이러한 노력으로부터 발생한 모든 지식은 작업치료 개념의 토대를 구성하고 있다.

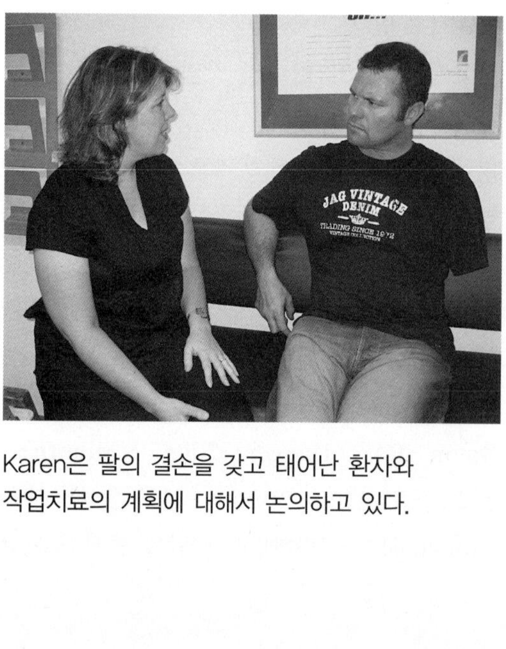

Karen은 팔의 결손을 갖고 태어난 환자와 작업치료의 계획에 대해서 논의하고 있다.

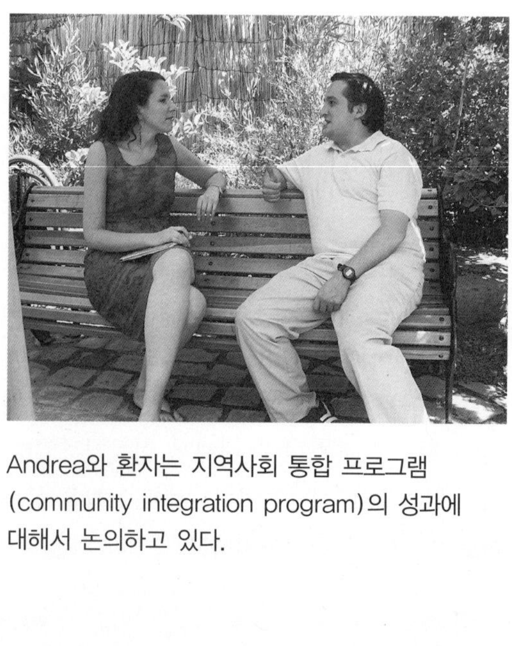

Andrea와 환자는 지역사회 통합 프로그램(community integration program)의 성과에 대해서 논의하고 있다.

실행과 작업치료의 개념적 토대의 관계

The Relationship of Occupational Therapy's Conceptual Foundations to Practice

작업치료의 실행에 있어서 개념적 토대가 왜 중요한지를 검토하는 최선의 방법은 실행가가 시행하는 것을 되돌아보는 것 일 것이다. 이제부터 언급하는 4명의 작업치료사에 대한 것을 생각해보자.

Karen Roberts는 오스트레일리아 멜버른 시내에 있는 병원의 절단환자 병동에서 일하고 있다. 그녀의 환자 대부분은 업무상의 사고나 교통사고로 외상성 절단을 한 젊은 남성이다. 절단은 갑작스럽고 예상 밖의 사건이며 순식간에 그들의 생활을 바꿨다. 많은 사람은 신체적 상실을 경험하였을 뿐만 아니라 자기의 장래에 대한 계획과 꿈의 상실에 의해서 매우 슬퍼하고도 있다. Karen은 새로운 환자에게 자기를 소개할 때, 대부분 다음과 같이 이야기한다. "나는 당신이 해야 할 일이나 하고 싶은 일의 모두에 관심을 갖고 있습니다. 그리고 어떻게 지원에 대처하는지가 당신의 생활을 좌우한다고 생각하고 있습니다. 또한 당신에게 무엇이 중요한가, 그리고 그것을 시행하려면 이제부터 어떻게 하면 되는가에 관심을 갖고 있습니다. 보장구를 장착할 때에는 조작방법을 가르치고, 일상생활에서 사용할 수 있도록 함께 노력하게 될 것입니다.

Andrea Girardi는 칠레의 산티아고 시에 있는 Senderos 재단의 지역사회 통합 프로그램(community integration program)에서 일하고 있다. 그녀의 환자는 젊은 정신질환 환자이다. 대부분의 환자가 생활역할에서의 좌절과 다발성 기능장애라는 특징을 갖고 있다. 또한 대부분이 사회적인 오해와 편견을 받은 일이 있고 이러한 것들에 의해서 실의에 빠진경험을 하고 있다. 그리고 더불어 제공받은 정신과 서비스에 낙담을 느끼고 있다.

Andrea의 환자는 자기는 무능하고 개인적으로 통제할 수 없어 전향적인 인생을 계속해 갈 가능성이 전혀 없는 것처럼 행동하고 있다. 대부분이 친구를 만들거나 집단에 속하는 것을 매우 어렵게 느끼고 있다. 이러한 부정적인 사고는 생활을 영위하는 것이나 성공하는 것을 방해하고 있다.

이같은 환자에게 작용할 때, Andrea는 인생의 의미를 회복하는 활동부터 시작하여 스스로가 인생의 주역이 되는 것을 돕는 방향으로 진행시킨다. 도중에 Andrea는 환자가 극복하려고 노력하는 모습을 보고 있다는 것, 그 능력을 믿고 있다는 것을 환자에게 전달한다. 그녀는 자기의 작업치료 과정을 환자가 새로이 스스로의 능력에 자신감이 생기고 장래에 대한 희망의 기초를 서서히 굳혀가는 것을 원조하는

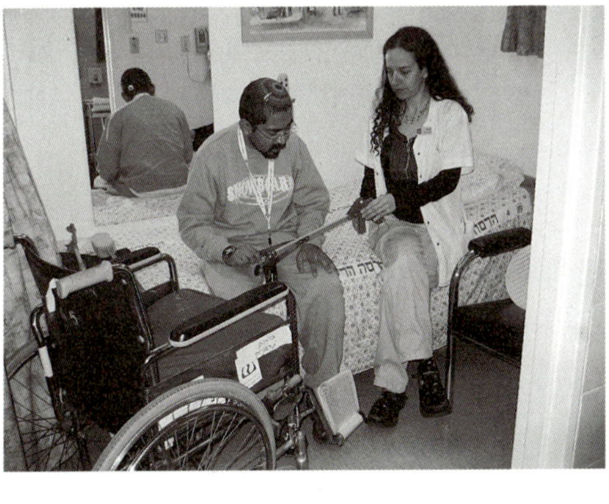

Maya는 자동차 사고의 결과로서 외상성 뇌 손상을 입은 환자의 자립을 촉진하기 위해 리쳐(reacher)를 사용하는 방법을 보여주고 있다.

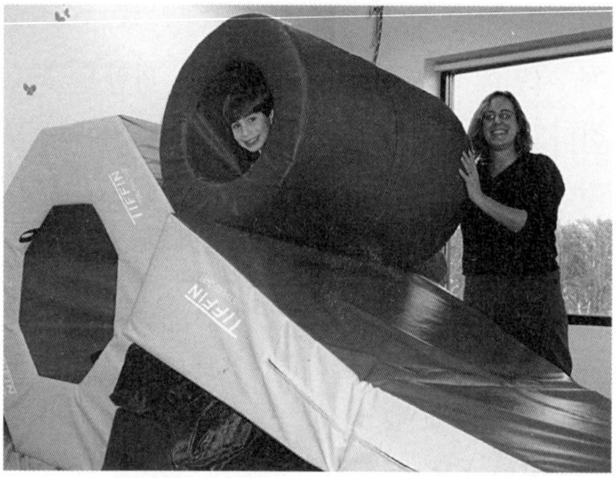

Stacey는 환자에게 감각경험을 시키고 있다.

것이라 보고 있다.

Maya Tuchner는 예루살렘에 있는 병원의 재활부문에서 일하고 있다. 그녀의 환자의 대부분은 뇌졸중, 사고에 의한 외상, 뇌종양 제거수술에 의해서 뇌 손상을 입은 사람들이다. 이 사람들은 신체적인 문제에 더하여 자주 계획입안, 문제해결, 자기 행동의 오류를 인식하는 능력에 제한을 가진 인지장애가 있다. Maya의 환자에는 종교가 없는 유태인, 매우 신앙이 깊은 유태교도, 이스라엘의 아랍인, 팔레스타인의 아랍인, 러시아와 에티오피아로부터의 이민자 등이 있다. 그 중에는 폭탄 테러로 부상한 사람도 있다. 그녀의 최대의 도전은 이러한 환자는 모두에게 자라난 이력, 문화, 생활양식에 따라서 최고의 서비스를 제공하는 것이다.

Stacey Szklut는 소아과 클리닉인 남해안 치료소(South Shore Therapies)를 개인이 개업하고 있다. 클리닉은 운동발달과 새로운 기술(skill)을 학습하는 능력에 필요한 감각의 처리와 조직화에 장애를 가진 환자를 대상으로 하고 있다. 그녀의 환자는 가족과 함께 일상생활의 단순한 과제에 몰두하는 일이 많다. 미각, 후각, 촉각, 청각에 대한 과민성을 가진 어린 이들은 옷을 입거나 식사를 하거나 식료품 가게에 간다는 생각만으로 불안과 불쾌감이 밀어닥친다. 또한 자기의 신체라는 의식이 부족하여 옷을 입거나 지퍼를 조작하거나 먹기 위해 스푼을 사용한다는 기본적인 일로 초초해하는 어린이도 있다. 이러한 어린이들은 좌절감이나 자기비하를 느끼는 일이 흔히 있다. 이것이 가정생활에 영향을 미치고 어린이가 더 넓은 세계로 나가려고 할 때에 장애를 만들어내는 어려운 감정과 행동을 일으키는 것이다.

Stacey는 작업치료의 과정에는 다음의 세 가지 구성요소가 있다고 하고 있다.

(1) 나이가 어린 환자의 능력을 강화하여 더 효과적으로 감각을 처리하는 것
(2) 이들의 어린이들이 자기의 신체가 어떻게 움직이는가, 그리고 무언가를 하기 위해 신체를 어떻게 사용하면 되는가를 이해하도록 원조하는 것
(3) 그들이 가족이나 지역사회의 생활에 잘 참여할 수 있도록 활동을 조정하여 적응하도록 가족과 함께 작용하고 가족에게 가르치는 것

Stacey는 어린이들과 그 가족에게 의미 있는 활동을 이용해서 차이를 만들어내는 것을 지향하고 있다.

이제까지 열거한 작업치료사는 모두 기능장애 때문에 일상적인 작업에의 참여가 곤란한 사람들에게 서비스를 제공하고 있다. 어느 날이든 Karen은 팔을 절단한 환자가 보장구를 사용해서 자기의 일을 하는 방법을 재학습하는 것을 원조할 것이다. Andrea는 환자가 이전의 취미에 열중함으로써 생활을 즐길 수 있고 자기에게도 가치가 있는 일을 할 수 있다

고 확신할 수 있도록 지원할 것이다. Maya는 환자가 일상적인 행위의 순서를 자칫 잊기 쉬워진다는 것에 주의를 돌리게 되고 자기가 옷을 갈아입는 것이나 몸을 단정히 할 수 있도록 기억 보조구 등을 사용하도록 원조할 것이다. Stacey는 감각에 과민성을 가진 어린이가 새로운 음식물을 시도하거나, 균형 감각이 부족한 어린이가 자전거를 타는 방법을 학습하는 것을 원조할 것이다.

이들의 작업치료사는 자기가 해야 할 것을 하기 위해 전문적인 지식을 가질 필요가 있다. 예를 들면, 그들은 아래의 대처방법을 알 필요가 있다.

- 활동하는 능력을 최대로 하는 특수한 도구를 사용하거나 환경을 바꿈으로써 한정된 능력을 활용하는 것
- 복잡한 기능장애를 가진 환자가 필요한 작업을 성취할 수 있도록 하는 것
- 환자가 새로운 기술을 몸에 익혀 일과를 시행할 수 있도록 하는 적절한 활동을 만들어 내는 것
- 환자가 성공을 거두고 사물을 시행하기 위한 자신감과 흥미를 회복하는 것을 원조하기 위해 최적의 활동을 확인하여 사용하는 것
- 환자의 가족이 가족의 일원인 환자의 기능장애를 이해하고 그것이 그 사람의 정서, 행동, 자존심, 성취나 발달 등에 어떻게 영향을 미치는가를 이해하도록 원조하는 것

Karen, Andrea, Maya, Stacey의 각각이 자기의 환자에서 볼 수 있는 문제에 대처하는 특수한 지식과 능력을 갖고 있는 것은 명백하다. 그들의 지식과 능력은 상당히 많이 작업치료의 개념적 토대에서부터 비롯된다.

또한 이들 네 사람은 의미 있는 일에 종사하는 것이 건전한 상태의 기초라는 공통의 확신을 갖고 있다. 그들은 모두 자기들의 전문직의 특성과 목적을 이해하고 있다. 개개의 사람이 가지는 희망과 능력에 대한 존경의 마음을 강조하는 철학적인 지향성을 공유하고 있는 이들의 전망도 또한 작업치료의 개념적 토대에서부터 비롯된다.

결론
Conclusion

이 책에서는 독자에게 Karen, Maya, Andrea, Stacey의 실행의 근저를 이루는 다양한 관점과 지식을 소개한다. 또한 작업치료가 어떻게 발생하였는가, 그리고 그것이 오랜 세월에 걸쳐서 어떻게 변화하여 왔는가를 검토한다. 그들이 자기의 환자의 문제를 이해하고 또한 이들을 다룰 때에 사용하는 이론과 자원의 종류를 제시한다.

이 단원은 아름다운 수채화를 그릴 수 있었던 중증의 기능장애를 가진 환자의 이야기부터 시작되었다. 이 이야기는 치료적 도구(therapeutic tool)로서 도움이 될 가능성이 있는 작업의 구체적 사례이며 두 사람의 작업치료사가 공유하였다. 이 이야기에는 또 하나의 교훈이 있다. 작업치료 분야는 실행가가 자기의 환자의 생활에 변화를 만들어내는 서비스를 제공하기 위해 존재한다. 이러한 것이 이 전문직의 중심적인 목적과 가치이며 그리고 이것은 항상 존재해온 것이다.

이와 같이 이 책은 개념적 토대에 관한 책이지만, 또한 실행에 관한 책이기도 하다. 이

책은 환자가 희망하고 필요로 하는 작업에 의해서 참여를 성취하는 지원을 가능케 하는 실행가의 사고, 개념, 근거, 자원을 보여준다. 또 다른 표현방법으로 말하면 Tracy가 작업치료의 이야기를 담은 엽서를 보냈을때부터 1세기 가까이 지나는 동안에 작업치료사 모두가 어떻게 실행을 하는가에 대해서 학습한 것을 언급하게 될 것이다.

참 고 문 헌

Bass-Haugen, J., Mathiowetz, V., & Flinn, N. (2008). Optimizing motor behavior using the occupational therapy task-oriented approach. In M. Radomski & C. Trombly Latham (Eds.), *Occupational therapy for physical dysfunction* (5th ed., pp. 599–617). Philadelphia: Lippincott Williams & Wilkins.

Christiansen, C., Baum, C., & Bass-Haugen, J. (Eds.). (2005). *Occupational therapy: Performance, participation and well-being* (3rd ed.). Thorofare, NJ: Slack.

de las Heras, C.G., Geist, R., Kielhofner, G., & Li, Y. (2002). *The volitional questionnaire (VQ)* (version 4.0). Chicago: Department of Occupational Therapy, University of Illinois at Chicago.

de las Heras, C.G., Llerena, V., & Kielhofner, G. (2003). *Remotivation process: Progressive intervention for individuals with severe volitional challenges* (version 1.0). Chicago: Department of Occupational Therapy, University of Illinois at Chicago.

Eastridge, K.M., & Rice, M.S. (2004). The effect of task goal on cross-transfer in a supination and pronation task. *Scandinavian Journal of Occupational Therapy, 11,* 128–135.

Kielhofner, G. (2008). *Model of human occupation: Theory and application* (4th ed.). Baltimore: Lippincott Williams & Wilkins.

LaMore, K.L., & Nelson, D.L. (1993). The effects of options on performance of an art project in adults with mental disabilities. *American Journal of Occupational Therapy, 47,* 397–401.

Toglia, J.P. (2005). A dynamic interactional approach to cognitive rehabilitation. In N. Katz (Ed.), *Cognition and occupation across the life span: Models of intervention in occupational therapy* (2nd ed., pp. 29–72). Bethesda, MD: American Occupational Therapy Association Press.

Wu, C.Y., Trombly, C., & Lin, K.C. (1994). The relationship between occupational form and occupational performance: A kinematic perspective. *American Journal of Occupational Therapy, 48,* 679–687.

Yoder, R.M., Nelson, D.L., & Smith, D.A. (1989). Added purpose versus rote exercise in female nursing home residents. *American Journal of Occupational Therapy, 43,* 581–586.

CHAPTER 2

실행을 지원하기 위해 필요한 지식

(The Kind of Knowledge Needed to Support Practice)

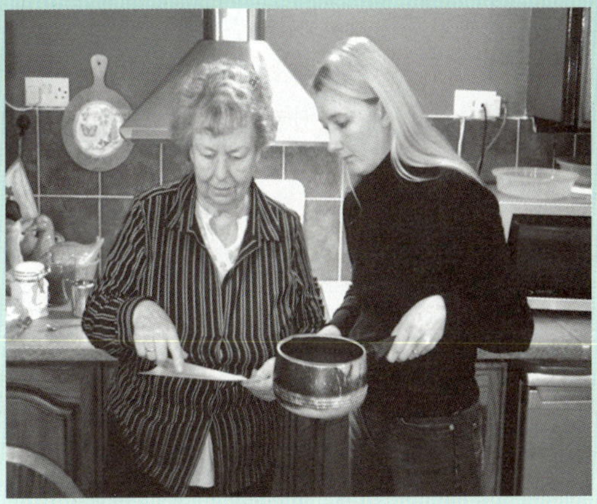

부엌일의 순서와 안전성을 검토하는 Alice와 환자

Alice Moody는 영국의 지역사회 정신보건과 학제적(multidisciplinary) 통증관리 팀에서 일하고 있다. 그녀의 첫 번째 역할은 중증의 정신질환과 관련되는 인지나 기타의 장애를 가진 환자와 함께 일하는 것이다. 그 목적은 이러한 환자에게 자기가 선택한 생활양식이나 목표를 유지시키는 것이다. 그녀의 책임의 하나는 환자가 자기의 장애나 환경의 상황 속에서 확실히 안전하게 있기 위해 주의 깊게 평가를 실시하는 것이다.

Alice의 두 번째 역할은 만성 통증을 가진 환자와 함께 일하는 것이다. 이러한 환자에 대한 중재의 목적은 통증이 그들의 일상생활과 생활의 질을 방해하는 범위를 최소한으로 하는 것이다. 그 중에서도 Alice는 환자가 통증을 악화시킴이 없이 어떠한 속도로 시행하는가, 그리고 어떻게 활동을 신체적으로 시행하는가를 가르친다. 이러한 것은 어떤 환자에게는 자기가 옷을 갈아입는 것, 또한 또 다른 환자에게는 전 시간 활동을 하는 일의 범위 안에서 통증을 관리하는 것의 지원이 포함된다.

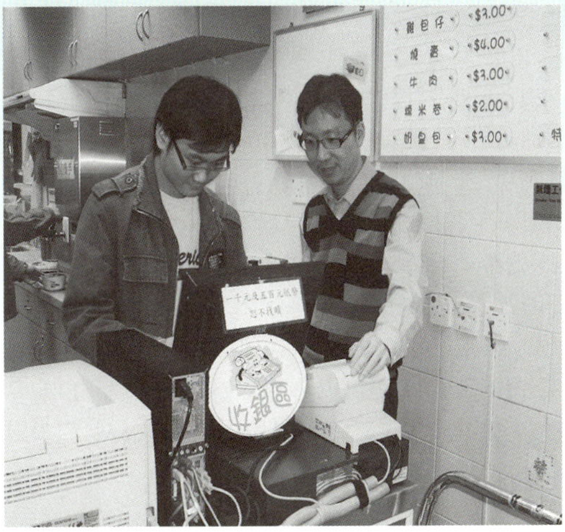

Bacon은 금전등록기를 조작하는 방법을 가르침으로써 환자가 적절한 업무의 기술과 습관을 학습하도록 지원하고 있다.

Bacon Fung Leung Ng는 홍콩의 가장 큰 정신과병원에서 일하고 있다. 그는 직업평가와 재활을 필요로 하는 중증의 정신질환을 가진 성인 환자에게 서비스를 제공하고 있다. 환자의 대부분은 중증의 동기부여의 문제를 갖고 있기 때문에 환자가 자기의 장점을 발견하도록 원조하고 그들의 장래를 함께 만들어내며, 충족된 가치가 있는 생활에 작용하기 위해 치료적 관계를 주의 깊게 사용하고 있다. Bacon은 또한 지적 장애를 가진 정신과의 환자와 정신질환을 가진 아동이나 청년에게 제공하는 작업치료 서비스의 감독을 하고 있다.

그의 전문직으로서의 세 번째 책임은 작업치료 학생의 임상실습의 감독이라는 임상교육자이고 이 역할에서는 그가 실행하기 위해 사용하고 있는 다양한 개념을 적극적으로 나타내어 보여주고 털어놓고 말해주고 있다.

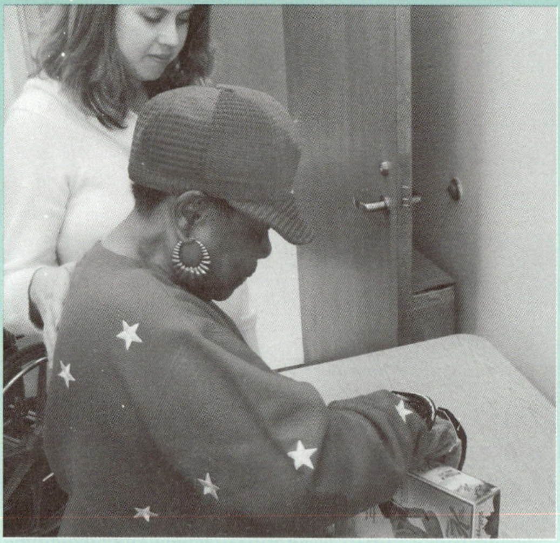

Heidi는 환자가 마비 쪽의 팔을 사용해서 시리얼(cereal)을 따르는 것을 지원하고 있다.

Heidi Fischer는 최근 시카고의 재활병원에서 손의 신경근육 재활의 임상연구 코디네이터라는 또 하나의 역할을 추가로 맡은 실행가이다. 그녀는 뇌졸중 후에 신체의 한쪽에 장애를 가진 환자를 보고 있다. 그녀의 역할의 하나에 뇌졸중 후에 환부 쪽의 손을 사용하는 데에 있어서의 문제를 개선하는 시도를 원조하는 일이 있다. Heidi는 장애를 이해하기 위해 재활공학자와 함께 일하는 작업치료사로서의 기술(skill)을 사용하고 있다. 그리고 환자가 작업수행에 성공하도록 많은 방법으로 지원한다. 그녀는 손의 기능에 장애가 있는 환자의 일상생활에서의 기능상태의 개선을 지원하기 위해 로봇의 개발을 하고 있다. 그녀는 의미 있는 활동을 도입하기 위해 [로봇장치와 가상의 환경(virtual environment)의 이용을 포함] 작업치료의 프로그램을 입안하여 환자가 일상생활에서의 수행을 개선하도록 지원하고 있다. 그녀의 업무는 뇌졸중의 생존자의 생활의 질을 근본적으로 개선하는 학제적인 연구에 도움이 된다고 확신하고 있다.

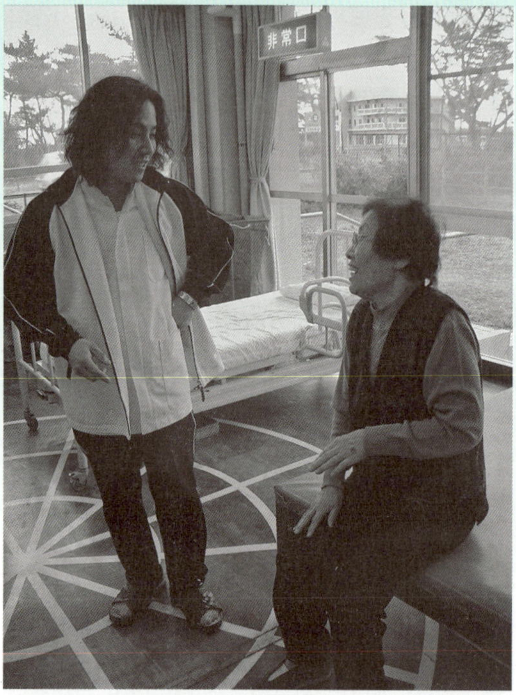

뇌경색과 골반골절을 체험한 환자와 작업치료의 목표에 대해서 이야기를 나누는 Notoh

Hiroyuki Notoh는 장기요양병동에서 고령의 환자에 대해서 재활 서비스를 제공하고 있다. 어느날, 그는 아래와 같은 환자들을 보고 있다. 교통사고로 골반을 골절하여 보행을 할 수 없게 된 목수(carpenter), 치매로 진단받고 자기의 밀감 밭을 돌볼 수 없게 된 고령의 농부, 친구들과의 쇼핑 중에 뇌졸중이 되어 한쪽의 운동기능을 상실해버린 고령 여성 등이다. 이러한 환자는 각각 특정의 질환이나 손상을 경험하고 있을 뿐만이 아니라 정말 그들에게 문제가 되는 일을 하는 것에 대한 위협을 경험하고 있다. Notoh의 업무는 각각의 환자의 의학적, 사회적인 문제를 이해하고 생활 속에서의 환자의 능력에 이들의 문제가 어떻게 영향을 미치고 있는가를 평가하고 하고 싶은 일을 할 수 있도록 회복시키는 치료에서 각각의 환자에 관여하는 일이다.

상이한 유형의 지식을 추구할 필요성
The Need for Different Types of Knowledge

모든 작업치료사와 마찬가지로 Alice, Bacon, Heidi, Hiroyuki도 자기의 특유한 전문적 역할을 확실히 이해하고 있음에 틀림없다. 예를 들면, 그들은 환자, 가족, 학생, 그리고 함께 일하는 기타의 전문직 사람들에게 자기가 시행하고 있는 일을 설명할 필요가 있다. 그들은 작업치료사로서 또 다른 실행 장면에서는 또 다른 역할을 갖고, 또는 유형이 크게 다른 환자에게도 역할을 수행할 수 있도록 자기의 업무에 대해서 기본적인 인식을 가질 필요가 있다. 간단히 말하면, 작업치료사는 누구나가 전문직으로서의 정체성을 가져야 하는 것이다.

전문직으로서의 정체성을 갖는다는 것은 중요한 일이지만, 실행을 위해서는 그것만으로는 충분하지 않다. 작업치료사는 능력도 필요하다. 즉, 작업치료사는 환자의 문제의 성질을 이해하기 위해, 그리고 환자에게 제공하는 서비스의 종류를 알기 위해 지식과 기술(skill)을 가질 필요가 있다. 작업치료사의 각각이 이용하는 지식과 기술은 주로 작업치료 안에서부터 나온다. 말할 것도 없이, 작업치료사는 또한 의학이나 심리학과 같은 다른 분야의 지식도 이용하고 있다.

이와 같이 이들의 작업치료사를 매일의 업무로 유도하는 개념적 토대에는 다음과 같은 세 종류의 지식이 포함된다.

- 작업치료 실행의 특성, 목적, 범위, 가치를 정의하는 지식
- 환자의 문제를 이해하고 이들을 극복하기 위해 어떻게 작용하는가의 지식
- 실행 속에서 시행하는 것을 알려주는 다른 분야로부터 빌린 지식

이들 세 종류의 지식은 각각 "패러다임" "개념적 실행 모델" "관련지식"이라 불린다. 그림 2.1에 나타낸 것처럼 패러다임은 작업치료의 가장 핵심이 되는 지식이고 이 영역의 정체성에 직접적으로 대처하는 것이라 생각된다. 패러다임을 에워싸는 것은 몇 가지의 개념적 실행 모델이고 작업치료사가 자기의 실행 속에서 사용하는 특유의 개념, 증거, 자원을 제공한다. 가장 바깥층은 관련지식이고 작업치료 특유의 지식(즉, 패러다임과 모델)을 보충하기 위해 실행가가 사용하는 다른 분야의 개념, 사실, 기법(technique)의 집합체이다. 표 2.1은 이들 3개 층의 지식의 특징을 요약하고 있다. 다음 절에서 각각의 층을 더 상세히 검토한다.

패러다임 The Paradigm

패러다임의 개념은 어떤 전문분야에 관여하는 사람들이 공통의 관점(즉, 그 분야에 특유의 견해, 사고방법, 가치관 등)을 어떻게 공유하고 있는가를 관찰함으로써 발달하여 왔다(Kuhn, 1970). 패러다임은 그 구성원을 위한 전문직의 실행을 정의하고 실행방법에 대한 생각을 제시한다(Tornebohm, 1985, 1986). 이것은 실행가가 환자에게 제공하는 서비스를 어떻게 정당화하고 정의하는가를 구체화하는 것이다.

패러다임은 또한 전문직의 행동을 이해

상자 글 2.1 실행의 학문(A Scholarship of Practice)

학문(이론의 전개와 연구)은 작업치료의 실행에 있어서 중요하다. 그러나 이론과 연구와 실행의 관계는 논의해야 할 문제이다. 다양한 분야의 학자들은 실행상의 가치가 의심스러운 이론과 연구를 만들어내는 학문을 비판하고 있다(Barnett, 1997; Higgs & Titchen, 2001; Mackinnon, 1991; Maxwell, 1992; Schon, 1983). 이 문제는 작업치료에서도 인식되어 있다. 이에 대응하여 학자들은 이 분야가 연구자나 이론가가 이론이나 연구를 만들어내고 실행을 향상시키기 위해 실행가와 함께 작용한다는 실행의 학문을 필요로 하고 있다고 제안하였다(Hammel, Finlayson, Kielhofner, Helfrich, Peterson, 2002; Kielhofner, 2002). 실행의 학문은 이론이나 연구를 만들어내는 것과 방법의 개발과의 상호작용을 구상하고 있다(아래 그림 참조).

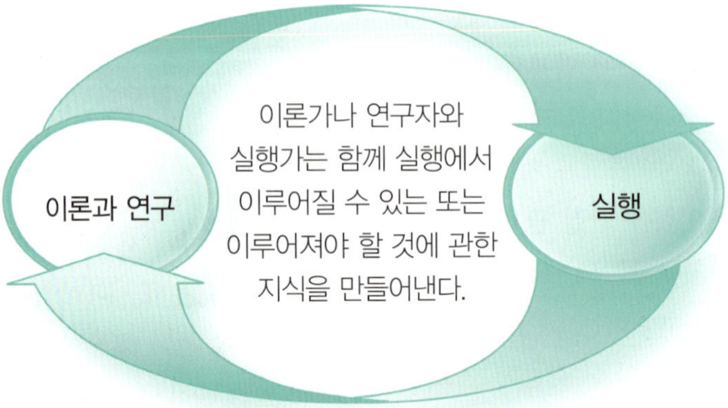

실행의 학문

"이론과 연구"는 실행을 위해 필요한 지식을 제공한다. 실행은 무엇을 알 필요가 있는가를 시사하고 이론을 현실의 생활에 적용함으로써 이론의 이해와 개발을 성과가 있는 것으로 한다.

표 2.1 지식의 계층의 특징

계층	내용	목적
패러다임	폭넓은 전제와 전망	• 분야를 통합한다. • 작업치료의 특성과 모적을 정의한다.
개념적 실행 모델	특유의 작업치료 이론으로 조직화되는 다양한 개념	• 이론을 개발한다. • 실행에 이론적인 근거를 제공하고 실행을 유도한다.
관련지식	다른 학문분야로부터 빌린 개념, 사실, 기법	• 분야 특유의 지식을 보충한다. • 실행에서 응용한다.

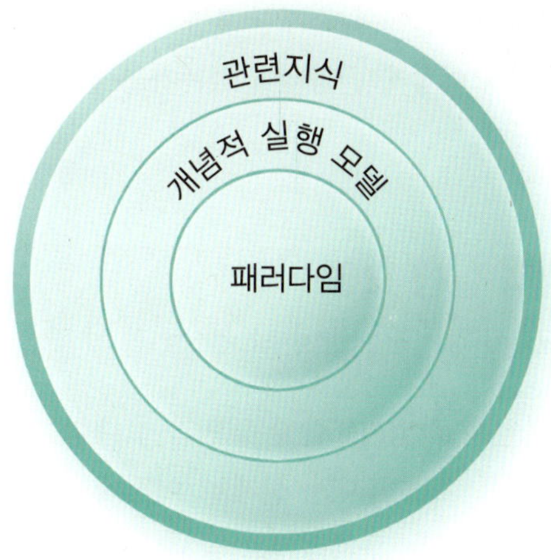
관련지식
개념적 실행 모델
패러다임

그림 2.1 개념적 토대에서의 지식의 계층

하고 유도하고 공통의 신념과 가치를 가진 전문직의 문화로서 기능을 한다(Macintyre, 1980). 이와 같이 이것은 치료사들이 실행할 때에 자기들이 무엇을 하고 있는가를 대략적으로 이해할 수 있게 한다. 즉, 그것은 자기들의 업무의 가장 기본적인 성격, 그 주된 관심사와 방법, 그리고 그 가치를 정의한다. 작업치료사는 전문직의 패러다임에 의해서 제공되는 서비스의 특성과 특유의 전문적인 것의 견해(작업치료사가 자기 환자의 욕구를 어떻게 보고 있고 무엇이 중요하다고 생각하는가)를 이해할 수 있는 것이다.

예를 들면, Alice, Heidi, Notoh, Bacon은 환자가 문제가 잇는 매일의 작업을 할 수 있도록 지원하는 것이 자기 자신의 전문가로서의 역할의 중심이라고 보고 있다. 그들은 작업치료로 환자에게 의미가 잇는 작업을 시킴으로써 이 목적을 달성하려고 한다. 이 견해는 그들이 다른 작업치료사와 공유하고 있는 패러다

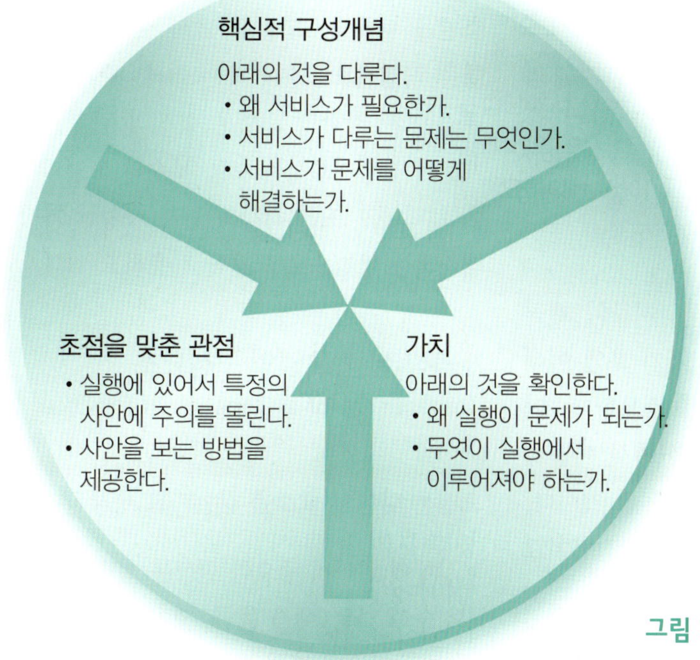
핵심적 구성개념
아래의 것을 다룬다.
• 왜 서비스가 필요한가.
• 서비스가 다루는 문제는 무엇인가.
• 서비스가 문제를 어떻게 해결하는가.
초점을 맞춘 관점
• 실행에 있어서 특정의 사안에 주의를 돌린다.
• 사안을 보는 방법을 제공한다.
가치
아래의 것을 확인한다.
• 왜 실행이 문제가 되는가.
• 무엇이 실행에서 이루어져야 하는가.

그림 2.2 패러다임의 요소

임이다.

전문직의 패러다임의 요소
Elements of the Profession's Paradigm

그림 2.2에 나타낸 것처럼 패러다임은 "핵심적 구성개념" "초점을 맞춘 관점" "가치"로 구성된다."핵심적 구성개념"은 이 영역의 서비스의 특성을 정의한다. 서비스가 왜 필요한가, 서비스가 다루는 문제, 그리고 이들의 문제를 그 서비스가 어떻게 해결하는가라는 지식을 제공한다. "초점을 맞춘 관점"은 실행 속에서 실행가의 주의를 특정의 사물에 기울이게 하고 그리고 이들 사물을 보는 방법을 제공한다. 마지막으로 작업치료사는 실제적인 행동에 관여하기 때문에 그들이 제공하는 지원 및 그들이 하는 일을 시작하는 적절한 방법에 대한 발상(ideas)을 필요로 한다. 따라서 "가치"는 왜 실행이 문제가 되는가와 실행에서 무엇을 해야 하는가를 확인해준다. "핵심적 구성개념" "초점을 맞춘 관점" "가치"는 함께 개인으로서도 집단으로서도 작업치료사가 어떻게 자기의 전문직과 그 실행을 이해하는가를 밝혀낸다.

패러다임의 발전
Paradigm Development

제3장에서부터 제5장에서는 작업치료의 패러다임이 이 분야가 태어난 지난 세기 초엽 이래 어떠한 발전을 이룩해 왔는가를 검토한다. 이들의 단원에서는 이 분야의 문헌에서 어떻게 묘사되어 왔는가에 초점을 맞추게 될 것이다. 물론 가장 문제가 되는 것은 개개의 작업치료사가 자기가 시행하고 있는 것을 어떻게 이해하는가에 대해서 패러다임이 미치는 영향이다. 패러다임 발전의 역사를 논의한 후에 그것이 제1장과 제2장에서 소개한 4명의 작업치료사의 견해에 어떻게 반영되어 있는가를 검토하게 될 것이다.

개념적 실행 모델
Conceptual Practice Models

패러다임은 작업치료란 무엇인가에 대한 공통의 이해를 제공하지만 실제로 어떻게 실행에 관여하는가라는 구체적이고 상세한 지식을 제공하는 것은 아니다. 이 지식을 제공해주는 것이 개념적 실행 모델이다.

개념적 실행 모델은 작업치료사가 사용하는 이론, 연구, 실행의 자원이 서로 관계가 있는 하나의 집단이다. 어떤 모델은 작업수행을 방해하는 운동 또는 인지의 어려움의 문제와 같은 실행에 대처하는 현상을 중심으로 구조화되어 있다. 또한, 어떤 모델에서는 작업치료사와 환자 또는 그 집단과의 관계와 같은 실행의 측면을 다룬다. 모든 개념적 실행 모델은 실행을 직접적으로 지원하는 이론, 증거, 자원을 제공한다. 각각의 모델은 특정의 관점을 갖기 때문에 작업치료사는 보통 복수의 모델의 조합을 채택하고 또한 각각의 환자 상황에 가장 잘 대처하는 방법으로 모델을 사용하고 있다.

개념적 실행 모델의 구성요소
Components of a Conceptual Practice Model

모델은 다음의 요소를 갖는다고 생각된다.

- 실행에 있어서 중요한 현상을 설명하는 이론
- 실행의 자원(예를 들면, 평가 프로토콜, 도구, 치료의 방법)

• 이론을 검증하고 실행에서 모델이 어떻게 작용하는가를 나타내어 보여주는 연구와 증거

그림 2,3에 나타낸 것처럼 이들의 요소는 지식이 역동적으로 진행되어가는 개발 과정의 일부이다.

개념적 실행 모델의 독특한 특징의 하나는 어떠한 실행상의 도전으로부터 비롯되고 있다는 것이다. 이 도전은 환자 또는 작업치료에서 일어날 필요가 있는 과정에서 흔히 볼 수 있는 문제의 특정한 유형의 문제일 것이다. 각 모델의 이론은 모델이 제공하는 실행의 적용에 대해서 논리성과 일관성을 부여하고 있다.

어떤 모델이 발달함에 따라 그 실행의 자원은 확대되고 정교해진다. 이 모델을 연구하고 있는 이론가나 실행가는 평가방법을 만들어내고 사례를 축적하여 응용을 위한 가이드라인 또는 프로토콜을 작성하며 그리고 그 모델에 기초하는 프로그램을 개발한다. 잡지, 교과서, 구두 발표 등에서 이들의 실행 자원을 전파(보급)시키는 것은 이 모델을 실행에서 더욱 도움이 되는 것으로 한다. 마찬가지로 실행에서 직면하는 문제나 통찰력(insight)은 그 모델의 변화를 유도한다.

개념적 실행 모델에 의해서 작업치료사는 환자와 작업치료의 과정을 보면서 계획하고 문제를 해결하는 것을 통해서 특별히 전문적인 관점이 얻어지는 것이다.

연구와 증거에 기초함으로써 그 실행 모델의 경험적이고 상세한 조사가 가능해진다. 연구는 그것이 설명하려고 하는 현상의 이론적인 정확성을 검증한다. 연구에 의해서 이론을 정밀하게 하는 데에 도움이 되는 서술적인 데이터(descriptive data)가 만들어진다. 게다

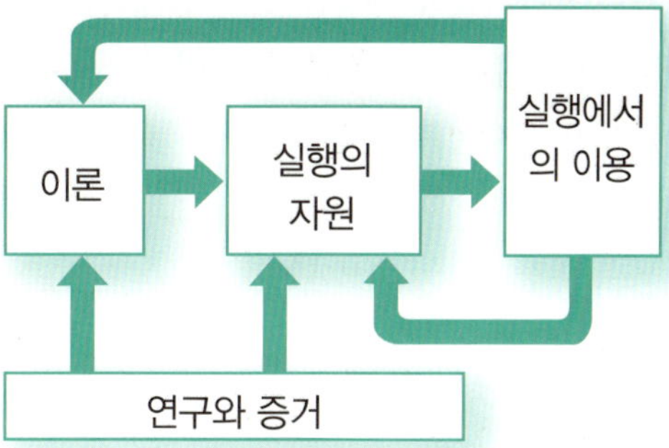

그림 2.3 개념적 실행 모델에서의 지식개발의 역동적이고 진행 중인 과정

가 연구는 그 이론에 기초한 적용을 위한 기술(technology)의 효과성을 검증한다.

각 개념적 실행 모델은 이론화, 응용, 경험적이고 상세한 조사와 수정을 통해서 지식이 개발되어가는 역동적인 과정을 보여주고 있다. 이론에 의해서 그것이 관심을 가지는 현상의 설명을 가능케 한다. 이들의 설명은 연구를 통해서 입증되고 세련될 수 있다. 이 이론은 또한, 실행적인 응용을 설명하고 유도해간다. 과학적인 증거가 축적되어감에 따라 이론을 수정하거나 정교하게 만들거나 하면서 기초적 및 응용적이 연구가 그 모델에 피드백을 가져다준다. 마찬가지로, 실행에서의 응용에 의해서 그 이론의 변화와 비판적인 피드백을 제공한다. 개념적 실행 모델은 그 분야의 구성원으로서는 노하우(knowhow)의 부분이다. 작업치료사가 이 분야의 지식을 사용할 때에 그들은 이 개념적 실행 모델을 사용함으로써 증명의 과정에 관여한다. 개념적 실행 모델에 의해서 작업치료사는

환자와 작업치료의 과정을 보면서 계획하고 문제를 해결하는 것을 통해서 특별히 전문적인 관점이 얻어지는 것이다.

관련지식
Related Knowledge

실행에서는 작업치료에 독특하지 않은, 그리고 작업치료의 개념적 실행 모델에 포함되지 않은 개념과 기술(skill)을 필요로 할지도 모른다. 관련지식은 작업치료 실행에 유용하고 필요한 다른 전문분야에 속하는 정보를 포함할지도 모른다. 예를 들면, 질병과정에 관한 의학의 지식은 작업치료 실행의 대부분의 영역에서 중요하다. 심리학에서의 인지행동의 개념과 기법은 작업치료의 실행에 이용되는 경우가 있다. 이와 같이 작업치료사는 작업치료 실행의 주요 요소를 정의하고 유도하는 지식을 보충하기 위해 관련지식을 이용한다.

결론
Conclusion

이 단원에서는 작업치료를 실행하기 위해 필요하고 이 분야의 개념적 토대를 형성하는 지식의 유형을 검토하였다. 실행가는 매일의 업무 속에서 세 가지 유형의 지식을 사용하고 있는 것을 알았다. 첫 번째의 지식은 그들의 서비스, 관점 그리고 가치를 규정하는 전문직의 정체성이라는 의미를 제공하는 이 영역의 "패러다임"을 반영하고 있다. 두 번째 지식은 작업치료의 과정에 사용하는 특별한 이론, 자원, 그리고 증거를 제공하는 "개념적 실행 모델"이다. 마지막으로 작업치료에 특유한 패러다임이나 개념적 실행 모델과 함께 사용되는 다른 분야로부터의 "관련지식"이다. 이후의 단원에서는 이들 세 가지 종류의 지식의 각각을 상세히 검토하고 그리고 작업치료사가 이들의 지식을 실행에서 어떻게 사용하는가를 생각하려고 한다.

참 고 문 헌

Barnett, R. (1997). *Higher occupational education: A critical business. The society for research into higher education*. United Kingdom: Open University Press.

Hammel, J., Finlayson, M., Kielhofner, G., Helfrich, C., & Peterson, E. (2002). Educating scholars of practice: An approach to preparing tomorrow's researchers. *Occupational Therapy in Health Care, 15*(1/2), 157–176.

Higgs, J., & Titchen, A. (Eds.). (2001). *Practice knowledge and expertise in the health professions*. London: Butterworth Heinemann.

Kielhofner, G. (2002). Knowledge development in occupational therapy: Directions for the new millennium. Keynote address at the World Federation of Occupational Therapy Conference, Stockholm, Sweden.

Kuhn, T. (1970). *The structure of scientific revolutions* (2nd ed.). Chicago: University of Chicago Press.

Macintyre, A. (1980). Epistemological crises, dramatic narrative, and the philosophy science. In G. Gutting (Ed.), *Paradigms and revolutions; appraisals and applications of Thomas Kuhn's philosophy of science* (pp. 54–74). South Bend, IN: University of Notre Dame Press.

MacKinnon, C. (1991). From practice to theory, or what is a white woman anyway? *Yale Journal of Law and Feminism, 4*(13), 13–22.

Maxwell, N. (1992). What kind of inquiry can best help us create a good world? *Science, Technology, and Human Values, 17,* 205–227.

Schon, D.A. (1983). *The reflective practitioner: How professionals think in action*. New York: Basic Books.

Tornebohm, H. (1985). *Reflections on practice oriented research*. Goteborg, Sweden: University of Goteborg.

Tornebohm, H. (1986). *Caring, knowing and paradigms*. Goteborg, Sweden: University of Goteborg.

CHAPTER 3

작업치료 실행의 초기의 전개: 전 패러다임기와 작업 패러다임기

(The Early Development of Occupational Therapy Practice: The Preparadigm and Occupational Paradigm Period)

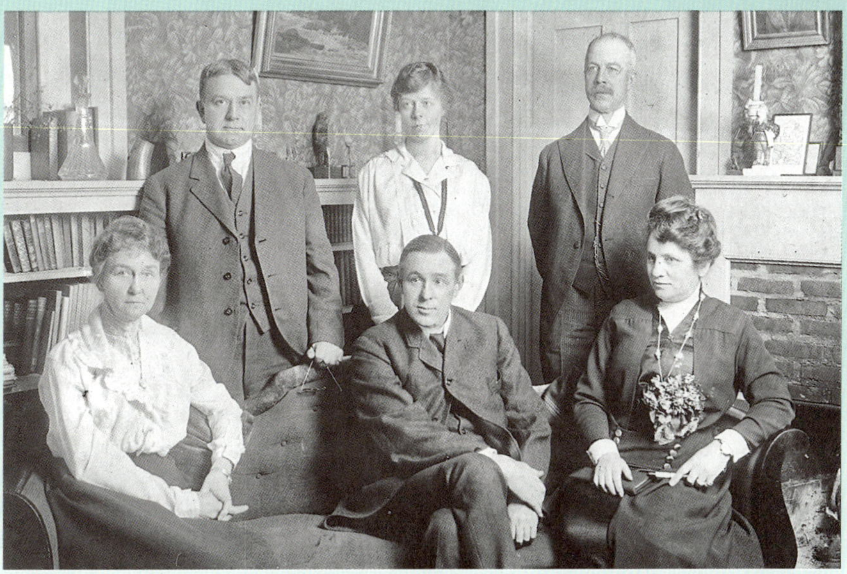

1917년, 미국작업치료추진협회를 결성하기 위해 몇 명이 모였다. 이 사건은 일반적으로 북미에서의 작업치료의 공식적인 출발이라 간주되고 있다. 실제로는 이 회합에 앞서 중요한 성과가 이룩되고 있었다. 이미 작업치료의 서비스는 병원 등에서 시행되고 있고 작업치료사의 양성은 시작되고 있었다. 또한 이미 작업치료에 관한 서적이 간행되고 많은 논문이 발표되어 있었다. 실행에 관한 공식적인 지식의 전개는 작업치료의 최초의 패러다임의 출현을 예상하였다. 하나의 통합적인 이념이 다양한 전문적 배경을 가진 사람들을 최초의 작업치료사로서 한데 모았다. 그 이념은 작업치료 초기의 문헌 속에서 다양한 형태로 명확히 표현되었고 그 실행에서도 표현되어 있었다. 1915년에 "The Work of Our Hands(우리들의 손의 작업)"이라 이름 붙여진 책은 초기의 작업치료의 관점을 다음과 같이 깔끔하게 제시하고 있다.

(환자가) 자기 손으로 성실하게 작업을 수행할 때 그녀는 발견한다. 그녀는 새로운 경로를 따라서 자기의 방법을 발견한다. 그녀는 일의 존엄성과 만족감에 대해서 무언가를 배우고 전체적으로 보다 단순하고 보다 건강한 생활이라는 사고를 얻는다. 이것은 그 자체로는 좋지만 그러나 여전히 보다 양호하고, 열린 마음은 새로운 관점, 새로운 희망 그리고 신뢰를 발견하는 경향이 있다. 아주 진정한 의미에

Herbert James Hall

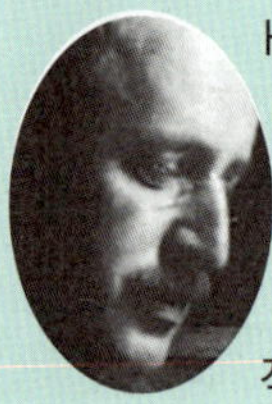

Herbert James Hall은 1870년에 태어나고 1895년에 하버드대학 의학부를 졸업하였다. 그는 일반 개업의사가 되었으나 머지않아 다양한 정신장애를 가진 사람들의 문제에 관심을 갖게 되었다. 1904년에 Hall과 여성 공예가 Jessie Luther는 요양원(sanatorium)을 개설하고 Handcraft Shops라 이름 붙였다. 그리고 1905년에는 하버드대학으로부터 작업의 치료적 이용에 관한 연구를 위한 보조금을 받았다(Peloquin, 1990; Presidents of the AOTA, 1967). Hall은 이 보조금에 의해서 신경쇠약이 있는 사람들에 대한 연구를 완성시켰다. 그는 이들의 장애에는 현대생활의 과도한 긴장과 관련되는 부적절성이나 잘못된 습관에 의해서 초래된 부분이 있다고 생각하였다(Creighton, 1993; Hall & Buck, 1915; Quiroga, 1995). Hall은 연구를 통해서 신체적, 정신적, 도덕적인 건강한 작업을 통해서 회복되고 유지되는 것(즉, 활동의 건강한 패턴에의 관여)을 나타내어 보여주려고 하였다(Quiroga, 1995).

1912년에 Hall은 요양원을 미국 매사추세츠 주의 마블헤드의 데보라 맨션으로 옮기고 거기서 주된 치료적 접근으로서 미술과 공예를 사용하였다. Hall은 환자에게 수공예에 종사시킴으로써 신체적 및 정신적으로 최적의 수준의 자극을 주어 환자의 낙담을 방지하고 게으름과 고립에 빠지는 것을 피할 수 있다고 생각하였다(Quiroga, 1995). 그는 궁극적으로 일, 놀이, 휴식의 시기를 교체하는 일상사(routine)를 성취하기 위하여 점진적으로 큰 노력을 요하는 작업을 사용하였다(Creighton, 1993; Hall & Buck, 1916; Quiroga, 1995). 그는 과제의 요청에 기초하여 수공예의 등급을 나눔으로써 분류 시스템을 개발하였다. 환자는 주의의 지속시간, 협동성, 수공예의 숙달에서의 개선을 나타냄에 따라 진전을 보였다(Creighton, 1993). 이 점진적이고 등급이 나뉜 손의 작업을 사용함으로써 환자는 그 과정에서 좌절하거나 지루함이 없이 서서히 정신 상태를 개선시키게 되었다. Hall은 또한 환자의 생각을 병으로부터 떠나 전환시키기 위해 작업이 유용한 도구라는 발상을 지지하였다. 그는 또한 환자가 결국 좌절감을 대체하는 수공예를 통해서 창조의 성과를 경험한다고 제안하였다(Quiroga, 1995).

Hall은 3권의 작업치료 서적을 출판하고 그 중 2권은 교사이면서 여성 공예가인 Mertice M. C. Buck과의 공저였다. 그는 이 전문직을 촉진하기 위한 견인차로서 Modern Hospital 잡지에 "Occupational Therapy and Rehabilitation(작업치료와 재활)"의 편집부를 만들었다(Presidents of the AOTA, 1967). 그는 1918년에 보스턴 작업치료 양성학교를 창설하였다(Hall & Buck, 1915; Hall & Buck, 1916; Presidents of the AOTA, 1967; Quiroga, 1995).

1921년에 Hall은 미국작업치료추진협회장에 선출되었는데 이것은 그의 임기 중에 미국작업치료협회(AOTA)라 이름이 바뀌었다. 1923년에 Hall은 오랜 질병 끝에 53세에 사망하였다(Quiroga, 1995). 그는 끈기 있게 작업치료의 발전에 더하여 이 영역의 최초의 작업 패러다임에 크게 공헌하였다.

> 서 (인간의) 창조자를 만들고……, 그들을 세계의 위대한 창조적인 힘을 가진 일족(*kin*)으로 만든다는 양손에 의한 단순하고 효과적인 일에 대한 무엇인가가 있다. 존엄성과 단순성의 그러한 기초로부터 무언가가 가능하다. 많은 가난하고 굶주림에 고통 받는 인간들은 풍요롭고 충만한 것이 된다. 이 모두는 새로운 근육활동으로부터 나올지도 모르는 실제의 신체적 이득 이외의 것에 있다(*Hall & Buck, 1915, pp. 57-58*).

이 인용문이 나타내어 보여주는 것처럼 환자를 작업에 참여시키는 것은 그들의 생활에 긍정저인 변화를 가져다주도록 지원한다는 작업치료의 이념에 기초하고 있다. 이 이념은 장애를 가진 사람들을 보거나 다루거나 하는 새롭고 독특한 방법을 반영하고 있었다. 그것은 이 분야의 최초의 패러다임의 중심이었다. 이 단원에서는 그 최초의 패러다임, 그 기원 그리고 그것이 어떻게 작업치료 실행을 정의하고 형성하였는가를 검토한다.

도덕적 치료 전 패러다임
The Moral Treatment Preparadigm

최초에 18세기의 유럽에서, 다음으로 19세기의 북미에서 정신장애인의 치료 접근법에 도덕적 치료라 불리는 것이 탄생하였다. 작업치료로서 사용할 수 있다는 사고방법은 도덕적 치료에 그 뿌리가 있다. 작업치료에 있어서 도덕적 치료는 전 패러다임을 나타내고 있고 이것은 궁극적으로 패러다임으로 이어지는 것이다(Kuhn, 1970). 초기의 작업치료사는 도덕적 치료의 문헌에서부터 근본적인 개념을 끌어내고 있고 그 실행은 도덕적 치료의 치료적인 개념과 실행을 반영하고 있었다(Bing, 1981; Bockoven, 1972; Dunton, 1915; Licht, 1948).

도덕적 치료는 계몽주의의 인도주의적 철학의 영향을 받고 있다(Magaro, Gripp, McDowell, 1978). 도덕적 치료의 중심이 되는 전제는 인간은 일상생활의 다양한 과제와 사건에의 참여에 의해서 보다 건강하고 만족스러운 기능 상태를 회복할 수 있다는 것이었다. 도덕적 치료의 제안자들은 정신장애는 불완전한 생활습관이 원인이 되어 외압에 굴복하고 생활의 주류로부터 벗어나기 때문에 일어난다고 생각하였다. 게다가, 그들은 사회는 정신장애인이 만족하는 생활 패턴으로 되돌아가는 것을 지원할 의무가 있다고 생각하였다.

치료적 접근법은 정신 장애인이 자기조절의 수단을 갖는 것, 그리고 증상의 완화가 주로 그 사람 자신의 행위에 달렸다는 가설에 기초하고 있었다. 이와 같이 "다양한 작업에의 참여는 환자가 자기의 장애에 대한 조절을 유지하는 방법으로서 기대된"(Bing, 1981, p.504) 것이다. 도덕적 치료에서는 잘못된 습관이 정신장애의 중심 요인이라고 생각되어 병원환경의 물리적, 시간적, 사회적인 측면은 그 사람의 생활의 잘못된 습관을 교정하기 위해 배치되었다. 교육, 일상생활 과제, 일, 놀이와 같은 작업에의 참여는 인간이 건강한 생활습관으로 되돌아가기 위해 사용되었다(Bockoven, 1972).

19세기의 중엽 무렵에 미합중국에서의 도덕적 치료는 종말을 맞이하였다. 이민이라는 급속한 인구증가의 큰 물결은 주립병원에 극심한 혼잡을 가져왔다. 사회적 다윈주의(social Darwinism)와 그 "적자생존"이라는 사고방법은 정신과병원에 있는 정신 장애인에 대한 편견과 결부되어 그들을 치료하기 위한 사회의 관여를 감소시켰다. 주립병원이 과밀화가 되어 자금부족이 됨에 따라 도덕적 치료는 수용을 주로 하는 구속적(custodial) 모델로 굴복하였다(Bockoven, 1972; Magaro, et al 1978). 유럽에서도 그 이유는 조금 달랐지만 도덕적 치료는 이 시기에 종말을 맞이하게 되었다.

작업 패러다임
The Paradigm of Occupation

20세기 초엽의 북미에서는 의사, 간호사, 건축가, 수공예가와 같은 사람들이 병이나 장애를 가진 사람의 치료에 도덕적 치료의 원리를 다시 적용하기 시작하였다.

> **도덕적 치료의 중심이 되는 전제는 인간은 일상생활의 다양한 과제와 사건에의 참여에 의해서 보다 건강하고 만족스러운 기능 상태를 회복할 수 있다는 것이었다.**

그들의 접근법은 작업치료로서 알려지게 되었다. 초기의 지도자들은 병으로부터의 회복과 장애에의 적응을 위해 작업을 이용한다는 원칙을 개발하여 묘사함에 따라 최초의 패러다임을 만들어내는 핵심적 구성개념, 초점을 맞춘 관점, 그리고 가치를 만들어내었다.

핵심적 구성개념
Core Constructs

Meyer(1922)는 이 영역의 공식 잡지인 "Archives of Occupational Therapy"의 창간호 논문에서 다음과 같이 언급하고 있다.

> 우리들이 생각하는 인간의 개념이란 적극적인 생활과 적극적인 습관 속에 존재함으로써 현실적인 실체의 세계 속에서 그것 자체를 유지하고 균형을 잡는 유기체라는 것이다. 즉, 인간은 인간 자체의 본질과 인간에 대한 본질과의 조화 속에서 시간을 사용하고 생활하고 그리고 행위를 하고 있다. 그것은 우리들이 온갖 기관(*organ*)에 자기 자신이 각인을 찍는다는 것이다(*p.5*).

Meyer는 인간은 자기가 시행하고 있는 사물을 통해서 자기의 정신과 신체를 형성한다는 작업적 존재라는 것을 확인하였다. Meyer와 의사이고 초기의 지도자였던 William Rush Dunton, Jr.는 두 번째 구성개념을 작업이 존재(existing), 사고(thinking), 그리고 행동(acting) 의 방식(mode) 사이의 교체로 구성된다고 명확히 표현하였다(Dunton, 1919; Meyer, 1922). 초기의 지도자들은 창조성, 여유로운 기분전환, 심미적인 관심, 경사(celebration), 진지한 일의 균형이 건강의 중심이라고 상정하고 있었다(Dunton, 1919; Kidner, 1930; Meyer, 1922). 따라서 건강한 생활은 매일의 시간을 사용하는 방법인 습관에 좌우되고 또한 반영된다고 보았다(Meyer, 1922). 습관은 생활의 기본적인 리듬과 균형을 조절하고 있다. 이들의 습관은 매일의 작업을 계속해서 시행함으로써 유지되고 있다.

세 번째 구성개념은 정신과 신체는 복잡

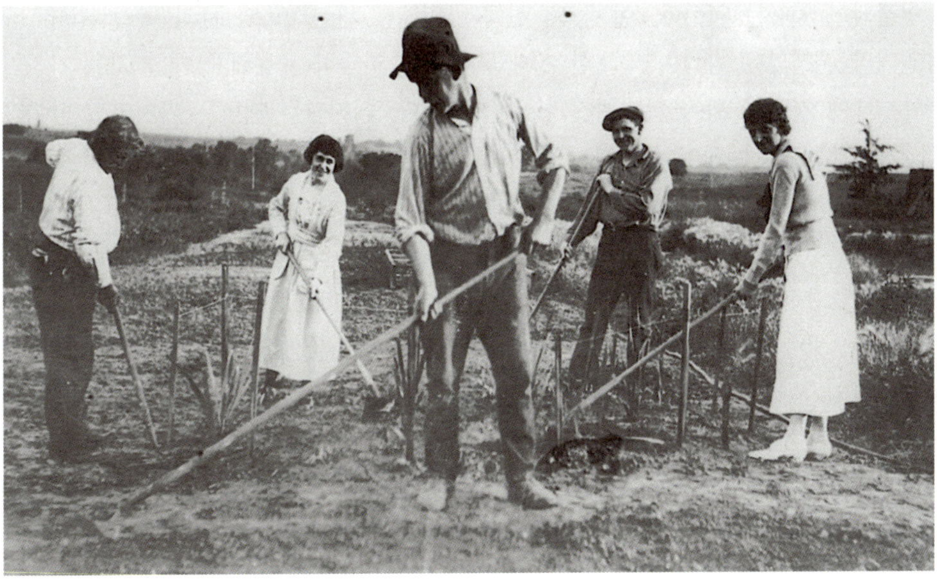

초기의 작업치료에서는 정신과병원의 환자는 원예나 식목과 같은 옥외에서의 생산적인 작업에 종사하였다.

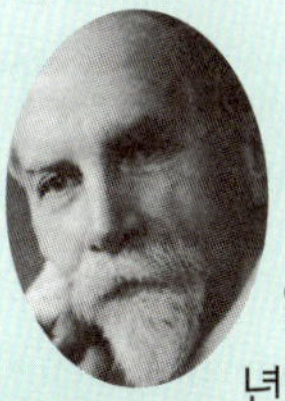

Adolf Meyer

Adolf Meyer는 미국의 정신의학과 작업치료의 발전에 있어서 매우 중요한 인물이었다. 그는 태어나서 성장한 스위스에서 신경학의 영역에서 박사학위를 취득하고 1892년에 시카고로 이민하여 병리학자로서 일하기 시작하였다. Meyer는 어머니의 정신질환 영향 때문에 정신과의 문제에 관심을 갖고 있었다(Lidz, 1985). 그는 뉴잉글랜드 지방으로 이주하여 존스 · 홉킨스대학에서는 Henry Phipps 정신과진료소의 책임자가 되고 작업치료 서비스를 전개하기 위해 Eleanor Clarke Slagle과 협력하였다(Quen & Carlson, 1978). Meyer는 마음과 몸의 연결과 생활의 건강한 패턴을 함양하는 것의 중요성에 따라서 행위를 생각하는 것을 강조하였다(Lidz, 1985).

Meyer는 또한 환경의 역할을 강조하고 신체가 감정에 영향을 미치는 것과 마찬가지로 감정이 신체에도 영향을 미친다는 것을 강조하였다. Meyer는 정신과의 장애를 사람의 기질과 생활경험에 좌우되는 행동, 행위, 감정의 패턴으로 보고 있었다(Meyer, 1931). Meyer는 정신병리학에 초점을 맞추기보다는 환자의 습관패턴, 문제해결, 그리고 부정적인 사고 패턴 등을 바꾸는 것을 강조하였다(Lidz, 1985). Meyer는 또한 각각의 환자에게 특유한 생활 이야기의 중요성과 그것이 사람의 태도, 행동, 생활상황에 반영하고 있다는 것을 강조하였다(Winters, 1951). Meyer는 정신질환의 큰 구성요소가 불충분한 습관의 형성과 관계가 있다고 주장하고 환자가 이들의 습관을 인식하여 바꾸도록 원조함으로써 그들을 지원할 것을 강조하였다(Kielhofner & Burke, 1977). 그는 정신 장애인을 치료하는 주요한 부분이 "일, 휴식, 놀이, 사회화라는 체제의 발달을 지지하는" 것에 있다고 주장하였다(Meyer, 1931, p.170). Meyer는 또한 환자가 자기 자신으로서 의미가 있는 일을 할 필요가 있다는 것을 강조하였다(Winters, 1952). Meyer의 사고방법은 작업치료의 첫 번째 패러다임의 형성에 크게 기여하였다.

하게 연결되어 있다는 것이다. 이 정신-신체의 통일이라는 개념은 작업이 양호한 상태를 유지하는 데에 강력한 힘이라는 관찰과 밀접한 관계가 있다. 즉, 개인이 신체를 사용해서 작업을 시행하고 있을 때에 주의(attention)는 자기 주변의 과제의 창조적이고 실제적인 측면에도 기울여진다는 것이다. 이와 같이 작업에 종사함으로써 신체의 능력과 정신의 사기(morale)와 의지(will)가 유지되어 있다(Dunton, 1919; Meyer, 1922). 사기는 도덕적 치료의 시대에서부터 빌린 개념이고 현재와 미래를 관심(interest)과 약속(commitment)이라 파악하는 능력에 대한 것을 가리키고 있었다. 의지라는 개념은 가치와 소망이라는 명료한 감각에 기초한 결정을 하는 능력을 가리키고 있었다(Barton, 1919; Training of Teachers of Occupational Therapy, 1918).

네 번째 구성개념은 작업에의 참여가 방해를 받았을 때에 어떠한 일이 일어나는 것인가라는 것이었다. 작업은 정신과 신체를 유지하기 때문에 "게으름을 강요하는 것은…병든 사람의 정신과 신체에 손상을 준다(줄 수 있다)"

William Rush Dunton, Jr.

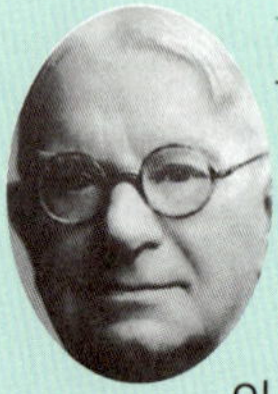

William Rush Dunton, Jr.는 1868년에 필라델피아 주에서 태어났다(Licht, 1967). 그는 의학으로 학위를 취득하고 메릴랜드주의 정신질환자를 위한 사립병원인 Sheppard 수용소에서 일하기 시작하였다(Bing, 1967). Dunton은 정신의학에 관한 엄청난 양의 독서에 의해서 영국의 도덕적 치료의 저자이고 영국 요크 리트리트(York Retreat)의 창시자인 Tuke의 저작으로, 또한 미국의 정신의학의 아버지이고 도덕적 치료의 초기의 제안자였던 Benjamin Rush의 저작으로 그를 유혹하였다. Dunton은 도덕적 치료의 원리에 접촉함으로써 초기의 작업치료의 전개를 유도하는 기초를 습득하였다. 1912년에 그는 Sheppard 수용소의 작업 책임자에 임명되고 그 후 치료적 인자로서의 작업을 이해하기 위해 그의 시간과 에너지의 대부분을 바치게 되었다.

Dunton은 1915년에 "Occupational Therapy: A Manual for Nurses(작업치료: 간호사를 위한 입문서)"와 그리고 1919년에 작업치료의 기본적 원리를 개략적으로 설명한 "Reconstruction Therapy(기능재건치료)"라는 2권의 책을 출판하였다. Dunton은 "작업치료"라는 용어를 최초로 생각해내고 최초로 사용한 사람이었다(Bing, 1967). 또한 그는 1917년의 미국작업치료추진협회의 창시자의 한 사람이 되고 1년 후에 회장으로 선출되었다(Licht, 1967).

Dunton은 후에 작은 사립병원인 할렘 숙소(Harlem Lodge)를 개설하고 거기서 치료의 열쇠가 되는 요소로서 작업치료를 전개하였다. 1939년에 그는 이 전문직의 최초의 잡지인 "Occupational Therapy and Rehabilitation(작업치료와 재활)"의 편집에 집중하기 위해 임상의 일을 떠났다. 1950년에 그는 Sidney Licht와의 공저로 "Occupational Therapy: Principle and Practice(작업치료: 원리와 실행)"를 출판하였는데 이것은 이 분야에 많은 도덕적 치료의 논문을 다시 소개하게 되었다(Dunton & Licht, 1950).

요약하면, Dunton은 이 분야의 초기의 발전에 있어서 중요한 영향을 미쳤다. 그는 미국작업치료추진협회의 창설자이고 지도자였다. 그는 또한 첫 번째 패러다임에 있어서 중요한 기초가 된 도덕적 치료의 원리를 소개하였다.

(Stagle & Robeson, 1941, p.18). 게으름(또는 작업의 결여)은 일상생활의 작업을 수행하는 능력의 손실에 수반하는 사기(morale)의 상실, 습관의 붕괴, 그리고 신체적인 악화를 초래한다(Hass, 1944; Weiss, 1969). 아래의 진술은 이 견해를 예시하고 있다.

> 온갖 기능의 방해 속에서 중추신경계의 장애에 더하여 정신적인 반응이 있다. 통증, 빈혈, 순환장애, 불안이나 우울과 같은 기분이나 감정은 모두가 뇌에 전달된다…. 권태감에서는 근육의 긴장은 실제로는 그다지 강하게 수축하지 않고 더 약한 힘밖에 만들어내지 않도록 영향을 받는다. 우울증에서는 전신적으로, 특히 심장이 영향을 받는다…. 특정의 신체부위에 집중하여 지속적으로 주의를 기울이는 것이 실제로 그 병적 상태를 강화시키는 일도 있기 때문에 병적인 자기성찰(*morbid introspection*)은 특히 사고(*thinking*)의 악순환을 만들어낸다(*Training of Teachers for Occupational Therapy, 1918, p.35*).

이 진술에서 보여주고 있는 것처럼 게으름은 신체와 정신의 각각이 서로 문제를 확대함으로써 신체와 정신의 양자에 부정적인 영향을 미치고 있는 것처럼 생각된다.

마지막 구성개념은 작업이 신체와 정신을 유지하기 때문에 작업은 상실된 기능을 재생하는 치료적 도구로서 특히 적합하다는 것이다. 작업은 정신과 신체를 연결시키는 기능의 연습을 필요로 하기 때문에 잘 체계화된 힘이라고 인식되었다(Dunton, 1919, Kidner, 1930; Training of Teachers for Occupational Therapy, 1918). 작업은 정신적 및 신체적인 능력을 사용함으로써 촉진된 신체적이고 정신적인 고통으로부터의 기분전환을 제공한다고 생각되었다. Slagle과 Robeson(1941)에 의한 아래의 진술은 이 견해를 보여주고 있다.

> 우리들의 마음을 즐거움과 경쟁적인 놀이라는 정신으로 파악하고 그리고 의식적으로 생각함이 없이 계속 기능을 하기 위해 우리들의 근육, 신경, 기관(*organ*)을 분리시키자. 이렇게 함으로써 신체운동도

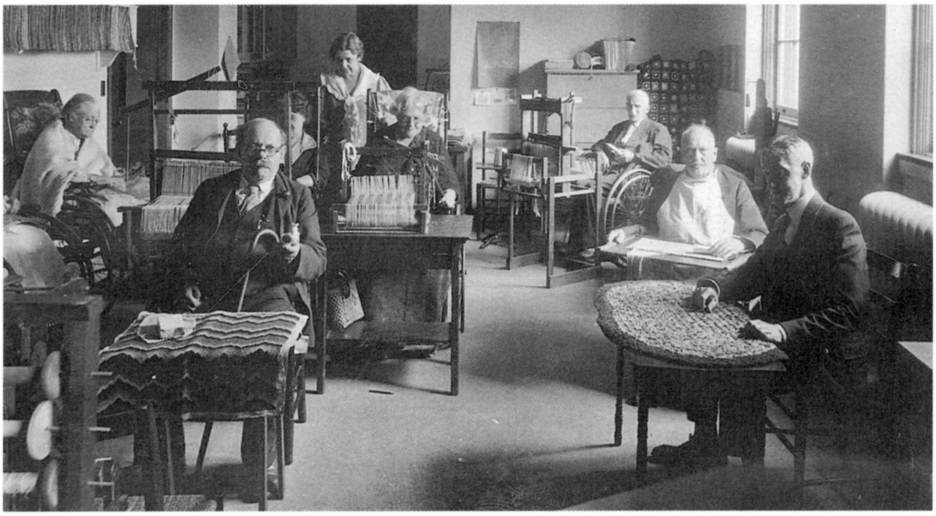

직조(weaving)와 재봉과 같은 치료적 작업은 유능감과 생산성을 높이기 위해 사용되었다.

마찬가지로 더 유익하게 될 것이고 활발한 운동이 자아내는 신체를 덮는 온화한 빛남에 의해서 음침하고 시무룩한 환자에게 가져다주는 효과를 용이하게 묘사할 수 있다 (*p.*53).

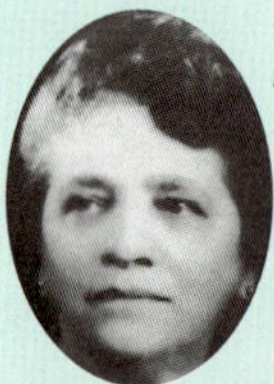

Eleanor Clarke Slagle

Eleanor Clarke Slagle은 1871년 무렵에 뉴욕에서 태어나고 사립학교와 고등학교에서 공부하였다. 남북전쟁에서의 총상에 의해서 장애인이 되어 돌아온 아버지, 결핵에 걸려 약물남용의 문제를 가진 오빠, 그리고 폴리오에 걸려 훗날 정신적 문제를 갖게 된 조카 등 가족의 간병인으로서의 경험으로부터 그녀의 장애에 대한 서비스에 관심이 높아진 것 같다(Quiroga, 1995).

1911년에 Slagle은 시카고 시민자선사업학교의 Hull House라는 오락과 작업의 과정에 입학하였다. Slagle은 장애를 가진 사람들에 대한 부정적인 사회적 태도가 활개 치고 있는 것을 유감스럽게 생각하여 주(State)의 시설이 정신질환 환자를 어떻게 치료하는가에 깊은 관심을 가졌다. Slagle은 Hull House에서의 훈련을 마친 후 미시간과 뉴욕의 정신건강시설에서 마찬가지의 훈련 프로그램을 조직하기 시작하고 그리고 후에 직원으로서 시카고의 Hull House로 되돌아왔다(Schultz & Hast, 2001).

다음으로, Slagle은 벌키모어의 존스 · 홉킨스 병원에서 Adler Meyer와 합류하고 거기서 작업치료 부문을 창설하여 지도하였다. 1915년에 그녀는 시카고에 되돌아와서 Hull House의 Henry B. Favill 작업학교의 교장으로서, 그리고 일리노이 주립정신병원의 작업치료 책임자로서 일하였다(Schultz & Hast, 2001).

정신질환의 특징은 붕괴된 습관이라고 하는 Meyer의 사고방법에 기초하여 Slagle은 습관훈련 프로그램을 개발하였다. 만성이고 중증의 정신질환 환자를 위해 만들어진 이 프로그램은 신변처리, 작업의 교실, 산보, 작은 집단에서의 식사, 레크리에이션 활동, 운동이라는 24시간의 체제를 포함하고 있었다(Loomis, 1992). Slagle은 후에 일리노인 주지사에 의해서 일리노이 주 공중복지국의 작업치료 종합본부장에 지명되었다. 이 역할에서는 그녀는 일리노이 주의 시설을 통해서 작업치료 서비스를 감독하였다(Schultz & Hast, 2001). 1922년에 Slagle은 뉴욕 주 정신위생부의 작업치료 책임자가 되고, 거기서 교육에 의해서 습관훈련을 계속해서 장려하였다. 그녀는 1942년에 사망할 때까지 이 지위에 머무르고 있었다.

제1차 세계대전의 발발로 부상을 입고 전투에 지친 병사들이 귀환한다는 긴급요청에 부응하기 위해 Slagle은 작업치료사(기능재건 조수)가 되려는 지원자를 위해 6주 간의 훈련과정을 지휘하도록 시카고 적십자 지부로부터 요청을 받았다. Slagle은 William Rush Dunton Jr.와 함께 병사의 재활에 대한 작업치료의 긍정적인 효과라는 근거를 갖고 미국육군에 접근하였다. 마침내 미합중국 공중위생국장관은 기능재건 조수의 훈련을 위해 Slagle을 미국육군 고문으로 임명하였다. 67개월 동안에 Slagle은 20곳의 육군병원을 순회하여 4,000명의 치료사의 훈련을 지도하였다(Schultz & Hast, 2001).

1917년에 Slagle은 미국작업치료추진협회의 결성을 위해 다른 초기의 지도자들과 함께 뉴욕 주 클리프턴 스프링스에 모였다. Slagle은 협회 최초의 부회장에 선출되고 1919년까지 이 지위에서 근무하고 1920년에는 회장이 되었다(Schultz & Hast, 2001). 미국작업치료협회(이전의 미국작업치료추진협회)의 사무국장으로서도 Slagle은 협회의 이론적 기반과 작업치료 교육과 치료 프로그램의 기준을 만들기 위해 진력하였다. 1933년에 그녀는 "Syllabus for Training of Nurses in Occupational Therapy(간호사의 작업치료 훈련의 교수요목)"을 출판하고 1930년대 중반에 훈련을 받은 실행가의 등록 시스템과 작업치료 프로그램 인가의 가이드라인을 개발하기 위해 미합중국 의사회와 함께 일하였다.

요약하면, 작업치료에서 Slagle의 영향은 복수의 수준에 걸쳐 있었다. 그녀는 최초로 여러 개념의 패러다임 형성을 지원하였다. 그녀는 실행을 위한 새로운 접근법, 특히 습관훈련을 개발하였다. 그녀는 주(state)의 시설과 군에서 정력적으로 작업치료를 장려하였다. 그리고 그녀는 교육의 질을 유지하고 작업치료사 자격의 인가를 하기 위한 전문직 단체와 조직의 발전에 가장 영향력이 있었던 지도자의 한 사람이었다.

초점을 맞춘 관점
Focal Viewpoint

초기의 작업치료의 초점을 맞춘 관점은 정신, 신체, 환경이라는 세 가지 현상과 이들의 상호관계에 집중하고 있다. 그 중에서도 정신은 관심의 중심이 되는 영역이었다. 주된 테마는 흥미를 일으켜서 태도와 사기에 영향을 주어 정신적 관여를 통해서 신체활동을 끌어내는 것이었다. Tracy(1912)는 사람들을 어떻게 동기부여를 하는가라는 설명 속에서 당시의 논의를 아래와 같이 유형화하였다.

내가 할지도 모르는 무언가를 발견하는 것보다도 그가 할 수 있는 무언가를 발견

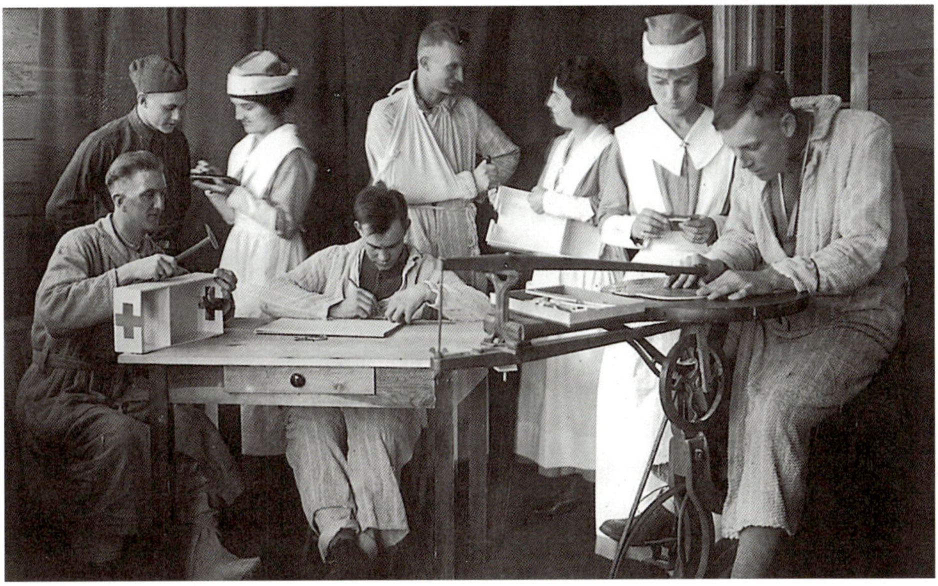

작업치료는 제1차 세계대전에서 부상한 병사의 심리적 · 신체적인 외상으로부터의 회복을 지원하는 재활의 중요한 요소이었다.

하는 것이 용이하다. 건강에서조차도 어떤 사람이 호소하는 것이 다른 사람에게는 그렇게 인식되지 않는 것은 말할 것도 없는 것이다. 따라서 다양한 호소에 대해서는 임기응변의 대응이 요구되는 것이다. 그 차이는 정신이상자 사이에서 더욱 두드러진다. 호소는 칭찬, 경쟁, 보수를 통해서, 예를 들면, 아름다운 것, 또는 도움이 되는 것이라는 인식에 대해서, 친척에 대한 애정, 가정에서의 욕구, 친구에게 주는 선물 또는 다른 환자를 돕거나 크리스마스의 선물이나 장식, 또는 어린이들을 위해 일하는 것 등 특별한 대접을 한다는 것과 같은 이타주의를 더욱 넓히는 것을 통해서 이루어질 것이다(*pp.157-158*).

초기의 작업치료에 있어서 동기부여는 그 사람을 치료적 작업에 어떻게 참여시키는가라는 것만이 아니라 회복에 필요한 요소라고도 간주하였다. 예를 들면, "의지가 없는 신체적

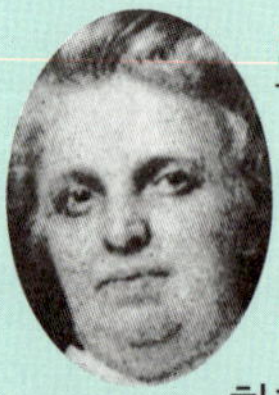

Susan Elizabeth Tracy

Susan Elizabeth Tracy는 매사추세츠 주에서 태어났다. 그녀는 매사추세츠 주의 Homeopathic병원에서 간호학을 학습하고 1898년에 졸업하였다. 거기서 그녀는 입원하고 있는 동안에 활동을 하고 있던 환자가 게으름을 피우고 있던 환자보다도 더 양호하게 생활하고 있는 것을 관찰하였다(Licht, 1967). 이러한 것으로부터 Tracy는 민간의 간호사로서 일하기 시작하였을 때 치료에 작업치료를 사용하기 시작하였다(Parsons, 1917).

그녀는 1905년에 병원경제학과 수예를 학습한 후에 매사추세츠 주 자메이카 플래인에 있는 Adams Nervine 정신병원의 간호사양성학교의 관리자가 되었다(Barrows, 1917; Licht 1967). Tracy는 처음으로 자택에 환자를 위한 작업교실을 개설하였다. 그녀는 전문적인 작업치료의 공간에 새로운 시설을 건설한 후 작업교실에 간호학생을 받아들이기 시작하였다. 이윽고, 작업에서의 간호사 과정은 1년간으로 연장되었다(Barrows, 1917).

1912년에 Tracy는 자기의 인생을 작업치료에 바치기로 결심하였다(Cameron, 1917). 그녀는 자메이카 플래인에서 작업의 연구를 위한 자기 자신의 실험장(Experiment Station)을 시작하였다. 거기서 그녀는 환자, 보건사, 간호사를 교육하였다(Quiroga, 1995).

Tracy는 창설자들이 미국작업치료추진협회 설립의 증명서에 서명하기 위해 모인 1917년의 회의에 초대되었지만, 참가할 수 없었다. 그럼에도 역시 그녀는 협회 창립자의 리스트에 이름이 오르고 이사회의 일원으로 선출되었다(Barrows, 1917).

1910년에 출판된 Tracy의 최초의 책 "Studies in Invalid Occupation(병약자를 위한 작업의 연구)"는 작업치료에 관한 미국에서의 최초의 저서였다(Licht, 1967; Tracy, 1912). 이것은 1940년 무렵까지 이 영역의 교과서로서 널리 사용되었다(Quiroga, 1995). Tracy는 흥미와 바르게 일치시킴으로써, 또한 일을 능력으로 단계부여를 함으로써 환자를 작업에 확실하게 참여시키는 것의 중요성을 강조하였다. 그녀는 치료적인 작업이 "일정한 존엄을 갖고"(Tracy, 1912, p.4), 또한 환자로서 의미를 가질 필요가 있다는 것을 강조하였다.

요약하면, Tracy는 작업치료의 창설과 전문직 협회의 발전에 공헌하였다. 그녀는 실행가의 교육에 처음부터 공헌하였다. 그녀는 개념과 실행의 발전에도 공헌하였다.

능력의 회복은 헛된 일이라는 것을 기억하시오. 좋은 의료는 신체나 장기(organ)와 마찬가지로 정신의 치유를 요구한다…"(Slagle & Robeson, 1941, p.29)라는 경고(caveat)가 있다. 따라서 작업치료의 목적은 다음과 같이 된다.

> … 환자 자신과 환자의 증상에 병적인 관심을 갖는 것의 바깥쪽에 있는 것에 건강에 좋은 관심을 만들어내는 것, (그리고) 퇴원 후에 일상의 요구와 환경에 환자가 순응할 수 있도록 자신의 정신 자세를 준비하는 것(*Training of Teachers for Occupational Therapy, 1918, p.50*).

인간의 신체는 일상의 작업이라는 보다 큰 패턴으로 통합된 역동적인 실체로서 간주되었다.

> 우리들의 신체는 단순히 추상적인 마음 또는 영혼을 부가한 기계라 하는 것 같은 살과 뼈의 덩어리는 아니다. 그것은 휴식과 활동이라는 리듬으로 맥동하는 살아있는 유기체이다(*Meyer, 1922, p.10*).

그 결과, 실행가는 신체가 다양한 과제에 사용될 뿐만 아니라 일, 휴식, 레크리에이션, 수면이라는 규칙적인 리듬을 필요로 한다는 것도 이해하게 되었다. 질병이나 외상으로 신체적 위기에 빠졌을 때의 당면한 관심사는 신체를 작업에 종사시킴으로써 폐용성의 장애를 가능한 한 방지하는 것이었다.

환자를 작업에 종사시키는 것은 창조력을 필요로 하였다. 인간이 남겨진 능력을 사용하여 과제를 수행할 수 있도록 과제 쪽을 적응시키지 않으면 안 되었다. Kidner(1930)는 과제가 작업치료의 경과 중에 개인의 능력에 따라서 단계부여가 되어야 한다는 원칙을 제시하였다.

도덕적 치료의 제안자들과 마찬가지로 초기의 작업치료사들도 환경이 작업치료 과정의 중요한 요소라 생각하였다. 그들은 환경에는 (1) 작업에 관한 사회적 태도 [예를 들면, 장인정신(craftsmanship)이나 스포츠맨 정신

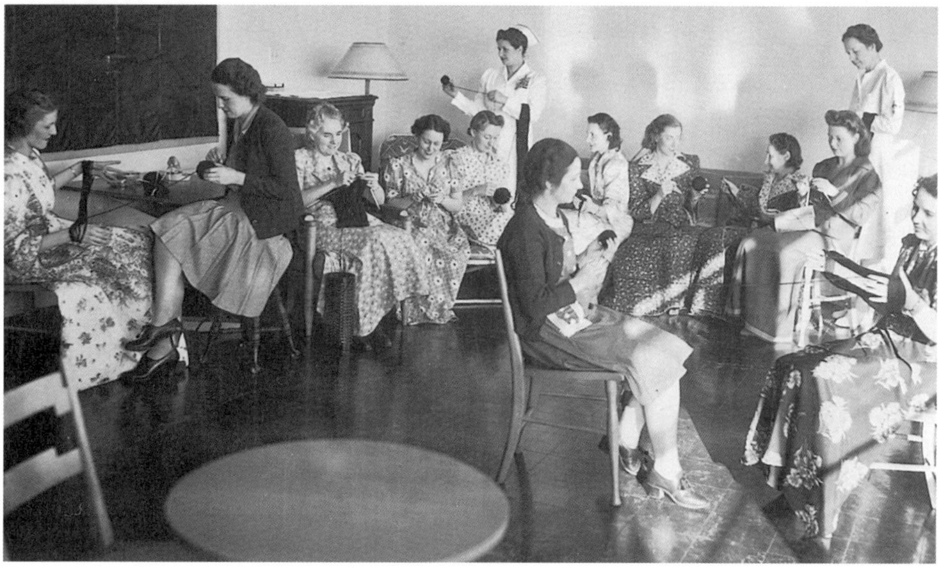

작업치료 집단은 창조적인 작업에 종사하면서 사회생활에 적응하는 기회를 제공한다.

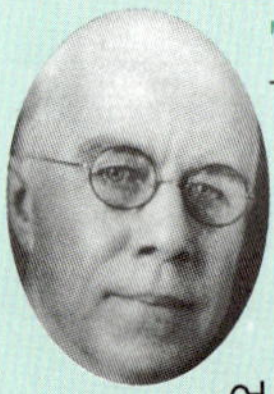

Thomas B. Kidner

Thomas Bessell Kidner는 영국에서 태어나고 브리스톨과 런던의 Merchant Venture's College 대학에서 건축학과 건축구조(building construction)를 학습하였다. 그는 병원이나 다른 재활시설의 설계를 전문으로 하고 있었다. 1900년에, 그는 캐나다로 이주하여 몇 가지의 지위에 올랐다. 1915년에는 그는 캐나다 육군병원위원회의 직업장관으로 임명되었다. 캐나다의 병사에 대한 직업재활을 전개한 경험에 따라, 1918년에는 장애를 가진 퇴역군인의 직업재활에 관한 미합중국 육군 공중위생국장관의 특별고문이 되기 위해 캐나다 정부는 Kidner를 파견하였다(사망기사, 1932). 다음해부터 1932년에 사망할 때까지 Kidner는 결핵이나 다른 다양한 장애를 가진 사람들을 위한 병원이나 재활시설의 설계, 건설 · 조직을 하기 위한 상담역으로서 미합중국 정부에서 다양한 지위나 비공식적인 지위에 올랐다. 그는 공중위생국장관의 스태프로서, 또한 공중위생국이나 퇴역군인국에서 일하고 그리고 1919년부터 1926년까지 미국결핵협회 이사직을 역임하였다. 그는 전문직으로서 작업치료의 초기 발전과 치료적 실행의 분야에서 주요 역할을 수행하였다.

Kidner와 미합중국 작업치료와의 관계는 George E. Barton이 미국작업치료추진협회의 창설자의 한 사람으로서 그를 초대한 1917년 3월부터 시작되었다. 위안의 집(Consolation House)에서 그는 협회의 6명의 법인 설립자의 한 사람이 되고 또한 협회의 이사에 선임되었다. 그는 그 후의 1922년부터 1928년까지 미국작업치료협회(AOTA)의 회장직을 역임하였다(Licht, 1967; Quiroga, 1995).

Kidner는 1930년의 저서에 입원과 외래의 다양한 장면에서 작업치료의 범위와 구조에 대한 그의 견해를 개략적으로 설명하였는데 이것에는 정신과병원, 종합병원, 정형외과병원, 소아과, 장기간의 회복기, 그리고 지역사회에 근거를 둔 치료적 워크숍이 포함되어 있었다. 그는 작업의 치료적 특성과 재활에서의 작업치료 구조와 방법을 논한 많은 출판물을 저술하였다. 그는 다음과 같이 저술하고 있다.

> *병자나 능력 장애자에게 어떠한 건전한 기능이 남겨져 있어도 작업치료는 보존하고 활동시키는 수단을 제공한다. 환자는 장애를 극복하기 위해 자기의 신체적, 정신적, 영적인 자원을 동원하도록 원조를 받는다. 질병에 의해서 부득이하게 나태해짐으로써 야기된 지루함과 그것에 수반하는 우울함으로부터 구출되어 고통은 경감되고 환자에 대한 케어와 관리는 어려움이 적어지며 회복은 촉진되고 그리고 회복(convalescence)은 앞당겨지고 재발, 허약, 의존의 위험성은 감소한다 (Kidner, 1930, p.40).*

이러한 이유로 그는 작업에 종사하는 것이 재활의 중심적인 역할이라고 주장하였다(Kidner, 1922).

Kidner는 또한 환자를 치료적인 작업에 종사시키는 방법을 검토하고 그리고 단계부여(환자가 추구하는 참여수준과 신체적 요구라는 점에서부터 과제의 단계부여를 하는 것)라는 가장 중요한 원칙을 강조하였다. Kidner는 작업치료사가 침대 곁의 습관훈련부터 시작하여 병동에서의 기분전환을 위한 간단한 작업(예를 들면, 독서나 수공예)에의 참여로 환자를 유도하고 다음으로 그들을 치유적인 작업치료의 워크숍에 접하도록 하였다(Kidner, 1930). 요약하면 Kidner는 작업치료의 패러다임과 그 실행을 형성하는 데에 중요한 역할을 수행하였다.

(sportsmanship)이라는 사고, 일의 가치]와 (2) 사람들이 통상의 생활 속에서 시행하는 작업이 포함된다고 인식하고 있었다. 작업치료는 사람들이 그 안에서 잠재능력을 찾을 수 있고 일상생활에 참여하는 효과적이고 만족스러운 방법을 학습할 수 있도록 주의 깊게 구성된 환경이라고 간주되고 있었다. 이 때문에 사회적 및 과제적인 환경은 주의 깊게 다루어졌다.

작업치료사는 병원 안에서 촉진하는 것 같은 환경을 제공하려고 하였다. 시간을 사용하는 방법의 자연스런 리듬은 사람들의 습관의 재생에 있어서 반드시 필요하다고 생각되었다(Meyer, 1922; Slagle, 1922; Slagle & Robeson, 1941). 게다가 작업치료의 환경을 치료적으로 하기 위해서는 창조적이고 도전적인 기회가 있을 것, 그리고 이들의 작업에 대한 흥미와 높은 수준의 유능함을 보여준 사람들(일반적으로는 작업치료사)이 있을 것을 필요로 하였다.

> 재미가 있고 도움이 되는 여러 가지 형태의 작업의 기회를 제공하는 작업실이 중요시되고 있었다. 깔개나 좋은 직물을 직조하는 것, 바구니 세공, 제본, 점토로 모형을 제작하는 것은 처음부터 사용되었다. 다행히도 가르치기 위한 훈련을 받고 그 작업에 정통하고 있으며 게다가 이것에 관심이 있는 우수한 지도자가 확보되어 있었다. 작업실은 매일 일정 시간은 개장되어 있고 다른 시간에도 조건이 허용하면 선생이 없어도 일을 하고 싶다고 희망하는 사람은 일할 수 있었다.…이것은 재미있는 활동이라는 분위기가 일반적이었다. 작업은 새로운 목적, 생각의 변화된 방법, 그리고 자극된 의욕의 원천이 되었다(*Fuller, 1912, p.7*).

경우에 따라서는 환경은 건전한 습관을 전개하려는 노력으로 고도로 규제되었다. 예를 들면, 중증의 정신질환자를 위한 습관훈련 프로그램은 매우 조직화된 일상작업의 스케줄을 사용하였다.

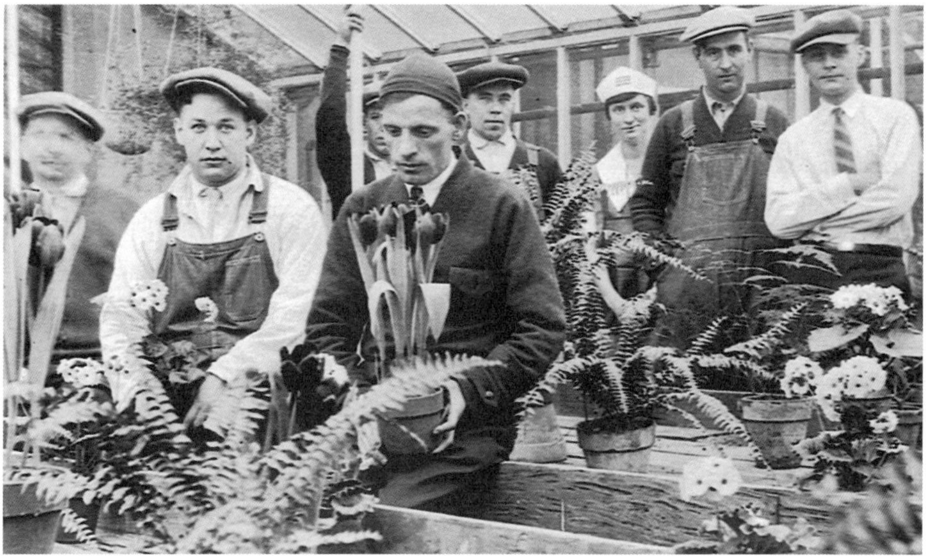

작업치료의 환자는 온실에서의 식물을 돌보면서 일을 하면서 책임감과 유용성을 발전시켰다.

환경은 또한 다양한 욕구를 충족시키기 위한 상황으로 간주되었다. 단순한 게임, 음악, 다채로운 분위기는 퇴화된 사람들의 감각을 자극하기 위해 사용되었다. 사람들이 진전을 보임에 따라 작업치료사는 그들을 스포츠맨정신과 장인정신을 강조한 더 힘이 드는 작업으로 향하게 하였다(Dunton, 1922; Hass, 1944). 작업치료의 최종단계인 산업치료(industrial therapy)는 일로 세상으로의 복귀를 준비하는 것이었다(Bryan, 1936; Marsh, 1932). 개인은 보호시설(institution) 밖의 일과 마찬가지의 조건 하에서 실생활(real-life) 과제에 종사하는 다양한 병원산업(예를 들면, 세탁, 건물과 부지의 유지관리, 주방일)에서 일하였다.

요약하면 작업치료사는 환경 내의 생활과 제와의 상호작용 속에서 개인을 전체적인 인간(신체와 정신)으로 보고 있었다. 작업치료사는 기능을 하기 위해서는 신체능력이 필요하다고 인식하고 있었지만 환경과 정신적인 사안에 비하여 신체의 상세한 작용을 그다지 강조하는 일은 없었다. 이것은 작업치료사가 특정의 운동을 개선하기 위해 작업을 어떻게 사용하는가를 생각하지 않았다는 것을 시사하는 것은 아니다. 오히려, 작업치료사는 작업을 기본적으로 환경과의 상호작용 속에서 신체와 정신을 사용하여 기능을 하는 능력을 유지하는 역동적인 힘으로서 보고 있었다. 이 초점을 맞춘 관점은 전인적이기도 하고 역동적인 것이기도 하였다.

가치
Values

초기의 작업치료는 도덕적 치료에서부터 개인의 본질적인 가치라는 신념과 인도적인 치료에 대한 개인의 권리라는 신념을 계승하였다. 이

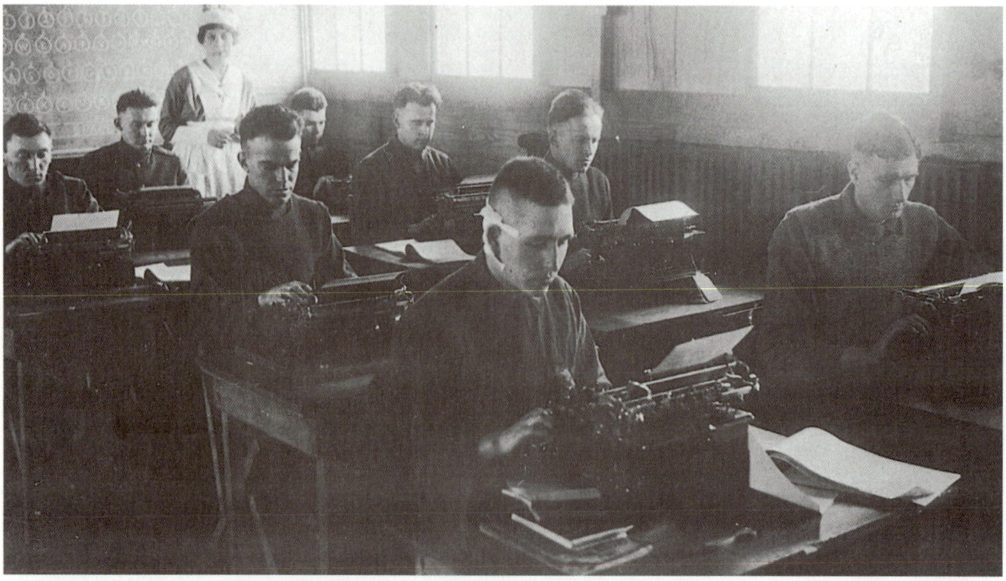

제1차 세계대전에서 부상한 병사는 직업재활 프로그램의 일부로서 속기나 타자(typewriting)와 같은 새로운 기술(skill)을 학습하였다.

신념과 관련된 것은 다음과 같은 확신이었다.

- 개인의 존엄은 일상작업의 수행 속에서 얻어진다.
- 의미는 생산적인 성취 속에서, 또한 창조적이고 미적인 추구 속에서 실현된다.

이와 같이 작업은 인간의 생활에서 수행하는 역할이기 때문에 가치가 있다고 하였다. 초기의 작업치료사는 의미 있는 작업을 단순한 활동과는 반대의 것이고 중요하다고 보고 있었다. 수공예, 스포츠, 레크리에이션, 일은 기량(workmanship), 스포츠맨 정신(sportsmanship), 장인정신(craftsmanship)에 반영된 인간의 정신에 관한 중요한 것을 구체화한 것이기 때문에 모두가 가치가 있다고 하였다. 인간은 본질적으로 행위자이고 창조자이기 때문에 작업에 종사할 권리가 있다고 보았다. 작업치료사는 최종적으로 정신과 신체 사이의 연결을 인식하고 그리고 작업에의 참여를 통해서 인간을 환경과 연결되어 있다고 보면서 전체론적인 의학(holism)을 가치 있게 생각하였다.

이 초기의 패러다임의 결과, 작업치료는 그 자체를 인간 생활에서의 작업의 중요성을 인식하여 작업에 종사하지 않는다는 문제를 다루고, 그리고 치료적 수단으로서 작업치료를 사용하는 분야라는 것을 확인하였다.

요약
Summary

작업치료의 초기의 패러다임은 인간의 생활과 건강에서의 작업의 역할과 치료적 도구로서의 작업의 가능성에 초점을 맞추고 있었다. 이 패

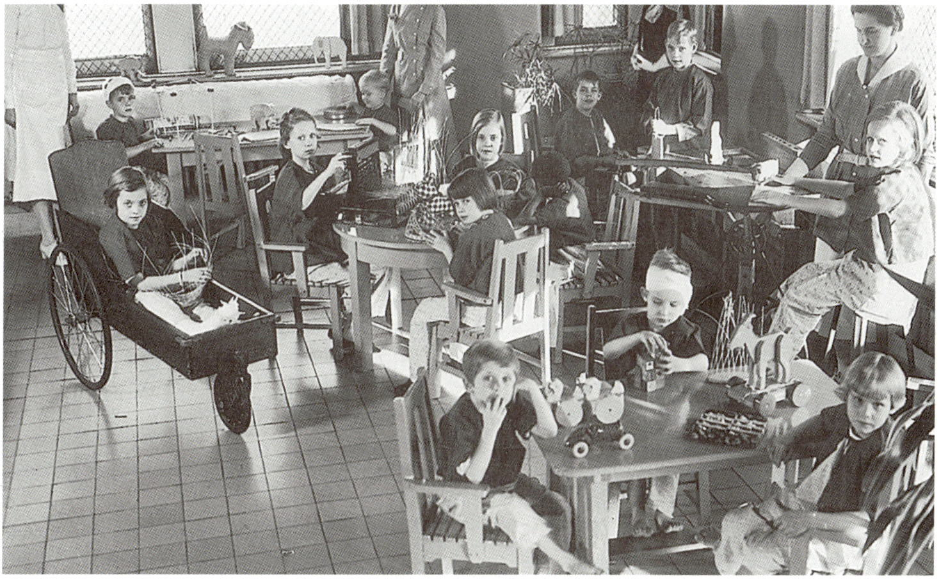

놀이와 수공예는 신체장애를 가진 어린이들이 자기들의 능력을 키우면서 즐거움과 숙달이라는 감각을 키우는 기회를 제공한다.

러다임의 핵심적 구성개념, 초점을 맞춘 관점, 가치는 그림 3.1에 나타낸 것처럼 초기의 작업치료 실행을 형성하였다. 이것을 실행하는 데에 있어서 치료적 매체(예를 들면, 수공예, 춤, 음악, 게임, 스포츠, 일 등의 활동)로서의 작업의 중요성을 강조하면서 주로 동기부여라는 점에서부터 접근하였다. 이 초기의 패러다임의 결과, 작업치료는 그 자체를 인간생활에서의 작업의 중요성을 인식하여작업에 종사하지 않는다는 문제를 다루고, 그리고 치료적 수단으로서 작업치료를 사용하는 분야라는 것을 확인하였다.

표 3.1 작업치료의 패러다임

핵심적 구성개념	• 작업은 존재하는 것, 생각하는 것, 그리고 행동하는 것의 방식을 번갈아 하는 것으로 구성되며 일상생활에서의 이들의 균형을 필요로 한다. • 정신과 신체는 복잡하게 연관되어 있다. • 게으름(작업의 결여)은 신체와 정신에 손상을 야기할 수 있다. • 작업은 상실된 기능을 재생하기 위해 사용된다.
초점을 맞춘 관점	• 동기부여와 수행에서의 환경요인에 초점을 맞춘 환경, 정신, 신체 • 수행에서 인식되는 인간의 존엄성
통합된 가치	• 건강에 대한 작업의 중요성 • 전인적인 관점

참 고 문 헌

Barrows, M. (1917). Susan E. Tracy, R.N. *Maryland Psychiatric Quarterly, 6*, 53–62.

Barton, G. (1919). *Teaching the sick: A manual of occupational therapy and re-education.* Philadelphia: W.B. Saunders.

Bing, R. (1981). Occupational therapy revisited: A paraphrastic journey. *American Journal of Occupational Therapy, 35*, 499–518.

Bing, R.K. (1967). William Rush Dunton, Jr.: American psychiatrist and occupational therapist 1868–1966. *American Journal of Occupational Therapy, 21*, 172–175.

Bockoven, J.S. (1972). *Moral treatment in community mental health.* New York: Springer.

Bryan, W. (1936). *Administrative psychiatry.* New York: W.W. Norton.

Cameron, R.G. (1917). An interview with Miss Susan Tracy. *Maryland Psychiatric Quarterly, 6*, 65–66.

Creighton, C. (1993). Graded activity: Legacy of the sanatorium. *American Journal of Occupational Therapy, 47*, 745–748.

Dunton, W.R. (1915). *Occupational therapy: A manual for nurses.* Philadelphia: W.B. Saunders.

Dunton, W.R. (1919). *Reconstruction therapy.* Philadelphia: W.B. Saunders.

Dunton, W.R. (1922). The educational possibilities of occupational therapy in state hospitals. *Archives of Occupational Therapy, 1*, 403–409.

Dunton, W.R., & Licht, S. (Eds.). (1950). *Occupational therapy: Principles and practice.* Springfield, IL: C.C. Thomas.

Fuller, D. (1912). Introduction: The need of instruction for nurses in occupations for the sick. In S. Tracy (Ed.), *Studies in invalid occupation.* Boston: Whitcomb & Barrows.

Hall, H.J., & Buck, M.M. (1916). *Handicrafts for the handicapped.* New York: Moffat, Yard & Company.

Hall, H.J., & Buck, M.M.C. (1915). *The work of our hands: A study of occupations for invalids.* New York: Moffat, Yard & Company.

Hass, L. (1944). *Practical occupational therapy.* Milwaukee, WI: Bruce.

Kidner, T.B. (1922). Work for the tuberculous during and after the cure. *Archives of Occupational Therapy, 1*(5), 363–375.

Kidner, T.B. (1930). *Occupational therapy: The science of prescribed work for invalids.* Stuttgart, Germany: W. Kohlhammer.

Kielhofner, G., & Burke, J.P. (1977). Occupational therapy after 60 years: An account of changing identity and knowledge. *American Journal of Occupational Therapy, 31*, 675–689.

Kuhn, T. (1970). *The structure of scientific revolutions* (2nd ed.). Chicago: University of Chicago Press.

Licht, S. (1948). *Occupational therapy sourcebook.* Baltimore: Williams & Wilkins.

Licht, D. (1967). The founding and founders of AOTA. *American Journal of Occupational Therapy, 21*, 269–277.

Lidz, T. (1985). Adolf Meyer and the development of American psychiatry. *Occupational Therapy in Mental Health, 5*(3), 33–53.

Loomis, B. (1992). The Henry B. Favill school of occupations and Eleanor Clarke Slagle. *American Journal of Occupational Therapy, 46*, 34–37.

Magaro, P., Gripp, R., & McDowell, D. (1978). *The mental health industry: A cultural phenomenon.* New York: John Wiley & Sons.

Marsh, C. (1932). Borzoi: Suggestions for a new rallying of occupational therapy. *Archives of Occupational Therapy, 11*, 169–183.

Meyer, A. (1922). The philosophy of occupational therapy. *Archives of Occupational Therapy, 1*, 1–10.

Meyer, A. (1931). *Psychobiology: A science of man.* Springfield, IL: Charles C. Thomas.

Obituary. (1932). *Occupational Therapy and Rehabilitation, 11*, 321–323.

Parsons, S.E. (1917). Miss Tracy's work in general hospitals. *Maryland Psychiatric Quarterly, 6*, 63–64.

Peloquin, S.M. (1990). Occupational therapy service: Individual and collective understandings of the founders, part 2. *American Journal of Occupational Therapy, 45*, 733–743.

Presidents of the American Occupational Therapy Association: 1917–1967. (1967). *American Journal of Occupational Therapy, 21*, 290–298.

Quen, J.M., & Carlson, E.T. (1978). *American psychoanalysis: Origins and development.* New York: Brunner/Mazel.

Quiroga, V.A. (1995). *Occupational therapy: The first 30 years 1900–1930.* Bethesda, MD: American Occupational Therapy Association.

Schultz, R.L., & Hast, A. (Eds.). (2001). *Women building Chicago 1790–1990: A biographical dictionary.* Bloomington, IN: Indiana University Press.

Slagle, E.C. (1922). Training aides for mental patients. *Archives of Occupational Therapy, 1*, 11–17.

Slagle, E.C., & Robeson, H. (1941). *Syllabus for training of nurses in occupational therapy* (2nd ed.). Utica, NY: State Hospitals Press.

Tracy, S. (1912). *Studies in invalid occupation.* Boston: Whitcomb & Barrows.

Training of teachers for occupational therapy for the rehabilitation of disabled soldiers and sailors. (1918). Federal Board for Vocational Education, Washington, DC: Government Printing Office.

Weiss, P. (1969). Living nature and the knowledge gap. *Saturday Review, 56*, 19–22.

Winters, E. (Ed.). (1951). *The collected papers of Adolf Meyer: Volume II: Psychiatry.* Baltimore: Johns Hopkins Press.

Winters, E. (Ed.). (1952). *The collected papers of Adolf Meyer: Volume IV: Mental hygiene.* Baltimore: Johns Hopkins Press.

CHAPTER 4

20세기 중엽에서의 작업치료 실행의 발전: 내적 메커니즘의 신개념

(The Development of Occupational Therapy Practice in Mid-Century: A New Paradigm of Inner Mechanism)

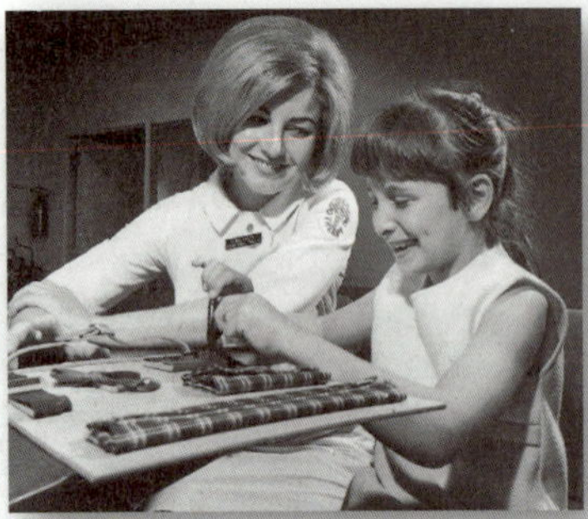

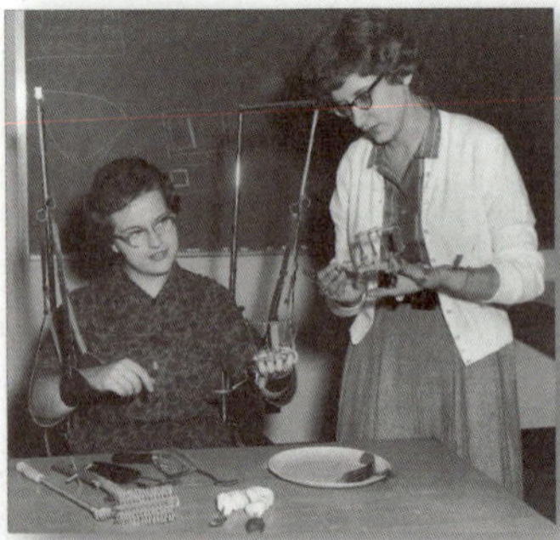

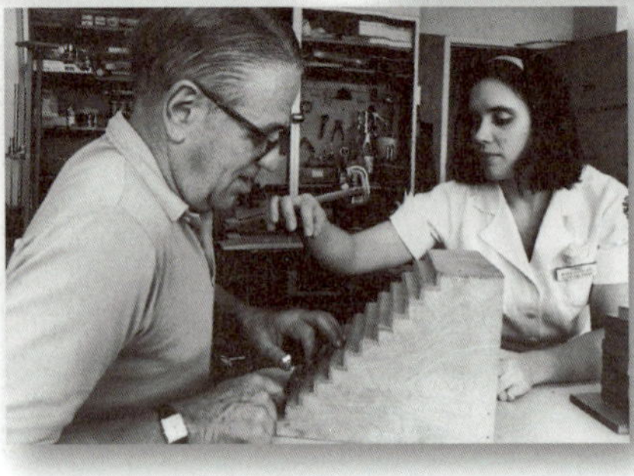

제3장에서는 작업치료 최초의 패러다임의 출현(emergence)과 형성을 언급하였다. 패러다임은 변화하지만 그 변화는 점진적인 것도 서서히 증가는 것도 아니다. 패러다임의 변화는 혁명(Kuhn, 1970)이라 불리는 것처럼 어떤 전문분야에 큰 전환을 가져온다. 이 단원에서는 작업치료의 제2의 패러다임이 왜 존재하게 되었는가, 그리고 작업치료 실행을 어떻게 전환하였는가를 논의한다.

새로운 패러다임을 요구하는 목소리
The Call for a New Paradigm

1940년대 후반부터 1950년대에 걸쳐서 작업치료는 실행에 대한 이론적 정당성을 확립하라는 의학계의 압력을 받게 되었다. 다음의 것은 작업치료에 대한 의사의 비평을 상징하고 있다.

> 훌륭한 작업치료 프로그램이 시행되고 있는 것을 지켜본 사람은 일부의 환자에게는 굉장한 원조일지라도 많은 사람에게는 약간의 원조 밖에 가져오지 않는다고 결론짓는 것을 의심하지 않을 것이다. 그러나 누가, 어떻게, 무엇에 의해서 원조를 받고 그리고 그 이유를 설명하는 엄밀하고 포괄적인 이론은 없는 것 같으며, …(*Meyerson*, 1957, p.131).

의학계로부터의 작업치료에 대한 비평은 의학의 독특한 관점에 근거를 둔 것이었다. 20세기의 의학은 인간의 정신과 신체의 내부 작용(inner workings)을 확인하고 분석함으로써 건강과 질병을 이해하려고 발전하여 왔다(Riley, 1977). 이러한 틀에서의 의학적 중재는 수술, 약물치료, 정신치료와 같은 수단을 통해서 체내의 문제를 확인하고 바로잡는 것을 지향하였다(Buhler, 1962). 이러한 의학의 관점과 중재는 도덕적 치료의 철학에 근거를 둔 작업치료의 관점이나 실행과 매우 상이한 것이었다.

작업치료는 이론과 연구(research)라는 점에서 불충분하다고 비평한 의사와 함께, 많은 작업치료사도 자기들의 패러다임이 작업치료의 실행을 설명하고 정당화하는 데에는 적합하지 않다고 생각하게 되었다. 의사들과 작업치료의 지도자들은 의학에서부터 끌어낸 새로운 개념으로 패러다임을 바꿔 놓도록 진행시켜 갔다. 예를 들면, 정신과의 실행에서는 정신과 의사가 사용한 정신역동(psychodynamics)이라는 개념은 작업이라는 개념보다도 중요하다고 다음과 같이 제안하였다.

> 우리들의 관점에서 보면 작업의 목적도 이 분야에서 작동되는 메커니즘도 아니다 [그리고]…, 이론적 설명을 추구하는 틀이 정신역동이 아니면 정의할수 없다(*Azima & Azima*, 1959, p.216).

정신분석적 관점은 환자가 작업을 하는 것의 가치만이 무의식의 감정을 표현하기 위한 견인차로서 역할을 한다고 제안하였다. 마찬가지로, 신체장애의 실행영역으로부터의 비판은 신경근육적인 관점을 재조명하도록 다음과 같이 요구하였다.

> 치료적 수단으로서의 수공예나 게임의 이용이 일반적으로 받아들여진 근거는 재미가 있다거나, 창조적인 경험이라는 것과 같은 환자로서 감정을 뒤흔드는 것이 있다는 것이다. 이 추리(*reasoning*)는 경험적으로는 기본적이고 중요한 가정으로서 받아들여지고 있으나 과학적으로는 나타내어 보여주지 못하고 있다. 창조적 활동에 대한 관심과 즐거움은 중요하지만, 이들은 신체장애 작업치료의 기초를 이루는 가장 기본적이고 반드시 필요한 개념을 제공하고 있지는 않다…. 운동계의 치료에서 신경생리학적 기전의 중요성을 인식하는 것은 더욱더 높아져 있다. 이들의 연구는 신경근육계가 합목적적인 기능이라는 점에서 어떻게 작용하는가라는 이해를 심화시키고 있다(*Ayres*, 1958, p.300).

작업치료는 의학과 긴밀한 연계를 취하는 가운데 그 실행을 의학의 관점에서부터 설명하기 시작하였다(Rerek, 1971). 작업치료사는 작업치료의 과정을 그 근저에 있는 신경학적·해부학적·정신적 기전 등의 면에서 새로운 관점을 설명하게 되었다(Ayres, 1963; Fidler, 1958; Rood, 1958). 그들은 또한 작업치료의 가치는 이러한 내부 기전에 영향을 주는 능력에 의한 것이며 이것에 의해서 환자의 신경학적, 생체역학적, 정신역동적인 장애를 경감시키게 된다고 논하였다.

기계론적 패러다임
The Mechanistic Paradigm

새로운 패러다임의 지지자들이 증가하였다. 작업치료사들은 작업치료는 효과적인 의학적 서비스라는 인식을 가져올 것이고 또한 과학적인 지위를 높일 것이라고 생각하게 되었다. 내적 메커니즘으로 향한 초점의 이동은 단계적이고 근소한 것이었지만 1950년대 말까지는 작업치료사들은 자기들의 실행과 서비스의 관점을 극적으로 변화시켰다. 어떤 저서에서는 다음과 같은 말로 새로운 패러다임을 예언하고 있다.

> 우리들이 기법(*technique*)에 대해서 이야기할 때는 기초를 이루는 원리를 생각하고 과학적인 사실에 관한 절차를 수립할 필요가 있다. 단서는 심리학, 생리학, 해부학의 기본적 개념 안에 있다(*McNary, 1958, p.203*).

새로운 초점은 근골격계, 신경운동계, 정신내부계와 관련되는 장애를 이해하고 대처하는 것에 맞춰졌다.

중요한 것은 이 새로운 패러다임의 채택은 작업치료사들이 자기들의 초점을 맞춘 관점, 핵심적 구성개념, 가치를 재공식화하였다는 것을 의미한다.

초점을 맞춘 관점
Focal Viewpoint

새로운 패러다임의 초점을 맞춘 관점은 아래의 인용문에서 분명히 보여주는 것처럼 정신 내부적, 신경학적 그리고 생체역학적인 내부 기전에 중심을 두고 있다.

> 감각적 상황과 정신치료적인 상황의 양자 모두가 많은 시간 반의식적(*semi-conscious*) 또는 비의식적인(*non-conscious*) 경험을 다루고 있다. 심리치료사는 잠재의식적인 심리적 복합체(*psychological complex*)와 역학(*dynamics*)에 관해서 생각한다. 감각통합의 치료사는 자기의 사고방법과 치료계획에서 많은 걸 질렬의 통합기전을 포함시키고 있다. 한 사람의 치료사가 오이디푸스 콤플렉스(*Oedipus complex*)를 생각하고 있는 반면에, 다른 치료사는 뇌줄기의 통합과정에 대해서 생각하고 있다. 양자의 경우, 모두 근저에 있는 기전을 인식하고 행동에 대한 효과를 분석하고 다루는 방법을 숙고하고 있다(*Ayres, 1972, p.266*).

이러한 초점을 맞춘 관점의 전환은 작업치료사는 이미 작업의 폭넓은 효과와 이와 관련되는 마음과 몸 및 개인과 환경 상호작용의 전체론적인 테마에 초점을 맞추고는 있지 않다는 것을 의미하였다. 새로운 초점은 근골격계, 신

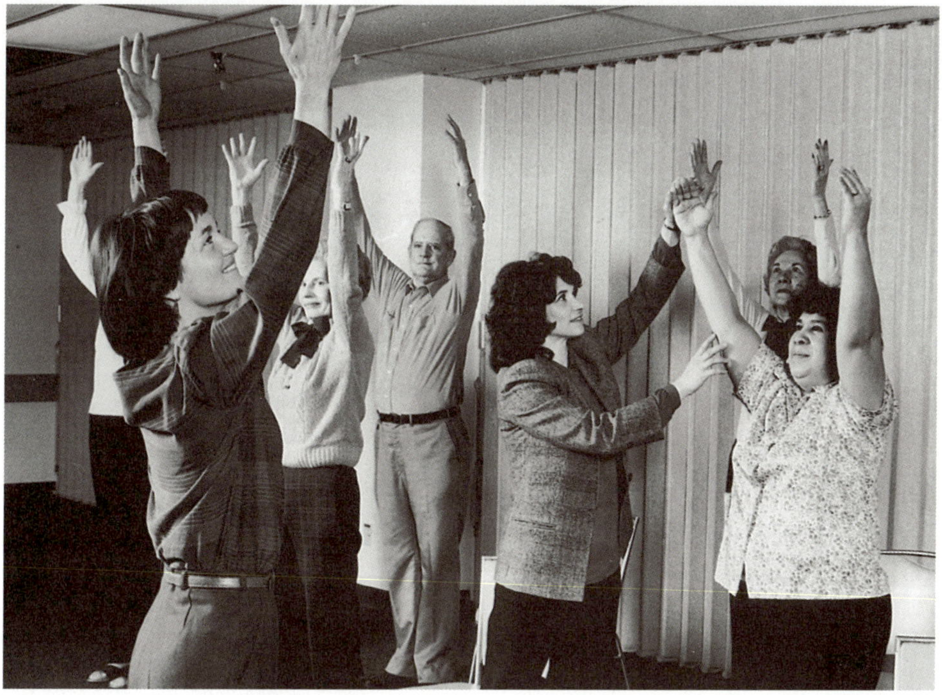

환자들은 관절가동범위(ROM) 춤의 운동을 하고 있다. 한편 작업치료사는 운동의 치료적 가치를 극대화하기 위해 환자의 손이나 팔이 적절한 위치가 되도록 보조하고 있다.

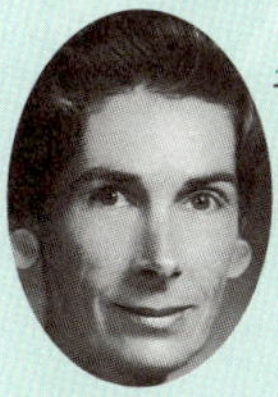

A. Jean Ayres

A. Jean Ayres는 1920년에 캘리포니아 주에서 태어나고 1988년에 사망하였다. 그녀는 남캘리포니아대학에서 작업치료학의 학사학위를 받고 또한 교육심리학의 박사학위를 받았다. 박사학위 취득 후에는 어린이의 발달과 신경과학에 대한 훈련을 받았다.

Ayres는 작업치료사로서 어린이를 위해 일하여 왔다. 그녀는 학습장애가 있는 어린이들의 관찰로부터 지각과 운동의 학습에 대한 기여를 탐구하는 것에 흥미를 가졌다. 그리고 신경의 기능상태, 감각운동행동, 초기의 학교에서의 학습의 관계를 설명하는 이론을 전개하였다. 그녀는 감각운동장애의 특정 아형(subtype) 또는 패턴을 확인하고 이 어린이들을 위해 특정 중재전략을 개발하였다. 또한 감각통합장애를 최초로 기술하였다. 종전에는 인지적 문제와 지각운동적인 문제는 넓은 영역 안에서 관계가 없다고 생각하고 있었고 해명이 안 된 부분이었다. 그녀는 어린이들의 문제를 더 이해하기 위해 표준화된 검사(test)를 개발하였다. Ayres는 이 검사의 타당성, 이론적 근거와 임상적 접근법을 검증하기 위해 엄밀한 연구계획을 작성하였다.

1976년에 감각통합의 원리와 치료를 작업치료사에게 교육하는 장으로서, 또한 그녀 자신의 치료의 장으로서 Ayres 클리닉을 설립하였다. 그녀의 이론 구축과 연구는 항상 서비스를 직접 개선하는 것을 지향하였다. Ayres는 이론과 임상적 응용기술에 대해서 다수의 책이나 논문을 저술하고 있다. 감각통합이론에 대해서 가장 명확히 나타내어 보여준 저서는 "Sensory Integration and Learning Disorders(감각통합과 학습장애)"(1972)와 "Sensory Integration and the Child(어린이의 발달과 감각통합)"(1979)의 2권이다.

요약하면, Ayres는 자신의 사회생활(career)을 특정 응용이론의 전개에 바쳤다. 그녀는 기능과 기능장애의 기초를 이루는 메커니즘에 초점을 맞추면서 작업치료의 두 번째 패러다임의 발전에 영향을 미쳤다. 그녀의 일은 실행을 위해 지식이 어떻게 만들어져야 하는지를 예시하고 있다. 그녀는 실행에 이론을 적용하기 위해 도구를 개발하고 이론과 그 적용을 검증하기 위해 연구를 하는 등, 이론, 연구, 실행을 결합시켰다. 그녀가 개발한 감각통합은 이 책에서 개념적 실행 모델이라 부르는 것의 하나이고 잘 다듬어진 최초의 예이다.

경운동계, 정신내부계와 관련되는 장애를 이해하고 대처하는 것에 맞춰졌다. 실행의 초점은 사람 안에 붕괴하여 회복을 요하는 이들의 기전을 살피는 것으로 전환되었다.

핵심적 구성개념
Core Constructs

이 새로운 패러다임이 규정된 방향성은 다음의 구성개념으로 특징지어진다.

- 모든 수행능력은 신경운동, 근골격, 정신내부 기능이 얼마만큼 완전한가에 따라서 바로 결정된다.
- 기능장애 또는 장애는 신경운동, 근골격, 전신내부 기능에서의 손상 또는 비정상 발달까지 추적할 수 있다.
- 수행능력은 신경운동, 근골격, 정신내부 장애에 대처함으로써 개선될 수 있다.

수행능력에서의 내부 메커니즘의 역할
The Role of Inner Mechanisms in Performance

최초의 구성개념은 내부 메커니즘이 어떻게 수행능력에 영향을 주는가에 초점이 맞춰져 있었다. 예를 들면, 작업치료사는 수행능력에는 조화운동(coordinated movement)이 필요하다는 것을 인식해야 하고 실행에서는 운동에 영향을 주는 신경학적이고 근골격의 손상에 직접적으로 그리고 계통적으로 대처해야 한다는 것을 강조하였다(Smith, 1978). 과제수행의 신경근육적 특징의 상세한 분석이 아래와 같은 예로서 강조되었다.

> 협동근(*synergistic muscles*)은 바람직하지 않은 운동을 방지하기 위해 사용되고 과제의 수행에 도움이 될 것이다. 이 개념을 설명하기 위해 도구를 힘차게 쥔다는 예가 사용된다. 즉, 긴손가락굽힘근(장지굴근)은 복수의 관절에 걸쳐있기 때문에 그것이 걸치는 각각의 관절에 작용할 가능성이 있다. 도구를 힘차게 쥘 때 불필요한 운동을 방지하기 위해 손목관절 폄근(신근)이 협동적으로 수축하지 않으면 손목관절 굽힘을 일으키게 된다(*Smith, 1978, p.86*).

정신역동적인 관점은 수행능력에 대한 무의식 과정의 관계와 성심리의 성숙(psychosexual maturation)의 경과에서의 이 관계의 발달을 강조하였다(Azima & Azima, 1959; Fidler & Fidler, 1958; Fidler & Fidler, 1963). 이 관점에서는 적절한 수행능력은 정상적인 과정 성심리의 성숙을 필요로 한다.

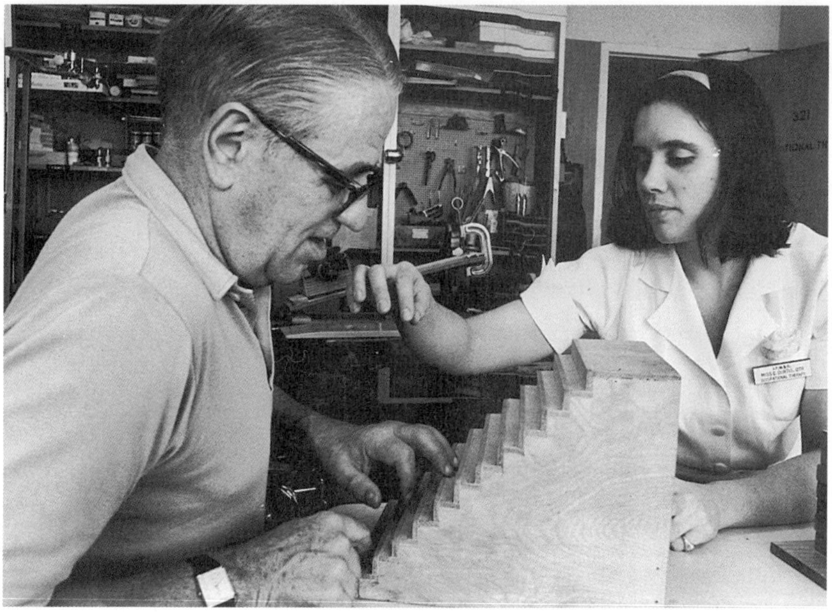

환자가 손가락의 적절한 운동을 시행하도록 고안된 탁상활동(tabletop activity)을 시행하고 있다.

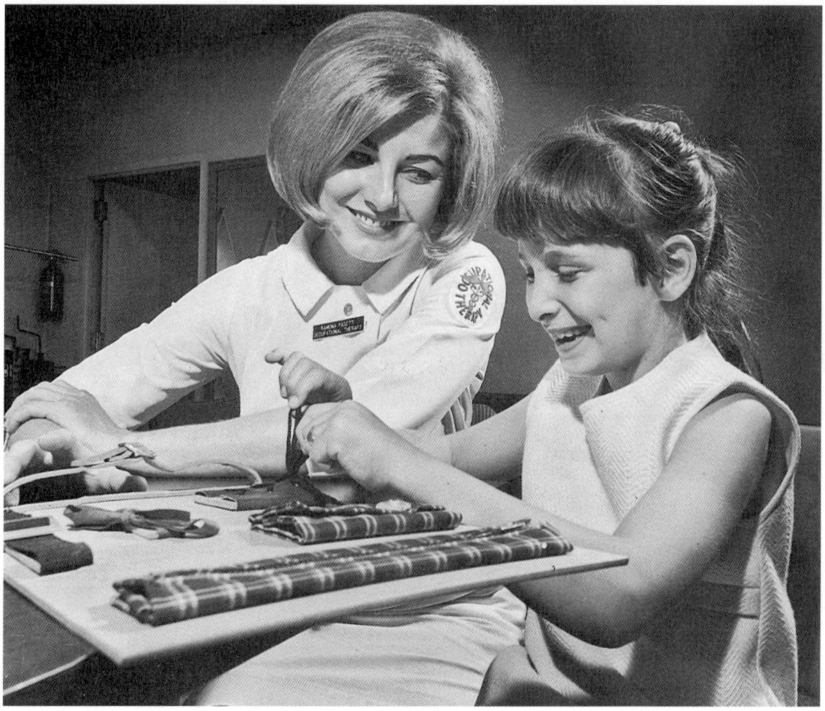

섬세한 운동기술을 실행하면서 환자가 잠금장치 판(fastener board) 위에 있는 지퍼, 단추, 넥타이를 조작하고 있다.

신경운동, 근골격 또는 정신내부의 기능과 관계되는 장애의 이해

Understanding Impairment Related to the Neuromotor, Musculoskeletal, or Intrapsychic Functions

작업치료사는 근골격, 신경학적, 정신내부의 특성과 장애에 의해서 일어나는 수행능력의 문제가 어떻게 관여하는가에 서서히 관심을 갖게 되었다. 예를 들면, 작업치료사는 운동능력의 결함이 근육이나 관절에 영향을 주는 질병이나 외상과 어떻게 관계하고 있는가를 이해하려고 하였다. 작업치료사는 어떤 사람의 운동능력과 시행하도록 의뢰한 작업 사이의 격차(gap)를 확인하고 메우려면 어떠한 움직임이 필요한지를 결정하기 위해서 활동을 분석하였다.

정신역동적인 관점에서는 기능장애적인 행동은 내적 긴장(즉, 불안)이나 자아(ego)의 성숙을 방해한 초기의 욕구(needs)가 저지된 결과라 간주되었다(Azima & Azima, 1959; Fidler & Fidler, 1958; West, 1959). 작업치료사는 기능하는 것을 방해하는 겉으로는 잘 드러내지 않은 근본적인 갈등 또는 충족되어 있지 않은 욕구를 알아내려고 하였다. 왜냐하면 이것들은 작업치료에서 변경되어야 할 메커니즘이었기 때문이다. 흔히, 작업치료사는 사람이 만들어낸 색채, 테마, 기타의 특징의 무의식의 의미를 해석함으로써 사람의 숨겨진 감정과 무의식의 동기를 진단하기 위해 활동을 사용하였다(Llorens & Young, 1960; West, 1959).

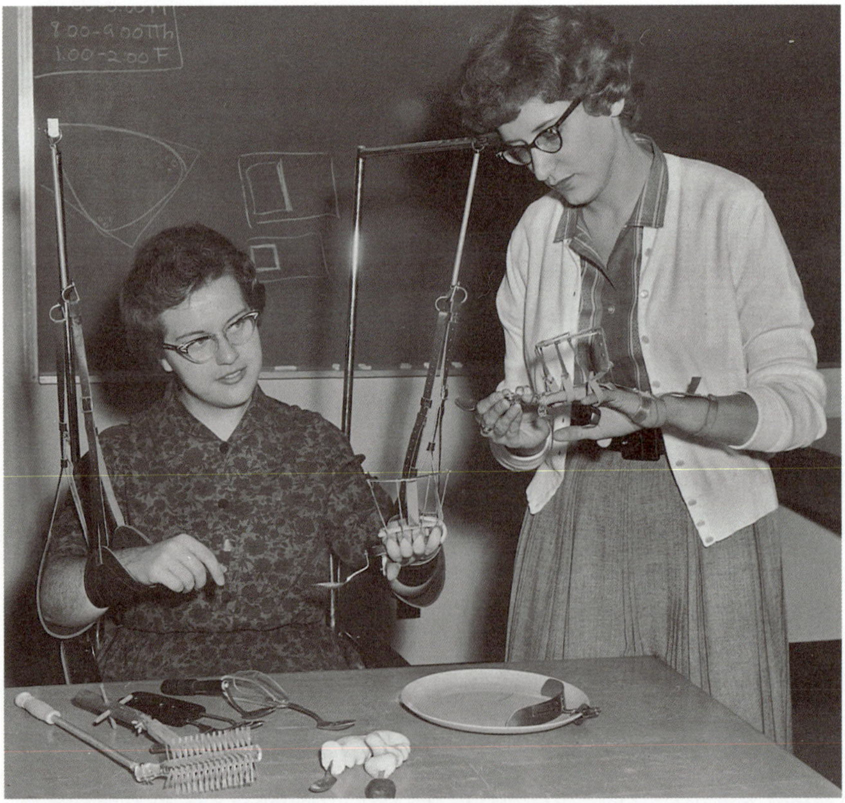

자기 자신이 자립하여 먹기 위해 만들어진 적응 도구를 연습하고 있다.

신경운동, 근골격, 정신내부의 장애에 대한 대처
Addressing Neuromotor, Musculoskeletal, or IntrapsychicImpairments

이 새로운 패러다임에서는 작업치료사는 수행할 수 없고 변경할 수 없거나 또는 그것을 보상할 수 없는 것의 근저에 있는 특정 원인 또는 문제를 확인하려고 하였다. 신경학적 장애인 경우 새로운 치료법은 비정상적인 운동 패턴을 확인하는 것과 그것을 억제하고 정상적인 운동을 촉진하는 기법을 강조하였다(Bobath & Boabth, 1964; Rood, 1958; Stockmeyer, 1972). 다른 접근법은 정상적인 반응의 유발을 목적으로 하여 기능장애가 있는 신경계를 자극하기 위한 활동과 특수한 기기를 사용하였다(Ayres, 1972, 1974). 작업치료사는 작업치료에서 사용한 온갖 활동에 작업치료로서의 이론적 근거를 부여하고, 그리고 그 이론적 근거는 영향을 준다는 점에서부터 기초를 이루는 메커니즘이어야 했다. 예를 들면, 다음과 같았다.

> 감각자극은 도구, 직조기의 비이터(*beater of the loom*) 또는 전기 사포(*sander*)의 손잡이 등에 피부를 접촉하여 그것에 적응시키는 것을 통해서 발달한다…. 손을 뻗치는 것 같은 큰 운동 활동은 고유수용감각과 운동감각을 자극한다…. 가동범위를 확대하기 위해 아래팔에 스케이트보드를 부착하는 것은 위팔의 능동적인 운동을 자극한다(*Spencer, 1978,*

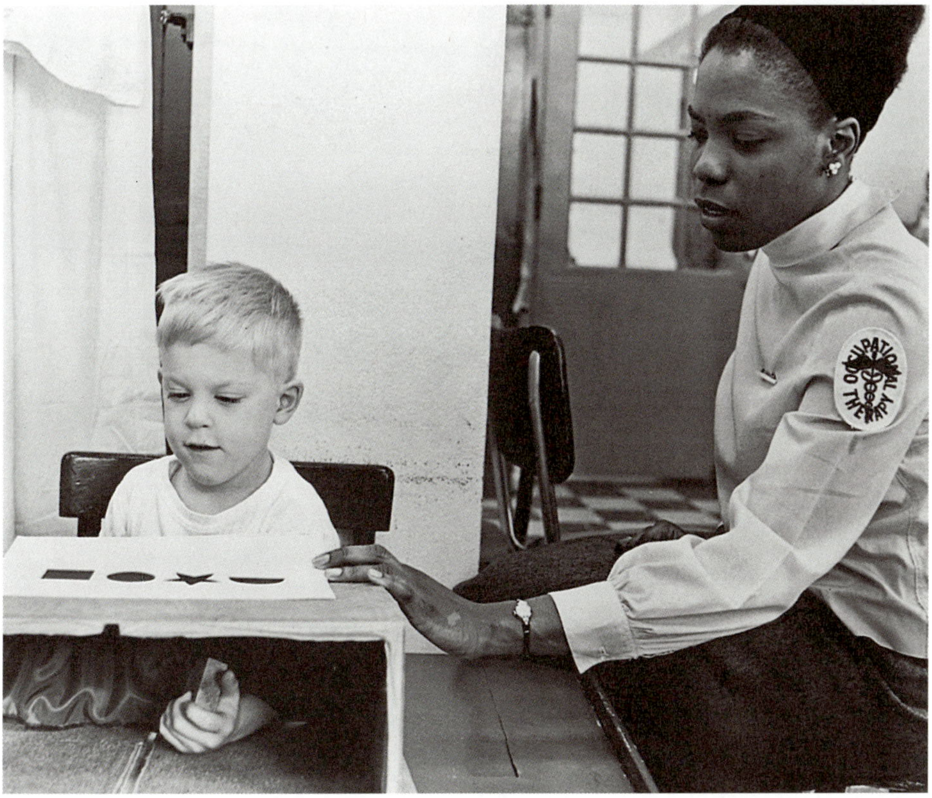

지각운동기술(perceptual motor skills)을 발달시키기 위해 고안된 활동을 시행하고 있다.

p.355).

새로운 패러다임 하에서 작업치료사는 또한 최적의 수행을 위해 팔다리의 부목 장착(splinting)과 자세 잡이(positioning)를 하고 그리고 근력회복을 위한 훈련을 제공하는 것과 같은 것들을 포함하는 근골격의 기능장애에 대한 새로운 치료법을 개발하였다. 작업치료사는 수공예나 다른 활동에 필요한 운동을 밝히기 위해 활동을 분석하였다. 그들은 사람의 제한된 움직임과 수행해야 하는 과제와의 격차를 메우기 위해 적응용구를 만들거나 처방하였다. 작업치료사는 또한 장애를 보상하는 것 같은 기술을 가르쳤다.

정신과에서의 작업치료는 차단되어 있는 아동기의 욕구를 충족시키는 것을 학습할 수 있다면 정신적인 갈등을 제거할 수 있고 건강한 기능 상태로 되돌아갈 것이라는 신념에 입각하고 있었다(Fidler, 1969; Llorens & Young, 1960; West, 1959). 이와 같이 욕구가 충족되지 않은 정신성적(psychosexual) 발달단계를 밝히고 상응하는 욕구를 충족하는 기회로서 활동을 제공하는 것은 일반적이었다.

작업치료에서는 빨아먹는 것, 마시는 것, 먹는 것, 씹는 것, 부는 것이 수반되는 활동과 그리고 점토나 그림물감이나 흙을 처바르거나 만들거나 하는 것 같은 배설 대용물을 사용하는 활동을 통해서 실제적이고 상징적인 방법으로 구강과 항문의 무의

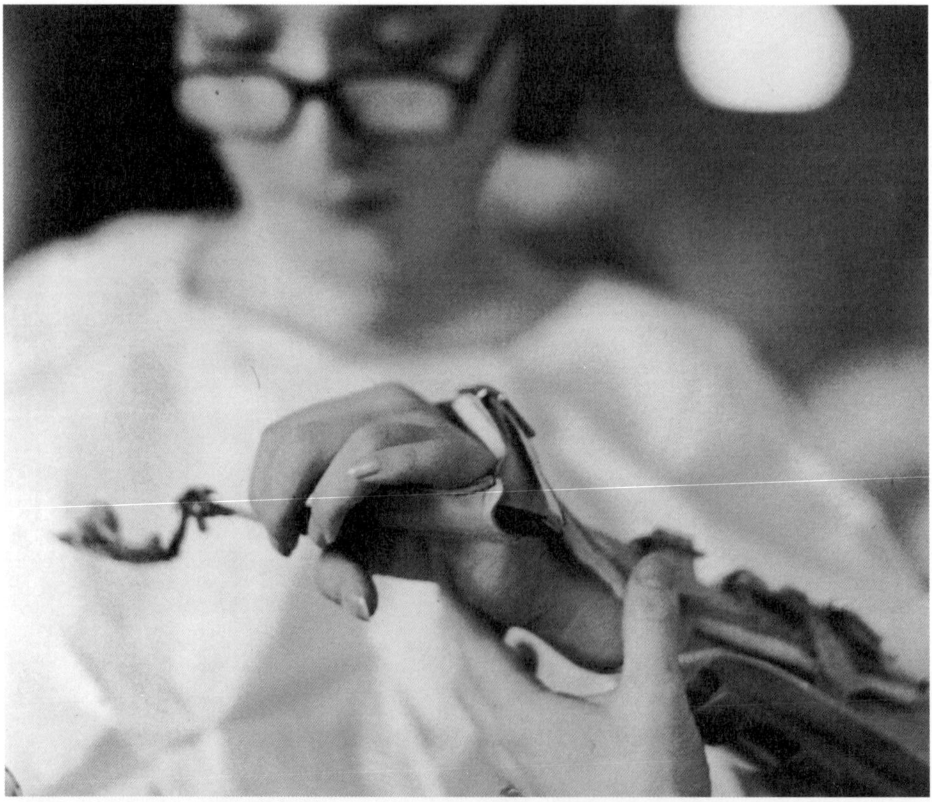

자립하여 식사를 하기 위해 환자 한 사람 한 사람에게 맞춘 손의 부목(hand splint)과 식기로 먹는 연습을 하고 있다.

> 식적인 욕구를 표현하고 충족시키는 기회를 제공할 수 있다(*Fidler, 1958, p.10*).

대체로 보아 정신과작업치료사는 감정을 행동화하거나 승화하는 수단으로서 치료를 개념화하였다(Fidler & Fidler, 1963). 또한 정신적인 갈등을 해소하고 욕구를 충족하기 위한 건전한 수단을 만들어내는 치료관계를 확립하기 위해 활동을 이용하는 접근법도 있었다. 다음의 인용문에 나타낸 것처럼 활동 그 자체는 작업치료사의 치료적인 자기이용(use of self)보다도 별로 중요하지 않았다:

> 현재와 그리고 미래의 작업치료에서의 효과적인 치료적 접근법은 작업치료사가 채택하는 하나의 수단으로서 자기 직업의 도구를 이용하는 것이다. 그때부터 그의 개성(*personality*)은 중요해진다(*Conte, 1960, p.3*).

치료를 위한 세 가지(정신 내부적, 신경학

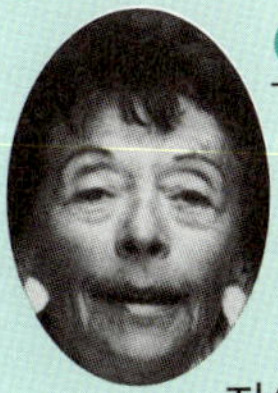

Gail Fidler

Gail Fidler는 1916년에 태어나고 사우스 다코타(South Dakota) 주에서 유년기를 지냈다. 그녀는 후에 펜실베이니아 주로 이주하여 Lebanon Valley College에 다녔고 교육학과 심리학의 학사학위를 취득하였다. Fidler는 Wernersville 주립병원의 일반종사자(hospital attendant)의 일을 얻기 전에 한때 고등학교의 역사교사로서 일한 적이 있었다(Miller & Walker, 1993). 거기서 그녀는 작업치료에 접하고 작업치료가 환자에게 미치는 영향에 감명을 받았다. 그녀는 그 후, 펜실베이니아대학에 재입학하여 작업치료의 자격취득 과정을 수료하였다. 후에 다시 대학에 되돌아와 뉴욕의 William Alarson White 정신의학 · 심리학 연구시설에 다녔다. 거기서 대인관계 이론, 특히 자아의 발달, 자존심, 유능성(competence)에 관한 이론을 학습하고 영향을 받았다(Miller & Walker, 1993).

Fidler는 60년 이상에 걸치는 직장생활 속에서 작업치료사, 관리자, 교육자, 이론가로서 일하였다. 또한 미국작업치료협회의 부사무국장과 임시사무국장을 역임하였다(Miller & Walker, 1993).

Fidler는 그녀의 직장생활을 통해서 중요한 기여를 하였지만 특히 정신역동이론(psychodynamic theory)에 근원을 둔 초기의 저서는 작업치료 분야의 패러다임 발전에 가장 강력한 영향을 미쳤다. Fidler의 초기 저서는 작업치료사를 정신역동적 과정에 반드시 필요한 부분으로서 마음속에 그렸다.

1963년에 발행한 교과서 "Occupational Therapy: A Communication Process in Psychiatry(작업치료 – 정신과에서의 의사소통 과정)"은 남편이고 정신과의사인 Joy Fidler와의 공동저서이고 활동이 생각(thought)과 감정(feelings)을 비언어적으로 표현하기 위해 어떻게 사용되는가를 논의한 것이었다(Fidler & Fidler, 1963). Fidler부부는 활동을 통해서 출현하는 의사소통이 무의식의 감정(emotion)을 더 밝힐 것 같다고 주장하였다(Miller & Walker, 1993).

Fidler의 저서의 시종일관한 테마는 활동분석이었다. 그녀는 작업치료사는 활동분석을 통해서 환자의 특정 욕구, 흥미, 능력에 관한 정보를 수집할 수 있고, 그리고 환자의 이익이 되는 행위지향적인 체험을 설계하기 위해 이 정보를 사용한다고 하였다. Fidler의 초기의 활동분석에 대한 연구는 활동의 정신역동적 요소에 초점을 맞추는 것이었다. 오랜 세월에 걸쳐 그녀는 이 사고를 운동적, 감각통합적, 심리적, 인지적, 사회문화적, 대인관계 기술(skills)을 포함하도록 발전시켰다(Miller & Walker, 1993).

적, 운동학적)의 기계론적 접근법에 걸쳐서 작업치료사는 활동이 신경학적, 근골격적, 정신내부적 기능을 갖는다 하여 특정의 영향을 격리하려고 시도하였다. 이와 같이 시행함으로써 의도된 작업치료의 효과성에서 더 높은 특이성(specificity)을 성취하려고 시도하였다.

가치
Values

새로운 패러다임의 가치는 과학적인 정확성에 그 초점을 맞추는 것에 있었다. 작업치료사는 문제를 확인하는 것과 측정하는 것에 있어서의 객관성과 정확성에 역점을 두게 되었다. 작업치료 활동의 어디에 가치를 두는지가 변화하였다. 종전에는 인간의 자연스런 욕구로서의 작업에 가치를 두고 있었으나 현재는 근력강화, 신경계에 영향을 미치는 것, 무의식적인 욕구의 표출을 위한 수단으로서의 활동을 가치 있는 것이라 하고 있었다.

요약
Summary

1960년대까지에 작업치료의 패러다임은 근본적으로 변화하였다. 이러한 것은 표 4.1에 요약한 것처럼 새로운 초점을 맞춘 관점, 핵심적

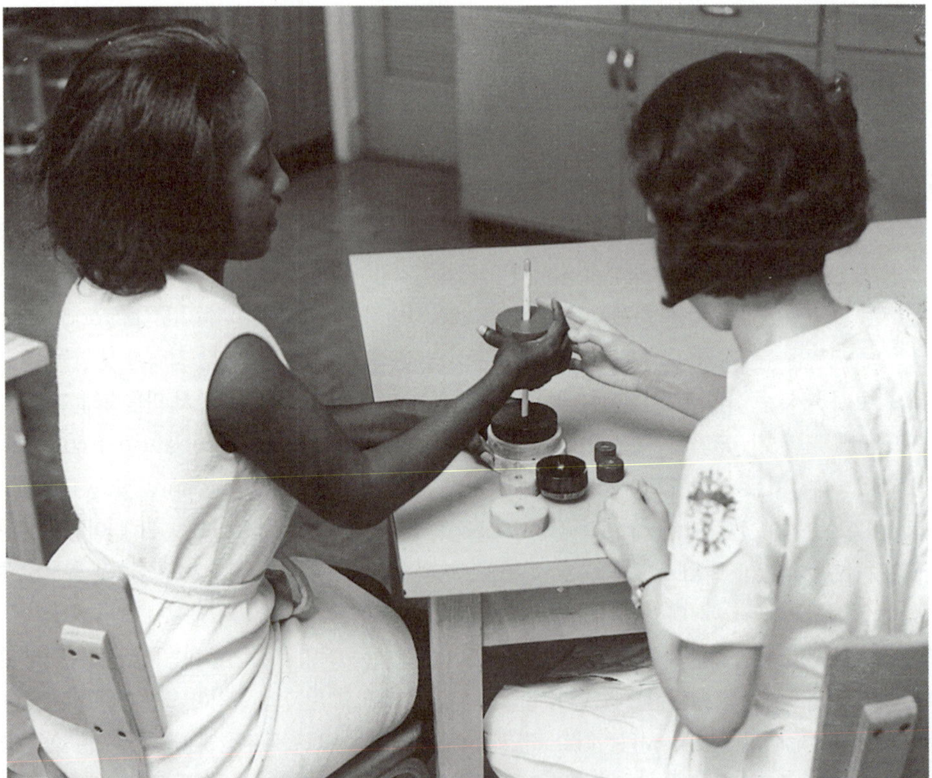

손을 수술한 후에 쥐었다 놓았다 하는 연습에 참여하고 있다.

표 4.1 기계론적 패러다임

핵심적 구성개념	• 수행능력은 신경운동, 근골격, 정신내부 계통의 통합성에 좌우된다. • 내적 시스템(inner systems)에서의 손상 또는 발달이상은 능력 장애를 일으킨다. • 내적 시스템에서의 제한을 개선하거나 보상함으로써 가능을 회복할 수 있다.
초점을 맞춘 관점	• 내부(정신내부의, 신경의, 운동학의) 작용에 대한 정확한 지식과 이해
가치	• 기능에 대한 내부 작용의 가치 • 능력 장애를 경감하기 위한 수단으로서의 매체의 가치

구성개념, 그리고 가치를 채택한 것을 의미한다. 이 기계론적 패러다임은 이 분야에서 중요한 진보를 가져왔다. 새로운 패러다임은 장애를 치료하기 위한 기술(technology)을 상당히 높였다. 또한 신체의 구조나 과정이 수행능력을 어떻게 촉진 또는 제한하였는가에 대한 이해를 심화시켰다.

운동장애를 가진 사람들의 욕구에 대한 적응기구나 환경을 위한 기술이 개선되었다. 정신역동적인 관점은 정서적인 문제가 어떻게 수행능력을 방해하는가에 대한 이해를 심화시켰다.

참 고 문 헌

Ayres, A.J. (1958). Basic concepts of clinical practice in physical disabilities. *American Journal of Occupational Therapy, 12*, 300–302.

Ayres, A.J. (1963). The development of perceptual motor abilities: A theoretical basis for treatment of dysfunction. *American Journal of Occupational Therapy, 17*, 221.

Ayres, A.J. (1972). *Sensory integration and learning disorders*. Los Angeles: Western Psychological Services.

Ayres, A.J. (1974). *The development of sensory integrative theory and practice*. Dubuque, IA: Kendal & Hunt.

Ayres, A.J. (1979). *Sensory integration and the child*. Los Angeles: Western Psychological Services.

Azima, H., & Azima, F. (1959). Outline of a dynamic theory of occupational therapy. *American Journal of Occupational Therapy, 13*, 215–221.

Bobath, K., & Bobath, B. (1964). The facilitation of normal postural reactions and movements in the treatment of cerebral palsy. *Physiotherapy, 50*, 246–262.

Buhler, C. (1962). *Values in psychotherapy*. New York: Free Press.

Conte, W. (1960). The occupational therapist as a therapist. *American Journal of Occupational Therapy, 14*, 1–3.

Fidler, G. (1958). Some unique contributions of occupational therapy in treatment of the schizophrenic. *American Journal of Occupational Therapy, 12*, 9–12.

Fidler, G. (1969). The task-oriented group as a context for treatment. *American Journal of Occupational Therapy, 23*, 43–48.

Fidler, G., & Fidler, J. (1958). *Introduction to psychiatric occupational therapy*. New York: Macmillan.

Fidler, G., & Fidler, J. (1963). *Occupational therapy: A communication process in psychiatry*. New York: Macmillan.

Kuhn, T. (1970). *The structure of scientific revolutions* (2nd ed.). Chicago: University of Chicago Press.

Llorens, L.A., & Young, G.G. (1960). Fingerpainting for the hostile child. *American Journal of Occupational Therapy, 14*, 306–307.

McNary, H. (1958). A look at occupational therapy. *American Journal of Occupational Therapy, 12*, 203–204.

Meyerson, L. (1957). Some observations on the psychological roles of the occupational therapist. *American Journal of Occupational Therapy, 11*, 131–134.

Miller, R.J., & Walker, K.F. (1993). *Perspectives on theory for the practice of occupational therapy*. Gaithersburg, MD: Aspen.

Rerek, M. (1971). The depression years: 1929 to 1941. *American Journal of Occupational Therapy, 25*, 231–233.

Riley, J.N. (1977). Western medicine's attempt to become more scientific: Examples from the United States and Thailand. *Social Science and Medicine, 11*, 549–560.

Rood, M. (1958). Everyone counts. *American Journal of Occupational Therapy, 12*, 326–329.

Smith, H.B. (1978). Scientific and medical bases. In H.L. Hopkins & N.D. Smith (Eds.), *Willard and Spackman's occupational therapy* (5th ed., pp. 82–99). Philadelphia: J.B. Lippincott.

Spencer, E.A. (1978). Functional restoration. In H.L. Hopkins & N.D. Smith (Eds.), *Willard and Spackman's occupational therapy* (5th ed., pp. 335–398). Philadelphia: J.B. Lippincott.

Stockmeyer, S.A. (1972). A sensorimotor approach to treatment. In P. Pearson & C. Williams (Eds.), *Physical therapy services in the developmental disabilities*. Springfield, IL: Charles C. Thomas.

West, W. (Ed). (1959). *Psychiatric occupational therapy*. New York: American Occupational Therapy Association.

CHAPTER 5

현대의 패러다임의 출현: 작업에의 회귀

(Emergence of the Contemporary Paradigm: A Return to Occupation)

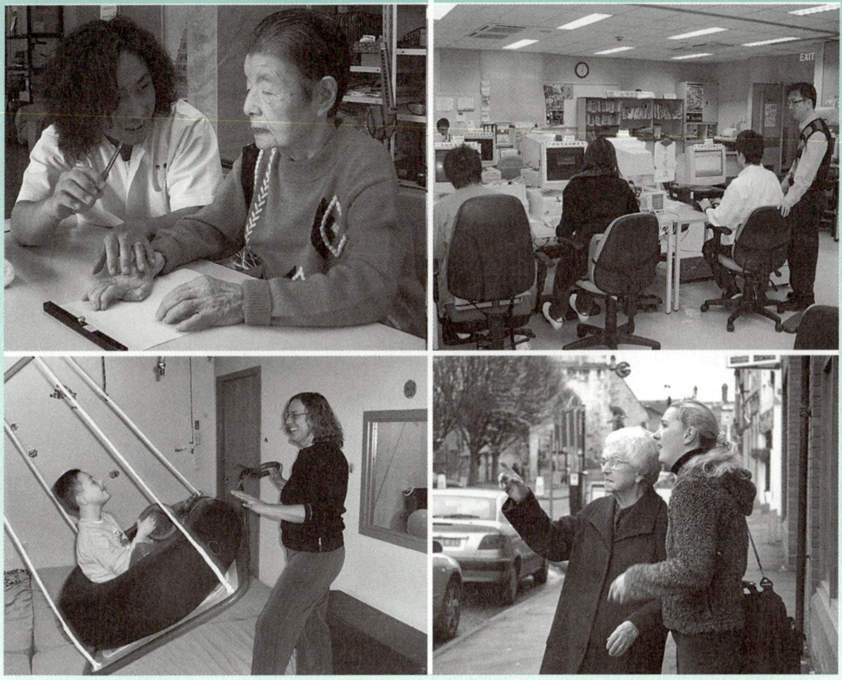

제4장에서 언급한 것처럼 기계론적 패러다임은 건전한 의학적 및 과학적 개념에 기초하여 작업치료의 근거를 보여준다는 약속을 이행하였다. 그럼에도 불구하고 그것은 예측하지 못한 그리고 바람직하지 않은 결과를 초래하였다. 작업치료의 인간에 대한 근원적인 관점은 근본적으로 바뀌었다. 즉, 정신과 신체의 통일, 작업을 통한 자기유지, 작업의 역동적인 리듬과 균형 등 초기의 작업의 인식은 상실되었다. 전체론적 사고(holistic thinking)는 인간의 정신과 신체라는 내적인 작용을 강조하는 것으로 대체되었다.

사기의 진작, 습관의 재건, 흥미의 자극과 같은 개념을 사용한 초기의 작업치료의 이론적 근거는 장애의 경감에 중점을 둔 것으로 대체되었다. 이 새로운 이론적 근거는 작업치료로서 사용되는 활동과 활동을 설명하기 위해 사용되는 새로운 개념 사이에 불편한 부적합을 초래하였다. 예를 들면, 몇몇 치료사들은 목재를 사포로 매끄럽게 닦는 것 같은 활동의 사용을 유지하였으나 환자는 오로지 운동의 수단으로서 널판을 사포로 매끄럽게 닦았고 이들은 결코 목공(wood-woking) 프로젝트에 사용되지 않았다. 치료를 목적으로 한 활동(예를 들면, 가동범위와 근력을 증가시키기 위해 원뿔(cone)을 포개어 쌓는 일이나 미세운동의 협응성을 높이기 위해 페그보드(pegboards)를 다루는 일)은 증가하였으나 환자의 작업과 관련된 생활에의 의미 있는 연결이 결여되었다. 이러한 실행은 환자에 대한 활동의 의미를 무시하는 것이라는 비판을 받았다(Spackman, 1968).

기계론적 패러다임은 작업치료를 원래의 사명으로부터 방향을 바꾸게 하고 이 분야의 가장 중대한 사고 즉, 건강회복의 수단으로서의 작업의 중요성을 무색하게 만들었다.

또한 치료 프로그램에서부터 의미 있는 작업을 완전히 배제한 작업치료사도 있었다. 정신분석적 접근법에서는 활동은 단순히 치료적 상호작용(interaction)의 방법으로서 간주되고 몇몇 사람들은 활동은 전혀 필요가 없다고 결론지었다. 마찬가지로 더 큰 힘을 얻기 위한 활동의 사용은 점차 순수한 운동으로 대체되었다.

시간이 흐름에 따라 작업치료는 정체성의 통일이 결여되었다는 것이 명백해졌다(Gillette, 1967; Gillette & Kielhofner, 1979; Johnson, 1973; King, 1978; Mosey, 1971; Task Force on Target Population, 1974; West, 1968). 의학과의 연계는 작업치료의 근본원리를 무시하고 장애에 초점을 맞춘다는 결과를 초래하였다(Mosey, 1971; Shannon, 1977). 기계론적 패러다임은 작업치료를 원래의 사명으로부터 방향을 바꾸게 하고 이 분야의 가장 중대한 사고 즉, 건강회복의 수단으로서의 작업의 중요성을 무색하게 만들었다(Rerek, 1971; Shannon, 1977).

새로운 패러다임을 요구하는 목소리

The Call for a New Paradigm

1960~1970년대에 Mary Reilly 등은 작업치

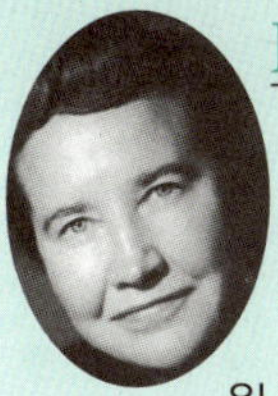

Mary Reilly

Mary Reilly는 매사추세츠 주에서 태어나고 보스턴 작업치료사 양성학교를 졸업하였다. 그녀는 육군에 입대하여 매사추세츠 주의 데벤스 주둔지(Fort Devens)의 Lovell 일반 · 회복기병원에서 주임 작업치료사로서 일하고, 후에 제4 사령부에서 11개의 일반병원, 2개의 회복기병원, 6개의 지역 및 스테이션 병원의 작업치료 프로그램 감독의 일을 하였다. Reilly는 1951년에 육군대위로서 퇴역하였다. 1959년에 교육학으로 박사학위를 취득하고 후에 UCLA의 신경정신연구소의 재활부장이 되고 1977년에 퇴직할 때까지 남캘리포니아대학의 교수를 역임하였다.

1958년이라는 이른 시기에 Reilly는 사회와 개인의 생활에서의 생산성과 참여의 의미에 더 폭넓은 초점을 포함시키기 위해 작업치료의 교육과 지식을 바꿀 필요성을 주장하기 시작하였다. 그녀는 놀이와 작업에 참여하는 것에 대한 인간의 욕구가 이 전문직의 기초이고 존재 이유라고 주장하였다. 1962년의 Eleanor Clarke Slagle 기념 강의에서 Reilly는 작업치료를 "20세기 의료의 최대의 발상(idea)의 하나"라고 선언하였다. 그녀는 작업치료의 대담한 가설을 "인간은 정신과 의지력에 의해서 활력이 주어진 양 손의 사용을 통해서 자기 자신의 건강상태에 영향을 미칠 수 있다"(Reilly, 1962, p.2)라고 하였다. 이 논문에서 Reilly는 작업치료가 그 기계적 초점을 넘어서 움직이고 초점을 다시 맞추도록 도전하였다.

Reilly의 저서는 많지는 않지만 그녀의 저작물은 내적 메커니즘의 패러다임에서부터 현대의 패러다임으로의 움직임을 만들어내는 데에 매우 중대한 것이었다. 이것은 주로 남캘리포니아대학에서 대학원생을 지도하는 가운데 달성된 것이다. 그녀는 이 영역의 학문은 작업에 초점을 맞추어야 한다는 것을 강조하기 위해 그녀가 "작업행동"이라 부른 지식체계를 개발하였다. 그녀는 작업행동을 실행과 교육을 위한 치료적 틀이라 하였다. Reilly는 저서 "Play as Exploratory Learning(놀이와 탐구학습)"(1974)에서 이 지식체계(body of knowledge)에 공헌하였다. 이 교과서는 작업치료 분야에서 치료로서의 놀이를 처음으로 진지하게 다룬 것이었다.

요약하면 Reilly는 작업치료의 현대적 방향성을 형성하는 데에 중심적인 인물이었다. 작업의 테마에 다시 초점을 맞추는 것을 요구하는 그녀의 목소리는 작업치료가 기계론적 패러다임에 완전히 빠져들어 일정 기간 동안 무시되었던 시기에 나왔다. Reilly와 그 제자의 저작물을 통해서 작업치료사가 일하는 복잡한 현상에 대한 폭넓은 이해를 제공할 수 있었다. 작업치료의 방향을 정하는 데에 있어서의 그녀의 공헌은 현대의 작업치료 역사에서 가장 영향력이 있는 학자의 한 사람이라 하고 있다.

료의 최초 패러다임인 작업으로의 회귀를 요구하기 시작하였다(Kielhofner & Burke, 1977; Michelman, 1971; Reilly, 1962; Robinson, 1977; Shannon, 1972). Reilly는 작업에 맞춘 완전히 새로워진 초점을 개발하였다. 그 결과, 이 개념은 작업행동(occupational behavior)이라 불리고 작업에 대한 동기부여(Burke, 1977; Florey, 1969), 습관과 역할을 통한 작업의 조직화(Heard, 1977; Kielhofner, 1977, Matusutsuyu, 1971; Watanabe, 1968; Woodside, 1976). 그리고 적응을 지원하거나 방해하거나 하는 데에 있어서의 환경의 중요성

(Dunning, 1972; Gray, 1972; Reilly, 1966; Watanabe, 1968) 등 테마가 소개되었다.

작업치료가 원래 맞췄던 초점과 이상(ideals)을 부활시키자는 목소리는 다른 사람들에 의해서 반향을 일으키기 시작하였다(Task Force on Target Population, 1974; West, 1984). 예를 들면, Wiemer는 다음과 같이 논증하였다.

> 작업의 기본적 지식은 우리들의 것이며 그리고 그래야 한다. 이것은 일상 활동의 전문적인 관점, 그리고 환자나 환자의 목표달성을 촉진하기 위한 지식이다. 우리들의 독점적인 영역은 작업이다. 이것을 분명해지고 정의하고 옹호하며 수요가 있는 것으로 하기 위해 우리는 그것을 개선하고 연구하고 체계화해야 한다. 1917년에 우리 창설자들은 전문가 기질(*professionalism*)에 대한 우리들의 유일한 요구로서 "인간에 대한 작업의 영향"을 상세하게 설명하였다. 만일 우리들이 맞춘 초점과 방향성을 유지하기만 하였다면 그것은 우리들의 잠재적인 힘이다(*Wiemer, 1979, p.43*).

제3의 패러다임의 출현
Emergence of a Third Paradigm

작업치료에서 많은 지도자들이 노력한 결과 작업치료는 현재는 "작업에 초점을 맞춘 분야"(Polatajko, 1994, p.591)로 되어 있다. 이 변환은 작업치료가 원래의 지향성을 재현하는 것과 기계론적 패러다임 동안에 축적된 중요한 기술을 유지하는 것을 필요로 하였고 그리고 또한 작업치료가 기계론적 패러다임 동안에 표면화된 몇 가지 문제점을 수정하는 것을 필요로 하였다. 이 새로운 패러다임의 초점을 맞춘 관점, 핵심적 구성개념, 가치를 여기서 논의한다.

초점을 맞춘 관점
Focal Viewpoint

이 새로운 패러다임의 초점을 맞춘 관점은 작업에의 회귀만이 아니라 작업수행에 어떠한 요소가 영향을 주는가를 생각하기 위한 독자적인 사고방법도 반영되어 있다. 이 관점은 작업치료에서 다루어져야 할 주된, 또는 유일한 문제로서 환자의 장애에 관한 기계론적 패러다임의 한정된 강조점을 수정할 수 있도록 설계되어 있다. 이것은 또한 장애 연구(disability scholarship)와 시스템이론이라는 외부로부터의 두 가지 중요한 영향을 반영하고 있다.

장애 연구의 연구자들은 능력 장애(disability)는 기능장애(impairment)의 단순한 결과는 아니라고 강조한다. 그들은 능력장애는 신체적, 태도적, 경제적, 정치적인 장벽이 어떤 환경에 의해서 야기된다고 하고 있다(Charlton, 1998; Hahn, 1985; Olivef, 1996). 게다가, 환경면의 지원이 충분하다면 장애를 가진 사람들은 장애를 갖지 않은 동료들과 마찬가지의 방법으로 생활에 참여할 수 있다고 지적하고 있다(Crow, 1996; Fine & Asch, 1988; Longmore, 1995; Shapiro, 1993). 상이한 관점을 갖고 있음에도 불구하고 시스템이론가도 마찬가지의 주장을 하고 있다. 그들은 인간의 사고, 정서, 행위는 그 사람의 내적인 요인의 결과만이 아니라 그 사람이 관여하는 과제의 성질을 포함하는 그 사람이 가지는 상황의 특징의 결과이기도 하다고 저술하고 있다(Capra, 1977; Kelso, 1995; Thelen & Ulrich, 1991; Vallacher & Nowak, 1994).

사람, 환경, 작업
Person, Environment, and Occupation

현대의 패러다임의 초점을 맞춘 관점은 이미 언급한 것 같은 장애 연구나 시스템이론으로부터의 발상(idea)과 마찬가지로 종전의 두 가지 패러다임의 요소도 포함하고 있다. 그것은 사람, 환경, 작업의 상호작용에 초점을 맞추고 있다(Christiansen & Baum, 1977; Dunn, Brown, McGuigan, 1994). 이 초점을 맞춘 관점은 모든 작업수행은 사람, 환경, 작업이라는 요소의 상호작용의 결과라고 강조하고 있다(그림 5.1).

사람의 요소는 기능장애와 마찬가지로 근저를 이루는 감각운동이나 인지의 능력, 기술(skill), 가치, 흥미, 생활경험과 같은 사항을 포함한다고 일반적으로는 이해된다(American Occupational Therapy Association, 2002). 환경은 작업에 대한 다양한 기회에 영향을 미치는 물리적, 문화적, 사회적, 경제적, 정치적, 시간적 상황으로 구성되는 것이다(Christiansen & Baum, 1977; Dunn,McGuigan, Brown, Youngstrom, 2003). 작업이란 그 사람이 시행하고 있는 특별한 과제나 활동과 그 과제의 목표를 가리킨다(Christiansen & Baum, 1977; Nelson, 1988).

작업수행능력은 이들의 사람, 환경, 작업의 상호작용으로부터 나타나는 것으로 이해된다(Christiansen & Baum, 1977; Dunn, et al, 2003; Trombly, 1993). 이와 같이 수행능

상자 글 5.1 작업의 정의

작업치료가 작업에 맞춘 초점으로 회기하려고 함에 따라 상이한 정의가 생겨났다. 예를 들면, Christiansen 등은 작업을 사람들이 매일 시행하는 보통의 친숙한 사항이라고 단순히 정의하였다(Christiansen, Clark, Kielhofner, Rogers, 1995). Yerxa와 그녀의 동료들(1990, p.1)은 작업을 "문화의 어휘(lexicon of culture)에서 인간행동이라 이름이 붙여진 진행 중인 흐름 속에서의 특정 활동의 덩어리"라 정의하였다. Kielhofner(2008, p.5)는 작업을 "인간생활의 대부분을 특징짓는 시간적, 물리적, 사회문화적인 상황속에서 일, 놀이, 일상생활활동을 시행하는 것"이라 정의하였다. 캐나다의 작업치료사들이 제안한 정의도 이들의 테마에 반향을 보였다. 즉, 작업을 "개인과 문화에 의해서 이름이 붙여지고 조직화되고, 가치와 의미가 주어지는 매일의 생활의 과제나 활동"이라 언급하였다(CAOT, 1997, P.34). 그들의 정의는 작업은 사람들이 "자기 자신을 돌보는 것(셀프케어: self-care), 생활을 즐기는 것(레저), 그리고 자기들 지역사회의 사회적, 경제적인 구조에 공헌하는 것(생산성)을 포함하여 자기가 대처하는 것의 모두라고 계속해서 언급하고 있다(CAOT, 1997, P.34).

다음으로 대부분의 정의는 작업이 놀이나 레저, 일상생활활동, 그리고 생산성으로 구성된다고 하고 있다. 놀이나 레저란 자기 자신을 위해 하는 활동을 가리키고 탐구하는 것, 흉내를 내는 놀이, 축하를 하는 것, 게임이나 스포츠를 하는 것, 취미를 추구하는 것 등은 그 예이다(DiBona, 2000; Lobo, 1999; Parham & Fazio, 1997; Passmore, 1998). 일상생활활동이란 자기 자신이나 자기의 생활양식을 유지하는 과제이다. 이것은 판에 박힌 일상생활의 대부분을 구성하며 셀프케어(self-care), 자기 생활공간의 정리정돈(예를 들면, 청소나 대금 지불 등), 자산의 획득(예를 들면, 여행이나 쇼핑)

을 포함한다(Christiansen, 1994). 일이란 생산적 활동(임금이 지불되어도 지불되지 않아도)을 포함하고 생산성을 올리기 위해 자기의 능력을 개선하는 교육이나 훈련에 참여하는 것이나 서비스나 필수품을 다른 사람에게 제공하는 것이다(Kielhofner, 2008).

력은 또한 그 사람이 시행하려고 하고 있는 사물이나 그것이 야기되는 상황을 반영하고 있기 때문에 사람이라는 요소만으로는 작업수행능력을 설명할 수는 없다. 이 관점에 의해서 작업치료사는 다른 신체기능장애와 신체로부터 떨어진 작업이나 상황을 예견할 수 있는 것이다. 이것은 또한 사람이할 필요가 있거나 하고 싶다고 생각하는 작업에 더 충분히 참여할 수 있도록 하기 위해 작업치료사가 어떻게 환경장벽을 제거하고 또는 어떻게 작업을 수정할 수 있는가를 생각하여 장애의 경감을 예견하는 방향으로 유도하고 있다. 이 관점은 더 전체론적인 관점으로의 회귀를 나타내고 있다.

핵심적 구성개념
Core Constructs

앞에서 언급한 것처럼 현대의 패러다임은 작업에 초점을 맞추는 것으로 회귀하였다. 이 핵심적 구성개념에는 이 관점을 방영하는 세 가지의 폭넓은 테마가 포함된다.

- 건강과 웰빙(well–being)에 대한 작업의 중요성
- 작업의 문제와 도전의 인식
- 작업에 기초한 실행

아래에 이들의 테마에 대해서 논의한다.

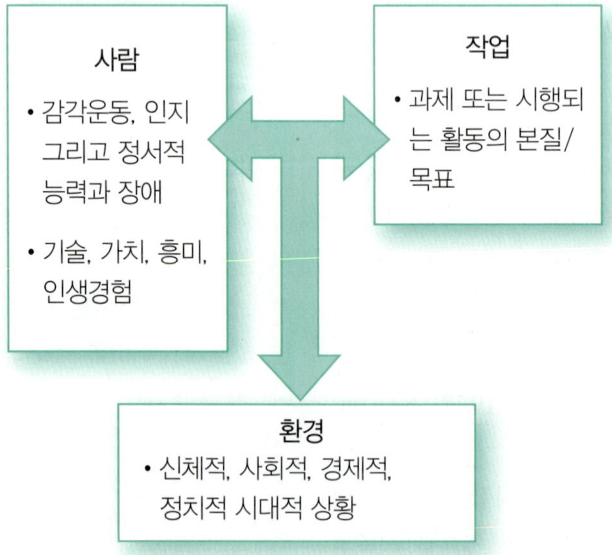

그림 5.1 초점을 맞춘 관점: 사람, 환경, 작업의 요소사이의 상호작용

상자 글 5.2 세계 속의 현대 작업치료

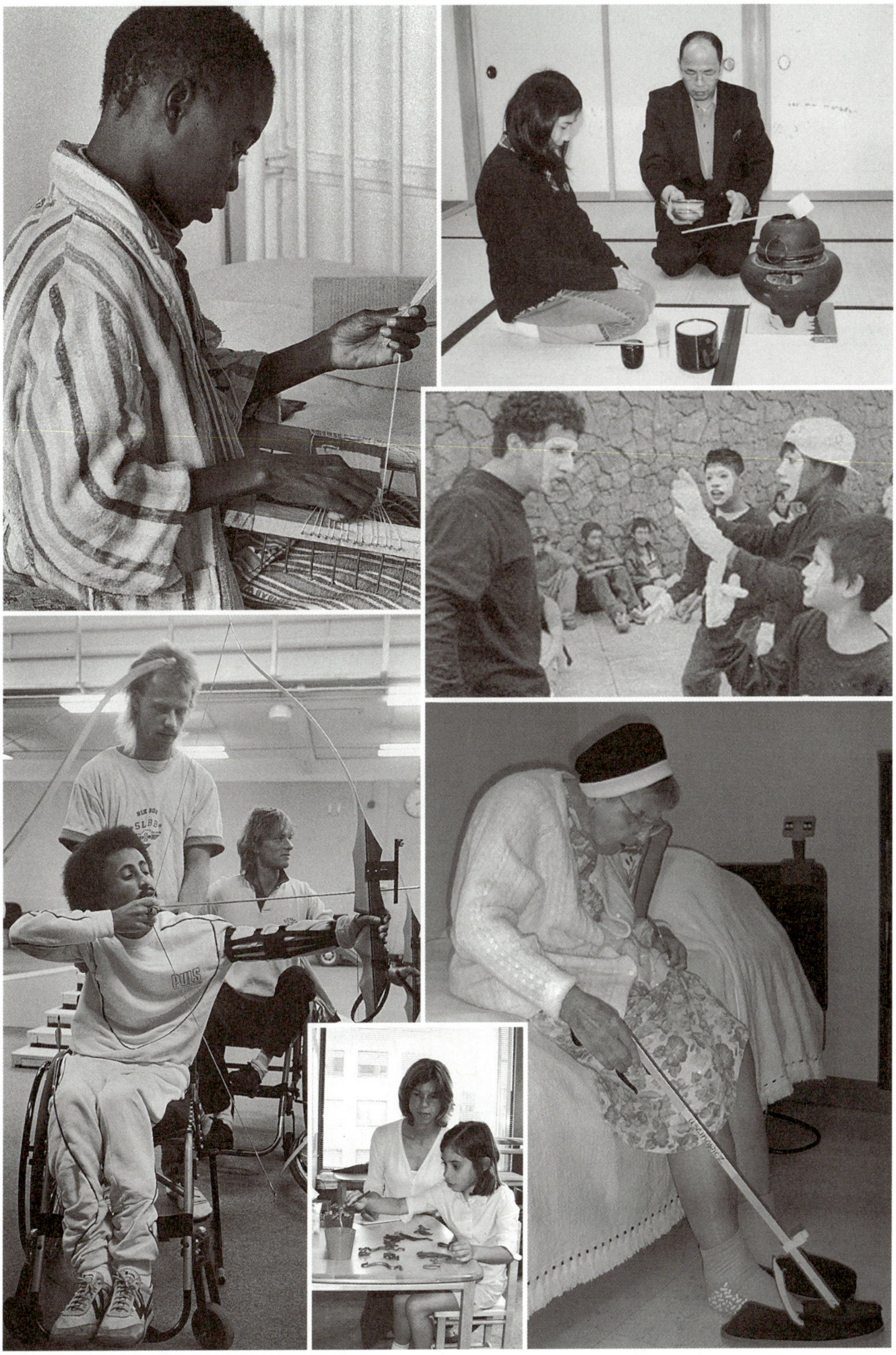

맨 위의 5매의 사진은 Bror Karlsson, Banzai Archive, Frank Kronenberg의 허가를 받아 게재하였다.

상자 글 5.2 세계 속의 현대 작업치료(계속)

이것은 전 세계적인 작업치료의 이미지는 작업에 기초한 실행에의 회귀를 보여주고 있다. 이 사진의 콜라주(collage)에서 볼 수 있는 것처럼 아프리카, 아시아, 미국 그리고 유럽의 작업치료는 환자를 가치가 있는 작업치료에 관여시키고 있다. 현대의 작업치료사들은 환자를 전인적인 것으로 보고 있고 그 환자로서 중요한 활동의 이용을 통해서 치료효과를 얻고 있다.

건강과 웰빙에 대한 작업의 역할
The Role of Occupation in Health and Well-Being

작업이 건강과 웰빙에 대해서 중심적 역할을 수행한다는 것을 서서히 인식하게 되었다. 인간은 사물을 시행하기 위한 강력한 욕구를 갖고 있으며 실제적이고 생산적인 일, 놀이 등에 의해서 건강하게 된다(Christiansen, 1994; Clark, et al, 1991; Parham & Fazio, 1997; Wilcock, 1993). 작업(놀이, 일상생활활동,

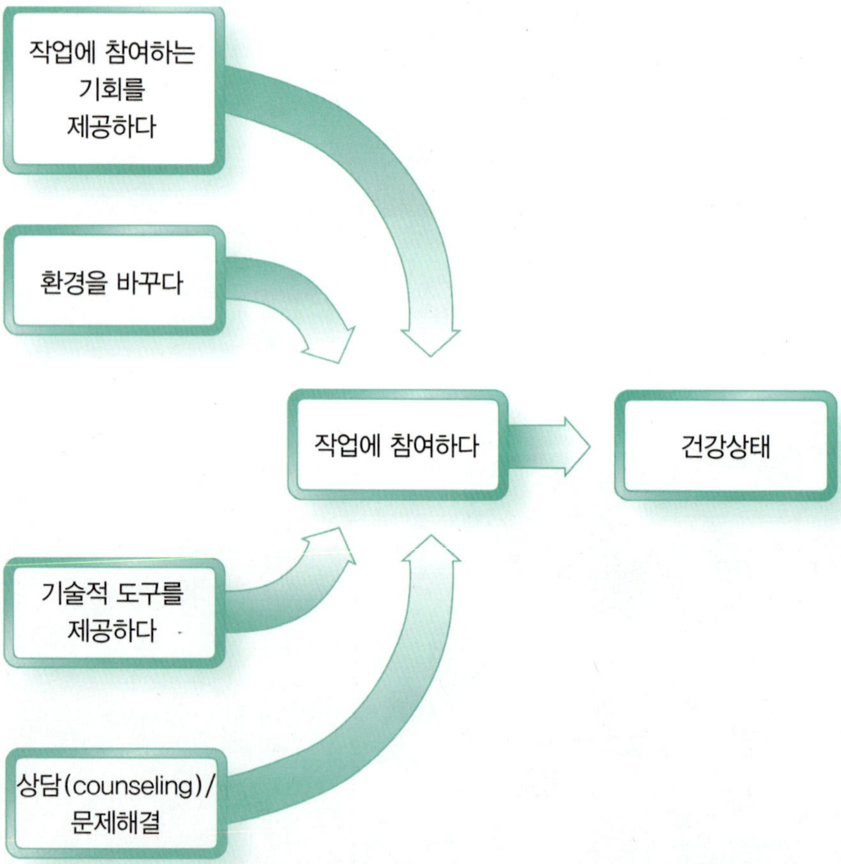

그림 5.2 작업을 치료로서 사용하기 위한 경로

일)을 통해서 사람은 자기의 시간을 보내고 나날의 존재의식이나 세계 속에서의 자기가 있을 자리를 만들어낸다(Christiansen, 1996; Wood, 1995). 이들의 작업은 발달에 공헌하고 신체적이고 정신적인 관여를 위해 필요한 기회를 제공하며, 그리고 사람들과 사회적이고 문화적인 환경을 연결시킨다(Clark, 1993; Hasselkus, 2002; Johnsson, Borrel, Kielhofner, 1997). 게다가 작업에 참여하는 것은 인생의 의미를 만들어내고 그것을 긍정한다(Christiansen, 1999; Hasselkus, 2002).

작업의 문제 / 도전
Occupational Problems/ Challenges

현대의 패러다임은 작업에 참여하는 문제를 서비스에 대한 초점으로서 인식하고 있다(Rogers, 1982). 작업에 접근하는 것이 거절되거나 또는 세한을 갖고 있는 사람들은 QOL의 저하로 고통 받거나 경험을 할지고 모른다(Christiansen, 1994). 작업에 참여하는 것의 결여 또는 중단은 발달을 제한하여 능력저하를 야기하고 그리고 부적응 반응(maladaptive reaction)으로 유도할지도 모른다. 이러한 작업 박탈의 잠재적인 부정적 결과 때문에 이것이 작업치료가 그 노력을 기울이는 중심적 문제가 되는 것이다.

결국은 작업치료의 과정에서 경험하는 의미는 활동이 개인에 미치는 영향을 결정한다.

작업과 작업치료의 역학
Occupation and the Dynamics of Therapy

핵심적 구성개념의 세 번째 주제는 작업치료의 수단과 목표를 다룬다. 현대에서는 작업치료의 핵심으로서 건강상태의 개선을 위해 작업을 사용한다는 것이 재인식되어 왔다(Fisher, 1998; Reilly, 1962; Wood, 1998). 그림 2에 나타내는 것처럼 작업치료사는 다음의 네 가지 경로를 통해서 작업의 치료적인 작용에 관여한다.

- 환자에게 직접 작업에 참여하는 기회를 제공하는 것
- 물리적 장벽과 사회적 장벽(예를 들면, 태도, 차별, 불공평한 정책)을 제거하는 것을 포함하여 그 사람이 수행하는 과제나 환경을 수정함으로써 작업에 참여시키는 것(Dunn, et al, 1994; Kielhofner, 2002).
- 제한된 능력을 확대하거나 또는 상실된 능력을 보상하는 다양한 기술적 도구를 사용한 훈련을 제공하는 것(Hammel, 1996)
- 환자의 작업에의 참여를 촉진하기 위해 작업치료 이외에도 상담(counseling)이나 문제해결을 제공하는 것

이런 노력의 근저에는 환자가 작업을 시행하는 것이야말로 작업치료의 핵심이라는 인식이 있다. 작업에 참여하는 것에는 그 사람이 시행하는 것만이 아니라 상상상의 체험도 포함된다(Hasselkus, 2002; Yerxa, 1980). 따라서 환자는 작업치료를 구성하고 있는 행위에 의미를 찾아낼 필요가 있다. 이 의미는 보통, 환자의 경험상황, 장애가 현재의 경험에 어떻게 영향을 주고 있는가, 그리고 작업치료사와 환자 사이에서 합의된 치료적 활동의 의미로부터 얻어진다.

결국은 작업치료의 과정에서 경험하는 의미는 활동이 개인에 미치는 영향을 결정한다. 작업치료는 환자의 인생의 이야기(story)속으로 들어가서 그 환자의 이야기의 일부가 되는 사건이다(Helfrich, Kielhofner, Mattingly 1994; Kielhofner, et al, 2008). 작업치료가 환자에 대해서 가지는 의미는 그 타당성과 이 이야기에 미치는 영향과 연관성이 있다. 더욱이, 작업치료에서 작업치료사는 환자가 인생의 이야기를 계속하거나 재창조할 수 있도록 지원한다(Clark, 1993). 그러므로 새로운 인생의 의미는 작업치료를 하는 과정에서 발견될 수 있고 규정될 수 있다.

가치
Values

현재 패러다임의 방향전환에 수반하여 웰빙과 생활의 질(QOL)에 대한 작업의 중심적 역할은 작업치료 분야에 공감을 불러일으키는 주제가 되었다(American Occupational Therapy Association, 1993; Fondiller, Rosage, Neuhas, 1990; Hasselkus, 2002). 이것에 관해서는 작업치료의 비전(vision)과 사명이 작업의 웰빙(well-being)을 촉진한다는 것이 인식되고 있다. 따라서 작업치료의 중심적 가치는 의미 있는 작업에의 참여를 통해서 자기 자신을 생활의 주류로 통합한다는 환자의 희망을 지원하는 것이다(Johnson, 1981; Yerxa, 1983). 이러한 현대의 가치는 첫 번째패러다임의 가치와 공명하고 있다.

두 번째 가치는 기계론적 패러다임에서 발생한 문제를 수정하려고 하는 시도를 반영하고 있다. 그 문제란 작업치료가 비인간적이고 과도하게 기술적으로 되었다는 경향과 함께 환자를 전인적으로 보지 못하고 그 사람에게 있어서 의미 있는 것을 다루지 못했다는 것을 포함하고 있다.

작업치료는 항상 환자의 적극적이고 의미 중심의 참여로 구성되어야 하는데 그 환자의 행동과 투자가 작업치료의 효과성을 결정하는 것이라고 강조하는 가치관을 갖고 있다(Wood, 1995). 이 가치관은 환자의 작업치료 과정에 대한 선택권이나 훈련의 결정권과 함께 환자가 가지는 관점, 갈망(desires), 욕구(needs)에 대한 깊은 존중과 이해를 가질 것을 필요로 한다고 하고 있다(Taylor, 2003; Townsend, 1993). 이것은 또한 작업치료사는 환자와의 관계에 더 한 층의 주의를 기울여야 한다는 것을 의미한다. 기계론적 패러다임은 또한 치료관계를 중요시하는 정신분석적인 관점을 포함하고 있었으나 이것은 전문가로서의 작업치료사에게, 그리고 환자의 무의식 과정(unconscious process)에 영향을 주는 것이었다.

새로운 패러다임에서는 다음과 같은 주제로 작업치료사와 환자와의 관계를 다른 시각으로 보고 있다. 환자중심의 실행인 하나의 주제는 환자와의 협동(collaboration)의 중요성을 강조하고 있다(Law, 1998; Law, Baptiste, & Mills, 1995). 환자중심의 실행은 환자의 지식과 경험, 강점(strength), 선택의 능력, 그리고 전체적인 자주성을 인식하는 것의 중요성을 강조하고 있다. 그리고 작업치료의 과정에서 환자를 존경심을 갖고 다루어야 하고 파트너로서 생각하여야 한다고 주장하고 있다. 환자중심의 실행은 또한 환자의 능력을 높이는 것의 가치를 강조한다. 즉, 그들의 생활을 형성하는 작업에 종사하는 자원과 기회를 환자에게 제공하는 것이다(Law, Polatajko, Baptiste, Townsend, 1997; Townsend, 2003).

또한, 작업치료 실행에서의 돌봄(caring)의 중요성이 논의되었다(Baum, 1980; Devereaux, 1984; Gilfoyle, 1980; Yerxa, 1980). 돌봄에는 환자를 독특한 개인이라 인식하여 대응하는 것과 전인적으로 보는 것, 그리고 정서적 수준에서 그들과 연관성을 갖는 것 등이 포함된다(Stein & Cutler, 1998). 작업치료와의 만남 속에서의 공감(empathy)의 중요성도 또 다른 드러난 가치이다(Peloquin, 2002, 2003, 2005). 공감은 환자와 개인을 존중하는 것, 환자와의 체험으로 들어가는 것, 환자의 느낌과 연관성을 갖는 것에 의해서 특징지어진다(Peloquin, 2003). 환자 중심의 실행, 돌봄, 공감의 테마는 모두 작업치료에서의 치료적 관계의 중요성을 강조하고 있다.

> **환자 중심의 실행, 간병, 공감의 테마는 모두 작업치료에서의 치료적 관계의 중요성을 강조하고 있다.**

논고: 패러다임이 작업치료사의 관점과 실행에 미치는 영향

Discussion: Influence of the Paradigm on Occupational Therapists' Perspectives and Practice

이 단원에서는 제3장, 제4장에 이어서 작업치료의 패러다임이 이 1세기 동안에 어떻게 발전해왔는가의 개요를 나타내어 보여주었다. 작업치료의 최초의 패러다임은 도덕적 치료(moral treatment)의 원리를 기반으로 하고, 인간의

표 5.1 현대의 패러다임

핵심적 구성개념	• 건강과 웰빙에 대한 중심적 역할 • 작업치료에 대한 초점으로서의 작업적인 문제/도전의 인식 • 작업치료에 기초한 실행(작업치료의 핵심으로서 건강상태의 개선을 위해 작업을 사용하는 것)
초점을 맞춘 관점	• 인간, 환경, 작업의 상호작용에 초점을 맞추고 있다. • 작업수행은 인간, 환경, 작업 요소의 상호작용의 결과라고 강조하고 있다.
가치	• 웰빙과 생활의 질에 대한 작업의 중요성 • 작업에의 참여를 통해서 인생의 주류로 자기 자신을 통합한다는 환자의 욕구를 지원하는 것의 중요성 • 환자의 행동과 투자가 작업치료의 효과성을 결정한다는 환자의 적극적이고 의미 중심의 참여를 하는 것의 중요성 • 환자 중심의 실행, 돌봄 그리고 공감이라는 테마에 반영된 것 같은 치료적 관계의 중요성

생활에 있어서, 또한 작업치료의 도구로서의 작업의 중요성을 강조하고 있었다. 이 패러다임은 전 세기 중엽 무렵, 수행능력을 결정하는 내적인(신경학적, 근골격의, 정신 내적인) 메커니즘에 초점이 맞춰진 두 번째 패러다임으로 치환되었다. 현대의 패러다임은 작업에 초점을 맞추는 것으로 회귀하려 하고 있다. 이 초점을 맞춘 관점, 핵심적 구성개념, 가치(표 5.1에 요약)는 현대 작업치료사의 전문적 정체성을 형성하고 있다.

전문적 정체성에 대한 현대의 패러다임의 영향은 아마도 실행가 자신의 전문직과 실행에 대한 사고방법 속에서 가장 잘 볼 수 있다. 제2장에서 소개한 4명의 작업치료사의 의견을 아래에 소개한다.

각각 별개의 형태로 표현되어 있지만, 이들 작업치료사의 사고방법은 이 단원에서 논의한 것처럼 현대 패러다임의 초점을 맞춘 관점, 핵심적 구성개념, 가치와 공명을 하고 있다. 이들 작업치료사들은 또한 작업치료 이론의 구성요소가 개인이 자기의 전문직 특성과 환자에게 제공하고 있는 서비스를 이해하는 방법을 어떻게 형성하는가에 대해서 언급하고 있다.

상자 글 5.3 Alice Moody

작업치료사는 자기의 환자를 작업치료적인 존재로 본다. 작업치료사는 질병이나 능력 장애보다도 작업에 초점을 맞추고 있다. 나는 자신의 환자를 환경, 개인의 가치, 일상사(routines), 그리고 가장 중요한 것인데 그 사람들의 작업이라는 맥락으로부터 보고 있다. 환자를 이러한 광범위한 맥락에서 봄으로써, 이에 더해서 환자의 수행능력(강점과 결함에 대한 느낌을 파악함으로써, 왜 환자가 어떤 사항을 회피하는지, 왜 어떤 사항을 성취하기 위해 위험을 감수하는지를 더 잘 이해할 수 있게 되었다. 나는 매일 작업치료를 시행하는 가운데 그 사람이 정말 무엇이 문제가 되는지를 찾아주려고 생각하고 있다. 사람들의 생활을 더 잘 이해하기 위해서는 처음에 기능장애나 문제에 뛰어드는 것보다는 충분한 작업평가를 하는 것이 중요하다고 생각한다. 각각의 환자를 작업적인 "전체(whole)"로서 봄으로써 의미 있고 동기부여를 하는 중재를 계획할 수 있다.

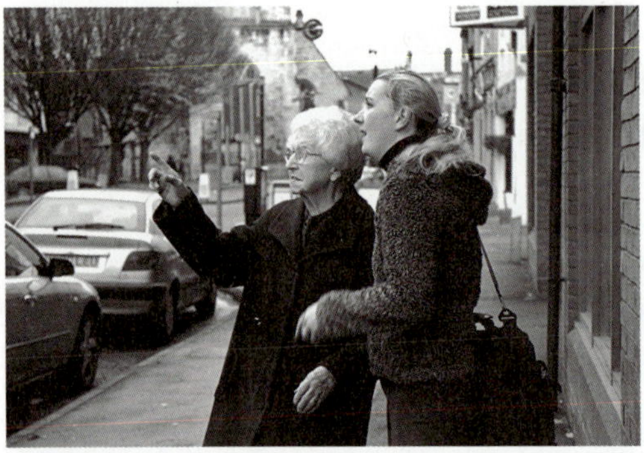

지역사회로 되돌아가는 것을 지향하는 작업치료를 실행하고 있는 Alice와 환자.

작업치료의 중재를 돋보이게 하는 것은 실제적인 활동의 이용이다. 예를 들면, 나는 환자들을 그들 자신의 환경 속에서 작업적인 문제에 대처할 수 있는 생각이 들게 하는 수단으로서 작업을 약간 모험적으로 해보게 하는 것을 지원하고 있다. 모든 사례가 다르기 때문에 나는 문제에 대처하는 방법이 하나만이라고는 생각하고 있지 않다. 한 사람 한 사람의 환자에 대한 작업적 중재의 과제는 모든 범위에서(각각의 환자의 욕구에 따라서 쇼핑, 요리, 글씨쓰기, 정원 가꾸기 등과 같이 다양한 수준에서) 선택한다. 작업치료는 그 사람의 일상사, 가치, 수행능력에 전

상자 글 5.3 Alice Moody(계속)

적으로 맞춘 것은 아니기 때문에 가능한 것이다. 그것은 환자에게 중요하거나 꼭 필요한 모든 것을 지향하여 노력하는 작업치료사와 환자 사이의 파트너십이다. 작업치료는 환자의 강점을 인식하여 이용하고 있다. 기억장애가 있어 새로운 과제의 정보를 유지하는 것이 곤란해도 어떻게 하면 과제를 잘 해낼 수 있는지를 알고 있다면 문제를 해결하는 것도, 자기의 강점에 대한 체크리스트를 활용하는 것도, 또한 중요한 역할을 수행하는 것도 가능하다. 나는 작업치료의 과정을 통해서 모든 작업치료가 유연성을 갖고 문제를 해결하는 것이 중요하다고 느끼고 있다. 환자를 작업적인 개인으로서 알게 되고 기능장애 이상의 것에 관심을 가지는 것은 중요하다.

무엇이 작업치료에서 중요한가를 생각할 때 나는 나의 실행에서 시간이 경과함에 따라 개별적으로 중재를 나의 것이 아니라 환자의 가치에 기초하여 "시행하는 것(doing)"의 역할을 더욱 더 진지하게 맡게 되었다.

상자 글 5.4 Bacon Fung Leung Ng

작업치료사는 작업(매일의 활동)에 초점을 맞추고 있다. 우리들은 환자가 셀프케어, 일, 놀이에 최대의 능력을 사용할 수 있도록 지원하기 위해 치료적 활동을 사용한다. 우리들은 환자의 문제에 대해서 전인적인 관점을 갖고 있으며 그들이 남겨진 기능을 어떻게 사용하여 환경과 상호작용을 할 수 있는지를 강조하고 있다. 나는 환자에게 케어를 제공하는 방법을 결정함에 있어서 나의 환자의 내적 및 외적 환경의 양쪽을 고려한다. 전인적인 관점을 성취하기 위해서 그들이 기대할 수 있는 미래의 생활역할, 장기 및 단기목표, 그리고 환자로서 가장 관심이 있는 재활영역을 이해하기 위해 나의 환자를 철저하게 평가한다. 우리들은 환자의 기능적 능력을 최대한으로 이용함으로써 그들이 소중한 생활역할을 획득하도록 환자에게 힘을 실어준다. 우리들은 환자의 생활의 질을 촉진한다. 또한 환자의 선택권을 존중한다. 환자는 의미 있는 삶을 살아야 하지만 그들은 자기들에게 의미 있는 것을 결정할 수 있을 뿐이다.

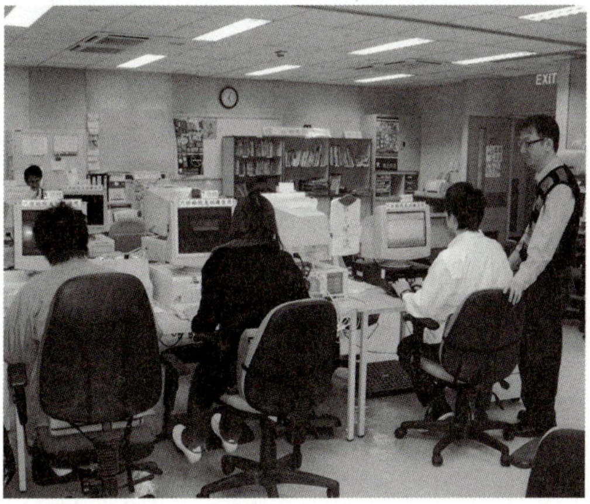

Bacon은 컴퓨터 기술을 개선하기를 원하는 몇몇 환자와 함께 일하고 있다.

작업치료사는 확인된 문제를 해결하기 위해 다양한 접근법을 사용한다. 환자가 다르면 다른 접근법을 필요로 한다. 어떤 환자는 기술(skill)을 필요로 하지만, 어떤 환자는 습관을 키우는 것이 필요하고 또 다른 환자는 재 동기부여가 필요하다. 나의 환자는 선천적으로 창조적이고 임기응변의 재주가 있기 때문에 나의 일은 그들을 신뢰하고 자기성찰을 하게하며 스스로를 들여다보도록 촉진하여 자기 자신의 강점과 자산

상자 글 5.4 Bacon Fung Leung Ng(계속)

을 드러내는 것이다. 이와 같이 나는 자기발견을 통해서 환자들을 지도하는 것을 중요시하고 있다. 나는 항상 환자가 장래의 목표를 세울 수 있도록 나의 평가와 치료로부터 에너지를 획득할 것을 바라고 있다. 이와 같이 치료하는 동안에 희망을 서서히 주입시킬 수 있다는 것은 중요하다.

나는 치료적 관계가 자신의 작업치료의 가장 중요한 측면이라 생각하고 있기 때문에 작업치료에서 나 자신을 매우 의식적으로 활용하고 있다. 나는 환자가 나와 친밀한 관계(rapport)를 느낄 것을 원하고 있기 때문에 미리 선입견을 갖지 않고 판단도 하지 않도록 해야 한다고 생각한다. 또한 치료 중에 환자에게 피드백을 요구한다. 나의 중재방법은 환자 중심이다. 환자의 욕구와 소망은 나에게 가장 중요하다.

상자 글 5.5 Stacey Szklut

작업치료사는 다양한 작업을 통해서 환자가 큰 자신감과 자립을 성취하는 것을 돕는다. 나는 어린이들이 생활이라는 일의 기술(skill)을 신장시킴으로써 가능한 한 잘 해갈 수 있도록 지원하고 있다. 아이들은 각각 독특한 프로필(profile)을 갖고 있어 적절히 지원이 되면 잘 해갈 가능성이 있다. 나의 환자의 기능장애는 다른 어린이와 교류(상호작용)가 잘 되지 않거나 그들이 참여하는 환경의 영향과 결부되어 그들의 능력을 살리거나 방해하는 일이 적지 않다. 나는 어떠한 기능장애에서도 어린이들에 대한 영향을 최소한으로 하고 어린이의 생활에 지원의 틀을 만들어냄으로써 더 나은 사회적 교류, 정서적 · 운동적 · 인지적 발달, 학업의 학습을 위한 기초를 제공한다.

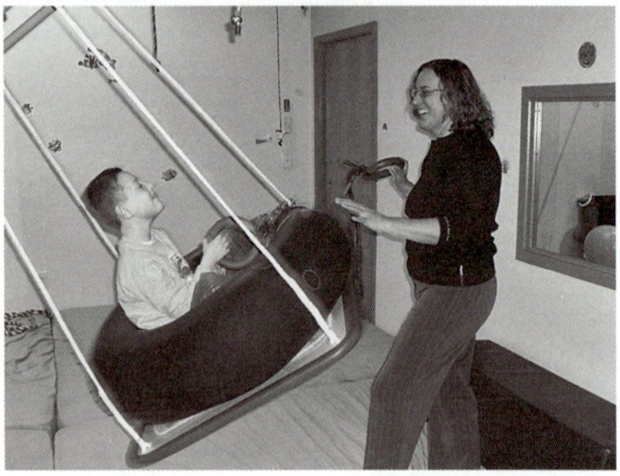

Stacey는 작업치료를 재미있는 것으로 만듦으로써 환자가 계속해서 작업에 종사하게 하고 있다.

나의 작업치료는 어린이의 참여에 대한 내적 동기와 희망을 개발하는 것에 초점을 맞추고 있다. 작업치료는 어린이가 능동적으로 그 과정에 참여할 때에 더 효과적이다. 나는 어린이의 강점을 기반으로 하고 새로운 발달과 학습을 촉진하는 의미 있고 재미있는 활동을 사용하고 있다. 각각의 어린이를 위한 개별 프로그램을 만들어 내어 어린이의 기술(skill)과 욕구가 변화함에 따라 지속적으로 이들에 맞춰가는 것이 필수적이다. 작업치료 과정은 환자와 그 가족에게 중요한 것에 맞춰서 만들어진다. 이것을 하기 위해서는 나의 환자의 생활을 정신적으로 지도하고 그들이 성공해야 할 필요가 있는 환경을 인식하는 문화적 관점을 인식하는 것이 중요하다. 나는 또한 어린이가 가능한 한 자립하고 성공할 수 있도록 장기적으로 보아 가장 기능적으로 의미가 있고 적절한 것을 고려한다.

나로서는 치료적 관계는 의미가 있는 변화를

상자 글 5.5 Stacey Szklut(계속)

촉진하는 열쇠가 된다. 나는 환자가 자부심을 갖도록 촉진하고 있다. 어린이의 자아감(sense of self)은 지원해주는 조언자(mentor)와 긍정적인 경험을 통해서 만들어지고 강력하게 형성될 수 있다. 작업치료사로서 내가 할 수 있는 가장 중요한 것은 각각의 어린이에 있어서의 특유한 재능을 정당하게 평가하는 것과 모든 숙련된 참여를 위한 기초로서 어린이가 자신감을 갖도록 지원하는 것이다. 나는 오랜 동안 환자의 대부분이 그 어려움에도 불구하고 강하게 자신감을 갖고 젊은이로 성장하는 것을 보아왔다.

환경적인 지원에 대처하는 것은 치료과정의 또 하나의 중요한 부분이다. 나는 가족과 협동하여 어린이가 훌륭한 지원 네트워크의 지원을 받아 작업치료로부터 확실히 졸업할 수 있도록 노력해왔다. 우리들은 함께 어린이들이 성공한 가족이나 지역사회의 일부가 되기 위해 필요한 적절한 방책, 조정, 지원을 만들어내었다.

환자들과 그 가족에게 존경심을 갖고 공감하는 것은 중용한 일이다. 환자들과 연관성을 갖고 즐거운 것을 하고 의미가 있는 것을 발견하여 함께 경험하는 것은 만족할 수 있는 강력한 중재를 만들어내는 것이다. 나는 성공은 사람마다 다르고 각각의 어린이는 각자가 특유의 능력을 갖고 있다는 것에 항상 유념하고 있다.

상자 글 5.6 Hiroyuki Notoh

작업은 환자의 흥미, 가치, 생활경험, 기술(skill), 상황 등에 의해서 동기부여가 된 모든 사물을 포함한다. 작업을 시행하는 것은 환자로서 어려운 일이다. 그것은 신체기능이나 심리사회적 장애에 의한 것인지도 모르고 환경조건에 의한 것인지도 모른다. 작업치료사는 환자의 문제를 의미가 있는 작업을 시행하고 있는지 아닌지 라는 점에서부터 이해하려고 한다. 작업치료는 환자의 문제의 복잡성을 이해하기 위해 전체론의 입장을 취하고 있다. 작업치료사는 환자가 의미 있는 작업을 시행하는 데에 어려움이 있는 가라는 점에서 평가하고 중재를 한다. 작업치료사는 환자에게 즐거움과 편안함을 가져오는 의미 있는 작업을 시행하도록 지원한다.

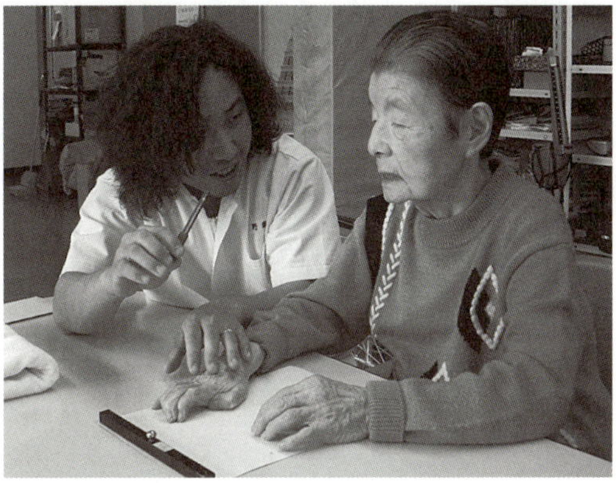

Hiroyuki는 뇌졸중 후의 환자가 대부분의 기능을 잘 쓰지 않는 손으로 사용하기 시작한 후에 글씨쓰기 솜씨가 감소한 그녀와 함께 글씨쓰기에 공을 들이고 있다.

나의 환자들은 자립하여 기능을 수행하는 것이나 자택으로 복귀하는 것에 대해서 위기에 직면하고 있다고 생각하고 있다. 자택에서 생활하고 의미 있는 작업을 자유로이 시행한다는 희망을 버리고 시설에 간다는 운명을 받아들이는 것은 어려운 일이다. 환자들은 가족이 있는 자택

상자 글 5.6 Hiroyuki Notoh(계속)

으로 복귀할 때도 가족에게 부담을 주지 않겠다고 생각한다. 어느 환자도 자기의 장애가 생활을 위협한다고 생각하여 처음에는 가능한 한 장애를 감소시키려고 한다. 이 때문에 나는 그들을 가능한 한 기능적으로 만들려고 한다. 이러한 것은 그들이 어려운 생활상황을 받아들이기 위한 강점(strength)을 발견하는 데에 도움이 된다고 생각한다.

나는 환자에게 현재의 장애나 어려움의 경과를 이야기하도록 하는 것부터 작업치료를 시작한다. 갑자기 자기의 생활의 어려움에 대해서 이야기를 시작하는 사람도 있다. 나는 그들의 이야기에 주의 깊게 귀를 기울인다. 그들의 기능적인 문제에 초점을 맞추기보다는 환자의 생활 이야기를 이해하려고 한다. 이야기를 들은 후에 신체기능이나 인지처리기능을 평가하고 그들이 어떠한 문제를 해결하기를 희망하고 있는가를 생각한다. 나는 언제나 환자가 자기의 문제를 어떻게 보고 있는가를 알고 싶은 것이다. 그들의 견해에 주의를 기울임으로써 그들과 바로 신뢰관계를 구축하여 그들에게 안심감을 심어주는 것이다. 중재계획을 수립하면 환자에게 그것을 어떻게 생각하는가를 묻는다. 그들이 그것을 받아들이면 시작한다. 받아들이지 않으면 계획을 다시 만들기 위해 환자와 이야기를 나눈다.

환자의 대부분은 기능상실을 한탄하고 슬퍼한다. 그들의 고통을 이해하고 공감하려고 하는 것은 중요한 일이다. 나는 언제나 내가 환자를 이해하려고 하고 있는가, 경청하고 있는가, 공감하고 있는가, 협동하고 있는가를 나 스스로에게 묻고 있다. 이러한 것이 나의 작업치료에서 가장 중요한 측면인 것이다.

참 고 문 헌

American Occupational Therapy Association. (2002). Occupational therapy practice framework: Domain and process. *American Journal of Occupational Therapy, 56,* 609–639.

American Occupational Therapy Association. (1993). Core values and attitudes of occupational therapy practice. *American Journal of Occupational Therapy, 47,* 1085–1086.

Baum, C.M. (1980). Occupational therapists put care in the health system. *American Journal of Occupational Therapy, 34,* 505–516.

Burke, J. (1977). A clinical perspective on motivation: Pawn versus origin. *American Journal of Occupational Therapy, 31,* 254–258.

Canadian Association of Occupational Therapists. (1997). *Enabling occupation: An occupational therapy perspective.* Ottawa, Ontario: CAOT Publications ACE.

Capra, F. (1997). *The web of life.* London: HarperCollins.

Charlton, J. (1998). *Nothing about us without us.* Berkeley, CA: University of California Press.

Christiansen, C. (1994). *Ways of living: Self care strategies for special needs.* Rockville, MD: American Occupational Therapy Association.

Christiansen, C. (1996). Three perspectives on balance in occupation. In F. Clark & R. Zemke (Eds.), *Occupational science* (pp. 431–451). Philadelphia: F.A. Davis.

Christiansen, C. (1999). Defining lives: Occupation as identity: An essay on competence, coherence, and the creation of meaning. *American Journal of Occupational Therapy, 53,* 547–558.

Christiansen, C., & Baum, C. (Eds.). (1997). *Occupational therapy: Enabling function and well-being* (2nd ed.). Thorofare, NJ: Slack.

Christiansen, C.H., Clark, F., Kielhofner, G., & Rogers, J. (1995). Position paper: Occupation. *American Journal of Occupational Therapy, 49,* 1015–1018.

Clark, F.A. (1993). Occupation embedded in a real life: Interweaving occupational science and occupational therapy. *American Journal of Occupational Therapy, 47,* 1067–1077.

Clark, F.A., Parham, D., Carlson, M.E., Frank, G., Jackson, J., Pierce, D., et al. (1991). Occupational science: Academic innovation in the service of occupational therapy's future. *American Journal of Occupational Therapy, 45,* 300–310.

Crow, L. (1996). Renewing the social model of disability. In C. Barnes & G. Mercer (Eds.), *Exploring the divide: Illness and disability* (pp. 55–72). Leeds, UK: The Disability Press.

Devereaux, E.B. (1984). Occupational therapy's challenge: The caring relationship. *American Journal of Occupational Therapy, 38,* 791–798.

DiBona, L. (2000). What are the benefits of leisure? An exploration using the leisure satisfaction scale. *British Journal of Occupational Therapy, 63*(2), 50–58.

Dunn, W., Brown, C., & McGuigan, A. (1994). The ecology of human performance: A framework for considering the impact of context. *American Journal of Occupational Therapy, 48,* 595–607

Dunn, W., McClain, L. H., Brown, C., & Youngstrom, M. J. (2003). The ecology of human performance. In E. B. Crepeau, E. S. Cohn, & B. A. B. Schell (Eds.), *Willard & Spackman's occupational therapy* (10th ed., pp. 223–226). Philadelphia: Lippincott Williams & Wilkins.

Dunning, H. (1972). Environmental occupational therapy. *American Journal of Occupational Therapy, 26,* 292–298.

Fine, M., & Asch, M. (1988). Disability beyond stigma: Social interaction, discrimination and activism. *Journal of Social Issues, 44*(1), 3–19.

Fisher, A.G. (1998). Uniting practice and theory in an occupational framework. *American Journal of Occupational Therapy, 54,* 509–521.

Florey, L. (1969). Intrinsic motivation: The dynamics of occupational therapy theory. *American Journal of Occupational Therapy, 23,* 319–322.

Fondiller, E.D., Rosage, L., & Neuhas, B. (1990). Values influencing clinical reasoning in occupational therapy: An exploratory study. *Occupational Therapy Journal of Research, 10,* 41–55.

Gilfoyle, E.M. (1980). Caring: A philosophy for practice. *American Journal of Occupational Therapy, 34,* 517–521.

Gillette, N. (1967). Changing methods in the treatment of psychososical dysfunction. *American Journal of Occupational Therapy, 21,* 230–233.

Gillette, N., & Kielhofner, G. (1979). The impact of specialization on the professionalization and survival of occupational therapy. *American Journal of Occupational Therapy, 33,* 20–28.

Gray, M. (1972). Effects of hospitalization on work-play behavior. *American Journal of Occupational Therapy, 26,* 180–185.

Hahn, H. (1985). Disability policy and the problem of discrimination. *American Behavioral Scientist, 28*(3), 293–318.

Hammel, J. (Ed.). (1996). *Assistive technology and occupational therapy: A link to function* (Section 1). Bethesda, MD: American Occupational Therapy Association.

Hasselkus, B.R. (2002). *The meaning of everyday occupation.* Thorofare, NJ: Slack.

Heard, C. (1977). Occupational role acquisition: A perspective on the chronically disabled. *American Journal of Occupational Therapy, 31,* 243–247.

Helfrich, C., Kielhofner, G., & Mattingly, C. (1994). Volition as narrative: Understanding motivation in chronic illness. *American Journal of Occupational Therapy, 48,* 311–317.

Johnson, J. (1973). Occupational therapy: A model for the future. *American Journal of Occupational Therapy, 27,* 1–7.

Johnson, J. (1981). Old value, new directions: Competence, adaptation, integration. *American Journal of Occupational Therapy, 35,* 589–598.

Johnsson, H., Borell, L., & Kielhofner, G. (1997). Anticipating retirement: The formation of attitudes and expectations concerning an occupational transition. *American Journal of Occupational Therapy, 51,* 49–56.

Kelso, J.A.S. (1995). *Dynamic patterns: The self organization of brain and behavior.* Cambridge, MA: MIT Press.

Kielhofner, G. (1977). Temporal adaptation: A conceptual framework for occupational therapy. *American Journal of Occupational Therapy, 31,* 235–242.

Kielhofner, G. (2002). *A model of human occupation: Theory and application* (3rd ed.). Baltimore: Lippincott Williams & Wilkins.

Kielhofner, G. (2008). *A model of human occupation: Theory and application* (4th ed.). Philadelphia: Lippincott Williams & Wilkins.

Kielhofner, G., Borell, L., Goldstein, K., Jonsson, H., Josephsson, S., Keponin, R., et al. (2008). Crafting occupational life. In G. Kielhofner, *A model of human occupation: Theory and application* (4th ed., pp. 110–125). Philadelphia: Lippincott Williams & Wilkins.

Kielhofner, G., & Burke, J.P. (1977). Occupational therapy after 60 years: An account of changing identity and knowledge. *American Journal of Occupational Therapy, 31,* 675–689.

King, L.J. (1978). Toward a science of adaptive responses. *American Journal of Occupational Therapy, 32,* 429–437.

Law, M. (1998). *Client-centered occupational therapy.* Thorofare, NJ: Slack.

Law, M., Baptiste, S., & Mills, J. (1995). Client-centered practice: What does it mean and does it make a difference? *Canadian Journal of Occupational Therapy, 62*, 250–257.

Law, M., Polatajko, H., Baptiste, S., & Townsend, E. (1997). Core concepts of occupational therapy. In E. Townsend, S. Stanton, M. Law, H. Polatajko, S. Baptiste, T. Thompson-Franson, et al. (Eds.), *Enabling occupation: An occupational therapy perspective* (pp. 29–56). Ottawa, Ontario, Canada: Canadian Association of Occupational Therapists.

Lobo, F. (1999). The leisure and work occupations of young people: A review. *Journal of Occupational Science (Australia), 6*(1), 27–33.

Longmore, P.K. (1995). The second phase: From disability rights to disability culture. *The Disability Rag and ReSource, 16,* 4–11.

Matsutsuyu, J. (1971). Occupational behavior: A perspective on work and play. *American Journal of Occupational Therapy, 12,* 203–204.

Michelman, S. (1971). The importance of creative play. *American Journal of Occupational Therapy, 25,* 285–290.

Mosey, A. (1971). Involvement in the rehabilitation movement: 1942-1960. *American Journal of Occupational Therapy, 25,* 234–236.

Nelson, D. L. (1988). Occupation: Form and performance. *American Journal of Occupational Therapy, 42*, 633–641.

Oliver, M. (1996). *Understanding disability: From theory to practice.* New York: St. Martin's Press.

Parham, L.D., & Fazio, L.S. (Eds.). (1997). *Play in occupational therapy for children.* St. Louis: Mosby.

Passmore, A. (1998). Does leisure support and underpin adolescents' developing worker role? *Journal of Occupational Science (Australia), 5*(3), 161–165.

Peloquin, S.M. (2002). Reclaiming the vision of reaching for heart as well as hands. *American Journal of Occupational Therapy, 56*, 517–526.

Peloquin, S.M. (2003). The therapeutic relationship: Manifestations and challenges in occupational therapy. In E.B. Crepeau, E.S. Cohn, & B.A.B. Schell (Eds.), *Willard & Spackman's occupational therapy* (10th ed., pp. 157–170). Philadelphia: Lippincott Williams & Wilkins.

Peloquin, S.M. (2005). The 2005 Eleanor Clarke Slagle lecture: Embracing our ethos, reclaiming our heart. *American Journal of Occupational Therapy, 59*, 611–625.

Polatajko, H.J. (1994). Dreams, dilemmas, and decisions for occupational therapy practice in a new millennium: A Canadian perspective. *American Journal of Occupational Therapy, 48,* 590–594.

Reilly, M. (1962). Occupational therapy can be one of the great ideas of 20th century medicine. *American Journal of Occupational Therapy, 16,* 1–9.

Reilly, M. 1966. A psychiatric occupational therapy program as a teaching model. *American Journal of Occupational Therapy, 20,* 61–67.

Reilly, M. (Ed.). (1974). *Play as exploratory learning.* Beverly Hills: Sage.

Rerek, M. (1971). The depression years: 1929 to 1941. *American Journal of Occupational Therapy, 25,* 231–233.

Robinson, A. (1977). Western medicine's attempt to become more scientific: Examples from the United States and Thailand. *Social Science and Medicine, 11,* 549-560.

Rogers, J. (1982). Order and disorder in occupational therapy and in medicine. *American Journal of Occupational Therapy, 36,* 29–35.

Shannon, P. (1972). Work-play theory and the occupational therapy process. *American Journal of Occupational Therapy, 31,* 229–234.

Shannon, P. (1977). The derailment of occupational therapy. *American Journal of Occupational Therapy, 31,* 229–234.

Shapiro, J.P. (1993). *No pity: People with disabilities forging a new civil rights movement.* New York: Random House.

Spackman, C. (1968). A history of the practice of occupational therapy for restoration of physical function: 1917-1967. *American Journal of Occupational Therapy, 22,* 67–71.

Stein, F., & Cutler, S.K. (1998). *Psychosocial occupational therapy: A holistic approach.* San Diego: Singular.

Task force on target populations. (1974). *American Journal of Occupational Therapy, 23,* 158–163.

Taylor, R.R. (2003). Extending client-centered practice: The use of participatory methods to empower clients. *Occupational Therapy in Mental Health, 19*(2), 57–75.

Thelen, E., & Ulrich, B.D. (1991). Hidden skills: A dynamic systems analysis of treadmill stepping during the first year. *Monographs of the Society for Research in Child Development, 56* (1, Serial No. 223).

Townsend, E. (1993). Occupational therapy's social vision. *Canadian Journal of Occupational Therapy, 60,* 174–184.

Townsend, E. (2003). Reflections on power and justice in enabling occupation. *Revue Canadienne D'Ergotherapie, 70,* 74–87.

Trombly, C. (1993). The issue is anticipating the future: Assessment of occupational functioning. *American Journal of Occupational Therapy, 47,* 253–257.

Vallacher, R.R., & Nowak, A. (Eds.). (1994). *Dynamical systems in social psychology.* San Diego: Academic Press.

Watanabe, S. (1968). Four concepts basic to the occupational therapy process. *American Journal of Occupational Therapy, 22,* 439–450.

West, W. (1968). Professional responsibility in times of change. *American Journal of Occupational Therapy, 38,* 15–23.

West, W. (1984). A reaffirmed philosophy and practice of occupational therapy. *American Journal of Occupational Therapy, 38,* 15–23.

Wiemer, R. (1979). Traditional and nontraditional practice arenas. In *Occupational therapy: 2001 A.D.* (pp. 42–53) [monograph]. Rockville, MD: American Occupational Therapy Association.

Wilcock, A.A. (1993). A theory of the human need for occupation. *Journal of Occupational Science: Australia, 1*(1), 17–24.

Wood, W. (1995). Weaving the warp and weft of occupational therapy: An art and science for all times. *American Journal of Occupational Therapy, 49,* 44–52.

Wood, W. (1998). It is jump time for occupational therapy. *American Journal of Occupational Therapy, 52,* 403–411.

Woodside, H. (1976). Dimensions of the occupational behavior model *Canadian Journal of Occupational Therapy, 43,* 11–14.

Yerxa, E.J. (1980). Occupational therapy's role in creating a future climate of caring. *American Journal of Occupational Therapy, 34,* 529–534.

Yerxa, E.J. (1983). Audacious values: The energy source of occupational therapy practice. In G. Kielhofner (Ed.), *Health through occupation: Theory and practice in occupational therapy* (pp. 149–162). Philadelphia: F.A. Davis.

Yerxa, E.J., Clark, F., Frank, G., Jackson, J., Parham, D., Pierce, D., et al. (1990). An introduction to occupational science: A foundation for occupational therapy in the 21st century. In J.A. Johnson & E.J. Yerxa (Eds.), *Occupational science: The foundation for new models of practice* (pp. 1–18). New York: Haworth Press.

SECTION 2

개념적 실행 모델
Conceptual Practice Models

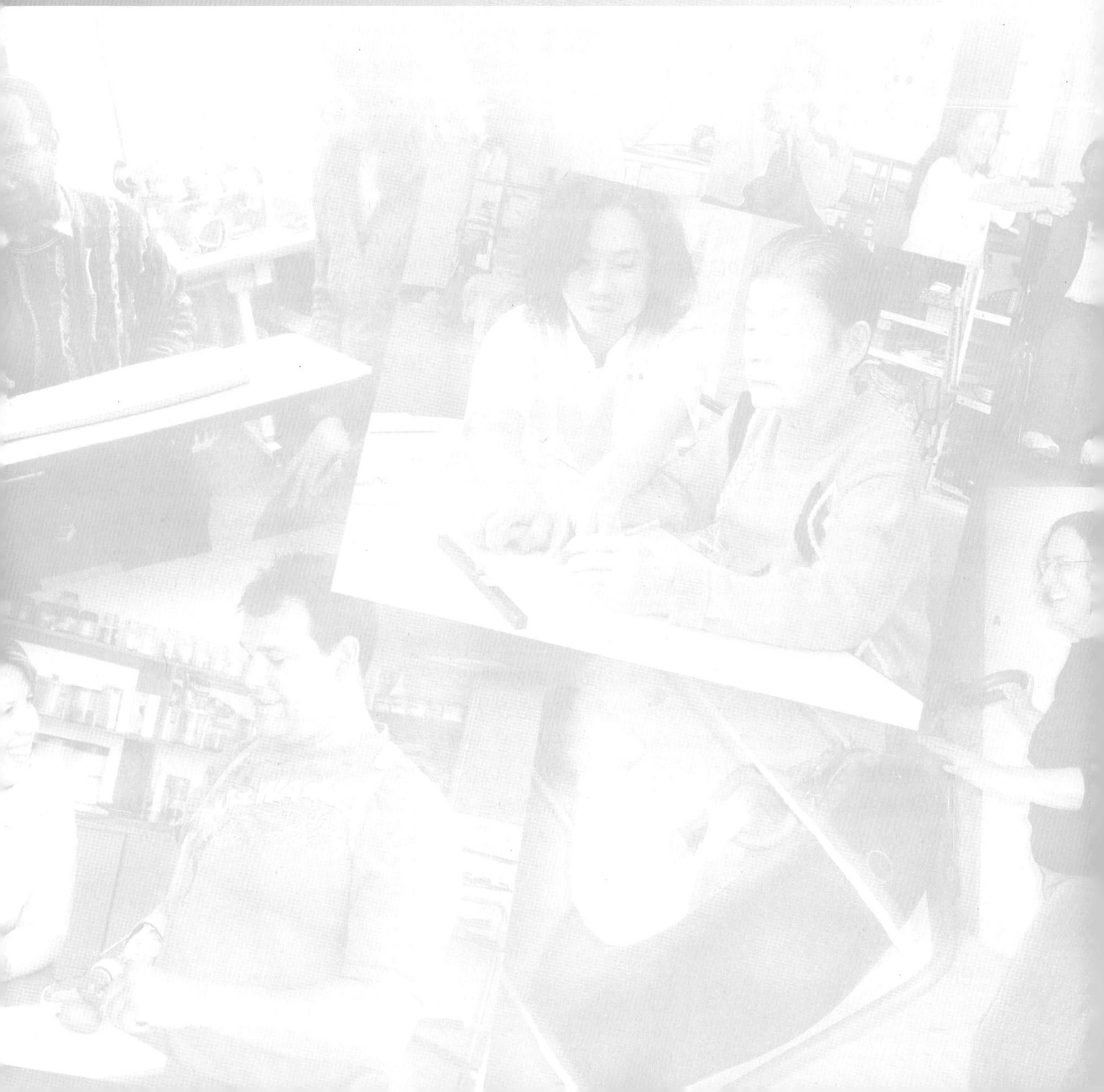

CHAPTER 6

개념적 실행 모델의 특성과 역할

(The Nature and Role of Conceptual Practice Models)

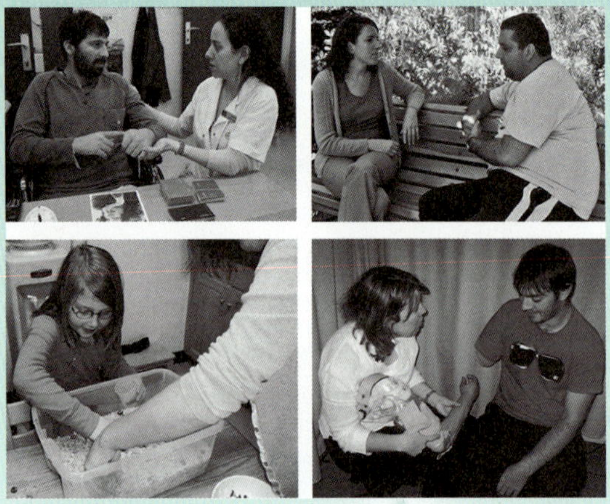

나의 환자의 한 사람에 자동차 사고로 중증의 머리 외상을 입고 예루살렘의 병원에 7개월간 입원하고 있었던 키프로스(Cyprus) 출신의 29세의 남성이 있었다. 그의 마음을 움직이는 것은 매우 어려웠다. 그의 흥미를 끄는 것은 아무 것도 없었다.

Maya Tuchner

팔을 절단한 사람들을 작업 대상으로 함에 있어서 관절이 어떻게 작동하고 어느 근육이 작동하며 그리고 근력과 지구력이 어떻게 만들어지는가를 알아둘 필요가 있다. 나는 현재 기술적으로 정교한 외부 전동의수(powered prostheses)를 이용한 작업을 많이 시행하고 있다. 이것에는 특정 근육섬유의 방향성을 이해하는 것이나 힘살(근복)을 촉진하여 의수의 손가락을 벌리거나 팔꿈치를 굽힐 때에 사용되는 근육의 수축을 감지하는 것을 필요로 한다. 환자가 시행하고 싶은 모든 일상생활활동을 위하여 의수를 하루 종일 계속해서 사용하는 능력을 충분히 갖도록 나는 근력을 어떻게 강화하고 지구력을 어떻게 개선하는가를 가르칠 수 있어야 한다.

Karen Roberts

나는 할리우드의 유명한 영화 프로듀서라는 환상을 갖고 10년간 지내고 있는 Gabriel이라는 젊은 남성을 작업 대상으로 하고 있다. 끊임없이 계속되는 중증 기분의 두드러진 변화(mood swing)에 의해서 그는 기능을 할 수 없다. 그는 어떠한 공부나 일도 지속할 수 없다. 그가 꿈꾸고 있는 예술적인 기획조차 추구할 수 없다. 오랜 세월도, 어떠한 작업치료도 그를 침실로부터 떠나게 할 수 없었다. 그는 영화를 보면서 마음에 드는 유명한 영화배우를 칭찬하거나 그들의 인생을 자기의 것처럼 대리 만족을 하면서 지냈다.

Andrea Girardi

나는 Maggie라는 초등학교 3학년생의 여자아이를 작업 대상으로 하고 있었다. Maggie는 그녀가 말하는 이른바 "괴롭히는 문제(bugging problem)"를 갖고 있었다. 그녀의 피부는 그녀를 괴롭혔는데 특히 어떤 유형의 옷을 입었을 때에 그러했다. Maggie는 가장 추운 날에도 속옷을 입거나 양말을 신을 수 없었다. 그녀는 벨크로 신발 끈을 찢어질 정도로 꽉 매는 것을 좋아했다. 또한 매일 같은 반바지와 T-셔츠를 입고 있어 아이들은 그녀를 놀려대기 시작하였다. Maggie에게는 몇 사람의 다른 전문직도 관여하고 있었고 불안에 대해서 여러 종류의 약도 투여되었다. 그러나 투약은 "괴롭히는 문제"에는 도움이 되지 않았다.

Stacey Szklut

앞에서 언급한 작업치료사나 환자의 상황은 어느 것도 매일의 실행에서 아래와 같은 어려운 문제가 제기된다는 것을 보여주고 있다.

- 일상생활에 필요한 능력을 상실한 환자의 절망감을 어떻게 이해하면 좋을까? 게다가, 이들의 환자가 생활의 조절을 재획득하는 것을 어떻게 지원하면 되는 것일까?
- 환자의 감각장애, 신체장애, 인지장애, 정서장애 등의 일상적인 작업에 대한 영향을 어떻게 하면 최소한으로 억제할 수 있을까?
- 의심이 많은 환자나 내성적인 환자에 대해서 작업치료의 긍정적인 성과를 얻기 위한 가장 적절한 상호간의 교류는 어떻게 시행하는 것일까?

전문직의 구성원은 이들의 의문을 명확화하기 위해 설명을 추구하려 하였고 이들을 해결하는 방책을 개발하려 하고 있다. 그리고 이러한 노력은 몇 가지의 개념적 실행 모델을 만들어내었다. 개념적 실행 모델은 환자의 정서, 사고, 선택, 경험, 능력, 행동의 이해로 유도하는 개념과 사실을 제공한다. 이들은 환자가 직면하고 있는 문제에 대한 통찰력을 주고 있다. 가장 중요한 것은 이들이 양호한 실행에 있어서 필요한 설명, 자원, 근거를 제공하는 것이다.

개념적 실행 모델의 특성과 구성
The Nature and Composition of Conceptual Practice Model

개념적 실행 모델은 모두 실행에서의 특정 문제나 상황을 이해하고 해결하려고 하는 것부터 시작된다. 모델의 개발자는 문제나 상황을 보다 잘 이해하고 그것에 대처하는 실행적인 수

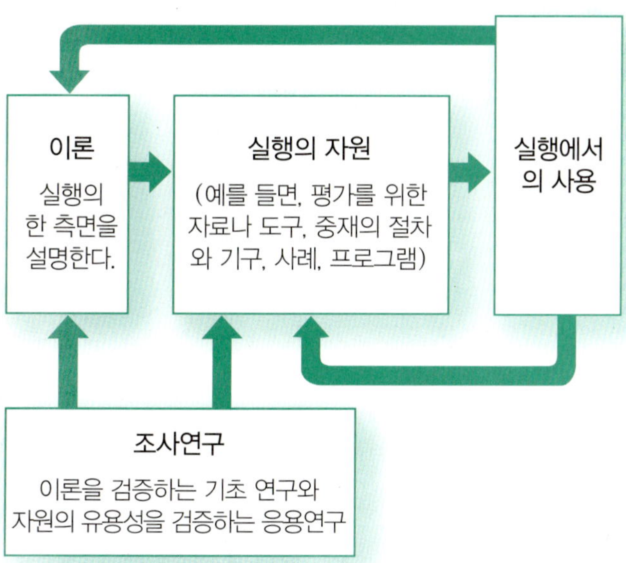

그림 6.1 개념적 실행 모델의 구성과 과정

단을 개발하려 하고 있다. 그 결과 각각의 모델은 실행하는 데에 있어서 관심이 있는 사항을 설명함과 동시에 이론적 근거와 실행을 위한 자원도 제공한다. 우수한 모델에는 다음의 세 가지 요소가 있다.

- 실행에 있어서 중요한 것을 설명하는 이론
- 적용을 위한 실행의 자원(예를 들면, 절차, 도구, 사례)
- 이론과 자원을 검증하고 개선하는 연구와 증거에 기초하는 것

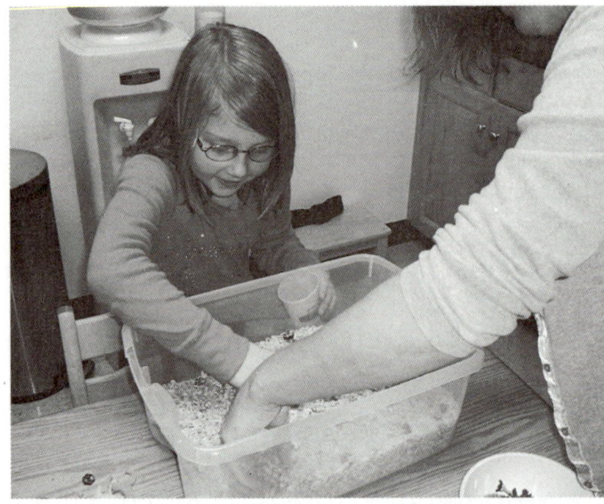

Stacey와 어린 환자는 촉감이 좋은 것을 넣은 용기에서 놀고 있다.

그림 6.1에서 보여주는 것처럼 모델의 이론은 실행에의 적용에 필요한 이해와 증거를 제공한다. 실행으로부터의 피드백은 추가의 이론개발을위한 정보를 제공한다. 기초연구는 이론을 검토하여 개선하지만 응용연구는 모델의 실행 자원을 검토하고 개선한다. 응용연구는 실행을 위해 필요한 증거를 제공한다. 다음의 절에서는 개념적 실행 모델의 특징을 더 상세하게 검토한다.

> **각각의 모델은 실행하는 데에 있어서 관심이 있는 사항을 설명함과 동시에 이론적 근거와 실행을 위한 자료도 제공한다.**

이론
Theory

이 단원의 모두에 보여준 것처럼 작업치료사가 환자의 문제나 어려운 상황에 직면하는 일은 흔히 있다. 이러한 문제나 상황에 대해서 무엇을 해야 할지를 알려면 그들을 이해하는 것이 필요하다. 이것이 이론의 역할이다. 이론은 어떠한 문제 또는 상황에 대한 설명과 그것을 바꾸기 위해 할 수 있는 것에 대한 근거를 제공한다.

전형적으로 이론은 수반되는 다양한 요인을 명명하고 정의하여 그들이 어떻게 상관성이 있는지를 확인한다. 예를 들면, 제11장은 동기부여가 되어있지 않은 환자를 이해하는 것을 돕는 의지력(volition)에 대한 개념을 논의한다. 제13장에서는 왜 환자가 일상생활을 방해하는 감각

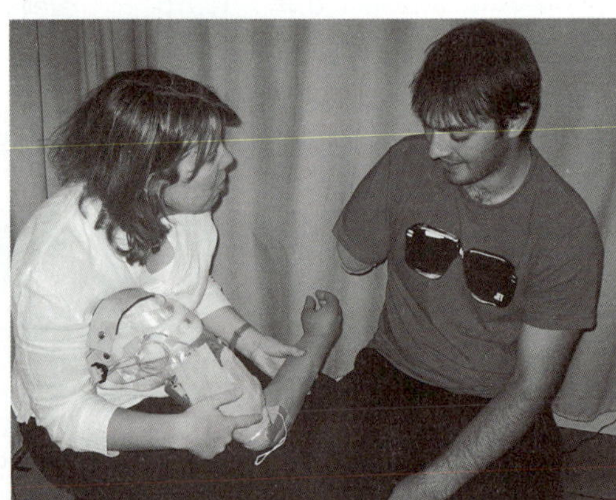

Karen은 자동차사고로 최근에 팔을 절단한 환자에게 의수를 사용하는 방법을 설명하고 있다.

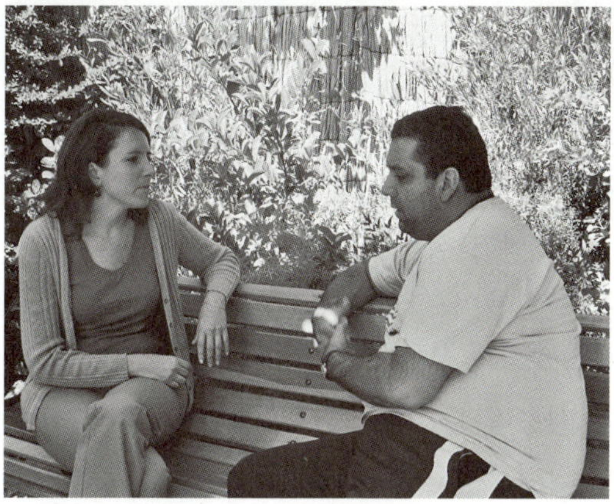

Andrea와 환자가 미래에 성취할 수 있는 목표를 만들어내는 것에 대한 이야기를 나누고 있다.

에 극도의 어려움을 갖는가를 설명하는 감각통합이론을 제시하고 있다.

각 모델에서의 이론은 실행적인 문제에 대응하여 발전해왔기 때문에 그 이론은 또한 이들 문제의 해결을 다루고 있다. 이와 같이 이론은 또한 문제 또는 상황이 어떻게 관리되거나 또는 바뀔 수 있는지에 대한 설명을 제공한다. 이러한 것은 그 이론이 작업치료 과정이 어떻게 작동하는가의 한 측면을 설명한다는 것을 의미한다. 예를 들면, 제7장은 절단한 팔에 장착한 의수의 훈련에 필요한 생체역학적인 이론적 설명을 개략적으로 한다.

개념적 실행 모델에서는 이론은 실행에의 적용에 대한 설명으로서 만들어져 있다. 즉, 이론은 작업치료사에게 실제로 직면하고 있는 문제나 상황의 이해와 이에 대해서 무엇을 해야 하는가에 대한 근거를 제시한다. 결과적으로 작업치료사는 환자가 작업치료의 상황을 이해하고 작업치료에서 시행하는 것을 결정하기 위해 적극적으로 이론을 사용할 수 있다. 예를 들면, 제10장에서 검토하는 의도적 관계 모델에서는 환자의 불신에 가장 잘 대응하는 방법을 유도하는 치료적 관계를 설명한다.

상자 글 6.1 이론이란 무엇인가?

이론이란 개념과 가설로 구성되는 공식적인 설명이다(Mosey, 1992a). 개념은 어떠한 사물(예를 들면, 신체 관절의 유형, 생각 또는 느낌의 종류 등), 어떤 질(예를 들면, 관절의 유연성 또는 사고의 정확성 등), 또는 과정(예를 들면, 신체부위를 움직이는 것이나 문제해결 등)을 기술하고 정의한다. 개념은 그것이 가리키는 현상에 대해서 보거나 생각하거나 하는 특정의 방법을 제공한다. 가설은 개념 사이의 관계에 대한 진술이다. 이것은 개념이 나타내는 특징이나 과정이 어떻게 구성되는가를 설명한다. 예를 들면, 가설에서는 관절의 구성요소가 유연성의 정도에 어떠한 영향을 미치는가와 같은 것 또는 사고의 부정확성이 문제해결에 어떻게 부정적으로 영향을 주는가를 설명한다.

이론의 열쇠가 되는 요소는 설명이다. 즉, 이론은 무엇이 어떻게 작동하는가에 대한 유용한 설명을 나타내어 보여야 한다. 이러한 이론은 무엇이 가정되는가, 또는 무엇이 중요한가를 기술하거나 언급하는 것 이상의 것이다. 이것은 실행에서 다루어짐에 틀림이 없는 특정 현상의 특성과 작용에 통찰력을 제공한다.

실행의 자원
Practice Resources

모델을 사용하는 작업치료사는 그것을 적용하기 위한 자원을 필요로 한다. 작업치료사는 환자와 작업치료의 진행방법에 관한 중요한 정보를 모아 분석해야 한다. 이 과정은 일반적으로 평가라 불린다. 모델은 표준화된 형태로 평가를 제시하거나 중요한 정보의 의미를 이해하기 위한 절차를 제공한다. 일반적으로 평가는 모델의 이론에서 하나 이상의 개념을 조작할 수 있게 한다. 작업치료사는 평가에 의해서 개념이 설명하는 현상을 더 깊이 이해할 수 있는 것이다. 환자의 평가 득점이 실행 상에서 중요한 판단이나 예측을 하는 데에 사용되는 경우가 있다.

모델을 적용하려면 작업치료사가 목표를 설정하고 중재의 과정을 계획할 필요가 있다. 대부분의 모델은 그것을 실행함으로써 기대할 수 있는 목표나 성과를 보여주는 구체적인 절차나 프로그램을 제공한다. 모델의 이론이 작업치료에서 일어날 것을 구체화하기 때문에 이들은 중요한 자원이다. 중재의 절차나 프로그램은 논문이나 매뉴얼에 기재되어 있는 경우가 많다.

평가와 중재의 절차에서는 많은 경우, 특정의 자재나 기구를 사용하게 된다. 평가에는 수행을 보는 검사, 신체능력을 측정하는 도구, 환자가 종이와 연필로 작성하는 체크리스트와 같은 것이 중재에는 다양한 특수한 도구가 사용된다. 이것은 제한된 능력을 보상하는 기구

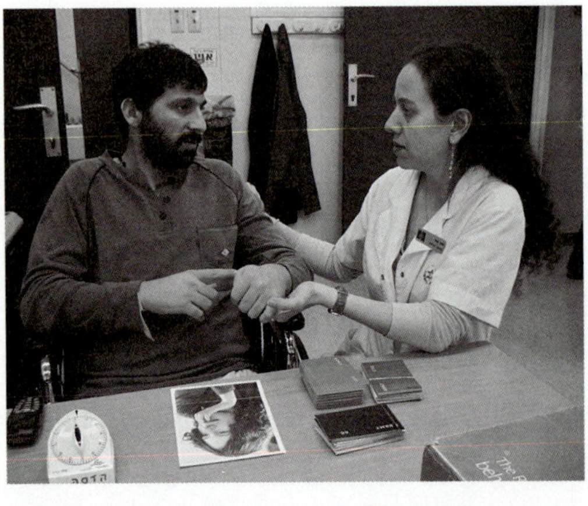

Maya는 무관심한 환자의 흥미를 끌어내려고 시도하고 있다.

에서부터 감각의 경험이나 기능훈련을 제공하는 작업치료의 과정에 사용되는 도구까지 이르고 있다. 이 도구의 개발과 유용성은 개념적 실행 모델의 매우 중요한 부분이다.

개념적 실행 모델의 적용에는 작업치료사 쪽의 판단이 필요하다. 작업치료사는 이론을 어떻게 적용하는가, 이용 가능한 자원을 어떻게 사용하는지 등을 각각의 환자 특유의 상황에 맞춰서 결정해야 한다. 개별적 중재를 위한 이 과정은 사례를 사용해서 설명함으로써 가장 알기 쉬워진다. 사례를 통해서 묘사함으로써 작업치료의 과정이 특정의 개인에서는 어떻게 전개되어 가는가, 그리고 작업치료의 각 단계에서 어떠한 근거가 사용되는가를 알 수 있다.

개념적 실행 모델은 많은 경우, 특정 환자 집단에 대한 서비스 프로그램을 계획하는 틀로서 사용된다. 일반적으로, 프로그램은 같은 진단명이나 작업상의 문제를 공유하는 균질의 환자 집단을 위해 만들어져 있다. 프로그램은 중재를 형성한다. 그 안에서는 평가, 과정, 목표, 중재가 환자 전원에게 일관되게 적용된다.

요약하면, 개념적 실행 모델은 이들이 적용을 위해 잘 다듬어진 자원을 갖고 있을 때에 작업치료사에게 가장 유용하다. 이들 실행 자원에는 평가를 위한 재료나 도구, 중재 절차와 기구, 실행에서의 이론의 적용을 분명히 보여주는 사례, 그리고 특정 환자 집단에 대한 모델의 적용을 위한 프로그램이 포함된다.

모델의 연구와 증거
Research and Evidence Base for Models

연구(research)는 모델의 이론과 그 실행적인

유용성을 검증하기 위해 사용된다. 기초연구는 이론상의 설명의 검증을 지향하고, 한편, 응용연구는 문제해결을 위해 이론을 사용하는 실행의 결과를 검토한다(Mosey, 1992a, 1992b).

연구에 의해서 증거가 증가함에 따라 모델 내의 이론은 기존의 개념이나 명제를 수정하거나 정교하게 만든다. 이와 같이 하여 연구는 실행의 문제나 상황과 이들에 대해서 무엇을 시행해야 하는가를 설명하는 이론의 유용성을 개선한다. 게다가 연구의 주체가 있다는 것은 작업치료사가 이론에 둘 수 있는 신뢰성을 높인다.

모델에서 이론의 타당성을 지지하고 모델이 실행에서 유용하다는 식견을 제공하는 연구는 증거에 기초한 실행을 유도하기 위해 중요하다(Holm, 2000). 이것은 특정의 방법으로 문제를 생각하는 것, 특정의 평가에 사용하는 정보를 수집하는 것, 그리고 작업치료사의 목표를 달성하기 위해 특정의 중재를 사용하는 것의 가치를 지지하는 근거를 작업치료사에게 제공한다.

모델을 전체적 시야로 보다
Models in Perspective

개념적 실행 모델은 실행을 생각하거나 시행하는 방법으로서 도움이 되는 이론을 제시한다. 이것은 증거에 기초하는 실행을 지지하는 자원을 만들어내고 연구를 유도한다. 이들은 실행을 유도하여 지지하는 개념, 실행 자원 및 증거를 제공하기 때문에 개념적 실행 모델은 작업치료 실행의 질에 크게 영향을 미친다. 이들의 모델은 전문직과 개개의 작업치료사에게 매우 중요하다.

마지막으로 모델은 실행의 질을 높이고 환자가 희망하는 결과를 만들어내는 통찰력과 도구를 제시해야 한다. 이것은 이론가, 연구자, 임상가, 소비자가 협력하는 팀에 의해서 개발되는 모델의 중요성을 보여주고 있다. 모델은 철저하게 실행에 기초하여 있을 경우에만 유용하다.

작업치료에서의 현재의 모델
Current Models in Occupational Therapy

모델은 철저하게 실행에 기초하여 있을 경우에만 유용하다.

실행에 있어서 작업치료사는 광범위한 기능장애, 작업상의 문제, 작업치료의 상황을 만나게 된다. 작업치료사가 대처해야 할 문제는 다양하기 때문에 작업치료는 많은 실행 모델을 필요로 한다. 이어지는 단원은 7개의 개념적 실행 모델에 대해서 논의하게 될 것이다.

모델이라는 용어는 작업치료의 다양한 틀 또는 관점과 연관되어 있다. 그러나 이들의 모두가 이 단원에서 언급되는 의미에서의 개념적 실행 모델은 아니다. 개념적 실행 모델의 특징은 실행에 견고하게 근거하고 있고 특유의 실행의 상황이나 어려움에 명확히 대처하고 있는 이론이어서 특정의 실행 자원의 개발이라 할 수 있다. 이들은 작업치료사가 개념적 실행 모델을 절대로 필요로 하게 만드는 특징인 것이다.

이 책을 집필하는 데에 어려웠던 것은 어떠한 접근법이 작업치료에서의 현재의 개념적 실행 모델이라 할 수 있는가를 결정하는 것이었다. 개념적 실행 모델을 선정할 때에는 각각의 모델에 대해서 아래와 같은 질문을 해보았다.

- 실행상의 특정의 중요한 문제에 대처하는 이론을 제시하고 있는가?
- 실제의 실행에 근거하고 있는가? 즉, 실행의 문제나 딜레마(dilemma)에서 생겨나고 작업치료사와 밀접하게 연관되어 발전한 것인가?
- 이 모델은 실행에서 직접 유용한 실행 자원을 제시하고 있는가?
- 이 모델은 작업치료 분야에서 독특한 자리(niche)를 차지하고 있는가? 즉, 독특한 영역이나 실행에 초점을 맞추고 있는가? 또한 다른 모델과 상이한 접근법을 제시하고 있는가?
- 이 모델이 실행에서 사용되고 있다는 증거가 있는가?

이들의 기준에 기초하면 아래의 7개의 개념적 실행 모델이 가장 탁월하고 작업치료 분야에서 가장 유망한 것으로서 확인되었다.

- 생체역학 모델(The biomechanical model)
- 인지 모델(The cognitive model)
- 인간작업 모델(The model of human occupation)
- 운동조절 모델(The motor control model)
- 감각통합 모델(The sensory integration model)
- 의도적 관계 모델(The intentional relationship model)
- 기능적 집단 모델(The functional group model)

연구에 따르면 실행에서 이 모델은 처음 5개에서 가장 빈번하게 사용되고 있다(Brown, Rodger, Brown, & Roever, 2005; Crowe & Kanny, 1990; Haglund, Ekbladh, Thorell, Hallberg, 2000; Law & McColl, 1989; NBCOT, 2004; Wikeby, Lundgren, Archenhotz, 2006). 의도적 관계 모델은 치료적 관계에 대처하는 새로운 모델이다. 제5장에서 언급한 것처럼 작업치료사와 환자의 관계는 중요하다는 인식이 높아져 있다. 게다가 최근의 연구에서는 작업치료사가 치료적 관계를 작업치료의 가장 중대한 측면이라고 생가하고 있다는 것을 보여주고 있다(Coke & McLean, 2003; Taylor, Lee, Kielhofner, Ketkar, 2009). 더욱이, 미국작업치료협회의 실행의 틀도 자기 자신의 치료적 이용이 작업치료의 불가결한 요소라 인식하고 있다(American Occupational Therapy Association, 2002). 의도적 관계 모델은 매우 중요하다고 생각되는 실행의 측면에 대처하고 있으나 기존의 어떤 모델에 의해서도 다루어지지 않고 있기 때문에 포함하도록 선택되었다.

기능적 집단 모델은 집단에 대해서 시행하는 작업치료 서비스에 관한 이론과 자원을 제공하는 것이다. 작업치료사와 환자의 관계가 작업치료의 성과에 있어서 중요한 것과 마찬가지로 작업치료 집단의 역학(dynamics)과 과정도 역시 환자에 대한 작업치료에 영향을 준다.

결론
Conclusion

이 단원에서는 작업치료의 실행에 대한 개념적 실행 모델의 중요성을 논의하면서 이들의 특성과 구성을 개략적으로 살펴보았다. 또한 실행에 가장 연관성이 있고 유용하다는 모델의 특징을 논의하였다. 이 단원에서 선정한 실행에 관련되는 중요한 기준을 충족한 7개가 현대의 개념적 실행 모델을 나타내어 보여준다.

참 고 문 헌

American Occupational Therapy Association. (2002). Occupational therapy practice framework: Domain and process. *American Journal of Occupational Therapy, 56,* 609–639.

Brown, G.T., Rodger, S., Brown, A., & Roever, C. (2005). A comparison of Canadian and Australian pediatric occupational therapists. *Occupational Therapy International, 12*(3), 137–161.

Cole, B., & McLean, V. (2003). Therapeutic relationships re-defined. *Occupational Therapy in Mental Health, 19*(2), 33–56.

Crowe, T.K., & Kanny, E.M. (1990). Occupational therapy practice in school systems: A survey of northwest therapists. *Physical & Occupational Therapy in Pediatrics, 10*(3), 69–83.

Haglund, L., Ekbladh, E., Thorell, L-H., & Hallberg, I.R. (2000). Practice models in Swedish psychiatric occupational therapy. *Scandinavian Journal of Occupational Therapy, 7,* 107–113.

Holm, M. (2000). Our mandate for the new millennium: Evidence-based practice: Eleanor Clarke Slagle lecture. *American Journal of Occupational Therapy, 54,* 575–585.

Law, M., & McColl, M.A. (1989). Knowledge and use of theory among occupational therapists: A Canadian survey. *Canadian Journal of Occupational Therapy, 56*(4), 198–204.

National Board for Certification in Occupational Therapy, Inc. (2004). A practice analysis study of entry-level occupational therapist registered and certified occupational therapy assistant practice. *Occupational Therapy Journal of Research: Occupation, Participation and Health, 24,* S1–S31.

Mosey, A.C. (1992a). *Applied scientific inquiry in the health professions: An epistemological orientation.* Rockville, MD: American Occupational Therapy Association.

Mosey, A.C. (1992b). Partition of occupational science and occupational therapy. *American Journal of Occupational Therapy, 4,* 851.

Taylor, R.R., Lee, S-W., Kielhofner, G., & Ketkar, M. (in press). The therapeutic relationship: A nationwide survey of practitioners' attitudes and experiences. *American Journal of Occupational Therapy.*

Wikeby, M., Lundgren, B., & Archenholtz, B. (2006). Occupational therapists' reflection on practice within psychiatric care: A Delphi study. *Scandinavian Journal of Occupational Therapy, 13*(3), 151–159.

CHAPTER 7

생체역학 모델
(The Biomechanical Model)

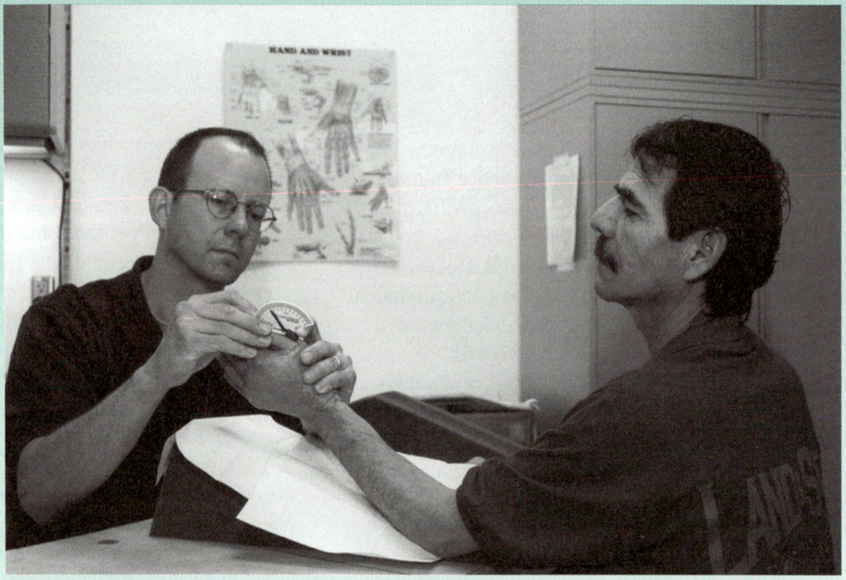

작업치료사는 손의 운동제한 등의 기능장애를 가진 환자의 손이나 손가락의 가동범위를 측정하기 위해 각도계(관절의 운동 각도를 측정하는 도구)를 사용한다. 그리고 이러한 환자의 운동능력에 관한 정보에 기초하여 잔존 기능의 활용을 지향한 치료 프로그램을 결정한다. 기능적인 운동제한을 정확히 측정하여 대처하는 것이 생체역학 모델의 특징이다.

생체역학 모델은 작업치료의 역사를 통해서 무언가의 형태로 존재하여 왔으나 제4장에서 논의한 기계론적 패러다임기 동안에 가장 분명히 표현되었다. 생체역학 모델의 기본적 관심은 일상의 작업수행에서 **기능적 운동**의 근저를 이루는 근골격계 능력의 문제에 있는 것이다. 이 모델의 이론은 운동을 수행하기 위해 신체가 어떠한 구조로 되어있는가, 그것을 어떻게 움직이는가를 설명한다. 한때 이 접근법은 운동능력을 회복한다는 목표에 중점을 두고 운동 작업치료(kinetic occupational therapy)라 불리고 있었다(Ogden-Niemeyer & Land Jacobs, 1989).

생체역학 모델에 관계가 있는 기초적인 이론과 연구의 대부분은 해부학, 생리학, 운동학 등의 작업치료 이외의 영역에서 발전해왔으나 적용을 위한 자원의 대부분은 작업치료의 역사를 통해서 축적되어왔다. 오늘날 사용되고 있는 접근법이나 도구의 대부분은 수십 년에 이르는 작업치료의 발전의 성과이다.

대상물의 조작, 의사소통에서의 몸짓, 또는 순번을 기다리고 있는 동안 줄을 서서 있는 것 등의 작업은 어느 것도 모든 신체의 안정성이나 운동을 포함하고 있다.

생체역학 모델은 자유로운 움직임, 적절한 근력 그리고 지속 가능한 방식에 제한이 있는 사람에게 적용된다. 이들의 기능장애는 근골격계, 말초신경계, 외피계(integumentary system)(즉, 피부), 심폐계의 질병이나 외상으로부터 발생한다. 중추신경계의 기능장애에 의한 협동운동의 문제는 일반적으로는 운동조절 모델이나 감각통합 모델이 다루지만, 이러한 경우에도 보통은 정상적인 관절운동의 유지와 같은 생체역학적인 사항을 다루게 된다.

이론
Theory

생체역학적인 접근법은 운동역학(힘이 신체 각 부분의 운동을 어떻게 만들어내는가에 대한 연구)과 운동학(시간 축에서의 신체 각 부분의 운동에 대한 연구)의 영역으로부터 빌려온 원칙에 기초하고 있다. 근골격계의 해부학과 생리학의 지식도 이 모델의 기초로 되어있다. 이 지식에는 조직의 치유, 근력강화, 활동의 에너지 소비 등의 과정과 운동의 기초가 되는 뼈 · 관절 · 근육의 구조에 대한 이해가 포함된다. 이들의 과정은 인간이 어떻게 운동을 만들어내고 유지하는가를 동시에 설명한다. 이 모델에는 심폐계가 근골격계의 기능을 어떻게 지원하고 있는가와 같은 지식도 포함된다.

운동의 기초개념
The Basic Concepts of Motion

운동은 모든 작업수행의 기초가 되는 것이다. 대상물의 조작, 의사소통에서의 몸짓, 또는 순번을 기다리고 있는 동안 줄을 서서 있는 것 등의 작업은 어느 것도 모든 신체의 안정성이나 운동을 포함하고 있다. 생체역학 모델의 이론은 작업을 수행하기 위해 필요한 운동을 성취하기 위해 신체 각 부분을 안정시키거나 움직이거나 하는 능력과 관계가 있다.

생체역학 모델은 작업을 수행하기 위해 신체에 요구되는 안정성과 운동을 어떻게 만들어내는가를 세 가지 폭넓은 개념을 사용해서 설명하고 있다. 첫 번째는 관절의 운동능력 또는 **관절가동범위**이다. 두 번째는 **근력** 또는 자세 조절을 유지하고 신체부위를 움직이기 위해 긴장을 만들어내는 근육의 능력이다. 세 번째는 **지구력**이고 특정의 과제를 시행하기 위해 필요한 시간에 운동을 유지하는 능력(예를 들면, 세기나 속도)에 대한 것이다.

관절가동범위
Joint Range of Motion

각 관절이 어떠한 운동을 할 수 있는가를 알려면 그 관절의 구조와 기능에 대한 지식이 필요하다. 관절은 2개 이상 뼈의 결합이고 각각의 뼈가 접촉하는 2개 이상의 면에 더하여 관절을 덮는 인대와 근육에 의해서 고정되어 있다. 관절의 움직임은 그 구조와 에워싸는 연부조직에 의해서 결정된다(Radomski & Trombly Latham, 2008). 예를 들면, 손가락의 몸쪽 · 먼쪽 손가락뼈사이관절((proximal and distal interphalangeal joints) (즉, 손가락 끝의 2개의 관절)과 같은 경첩관절(hinge joints)은 하나의 면 운동(즉, 폄과 굽힘)을 시행한다. 어깨관절이나 엉덩관절과 같은 절구공이관절(ball and socket joint)은 복수의 면 운동을 시행한다. 이들의 관절은 굽힘과 폄을 할 수 있을 뿐만 아니라 모음(adduction)(신체의 중심선으로 향하는 운동) 및 벌림(abduction)(신체의 중심으로부터 떨어지는 운동), 및 회전(장축을 따라서 비트는 운동)도 할 수 있다. 이와 같이 관절의 구조가 그 관절에 가능한 운동을 결정한다.

관절을 에워싸는 결합조직(예를 들면, 인대), 근육, 피부는 신장하고 운동 후에는 원래로 되돌아가는 능력을 갖고 있다. 이것이 **탄력성(elasticity)**이다. 이들의 결합조직의 유연성은 또한 가능한 운동의 범위에 영향을 미친다.

가동범위
Range of Motion

능동가동범위(Active range of motion)란 인간이 수의적인 근육의 수축을 사용해서 만들어 낼 수 있는 운동범위를 가리킨다. **수동가동범위(Passive range of motion)**란 외력이 관절을 움직일 때의 가능한 운동범위를 가리킨다. 관절운동의 잠재능력에 따라서 기능적 운동에 필요한 자세를 취하거나 움직이거나 할 수 있다. 가동범위는 굽히다, 펴다, 당기다, 들어올리다, 쥐다 등의 동작을 가능케 한다.

근력
Strength

근골격이 신체의 관절에 작용하면 안정성과 운동이 만들어진다. 근육은 하나 이상의 관절을 덮고 있고 그 관절의 구조마다에 가능한 운동을 조절하거나 만들어 내거나 하기 때문에 힘을 발휘한다. 이와 같이 근육에 의해서 만들어진 긴장은 관절을 안정시키거나 움직이게 하기 위해 필요하다. 관절의 한 쪽 또는 하나의 면에 작용하는 힘을 만들어내기 위해 근육이 수축하면 관절이 움직인다. 예를 들면, 손가락 바닥쪽의 뼈에 부착하는 근육이 손가락을 굽히고 한편, 손가락 등쪽의 뼈에 부착하는 근육은 손가락을 펴지게 한다. 그림 7.1에 보여주는 것처럼 손가락의 폄근은 손의 등쪽에 있는 제2, 3, 4, 5손가락의 뼈에 부착하여 있고 수축하면 손가락 3개의 관절을 펴지게 한다. 근육이 관절이 움직이는 모든 방향으로부터 같은

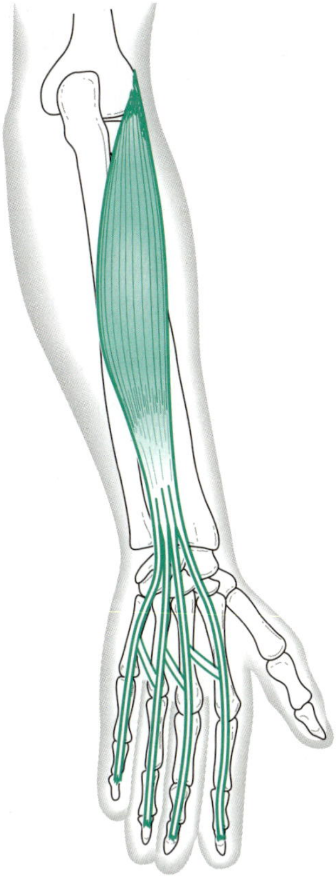

그림 7.1 **손가락의 폄근(Extensor digitorum muscle) Lippert, L.(2006); Clinical Kinesiology and Anatomy. Philadelphia, F. A. Davis에서부터 게재.**

긴장을 작용시키면 관절이 고정된다.

근육을 만들어내는 근육의 세기나 능력은 근섬유의 수와 굵기에 크게 영향을 받는다. 근섬유의 직경은 근육이 긴장을 만들어낼 때에 증가한다. 따라서 일상의 활동에서 근육을 사용하는 것이 그 세기에 영향을 준다.

일상생활에서의 정상운동은 하나의 관절을 덮는 하나의 근육만의 움직임만으로 이루어지는 것은 아니다. 오히려, 동작은 많은 관절을 덮는 근육이 동시에 작용하는 것에 의한다. 이것은 무언가를 할 때에 필요한 안정성과 운동의 조합을 만들어낸다. 게다가 근육군은 하나의 운동을 만들어내기 위해 협동한다(Pendleton & Schultz-Krohn, 2006).

근력의 세기 정도는 사람의 신체가 어떠한 기능적 운동을 수행할 수 있는가를 결정한다. 예를 들면, 중력에 대항하여 팔을 들어 올리려면 어느 정도의 근력이 필요하다. 무거운 물건을 머리 위로 들어 올릴 때는 더 큰 근력이 필요하다. 가동범위와 함께 근력은 사람이 필요한 과제를 실행할 수 있는 범위를 결정하는 요소이다. 작업이 가장 바람직한 형태로 실행되기 위해서는 작업을 구성하는 과제를 시행하는 데에 충분한 근력이 있어야 한다.

지구력
Endurance

근육활동을 지속하는 능력(즉, 지구력)은 근육생리학과 산소와 에너지를 공급하는 기초적인 심폐기능이 관계한다. 이와 같이 지구력은 근골격계에 의존할 뿐만 아니라 다른 신체계통의 기능도 영향을 주기 때문에 근력이나 관절 가동범위보다도 얼마간 복잡한 현상이다. 지구력에는 두 가지 유형이 있다는 것이 알려져 있다. 근육의 지구력은 일을 하기 위해 반복해서 수축하는 근육의 능력을 가리킨다. 심폐의 지구력은 걷거나 달리거나 할 때와 같이 시간의 경과 속에서 활동을 유지하는 능력이라는 보다 넓은 현상을 가리킨다.

가동범위나 근력과 마찬가지로 지구력도 사람이 작업적 생활을 구성하는 과제를 할 수 있는 범위를 결정한다. 반복동작이나 지속이 필요할 때, 지구력은 가장 중요하다. 장시간의 운동의 지속을 필요로 하는 동작의 예로서 학교나 직장에 걸어서 가는 것, 청소기나 대걸레

(mop)로 청소하는 것, 조립 라인에서 일하는 것 등이 있다. 모든 활동은 역시 어느 정도의 시간에 안정하여 움직이는 것이 필요하고 어느 정도의 지구력이 요구된다.

운동능력의 역학

The Dynamics of Movement Capacity

운동을 이해하려면 몇 가지의 요소를 생각할 수 있다. 운동의 잠재능력(관절가동범위)이란 관절과 관절주위의 연부조직의 해부학적인 구조의 기능에 대한 것을 말한다.

뼈는 부착하는 근육의 힘에 의해서 움직이는 견고한 지레의 시스템을 구성하고 있다(Hall, 2003). 뼈는 지레로서 배치되고 그 중심점 또는 받침점 위에서 움직이기 위해서 뼈의 장축을 따라서 힘이 걸린다. 운동을 만들어내는 것은 뼈의 지레에 근육이 어떻게 작용하는가의 기능이다. 기능적 운동은 과제를 수행하기 위해 근육에 의해서 만들어지는 힘의 복잡한 상호작용을 필요로 한다. 그 힘은 근육을 안정시키거나 움직이거나 하기 위해 많은 지레에 동시에 작용한다. 지구력은 기능적 운동 중에 필요한 물질을 근육조직에 보내고 노폐물을 배설하는 근육생리학적 기능과 신체능력을 말한다.

초기의 작업치료에서는 근육이 어떻게 운동을 만들어내는가에 대한 이해는 주로 골격근 위치의 해부학적 연구(즉, 그 근육은 뼈의 어디에 부착하여 있는가, 근육이 관절을 어떻게 덮고 있는가)에 기초하고 있었다. 이러한 해부학적인 관찰은 어떤 과제를 수행하기 위해서는 특정의 운동과 근육이 사용된다는 신념으로 발전하였다(Radomski & Trombly Latham, 2008).

운동의 과정을 연구하는 방법이 세련됨에 따라 작업을 시행하기 위해 운동이 어떻게 사용되는가에 대한 이해는 변화하여갔다. 작업수행 중에 만들어지는 실제의 운동은 운동학으로 설명된다. 예를 들면, 운동은 실제 운동의 궤도(예를 들면, 걸을 때의 전방 · 후방으로의 운동), 신체 각 부위의 전위(displacement)(예를 들면, 팔꿈치의 굽힘에서의 움직임의 각도), 속도와 가속도(속도의 변화율) 등에 의해서 특징지어진다.

운동학은 실제로 기능적 운동이 어떻게 이루어지는가를 이해하기 위해 중요하다. 예를 들면, 현재는 같은 과제를 시행한다 해도 사람에 따라서 상이한 운동의 조합을 사용하는 것이나, 같은 사람일지라도 그때그때 상이한 운동의 조합을 사용한다고 이해되고 있다(Trombly, 1995). 기능적 운동은 복잡하고 변화하기 쉬움에도 불구하고 모든 운동은 골격계와 관절 가동성, 근육이 제공하는 기능적 운동을 위해 필요한 힘과, 근육생리학과 심장, 폐가 관여하는 지구력을 필요로 한다.

생체역학 능력의 유지

Maintaining Biomechanical Capacity

생체역학 모델에서 가장 중요한 것은 운동을 위한 능력(즉, 근력, 가동범위, 지구력)은 작업수행에 영향을 줄 뿐만 아니라 작업수행에 의해서도 영향을 받는다는 것이다. 즉, 일상작업 중, 근육에 얼마만큼의 부하(운동을 만들어내기 위해 사용되는 부하)가 가해지는가에 따라서 근력은 강화되거나 저하하거나 한다. 마찬가지로 사람이 얼마만큼의 체중을 지지하는

가는 뼈의 구조에 확실한 영향을 주고 관절의 가동성은 진행 중인 관절운동의 성질에 의해서도 영향을 받는다. 지구력은 시간경과에 따른 활동수준의 변화에 수반해서 강화되거나 약화되거나 한다.

생체역학 모델은 질병이나 외상으로 근골격의 능력에 장애를 가진 환자에게 사용되고 있지만, 사용에 따라서 생체역학적인 능력이 증감된다는 기본적 원리는 감소한 능력을 증가시키는 데에 중요할 뿐만 아니라 능력은 사용하지 않음으로써 감소하지 않는다는 것을 보증하기 위해서도 중요하다.

문제와 도전

Problems and Challenges

생체역학 모델은 작업수행을 위한 안정성과 운동을 만들어내는 것과 관련된 문제와 도전을 다룬다. 작업수행 중, 어떤 부위를 움직이고 있을 때는 다른 부위를 안정시키는 것이 필요하다. 예를 들면, 키보드를 두드리고 있을 때에 손가락은 움직이고 있어도 등, 어깨, 팔꿈치, 손목은 상대적으로 안정되도록 유지해야 한다.

안정성과 운동의 문제는 생체역학적인 기능장애(즉, 관절운동, 근력, 지구력의 제한)로부터 야기된다(Radomski & Trombly Latham, 2008). 따라서 이 모델의 중심적인 관심은 작업수행을 위해 필요한 안정성과 운동을 만들어 내거나 유지하거나 하는 것을 할 수 없게 되었을 때에 발생하는 문제이다. 다양한 질병이나 외상이 그러한 문제를 야기할 가능성이 있다. 근골격계를 사용하지 않거나 과도하게 사용하는 것이 문제를 일으킬 가능성이 있다.

관절가동범위의 제한은 관절의 손상, 관절주위 조직의 부종, 통증, 피부 팽만(skin tightness), 근육의 경직(즉, 구축의 원인이 되는 과도한 근육긴장), 장기간의 고정 등의 결과로서의 근육과 **힘줄**의 단축 등에 의해서 발생한다. 관절운동에 영향을 주는 사례에는 관절염, 관절과 주변의 결합조직의 외상, 관절을 덮는 피부의 탄성을 제한하는 화상(burns) 등이 있다.

근력저하(즉, 긴장을 만들어내는 능력의 저하)는 사용하지 않거나 근육생리에 영향을 미치는 질병에 의해서 일어날 가능성이 있다. 근력의 상실은 근육의 수축자극에 영향을 주는 신경계의 질병(예를 들면, 폴리오나 근육위축성측삭경화증)이나 외상(척수 손상이나 말초신경 손상)에 의한 경우가 많다. 근육디스트로피(muscular dystrophy)와 같은 근육질환은 직접적으로 근육조직과 그 수축능력에 영향을 미친다. 게다가, 장기간 사용하지 않거나 고정을 하는 것은 일상의 수행능력이 약화된다는 장애를 초래하는 근섬유의 위축을 야기할 가능성이 있다(Pendleton & Schultz-Krohn, 2006; Radomski & Trombly Latham, 2008).

근력과 마찬가지로 지구력도 장기간의 구속이나 활동의 제한에 의해서 저하할 가능성이 있다. 심혈관계나 호흡기계의 질병이나 근육질환 등의 다른 요인도 지구력을 저하시킬 가능성이 있다.

감각의 문제

Sensory Problems

감각의 문제는 엄밀하게 말하면 생체역학의 문

제는 아니지만, 동작의 문제와 서로 얽히는 일이 적지 않다. 촉각이나 접촉은 질병이나 외상이 근육에 영향을 주는 것과 마찬가지로 근육에도 영향을 주는 일이 많다(예를 들면, 말초신경 손상이나 척수 손상). 이와 같이, 감각상실과 운동 상실이 동시에 일어나는 것은 극히 일반적이다. 촉각은 동작 중 많은 움직임을 지시하고 위해로부터 신체를 보호하는 데에 사용되기 때문에 운동과 감각은 자기가 손상됨이 없이 효과적으로 작동할 수 있도록 결부되어 있다(Radomski & Trombly Latham, 2008).

운동과 밀접하게 결부되어 있는 감각의 또 하나의 중요한 측면은 통증이다. 통증은 일반적으로는 위해를 미치는 동작에 대한 경고로서 일어나지만 근골격계에 영향을 주는 질병이나 외상과 관련하여 만성적 또는 주기적으로 일어날 가능성이 있다. 흔히 관찰되는 예가 관절통이다. 통증은 지구력에 영향을 주고 움직임이 통증을 악화시킬 가능성도 있기 때문에 이 양자는 신중하게 고려해야 하는 일이 많다.

생체역학 모델에 기초하는 중재는 동작과 작업수행의 교차지점에 초점을 맞춘다.

치료중재의 이론적 근거
Rationale for Therapeutic Intervention

생체역학 모델에 기초하는 중재는 동작과 작업수행의 교차지점(intersection)에 초점을 맞춘다. 이 중재는 다음의 세 가지 상이한 이론적 근거로 분류할 수 있다.

- 변형의 예방과 동작을 위한 잔존능력의 유지
- 동작을 위한 능력의 회복
- 가동범위, 근력, 지구력의 제한에 대한 보상

이들 세 가지 이론적 근거는 조합하여 사용하는 경우가 많다. 이들 세 가지 이론적 근거는 사람이 원래 가지는 능력제한과 통상의 작업과제에 필요한 운동 사이의 격차(gap)를 최소한으로 하는 목적이 있다. 첫째는 예방이고 접근법은 격차가 커지는 것을 회피하고 예방하는 것이다. 둘째는 회복이며 접근법은 동작을 위한 능력을 증가시킴으로써 격차를 메우려고 한다. 셋째는 보상이며 접근법은 근골격계에 대한 외적인 수단을 통해서 격차를 메우려고 한다. 다음에 이들 각각의 접근법을 검토한다.

유지와 예방
Maintenance and Prevention

이미 언급한 것처럼 근골격계의 기능을 유지하기 위해서는 합리적으로 사용하는 것이 필요하다. 생체역학 모델은 아직도 수축을 만들어낼 수 있는 근육과 운동을 가능케 하는 관절이 기능적 운동을 위한 그들의 능력을 유지하는 데에 사용되어야 한다는 원리까지 이 관찰을 확대하고 있다. 근육의 긴장을 통해서 관절을 움직일 수 없을 때, 관절가동범위는 수동적으로 유지된다(즉, 가동범위를 따라서 관절을 외적으로 조작한다). 관절을 적절한 정렬로 유지하는 부목(splint)의 사용을 포함하는 관절의 자세잡기(positioning)가 관절의 변형을 예방하기 위해 사용된다.

연구로부터, 많은 생체역학적인 문제는 일상의 작업과제를 수행하는 방법에 의해서 야기된다는 것을 보여주고 있고 또한, 많은 사람이 그와 같이 인식하게 되었다. 예로, 물건을 들어 올릴 때에 **신체역학(body mechanics)**에 반함으로써 일어나는 요통이나 일에서 반복운동을 되풀이하는 것에 의한 연부조직의 손상 등이 있다(Radomski & Trombly Latham, 2008). 이러한 인식에 따라서 특히 일이나 학교 장에서의 문제 발생 또는 재발을 방지하기 위한 노력에 관심이 돌려지고 있다. 작업치료사는 이러한 생체역학적인 문제를 피하기 위해 올바른 신체역학을 가르치거나, 일, 직장, 교실 등에서의 동작의 수정을 권장한다.

회복
Restoration

회복은 운동, 근력, 지구력을 가능한 한 개선시키는 것을 지향한다. 회복의 원리는 정상적인 생체역학적인 기능상태의 이해에 기초하고 있다. 정상적인 가동범위, 근력, 지구력은 운동에 의해서 유지할 수 있기 때문에 활동이나 과제에서의 운동을 치료적으로 계획함으로써 가동범위, 근력, 지구력을 회복하거나 유지하거나 할 수 있다. 가동범위, 근력, 지구력을 회복하기 위한 방책은 이 단원의 "중재(Intervention)" 항(p.73)에서 설명한다.

운동, 근력, 지구력의 개선 목표는 남겨진 가능성(즉, 그 사람이 장애의 기저에 있는 질병이나 외상의 특성에 기초하여 얼마만큼의 개선을 달성할 수 있었는가)과 그 사람이 희망하거나 필요로 하거나 하는 작업이 요구하는 운동에 따라서 결정된다. 이 접근법이 잘 진행되기 위해서는 그 사람이 희망하거나 필요로 하거나 하는 작업을 위해 필요한 운동, 근력, 지구력을 개발하는 잠재능력을 가져야 한다.

예를 들면, 최근 손의 수술을 받은 환자는 타이핑(typing)을 하는 데에 필요한 능동 가동범위와 근력을 회복하기 위해 작업치료에서 계획하고 활동을 시행한다. 또 다른 환자는 관상동맥 우회술에서부터 회복되어가고 있고 셀프케어와 여가활동에 필요한 수준의 지구력을 높이기 위해 단계적인 작업에 종사한다. 업무상의 손상 후에 일에서 요구되는 수준까지 물건을 들어 올리는 근력을 강화하기 위해 작성된 일의 시뮬레이션 활동을 시행하는 환자도 있다.

보상
Compensation

많은 사람들은 운동능력의 제한이 확대되거나 항구적으로 되거나, 진행하거나 하는 것을 체험한다. **보상적 치료**(재활 접근법이라 불리는 경우도 있다)는 그 사람이 가지는 안정성이나 운동능력과 일상의 작업 속에서 요구되는 것 사이의 격차를 메움으로써 이들의 제한을 보충하려 하는 것이다(Radomski & Trombly Latham, 2008). 보상은 다음의 방책 중의 하나 이상이 관련되어 있다.

- **의지**(절단된 신체의 일부를 대신하는 장치)와 **장구**(상실된 안정성이나 운동을 보상하기 위해 신체에 부착된 장치)를 사용하는 것
- 일과를 수행하기 위해 물리적 환경을 바꾸는 것. 이것에는 이들의 과제를 성취하는 데에 있어서 지원으로서 다른 사람을 이용하는 것을 포함한다.

실행의 자원
Practice Resources

생체역학 모델의 적용을 지원하기 위해 다양한 자원이 개발되어왔다. 이 자원에 관한 정보는 특정 종류의 근골격적인 장애에 초점을 맞춘 출판물을 포함하는 넓은 범위 안에 있다. 적용을 위한 자원의 대부분은 일반적이고 다양한 환자의 문제에 적용할 수 있으나 특정 장애(예를 들면, 척수손상이나 관절염)에 관한 프로토콜(실시요강)이나 접근법도 있다. 장애가 상이하면 동작 문제의 원천이 되는 원인[예를 들면, 탈신경지배(de-innervation) 대 관절의 악화(joint deterioration)]가 다르다는 것을 의미하기 때문에 사용하는 중재의 종류나 이들을 어떠한 순서로 시행하는가는 다르다. 손상이 다르면 예후나 기대되는 결과도 다르고 중재를 위한 예방적, 회복적, 보상적 접근법의 균형을 바꾸는 것이 필요한 경우도 있을 것이다.

평가
Assessment

가동범위의 측정은 생체역학 모델에서는 가장 기본이 된다. 환자가 수의적으로 관절을 움직이는 것(능동 가동범위)을 할 수 없으면 작업치료사는 수동적으로 움직임으로써 가능한 범위를 평가한다(수동 가동범위). Flinn, Trombly Latham과 Robinson Podolski(2008)는 처음에는 환자에게 신체의 다양한 부위를 움직이도록 요구하여 능동 가동범위의 기능적 평가를 하는 것을 권장하고 있다. 관찰을 하여 기능적 수행에 명백한 제한이 없으면 거듭 가동범위의 평가를 할 필요는 없다. 그러나 "문제가 있음"이라면 더 상세한 가동범위의 평가가 이루어져야 한다.

관절가동범위는 관절의 축에 대한 운동의 각도를 측정하는 것이다. 가동범위 측정의 가장 오래되고 가장 일반적인 방법의 하나가 각도계를 사용하는 것이다. 각도계(goniometer)는 하나의 분도기(protractor), 축, 2개의 가동막대를 가진 도구이고 가동막대는 관절과 관절축을 따라서 움직이는 뼈 위에 놓고 그 관절의 가동범위 각도를 측정한다.

근력의 검사는 보통, 수의적 노력에 의해서 만들어진 최대의 긴장을 측정한다(Finn, et al, 2008). 가장 빈번하게 사용되는 근력평가는 **도수근력검사**이다. 이것은 표준화된 상황하에서(혼자서, 또는 어떠한 도구를 사용해서) 작업치료사가 환자의 저항이나 운동을 만들어 내는 능력을 검사하는 것이다. 도구를 사용하지 않는 도수근력검사의 절차는 우선, 환자가 중력에 대항하여 신체부위를 움직일 수 있는지 아닌지를 체크하고 다음으로 환자에게 저항과 중력에 대항하여 관절을 움직이도록 요구한다. 검사되는 근육이 가장 기계적인 이점을 받는 곳에 저항을 놓고 작업치료사는 환자에게 저항이 증가하는 가운데 그 위치를 유지하도록 요구한다. 수축에 저항하기 위해 요구되는 노력의 범위(즉, 환자가 더 이상 그 위치를 유지할 수 없다는 저항의 양)에서 작업치료사는 환자의 근력에 등급을 매긴다. 근력은 순서 척도(ordinal scale)(즉, 정상, 우, 양, 가 등)나 숫자의 척도(0~5)로 분류한다.

근력을 측정하기 위해 기구를 사용하는 방법도 있다. 이것은 손의 근력을 측정하기 위해 가장 흔히 사용되고 있다. 이 목적을 위해서는

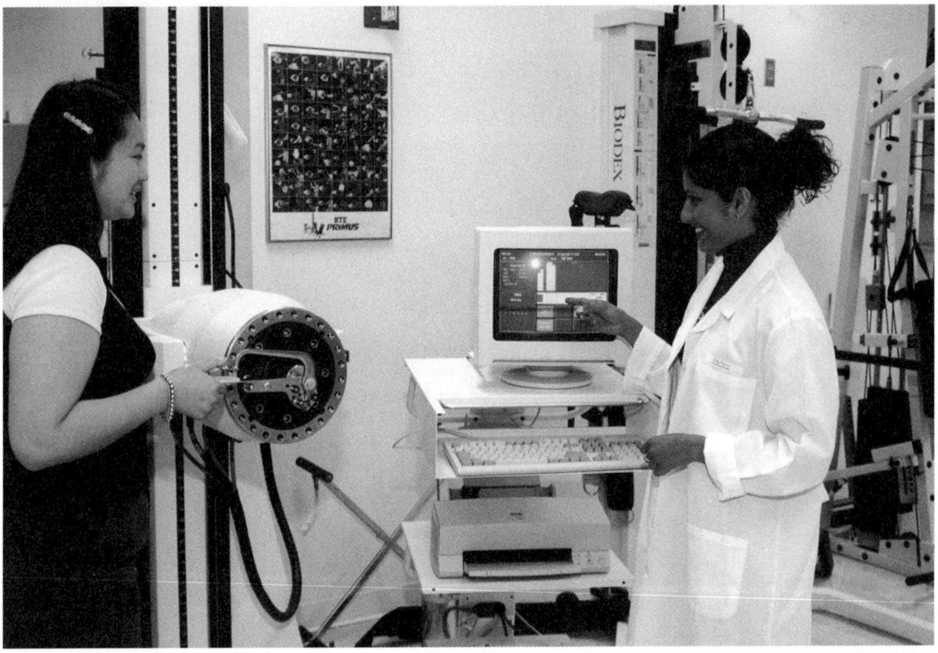

작업치료사가 Baltimore Therapeutic Equipment Work Simulator를 사용해서 환자의 측방 집기의 힘(lateral pinch strength)을 측정하고 있다.

많은 기구가 있다(예를 들면, 손의 근력을 측정하는 악력계). 이들의 기구를 사용할 때, 작업치료사는 환자에게 단시간에 최대한의 힘을 발휘하도록 요구하고 기구에 의해서 환자가 만들어내는 힘의 정도를 측정한다.

도수근력감사(manual muscle testing)로 근력을 평가할 때, 그 결과는 일반적으로 환자의 연령과 성별에 따른 각각의 정상수치와 대조해서 해석된다. 단일 근육과 근육 집단의 근력을 평가하는 것에 더해서 평가자는 근육의 세기와 약화의 패턴을 평가할 수도 있다. 근력을 검사하는 또 하나의 접근법은 특정의 과제나 역할에 요구되는 일의 양의 기준과 대조해서 그 운동을 시행하는 환자의 능력을 비교하는 것이다. 이 실행은 근력의 작업 중심의(work-oriented) 평가로서 일반적인 것이다. 예를 들면, 50파운드 무게의 물건을 테이블의 높이까지 들어 올리는 일을 하고 있는 환자에게는 그 행위를 실시하도록 요구함으로써 검사를 해도 된다.

지구력은 동적으로도 정적으로도 측정된다. 정적인 평가는 환자가 얼마만큼의 시간, 수축을 지속할 수 있는가를 검사한다. 동적인 지구력 평가는 피로가 발생할 때까지 환자가 수행할 수 있는 반복적인 지속시간이나 그 수, 또는 활동이 만들어내는 최대 심박수(heart rate)를 측정한다.

지구력의 측정에서는 보통은 세 가지 요소를 생각할 수 있다. 강도, 지속시간, 빈도이다. 강도란 저항과 속도의 양쪽의 함수이다(예를 들면, 얼마만큼의 무게를 들어 올릴 수 있는가, 또한 얼마만큼 빠른가). 빈도란 동작을 얼마만큼의 빈도로 반복할 수 있는가, 또한 얼마만큼 오래 유지할 수 있는가의 지속시간을 가리킨다. 또한 근력의 평가와 마찬가지로 지구력의 평가는 특정의 과제나 일에 무엇이 요구되고 있는가와 같은 기준에 의해서 시행되고 있다.

근력이나 지구력의 검사에는 전통적이고 단순한 평가 이외에 복잡한 컴퓨터 시스템도 이용할 수 있다. 이것은 사람의 운동능력에 대해서 매우 정교한 분석을 시행한다. 작업치료사가 어떠한 방법을 사용하는가는 작업치료의 상황과 전체적인 목표와 이용 가능한 자원 등 다수의 요인에 좌우될 것이다.

중재
Intervention

생체역학 모델에서는 중재방법이 명확히 묘사되어 있다. 중재의 목적이 기능을 유지하거나 회복하거나 하는 것이라면, 그 방법은 운동, 근력, 지구력의 제한만이 아니라 근본적인 원인에도 대응한 것이어야 한다. 왜냐하면, 그 원인이야말로 가장 적절한 중재를 결정하기 때문이다.

예를 들면, 관절가동범위의 제한이 관절의 일부인 연부조직의 구축에 의한 것이라면 그 구축을 경감하고 가동범위의 확대를 위해 스트레칭이 사용되는 경우도 있다. 스트레칭은 때로는 환자가 수행하는 운동에 의해서 능동적으로 시행된다. 예를 들면, 손가락에 폄의 제한이 있는 사람에게는 그 관절을 스트레칭을 하면서 손을 벌릴 필요가 있다. 물건을 줍는다는 동작을 포함하는 활동을 제시하는 경우도 있다. 또한 작업치료사가 시행하는 도수적인 스트레칭이나 부목의 사용과 같은 외부로부터의 관절의 연부조직을 수동적으로 스트레칭을 하는 것 같은 압력을 가할 수도 있다.

그러나 이전의 항에서도 강조한 것처럼 기능을 유지하거나 회복하거나 하는 중재방법은 문제의 근저를 이루는 원인에 직접 작용한다. 예를 들면, 가동범위의 제한이 부종(관절주위의 연부조직의 종창)에 의한 것이라면 압력을 사용해서 부종을 감소시킨 결과, 가동범위가 확대되는 경우도 있다. 마찬가지의 논리는 예방의 노력에 대해서도 성립한다. 예를 들면, 능동·수동운동과 적절한 자세잡기(positioning)는 가동범위를 제한하는 연부조직의 수축을 예방하기 위해 사용되는 경우가 있다.

근력은 아래와 같이 근육에 대한 부하를 증가시킴으로써 강화된다. (1) 그 운동에 대한 저항의 양, (2) 저항의 지속시간, (3) 훈련시간의 비율(운동속도), (4) 훈련의 빈도. 이와 같이 다양한 훈련을 이용할 수 있다. 작업치료사는 환자의 근력을 강화하기 위해 작업에서 앞에서 언급한 부하를 하나 이상 가하고 그것을 서서히 강화시켜간다. 목표로 하는 기능수준에 도달할 때까지 이들 부하의 증가는 능력의 향상을 가져온다. 워크 하드닝(work hardening, 빠른 직장복귀를 위한 직업재활훈련)과 같은 현재의 접근방법은 그 사람의 작업에 필요한 특정 과제의 수행을 강조하고 있다(Ogden−Niemeyer & Land Jacobs, 1989).

지구력은 일반적으로 반복운동이나 지속되는 운동을 필요로 하는 활동을 환자가 수행하게 하는 것에 의해서 대처된다. 문제가 지구력에 있다면 활동은 관련되는 근육군의 반복사용을 강조할 것이다. 문제가 심폐기능에 있는 경우는 활동은 심폐계에 대해서 가벼운 스트레스를 가하도록 계획되고, 그 결과, 심폐기능을 높이게 될 것이다.

능력을 유지하거나 회복하는 것을 추구하는 작업치료 중재는 물리치료(physical agent modalities)를 이용할 수도 있다(예를 들면, 전기 자극, 파라핀욕, 핫 팩, 콜드 팩, 초음파 등). 이것의 이용은 주로 1970~1980년대에 시작되었다(Radomski & Trombly Latham, 2008). 이것은 동작의 유지 · 회복을 위해 가장 중요시되고 있는 작업을 사용하기 위한 보조수단이라 생각된다(AOTA, 2003). 작업치료사는 또한 마찬가지로 수동적인 수기(manipulation)와 같은 기술을 사용한다(예를 들면, 마사지나 관절가동술).

유지, 예방, 회복에서의 작업의 역할
Role of Occupation in Maintenance, Prevention, and Restoration

작업치료의 전통적인 관점은 작업이 자연스럽고 동기를 부여하는 환경을 제공하는 것이었다. 이 신념은 의미 있는 작업에 관여하는 것에 주의를 돌리고 그렇게 함으로써 더 큰 노력을 촉구하고 피로를 줄이며 통증이나 운동에 대한 공포에서 주의를 돌린다는 논의에 기초하고 있다. 또한 작업이 일상생활에서의 움직임에 대한 정상적인 요구를 더 정확히 재현한다는 조정(conditioning)의 한 형태를 제공한다고 작업치료사는 주장해왔다. 이러한 관점을 반영하여 Trombly Latham과 Radomski(2002)는 작업치료의 매체로서 사용되는 활동을 선택하기 위해 다음과 같은 접근법을 제시하고 있다.

> 치료를 위한 최선의 활동은 개선이 필요하다고 하는 정확한 반응을 본질적으로 요구하는 것이다… 그것을 치료적으로 하기 위해 통상의 활동을 하는 부자연스러운 방법은 환자가 보기에는 활동의 가치를 편하시킬지도 모른다(p.269).

이 인용문이 암시하는 것처럼 작업치료사에게는 활동에 있어서 참가자에게 요구되는 기능적 운동의 종류에 관한 지식이 필요하다. 앞에서 언급한 것처럼 작업치료사는 **생체역학적인 활동분석**을 시행함으로써 개별적 운동이 필요로 하는 것을 결정할 수 있다고 과거에는 추정 되었다. 현재는 특정 활동을 수행하기 위해 필요한 운동의 일반적인 패턴은 결정할 수 있으나 사람이 과제를 수행하기 위한 근육활동이나 관절운동의 정확한 패턴은 예측할 수 없다고 인식되고 있다. Trombly(1995)는 다음과 같이 언급하고 있다.

> 그 사람이 다음에 마찬가지의 것을 할 때에는 그 사람의 근육은 더 위명업이 되어 있거나 활동을 하는 팔다리에 대한 과제 대상물의 위치가 약간 차이가 있을지도 모르며 이 때문에 새로운 협응적인 구조로 발전한다. 즉, 상이한 근육이 사용될지도 모르고 이전에 사용된 같은 근육이 가장 효과적인 방법으로 운동의 목표를 달성하기 위해 다소간에 활동적으로 될지도 모른다. 운동의 목표는 일정하거나 불변이기 위해서 그것에 상응한 반응이 요구되지만 이 반응은 다양한 근육수축의 상태에 의해서 성취될 수 있다(p.965).

이와 같이, 현대의 생체역학적인 활동분석은 특정의 움직임에 별로 관심을 보이지 않고 그 대신에 기능적 운동에 초점을 맞추고 있다. 즉, 목적이 운동에 대한 조직적인 영향을 미치는 것처럼 보이기 위해 작업치료사는 과제의 기능적 목적에 더 많은 주의를 기울이고 있다(Trombly, 1995). 이것은 또한 작업치료사가 활동분석을 할 때 유지하다, 쥐다, 들어 올리고, 올라가고, 밀고, 운반하는 등과 같은 기능을 나타내는 용어로 필요한 운동에 대해서 생각할 필요가 있다는 것을 의미한다. 이들은 기능적 운동을 달성하는 근육활동과 관절운동의 기본적인 조합이 상당히 다양해지는 한편, 작업 속에서는 안정된 상태 그대로 되는 경향이 있는 기능적 운동인 것이다.

활동분석의 과정이 이전과는 다른 것처럼 보이지만, 작업치료사가 작업치료의 목표를 달성하기 위해 활동을 수정할 때에는 여전히 이 모델의 중요한 요소인 것이다. 활동은 과제가 요구하는 수준을 낮추거나 과제를 변경함으로써 근골격의 문제가 일어나지 않도록 수정하는 경우도 있다.

작업치료사는 항구적으로 저하한 근골격의 능력에 적합을 시키기 위해 활동을 수정하는 경우가 있다. 활동은 근골격의 능력을 높이는 것 같은 작업요구를 강화하기 위해 서서히 변경되는 경우도 있다. 작업치료사는 다음과 같은 방법에 의해서 활동을 수정한다.

1. 과제의 위치결정(positioning)
2. 활동 중에 수행하는 운동에 도움이나 저항을 제공하는 추(weight)나 기타의 장치를 더하는 것
3. 부하를 가볍게 하거나 무겁게 하는 도구의 수정
4. 사용하는 대상물의 재료나 크기를 변경하는 것
5. 과제를 완수하는 방법의 변경

Trombly Latham과 Radomski(2002)는 작업치료사가 활동의 변경을 시행할 때, 활동이 의미가 없는 것이 되지 않도록 고안해야 한다고 경고하고 있다. 변경을 수반하는 활동을 사용할 때는 모든 환자는 의미와 타당성이 있는 작업수행에 관여하는 것이 중요하다.

보상적 중재
Compensatory Intervention

보상적 중재는 일시적이거나 항구적이거나를 불문하고 장애를 갖고 생활하는 고개에게 사용된다. 이러한 중재의 근저에는 사람들이 일상생활, 여가, 일의 과제를 통상의 방법으로 수행하기 위한 생체역학적인 능력이 없을 때에 특수한 기구나 절차의 수정에 의해서 보상할 수 있다는 원칙이 있다. 이것은 그 사람의 능력과 과제가 요구하는 것과의 격차를 메우기 위해 사용된다. 이 치료에서 요구되는 목표는 그 환자가 하고 싶다고 희망하는 작업에 참여할 수 있고 동시에 잔존능력을 사용할 수 있는(이것에 의해서 잔존능력을 유지할 수도 있다) 것이다.

평가에서는 일상생활활동(예를 들면, 배설, 목욕, 식사, 몸 단정히 하기, 착탈의, 이동 및 의사소통), 여가, 일, 지역사회생활에서의 실제의 수행을 측정한다. 평가가 완료되고 필요한 과제를 수행할 수 없다는 것이 확인되면 작업치료사는 그 사람이 가지는 생체역학적인 제한과 이점을 결정한다. 이 정보에 의해서 작업치료사는 그 사람이 그 과제를 수행할 수 있도록 하는 특수 기구, 절차의 수정, 환경의 변경을 권장하거나 훈련을 할 수 있다. 사람들이 일상 작업의 온갖 측면을 수행하는 지원을 받기 위해 광범위에 이르는 적응기기(시중에서 판매되는 것이나 작업치료에서 만들어지는

것)가 사용된다.

보상적인 중재는 다음의 세 가지 넓은 의미의 범주로 나뉜다.

- 보장구와 의지의 사용
- 적응기기의 사용
- 과제와 환경의 개선

보장구는 신체의 부위를 적절한 위치에 고정하여 안정성을 제공함으로써 관절에 대한 부하를 감소시키고 쇠약한 근육을 보완하며, 가벼운 스트레칭을 제공하는 등을 할 수 있다. 초기의 보장구는 작업치료사에 의해서 제작되었다. 여전히 작업치료사가 부목 제작에 관여하는 일도 있으나 상품으로서 다양한 조립식 부목의 이용도 가능해졌다. 보장구는 하나 또는 복수의 관절을 지지 · 고정하고 위치 잡이를 하여 변형을 교정하고 기능을 높이기 위해 사용된다. 보장구는 일시적인 경우도 있고 영구히 사용하는 경우도 있다. 보장구용 부목은 기능적인 움직임을 달성하기 위해 잔존하는 운동을 사용하거나 신체 밖의 구동력에 의존하거나 한다. 작업치료사는 환자가 의지를 사용할 수 있게 되기 위한 훈련에 관여한다.

적응기기는 근골격적인 능력과 환경이나 과제의 요청 사이의 가교역할을 한다. 어떤 기기는 기존의 도구의 수정(도구를 쥐기 쉽게 하거나 조작하기 쉽게 하는)과 같이 매우 단순한 것이다. 또한 생체역학적인 능력에 제한을 가진 사람이 용이하게 움직여 돌아다닐 수 있게 되기 위해 환경의 변경에 관여하는(즉, 경사나 난간을 설치하는 등) 것도 있다. 전동 휠체어, 특별한 의사소통 장치, 환경의 조절, 워크스테이션의 변경 등과 같은 더욱 정교한 기기도 있다.

상자 글 7.1 의지의 사용을 통해서 기능 상태를 개선하다

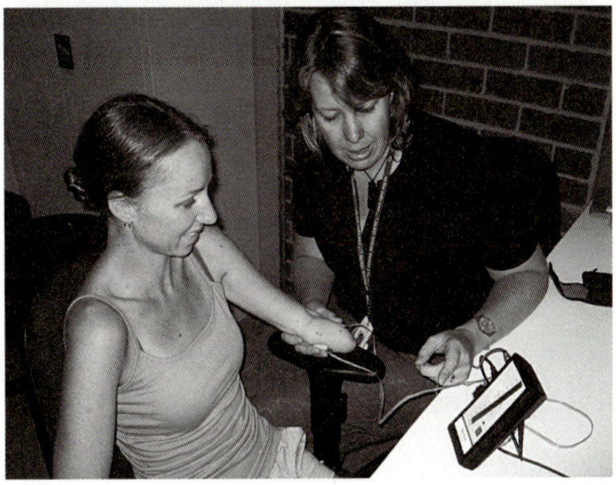

이 사진에서 Karen Roberts는 환자에게 근전의수(myoelectric prosthesis)의 사용을 준비하고 있다.

Jacqueline은 10세대 때에 절단수술을 받고 매우 단기간 동안만 의수를 착용하였다. 지난 15년 동안 Jacqueline은 그녀가 일상의 작업을 완료할 때에 통증으로서 나타나는 등(back)과 오른팔에서 과다사용 문제가 생겼다. 그녀는 의수가 자세를 개선시키고 불쾌감을 감소시켜 양손으로 하는 약간의 활동을 할 수 있게 되기를 희망하고 있다. Jacqueline이 이 유형의 의수를 조작하기 위해서는 의수를 벌리거나 닫거나 하는 것을 가능케 하는 자기의 충분한 근력을 필요로 한다. 그녀는 또한 하루 종일 의수를 사용할 수 있도록 근육의 지구력을 높일 필요도 있다. 근전훈련(myoelectric training) 프로그램에서는 근육의 수축력을 측정하는 바이오피드백 기기를 사용한다. Karen은 Jacqueline의 적절한 수축의 지속시간을 측정함으로써 지구력을 측정할 수 있다. Jacqueline은 가정에서의 운동 프로그램을 통해서 근력 향상에 노력하고 이윽고 일상의 작업을 실행하기 위해 훈련용 의수를 사용할 것이다.

작업치료사는 환자와 협동하여 작업과제에 사용하기 위해 가장 적합한 장치나 절차의 수정을 확인한다. 작업치료사는 또한 보상적인 장치나 절차를 어떻게 사용할 수 있는가를 가르치고 실행한다. 이것에는 작업과제를 달성해야 할 기존의 능력을 최선으로 사용할 수 있게 하기 위해 과제와 시기를 어떻게 체계화하는가를 가르치는 것도 포함된다.

작업치료는 사람들이 적응기기의 절차를 시험하기 위해 사용하는 일이 많다. 또한 작업치료사는 가정, 학교, 직장에서 서비스를 제공하는 일이 많아짐에 따라, 그 과제가 보통으로 시행되는 곳에서 더 특화한 형태로 일할 수 있다. 작업치료사는 (경제적으로 가능하다면) 가옥의 변경을 계획하거나 특별한 교통수단이나 지역사회의 시설을 이용하거나 할 때의 지원도 한다.

워크 하드닝
Work Hardening

워크 하드닝은 일(보통은 특정의 직무)에 복귀하는 것을 지향한 치료에 대한 개별화한(개인의 요구에 맞춘) 생체역학적인 접근법이다.

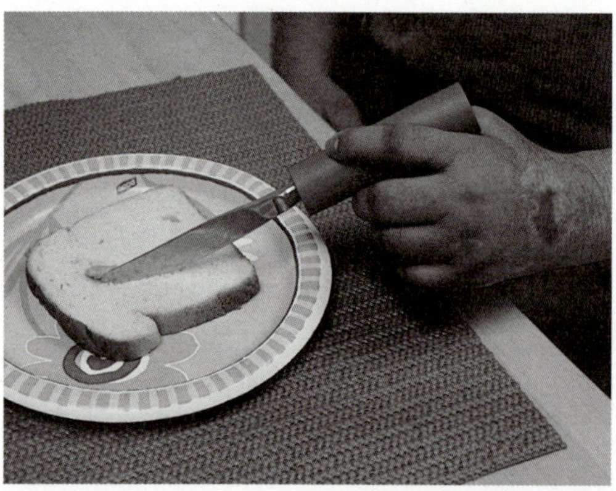

손에 부상을 당한 환자가 조립된 핸들을 사용하여 빵 위에 땅콩버터를 바르고 있다.

워크 하드닝에서 사용되는 주된 방법의 하나에는 **신체의 재조정**(physical reconditioning)이 있는데 이는 특정한 일의 과제를 수행하는 능력을 개선하기 위한 연습과 함께 모의적인 일 또는 실제의 일의 활동을 사용하는 것이다.

워크 하드닝 프로그램은 운동이나 에어로빅스의 조정기구, 일의 능력의 평가 장치(일의 과제에 요구되는 운동의 시뮬레이션을 하는 것), 실제의 직무의 시뮬레이션을 하는 일의 샘플과 워크스테이션, 그리고 특정한 일의 요구를 재현하는 개별화된 시뮬레이션 등을 포함하는 다양한 기구를 이용한다(Basmajian & Wolf, 1990; Riccio, Nelson, Bush, 1990).

연구와 증거
Research and Evidence Base

생체역학 모델에 관한 연구는 많으며 계속 발전하고 있다. 학제적 연구자는 근육의 생리, 운동의 효과, 운동에서의 근육과 근육군의 역동적인 역할, 다양한 환자집단에 대한 운동이나 운동에 기초하는 중재 등을 연구하고 있다(Basmajian & Wolf, 1990; Lippert, 2006). 이 일련의 지식의 발전은 작업치료에서의 생체역학 모델의 이용에 영향을 미치고 있다.

생체역학 모델에 관한 작업치료의 연구는 주로 운동과 작업의 가교역할이나 이 모델의 실행의 자원과 연관성이 있다. 하나의 연구영역으로서 근골격계의 기능과 작업의 성공과의 관계를 열거할 수 있다. 이러한 연구의 예는 손상을 가진 근로자가 일에 복귀하는 것을 예측하기 위해 신체적 능력을 측정하는 능력(Kircher, 1984), 근육디스트로피 환자가 특정의 작업과제에 참여할 가능성(Schkade, Feilbelman, Cook, 1987), 셀프케어 능력과 손목관절의 근육긴장과의 관계(Spaulding, Strachota, McPherson, Kuphal, Ramponi, 1989), 그리고 손의 외상 후의 기능과 일의 수행에 대한 악력의 관계(Wahi Michener, et al, 2001) 등을 검토한 것이다.

이 밖에, 상이한 과제조건에서 사용되는 실제의 근육활동과 운동학적 패턴을 검토하는 연구도 있다(Baker, Cham, Cidboy, Cook, Redfern, 2007; Follows, 1987; Ma & Trombly, 2004; Mathiowetz, 1991; MaCrain & Hague, 1987; Trombly & Cole, 1979; Trombly & Quintana, 1983; Wu, Trombly, Lin, 1994). 이러한 연구는 운동이 어떻게 만들어지고 작업수행에서 어떻게 사용되는가를 명백히 하는 것을 돕고 있다.

생체역학 모델을 작업치료 실행의 특유한 모델로 하는 것은 생체역학적인 원리가 작업수행을 이해하고 강화하기 위해 응용되는 방법이며, 관절가동범위, 근력, 지구력의 변화에 영향을 미치기 위해 작업을 사용하는 것이다.

연구는 이 모델에서 사용되는 평가를 검토하거나 개발하거나 하기 위해 필요하다(Broniecki, May, Russel, 2002; King & Finet, 2004). 또한, 생체역학에 기초하는 중재의 결과가 미치는 영향을 조사하거나 성과를 검토한 연구도 있다(Driver, 2006; Lieber, Rudy, Boston, 2000; Schinn, Romaine, Casimano, Jacobs, 2002).

생체역학 모델의 최종 영역의 하나에 활동의 목적이나 의미가 운동능력의 대응, 노력, 피로, 개선 등의 작업치료에 어떠한 영향을 미치는가를 검토한 연구가 포함된다. 이러한 연구 안에 통상의 관절가동범위훈련에 대한 춤(dance)의 프로그램의 이점을 나타낸 것이 있다(Van Deusen & Marlowe, 1987a, 1987b). 어떤 고령 여성에 대한 연구는 운동의 빈도나 지속시간을 끌어낸다는 점에서 기계적인 운동보다도 운동에 이미지를 부가하는 것이 효과적이라는 결론을 지지하고 있다(Riccio, et al, 1990). 여성에 대한 연구는 같은 노력을 하였을 때에 목적이 있는 과제 쪽이 목적이 없는 과제보다도 노력에 대한 자각(perception)이 적다는 것을 보여주었다(Kircher, 1984). 이들의 연구에 기초하여 Nelson과 Peterson(1989)은 운동에 목적을 부가한 활동은 환자의 목표지향성을 높이는 것에 의해서도, 또한 환자의 주의와 운동계획을 유도하는 환경적 지원을 제공하는 것에 의해서도 훈련의 질을 높일 것이라고 논하고 있다.

논고
Discussion

생체역학적인 지식의 이용은 작업치료에 특유한 것은 아니다. 예를 들면, 물리치료도 생체역학을 응용하고 있다. 생체역학 모델을 작업치료 실행의 특유한 모델로 하는 것은 생체역학적인 원리가 작업수행을 이해하고 강화하기 위해 응용되는 방법이며, 관절가동범위, 근력, 지구력의 변화에 영향을 미치기 위해 작업을 사용하는 것이다. 중재의 기능적 성과를 강조하는 것(예를 들면, 그 사람이 일에 복귀하는가, 자택에서의 생활에 머무르는가)은 환자의 현실적인 요구를 이루어 주는 작업의 이용을 촉구하고 있다.

생체역학 모델이 작업치료에서 가장 폭넓게 사용되고 있는 모델이라는 것을 보여주는 증거가 있다(National Board for Certification in Occupational Therapy, 2004). 작업치료의 환자에 있어서 운동 문제의 중심이라는 것과, 작업치료 실행에서 이 접근법의 오랜 역사를 생각한다면 이 모델이 작업치료의 과학과 실행에서 반드시 계속해서 필요할 것이라는 것에는 의문의 여지가 없다.

상자 글 7.2

생체역학 모델의 사례: Bonnie

Bonnie는 56세의 여성 수학자이고 오른손잡이이며 물이 들어간 컵을 들고 있을 때 발이 걸려 넘어져 잘 쓰는 쪽 손에 부상을 입었다. 유리는 산산조각이 나고 오른손 손바닥을 베어 엄지손가락과 집게손가락의 신경과 힘줄도 몇 가닥이 절단되었다. Bonnie는 손상된 부분 모두에 외과적 수복처리를 받았다. 수술 후, 손의 외과의사는 그녀에게 작업치료를 처방하였다. 담당 작업치료사가 된 Mike Littleton은 질병이나 손상에 의해서 기능적 운동에 제한을 가진 환자를 대상으로 하고 있다. Mike는 Bonnie의 손의 운동제한에 대처하기 위해 생체역학 모델을 사용하였다.

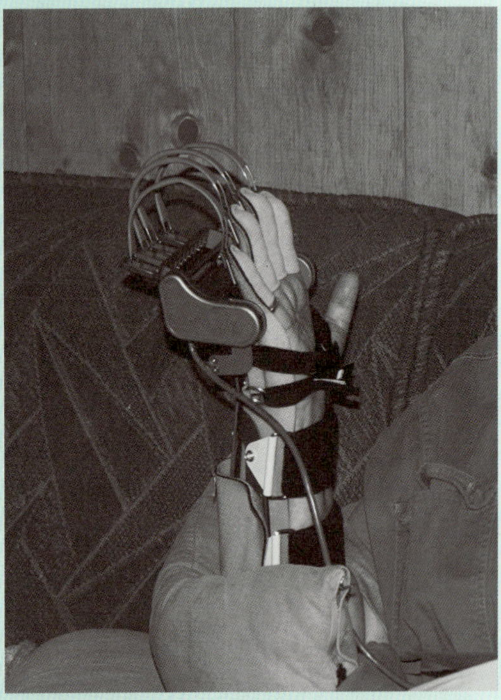

연속 수동운동(CPM)기기를 장착한 Bonnie의 손

Bonnie는 수술 10일 후에 첫 번째 평가를 위해 작업치료를 해왔다. 그녀에 대한 Mike의 최초의 접근법은 예방적인 것이었다. 그는 그녀의 손을 보호하면서 이 상처의 치유를 촉진하기 위해 부목을 장착하였다. 약 2주 후에 그녀의 손바닥에 두꺼운 흉터 조직이 생겨, 오른손을 능동적으로 오므리는 것(주먹을 만들다)만은 할 수 있게 되었으나 아직 물건을 쥘 수는 없었다. Mike는 일련의 정적 부목(static splints)을 연속적으로 사용하여 흉터조직의 스트레칭을 하였다(새로운 부목은 각각 조직을 조금씩 스트레칭을 하였다). 일련의 부목은 딱딱해진 조직을 개선하여 펴기 위해 낮은 부하를 오래 가하여 스트레칭을 하는(low load prolonged stretch; LLPS) 개념의 응용이다. 부목은 최대의 신장 점(stretch point) 가까이에 제작하여 사용되고, 그리고 환자가

상자 글 7.2 (계속)

움직임을 획득함에 따라 부목은 움직임의 새로운 종료 점(end point)에서 재제작하여 사용되었다. 그는 또한 흉터조직을 부드럽게 하여 신장하기 위해 초음파와 연부조직의 마사지를 포함하는 물리적 요법(physical agent modalities)을 이용하였다. 작업치료 이외에는 손에 장착하여 가동범위를 확대하는 것을 돕는 연속 수동운동(continuous passive motion, CPM)기기를 사용하였다.

수술 6주 후, Mike는 Bonnie에게 작업치료에서 기능적 활동을 시도하였다. Mike는 그녀가 엄지손가락과 집게손가락 근육의 위축과 감각상실에 의해서 미세운동에 문제가 있다고 기록하였다. Bonnie는 칠판에 초크(chalk)로 방정식을 쓰는 등의 업무상의 활동은 곤란하였다. 그녀가 손을 사용하는 데에 있어서의 문제는 대부분이 매우 한정된 손가락의 가동범위에서부터 초래되었다. 따라서 Mike는 가동범위를 제한하고 있는 힘줄과 주위의 흉터조직을 신장하는 것을 포함하는 치료계획을 세워서 실행하였다.

Mike는 또한 더 견고하게 쥐는 것을 실현하는 굵은 초크나 초크 홀더의 이용을 권장하였다. 이것에 의해서 칠판에 잘 쓸 수 있게 되었다. 수술 8주 후, Mike는 악력계를 사용하여 Bonnie의 악력(grip strength)과 손가락의 옆면으로 집는 힘(lateral pinch strength)을 측정하였다. 악력은 환부 쪽인 오른손의 평방인치(square inch)당의 중량(PSI)은 9파운드, 비환부 쪽인 왼손은 46파운드이었다. 손가락의 옆면으로 집는 힘은 오른쪽이 4파운드, 왼쪽이 15파운드이었다. 오른손의 측정치는 Bonnie의 연령인 여성의 평균치 이하이고 오른손의 근력이 상당히 뒤떨어진다는 객관적인 근거를 제시하였다. 그래서 Mike의 다음 단계는 Bonnie가 쥐기와 엄지손가락과 집게손가락에 의한 옆면으로 집는 힘에 초점을 맞추면서 강화된 그녀의 손으로 하는 활동을 제공하는 것이었다. 근력과 가동범위를 높이는 목표에 더해서 Mike와 Bonnie는 칠판에 쓰기, 컴퓨터의 사용, 및 전반적인 미세운동을 개선한다는 목표를 설정하였다.

수술 후 14주에서 Bonnie의 손가락은 두 사람이 설정한 목표를 설정하는 데에 충분한 능동 가동범위를 갖게 되었다. 능동 가동범위는 모든 손가락에서 개선되었다. 6개월 후에는 Bonnie의 오른손의 모든 손가락관절의 가동범위는 정상범위 내로 되고 악력과 집는 힘(pinch strength)은 기능적으로 되었다. 오른손의 악력은 40파운드로 개선되고 오른손의 손가락 옆면으로 집기는 10파운드로 개선되었다. Bonnie는 일 · 일상생활활동 · 수단적 일상생활활동에 어려움이 없어졌다.

이 사례가 보여주는 것처럼 Mike는 예방과 회복이라는 두 가지 중재방법을 사용하였다. 최초에는 수술 후의 손상의 위험성 때문에 예방에 초점을 맞추었다. 후에, Bonnie의 작업을 방해하고 있었던 가동범위와 근력의 문제에 대처하였다. 그래서 그녀의 생체역학적인 능력의 대부분이 회복되었기 때문에 보상전략은 필요가 없어졌다.

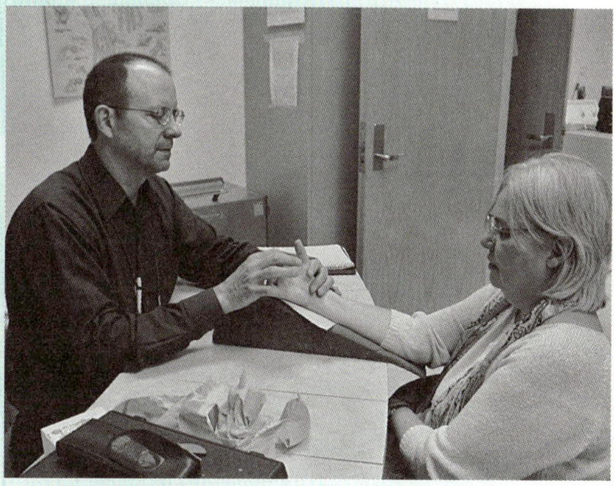

Bonnie의 손상된 손의 스트레칭을 하는 Mike (왼쪽)

표 7.1 모델의 용어

용어	정의
능동가동범위 Active range of motion	스스로 할 수 있는 관절운동의 정도
생체역학적 활동분석 Biomechanical activity analysis	어떤 활동을 위해 필요한 지구력, 가동범위, 그리고 근력에 대한 검사
신체역학 Body mechanics	작업수행 중의 신체의 위치와 운동
보상적 치료 Compensatory treatment	잔존하는 제한에 대처하기 위한 적응에 수반되는 치료
탄력성 Elasticity	원래의 형태와 크기로 신장하거나 되돌아오는 결합조직의 능력
지구력 Endurance	특정의 과제를 시행하기 위해 필요한 시간경과에 따른 노력을 유지하는 능력
기능적 운동 Functional motion	일상작업에 필요로 하는 운동
관절가동범위 Joint range of motion	관절운동의 잠재능력
운동학 Kinematics	신체의 운동의 방향, 속도 및 가속도의 측면에서 신체가 어떻게 움직이는가를 연구하는 학문
도수근력검사 Manual Muscle testing	도수 저항에 대항해서 환자가 움직임을 만들어낼 것을 요구하는 것에 의해서 개개의 근력을 검사하는 것
보장구 Orthosis(pl, orthoses)	관절의 비정상 배열을 교정하거나 상실된 기능을 대체하기 위해 사용하는 기구
수동가동범위 Passive range of motion	관절이 그 사람 이외의 다른 사람에 의해서 움직여진 경우의 움직임의 정도
신체의 재조정 Physical reconditioning	신체가 적정상태로 되돌아가는 과정
의지 Prothesis(pl, protheses)	절단된 신체부분을 대체하는 기기
근력 Strength	자세의 조절을 유지하고 신체 각 부분을 움직이기 위해 긴장을 만들어내는 근육의 능력
힘줄 Tendon	근육을 뼈에 연결하고 있는 결합조직
워크 하드닝 Work hardening	일에 맞춰서 재조정하기 위해 일의 상황에 대한 신체적 필요요건의 시뮬레이션을 함으로써 생체역학적 원리를 적용하는 프로그램

요약: 생체역학 모델(The Biomechanical Model)

초점(Focus)

- 일상의 작업수행에서 기능적 운동의 근저에 있는 근골격적 능력
- 작업수행을 위한 운동을 완수하기 위해 신체가 어떻게 만들어지고 어떻게 사용되는가.
- 자유로이 움직이는 것에 제한을 가진 사람에게 적절한 근력과 지속적인 방식을 사용하여 적용된다.

이론(Theory)

- 인체가 움직일 때에 인체에 작용하는 동작과 힘의 성질에 관한 운동역학이나 운동학의 원리
- 근골격계의 해부학
- 뼈, 결합조직, 근육, 심폐기능의 생리학
- 다음의 것에 기초하는 기능적 운동을 위한 능력
  - 관절 운동의 잠재능력(관절가동범위)
  - 근력(자세의 조절을 유지하고 신체부위를 움직이기 위해 긴장을 만들어내는 근육의 능력)
  - 지구력[특정의 과제를 시행하기 위해 요구되는 시간경과에 따른 노력(즉, 강도 또는 속도)을 유지하는 능력]
- 관절가동범위는 관절의 구조와 기능, 주변 조직 · 근육 · 피부의 상태에 좌우된다.
- 근육은 하나 또는 그 이상의 관절을 덮고 관절의 구조에 의해서 움직임을 조절하거나 끌어내는 힘을 행사할 수 있다.
- 수행(performance)은 과제에 요구되는 안정성과 운동을 만들어내는 많은 관절을 덮는 근육의 동시적 작용(simultaneous action)에 좌우된다.
- 근육활동을 유지하는 능력(즉, 지구력)은 실행하는 일과 심폐로부터의 산소와 에너지의 공급과의 관계에서의 근육의 생리적 기능이다.
- 작업수행을 하는 동안에 만들어지는 운동은 근골격계의 구조와 같은 정도의 수행의 동적인 상황의 기능이다.
- 운동능력(즉, 근력, 가동범위, 지구력)은 작업수행에 영향을 미침과 동시에 그것에 의해서 영향을 받는다.

문제와 도전(Problems and Challenges)

- 문제는 관절가동범위, 근력, 지구력의 제한이 일상의 작업을 방해할 때에 일어난다.
- 관절가동범위는 관절의 손상, 부종, 통증, 강피(skin tightness), 근육의 경직(spasticity)(구축을 초래하는 과도한 근육긴장), 또는 근육이나 힘줄의 단축(고정에 의한)에 의해서 제한되는 일이 있다.
- 근력의 저하는 다음의 결과로서 일어난다.
  - 폐용(disuse)
  - 근육생리에 영향을 미치는 질병(예를 들면, 근육위축)
  - 하위 운동신경세포(예를 들면, 폴리오), 척수 또는 신경지배의 단절을 초래하는 말초신경 등의 질병과 외상
- 지구력은 다음의 것에 의해서 저하한다.
  - 활동의 장기적인 제한 또는 구속
  - 심장혈관계나 호흡기계의 질환
  - 근육질환

- 감각소실과 운동의 저하는 함께 일어나는 것이 일반적이다. 왜냐하면 촉각 또는 접촉은 흔히 근육에 영향을 주는 것과 마찬가지의 질병이나 외상의 영향을 받기 때문이다.
- 통증은 근골격계에 영향을 주는 질병이나 외상과 관련하여 만성적 또는 주기적으로 존재하는 경우가 있다.

생체역학적 중재(Biomechanical Intervention)

- 중재는 운동과 작업수행의 교차지점에 초점을 맞추고 다음의 세 가지 접근법으로 분류할 수 있다.
  - 구축(contracture)의 예방과 잔존 운동능력이 유지
  - 저하한 운동능력의 개선에 의한 회복
  - 제한된 운농의 보상(재활 접근법이라 불리는 경우도 있다).
- 중재는 잔존하는 운동능력과 통상의 작업과제의 기능적 요구와의 격차를 최소한으로 하는 것이 목적이다.

실행의 자원(Practice Resources)

- 가동범위는 보통, 축 운동의 정도를 측정하는 각도계로 측정된다.
- 근력은 보통, 작업치료사가(혼자서, 또는 도구를 사용해서) 표준화된 상황 하에서 어떤 사람의 저항이나 운동을 만들어내는 능력을 검사하는 도수근력검사에 의해서 측정된다.
- 지구력은 보통, 피로가 일어나기까지의 반복시간이나 반복횟수를 결정함으로써 측정된다.
- 중재의 방법은 목표로 한 가동범위, 근력, 지구력의 제한만이 아니라 그 근저에 있는 원인에 대해서도 대처하지만, 후자는 무엇이 가장 적합한 중재인가를 결정할지도 모른다.
- 근력은 다음의 것을 통해서 근육의 부하를 증가시킴으로써 발달한다.
  - 운동에 의한 저항량
  - 필요한 저항의 지속
  - 훈련시간의 비율(운동속도)
  - 훈련의 빈도
- 작업
  - 근골격계의 기능 상태를 유지하기 위해 자연히 동기부여가 되는 상황을 제공한다.
  - 주의함으로써 더 큰 노력을 촉구하고 피로를 감소하며, 운동의 통증이나 공포로부터 주의를 다른 데로 돌린다.
  - 일상생활에서의 운동에 일반적으로 요구되는 것을 거의 정확히 재현하는 조정을 시행한다.
- 목적이 운동에 대한 조직적인 영향을 주는 것처럼 생각된다는 것 때문에 과제의 기능적 목적에 대한 주의가 필요하다.
- 활동은 다음의 목적을 위해 수정되는 경우가 있다.
  - 과제의 요구 감소나 변경과 근골격계의 문제의 예방
  - 항구적으로 저하한 근골격적 능력에 대한 대응
  - 근골격적 능력을 높이는 과제 요구의 강화
- 어떤 활동을 수정하는 방법에는 다음의 것이 포함된다.
  - 과제의 위치결정
  - 활동 중에 수행하는 운동을 돕거나 저항을 만드는 추(weight)나 기타의 장치를 추가하는 것
  - 부담을 감소시키거나 증가시키는 도구의

수정
- 사용하는 재료나 대상물의 크기의 변경
- 과제를 완수하는 방법의 변경

◆ 수정된 활동을 사용할 때, 환자가 어떠한 의미와 연관성을 가진 작업수행에 관여하는 것은 중요하다.

◆ 일상생활 · 여가 · 일의 과제를 보통의 방법으로 수행하기 위한 생체역학적 능력을 갖지 않을 때는 특별한 기기나 절차의 수정에 의해서 보상된다(즉, 어떤 사람의 능력과 과제 요구와의 격차를 근접시킨다).

◆ 구축을 예방하거나 교정하기 위해서, 또한 기능을 강화하기 위해서 관절을 지지하고 고정하고 위치결정을 하기 위해 사용되는 장구 사용의 처방, 설계, 제작, 확인조사(checkout)와 훈련

◆ 현재의 (워크 하드닝과 같은) 접근법은 환자에게 그 사람의 작업이 필요로 하는 과제를 수행시키는 것에 의해서 강화하는 것을 강조한다.

참 고 문 헌

American Occupational Therapy Association. (2003). Physical agent modalities: A position paper. *American Journal of Occupational Therapy, 57,* 650–651.

Baker, N.A., Cham, R., Cidboy, E.H., Cook, J., & Redfern, M.S. (2007). Kinematics of the fingers and hands during computer keyboard use. *Clinical Biomechanics, 22,* 34–43.

Basmajian, J.V., & Wolf, S.L. (1990). *Therapeutic exercise* (5th ed.). Baltimore: Williams & Wilkins.

Broniecki, M., May, E., & Russel, M. (2002). Wrist strength measurement: A review of the reliability of manual muscle testing and hand-held dynamometry. *Critical Reviews in Physical and Rehabilitation Medicine, 14*(1), 41–52.

Driver, D.F. (2006). Occupational and physical therapy for work-related upper extremity disorders: How we can influence outcomes. *Clinical and Occupational and Environmental Medicine, 5*(2), 471–482

Flinn, N.A., Trombly Latham, C.A., & Robinson Podolski, C.R. (2008). Assessing abilities and capacities: Range of motion, strength, and endurance. In M.V. Radomski & C.A. Trombly Latham (Eds.), *Occupational therapy for physical dysfunction* (6th ed., pp. 92–185). Philadelphia: Lippincott Williams & Wilkins.

Follows, A. (1987). Electromyographical analysis of the extrinsic muscles of the long finger during pinch activities. *Occupational Therapy Journal of Research, 7,* 163–180.

Hall, S.J. (2003) *Basic biomechanics* (4th ed.). New York: McGraw Hill.

King, P.M., & Finet, M. (2004). Determining the accuracy of the psychophysical approch to grip force measurement. *Journal of Hand Therapy, 17,* 412–416.

Kircher, M.A. (1984). Motivation as a factor of perceived exertion in purposeful versus nonpurposeful activity. *American Journal of Occupational Therapy, 38,* 165–170.

Lieber, S., Rudy, T., & Boston, J.R. (2000). Effects of body mechanics training on performance of repetitive lifting. *American Journal of Occupational Therapy, 54,* 166–175.

Lippert, L.S. *Clinical kinesiology and anatomy* (4th ed.). Philadelphia: F.A. Davis.

Ma, H., & Trombly, C. (2004). Effects of task complexity on reaction time movement kinematics in elderly people. *American Journal of Occupational Therapy, 58*(2), 697–687.

Mathiowetz, V.G. (1991). *Informational support and functional motor performance.* Unpublished doctoral dissertation, University of Minnesota, Minneapolis.

McGrain, P., & Hague, M.A. (1987). An electromyographic study of the middle deltoid and middle trapezius muscles during warping. *Occupational Therapy Journal of Research, 7,* 225–233.

National Board for Certification in Occupational Therapy, Inc. (2004). A practice analysis study c entry-level occupational therapist registered and certified occupational therapy assistant practice. *Occupational Therapy Journal of Research: Occupation, Participation and Health, 24,* S1–S31

Nelson, D.L., & Peterson, C.Q. (1989). Enhancing therapeutic exercise through purposeful activity: A theoretical analysis. *Topics in Geriatric Rehabilitation, 4,* 12.

Ogden-Niemeyer, L., & Land Jacobs, K. (1989). *Worl hardening: State of the art.* Thorofare, NJ: Slack.

Pendleton, H.M., & Schultz-Krohn, W. (Eds.). (2006). *Pedretti's occupational therapy practice skills for physical dysfunction* (6th ed.). St. Louis: C.V. Mosby.

Radomski, M.V., & Trombly Latham, C.A. (Eds.). (2008). *Occupation therapy for physical dysfunc tion* (6th ed.). Philadelphia: Lippincott Williams & Wilkins.

Riccio, C.M., Nelson, D.L., & Bush, M.A. (1990). Adding purpose to the repetitive exercise of elderly women. *American Journal of Occupational Therapy, 44,* 714–719.

Schinn, J., Romaine, K., Casimano, T., & Jacobs, K (2002). The effectiveness of ergonomic intervention in the classroom. *Work, 18,* 67–73.

Schkade, J.K., Feilbelman, A., & Cook, J.D. (1987) Occupational potential in a population with Duchenne muscular dystrophy. *Occupational Therapy Journal of Research, 7,* 289–300.

Spaulding, S.J., Strachota, E., McPherson, J.J., Kuphal, M., & Ramponi, M. (1989). Wrist muscle tone and self-care skill in persons with hemiparesis. *American Journal of Occupational Therapy, 43,* 11–24.

Trombly, C.A. (1995). Occupation: Purposefulness and meaningfulness as therapeutic mechanisms. *American Journal of Occupational Therapy, 49,* 960–972.

Trombly, C.A., & Cole, J.M. (1979). Electromyographic study of four hand muscles during selected activities. *American Journal of Occupational Therapy, 33,* 440–449.

Trombly, C.A., & Quintana, L.E. (1983). Activity analysis: Electromyographic and electrogoniometric verification. *Occupational Therapy Journal of Research, 3,* 104–120.

Trombly, C.A., & Radomski, M.V. (Eds.). (2002). *Occupation therapy for physical dysfunction* (5th ed.). Philadelphia: Lippincott Williams & Wilkins.

Van Deusen, J., & Marlowe, D. (1987a). A comparison of the ROM dance, home exercise/rest program with traditional routines. *Occupational Therapy Journal of Research, 7,* 349–361.

Van Deusen, J., & Marlowe, D. (1987b). The efficacy of the ROM dance program for adults with rheumatoid arthritis. *American Journal of Occupational Therapy, 41,* 90–95.

Wahi Michener, S.K., Olson, A.L., Humphrey, B.A., Reid, J.E., Stepp, D.R., Sutton, A.M., & Moyers, P.A. (2001). Relationship among grip strength, functional outcomes, and work performance following hand trauma. *Work, 16,* 209–217.

Wu, C-Y., Trombly, C.A., & Lin, K-C. (1994). The relationship between occupational form and occupational performance: A kinematic perspective. *American Journal of Occupational Therapy, 48,* 679–687.

CHAPTER 8

인지모델

(The Cognitive Model)

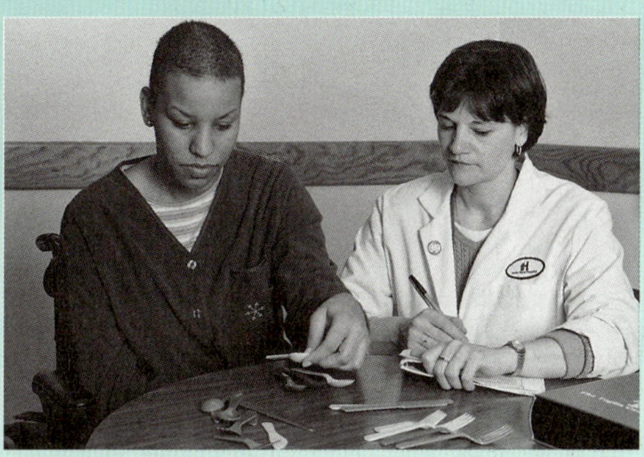

뇌손상으로부터 회복되고 있는 환자가 작업치료사와 함께 앉아 있다. 그녀는 나이프, 포크, 스푼을 분류하는 과제를 시행하고 있다. 그 후, 그녀는 가게에 전화를 걸어 어떤 정보를 얻는다는 과제로 옮기게 될 것이다. 작업치료사는 환자가 이들의 과제에 어떻게 대처하고 어떠한 잘못을 하는가, 그 과제의 어떠한 점이 어렵고 그 이유는 무엇인가와 같은 사항을 관찰함으로써 환자의 인지과정과 그 문제에 관한 실상을 끌어내게 될 것이다. 이와 같이 환자의 과제수행에서의 인지의 장점과 약점을 이해하는 것은 시행하는 과제의 변경, 환자에게 한계를 극복하거나 보상하거나 하는 방법을 가르치는 것, 인지상의 수행을 강화하기 위한 환경의 변경 등의 중재를 계획하기 위해 사용된다.

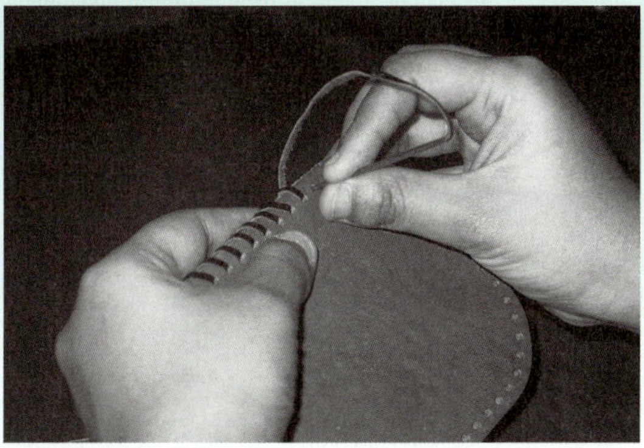

정신장애를 가진 환자가 작업치료사의 지시에 따라서 미리 구멍을 뚫어놓은 작은 가죽조각을 휘감치는 작업을 하고 있다. 작업치료사는 이 과제에서의 환자의 수행에 기초하여 그 환자의 인지장애의 정도에 대해서 예비적인 결론을 끌어내게 된다. 작업치료사는 이 평가에 다른 평가도 더하여 환자의 인지기능 수준을 확인하고 퇴원 후에 환자가 가장 잘 기능을 할 수 있는 환경을 조언하게 된다.

위에서 열거한 것은 인지에 관한 문제에 대처하기 위해 작업치료사가 개발한 접근법의 두 가지 사례이다. 각각 인지와 인지의 문제를 설명하기 위해 많은 학문분야에 걸치는 개념을 사용하고 있다. 모든 접근법에서 공통적으로 중요시되고 있는 것은 인지와 인지의 문제가 과제 수행과 참여에 미치는 영향에 대한 것이다. 각각의 접근법에는 독특한 개념, 용어, 자원이 있지만 관심의 대상, 개념, 평가, 중재전략에는 상당한 중복이 있다.

이 단원에서는 몇 가지 특유의 접근법을 인정하고 있지만 흔하고 일반적인 핵심적 개념과 전략을 강조하고 있다. 이리하여, 이 단원은 이들 여러 접근법에 걸쳐서 내재하는 인지모델을 논의하고 인지와 인지문제가 어떻게 이해되고 작업치료에서는 인지의 문제를 어떻게 평가하고 대처하는지를 묘사한다. 표 8.1에 이 단원에서 종합적으로 다루는 작업치료의 주된 인지적 대처에 대한 개요를 나타내었다.

이들의 정의를 종합하면 인지란 물리적 · 사회적 세계를 이해하고 소통하기 위하여, 매일의 활동을 시행하기 위하여, 그리고 인간의 작업적 생활의 과정을 계획하고 실현하기 위하여 정보를 확인하고 선택하고 해석하고 저장하고 사용하는 과정이라 할 수 있다.

이론
Theory

작업치료에서 사용되는 인지의 개념과 이와 관련되는 중재는 신경과학, 신경심리학, 심리학(특히 정보처리를 중점으로 하는 학습이론)의 연구에 기초하고 있다(Abreu, 1981; Katz, 2005; Levy, 2005a). 여기서는 인지와 인지의 문제를 이해하기 위해 사용되는 개념의 특징을 언급한다. 동시에, 이들은 인지에 관한 다음의 여섯 가지의 중요한 테마를 구성하고 있다.

- 인지의 정의
- 인지의 구성내용
- 인지와 운동 시스템의 연결
- 사회적 상황이 인지에 미치는 영향
- 인지의 정보처리 기능
- 인지의 역동적인 특성

이들의 정의를 종합하면 인지는 물리적 · 사회적 세계의 의미를 이해하고 이들의 세계와 서로 영향을 주기 위해서, 또한 매일의 활동을 시행하기 위해서, 더욱이 작업적 생활의 진행을 계획하고 결정하기 위해서, 정보를 확인하고 선택하며 해석하고 저장하고 사용하는 과정이다.

인지의 정의
The Definition of Cognition

문헌에는 몇 가지의 인지에 대한 정의가 나와 있다. 매우 넓은 정의에서는 인지가 일상생활의 복잡성을 경험하고 참여하는 과정이라는 것을 강조한다(Lazzarini, 2005). 더 구체적인 정의에서는 "감각입력이 변환되고 환원되고 정교해지고, 저장되고 기록되고 사용되는 과정"이라 하고 있다(Levy & Burns, 2005). 또한 "인지란 이전의 경험에 새로운 정보를 받아들이고, 조직화하고, 동화하고, 통합하는 능력이며 목표달성을 위해 행동을 계획하고 구조화하는 이전에 획득한 정보를 사용함으로써 환경의 요구에 적응하는 능력이다"라고 단정한 정의도 있다(Toglia, 2005). 이들의 정의를 종합하면 **인지**란 물리적 · 사회적 세계를 이해하고 소통하기 위하여, 매일의 활동을 시행하기 위하여, 그리고 인간의 작업적 생활의 과정을 계획하고 실현하기 위하여 정보를 확인하고 선택하고 해석하고 저장하고 사용하는 과정이라 할 수 있다.

인지의 구성요소

The Composition of Cognition

인지는 특이한 과정도 직선모양의 과정도 아니다. 오히려 그것은 "상이한 구성요소의 복잡한 혼합물"이다(Levy & Burns, 2005, p.322). 인지는 서로 작용하는 많은 구성요소나 과정의 복합물이라고 널리 인식되어 있지만, 이들의 구성요소 또는 과정에 대한 명확한 체계화나 분류는 하나도 없다.

가장 널리 받아들여져 있는 견해에서는 인지는 다음의 것으로 구성된다고 하고 있다.

- 높은 수준의 과정(메타 인지, 메타 인지과정이라고도 불린다.)
- 특정 또는 기본적 인지기능(Katz & Hartman-Maeir, 2005; Unsworth, 1999)

높은 수준의 인지과정

Higher-Level Cognitive Processes

높은 수준의(메타 인지) 인지과정에는 의식과 실행기능이 포함된다(Katz & Hartman-Maeir, 2005). 의식은 비교적 객관적인 용어이고 자기 자신을 지각하는 능력을 말한다. 의식은 실행에 앞서서 존재하는 그 사람의 능력의 의식과 과제에서의 자기 모니터링이나 자기조정을 포함하는 진행 중인 의식의 양자로 구성된다(Toglia, 2005). 실행기능은 의도성, 합목적성, 복잡한 의사결정과 연관성이 있고 확인하는 것, 시작하는 것, 목표를 추구하는 것, 전략을 계획하거나 행위를 단계부여 · 순서부여를 하는 것, 문제를 해결하는 것, 개선을 모니터하는 것, 자기의 행동을 상황에 적합을 시키는 것을 포함한다(Katz & Hartman-Maeir 2005; Levy & Burns, 2005).

인지의 특정한 또는 기본적 기능

Specific or Basic Cognitive Functions

널리 일반적으로 받아들여진 인지의 기본적 능력의 분류는 없다. 전통적으로는 인지능력은 다음과 같은 인지과정의 개개의 측면이라는 것이 확인되어 있다.

- 주의
- 집중
- 기억
- 공간에 관한 지각
- 시야의 시각적 주의와 시각적 주사(scanning)
- 사고(범주화, 순서부여)(Katz & Hartman-Maeir, 2005; Quintana, 1995; Zoltan, Seiv, Freishtat, 1986).

Levy와 Burns(2005)는 기능적 능력으로서 다음과 같은 특정 인지능력에 중점을 두는 방법을 제안하고 있다.

표 8.1 작업치료의 인지적 접근법의 특징

접근법과 저자 [대상으로 하는 모집단]	학제적 개념	인지에 대한 관점	장애/문제에 대한 관점	평가전략	중재 접근법
인지능력 장애 (Allen, Levy, burns) [중증의 정신질환, 치매]	원래, 피아제(Piaget)의 개념에 기초하고 인지신경과학으로부터 재구축된 새로운 이론과 개념	정보처리의 개념화에 기초하여 기능적 수행능력과 상이한 제한 수준의 계층적 설명을 제공한다.	신경학적 손상 또는 인지를 손상하는 질환이고 수행과 학습의 잠재능력을 제약한다.	인지기능의 6개의 수준을 확인하는 순서적 분류의 계획(scheme)에 기초하는 인지기능의 수준을 확인하고 모니터한다.	현재의 능력에 중심을 두고 적절한 도전을 제공하여 개인에게 과제와 환경을 적합시킨다.
역동적인 상호작용적 접근법 (Toglia)	역동적인 시스템 이론	인지는 인간, 활동, 환경 사이의 역동적인 상호작용의 산물이다.	근저를 이루는 전략, 수행을 모니터하는 능력, 학습의 잠재능력의 관점에서부터 능력과 문제를 검사한다.	변화에 대한 어떤 사람의 잠재능력을 확인하기 위해 단서와 과제의 변경을 사용한다. 정보를 처리하고 모니터하고 사용하는 능력을 강화하기 위해 과제나 환경의 변수를 바꾼다.	치료적: 그 사람의 전략과 자기의식을 바꾼다. 보상적: 활동의 요구나 환경, 또는 인간, 과제, 환경에 동시에 체계적으로 초점을 맞추는 것과 같은 외부 요인을 수정한다.
높은 수준의 인지 (Hartman–Maeir)	높은 수준의 인지 기능에 관한 학제적 문헌	의식과 실행기능이라는 높은 수준의 인지에 초점을 맞춘다.	제한을 의식하지 못하는 것. 실행기능(수행을 계획하고 문제를 해결하며 모니터하고 조정하는 것)의 장애	의식 : 환자의 능력을 추정하거나 수행을 예상하는 것과 실제의 능력이나 수행을 비교한다. 적절한 과제를 선택하고 과오를 발견하여 수정하기 위해 작동 중인 의식을 검사한다. 실행기능: 탁상에서의 기능, 관찰을 조합한 일련의 방법을 사용한다.	**의식.** 치료적(경증에서부터 중등도의 비인식): 과제수행 속에서 환자에게 기능장애를 교육하거나 경험을 시켜 정서적으로 어려운 정보에 직면하게 하기 위한 지원을 제공한다. 보상적: 환경의 적응과 행동의 접근법

					실행기능. 치료적 : 고르고, 선택하고, 계획하고 자기 수정을 하는 기회를 사람들에게 제공한다. 보상적 : 외부로부터의 지지나 전략을 제공한다.
4채널방식의 접근법 (Abreu)	정보처리, 교육과 학습, 신경발달과 생체역학, 내러티브 개념	정신과 신체의 연관성(예를 들면 인지계통과 운동계통의 관계)과 그 안에서의 인지가 일어나는 생활경력 상황을 강조한다.	환자의 인생 이야기에 영향을 주는 인지계통과 운동계통의 붕괴	미시적 평가 ; 인지와 운동의 조절전략, 인지과정의 평가 (예를 들면, 주의, 기억, 문제해결, 운동기획) 거시적 평가 : 만족과 적응이라는 환자의 주관적 감각, 환자의 기능적 수행의 수준을 확인한다(7단계).	학습자로서의 환자, 교사로서의 작업치료사, 그리고 보상적 환경으로서의 훈련에 초점을 맞춘다. 중재의 강조점은 환자의 기능적 수행의 수준에 기초하고 있고 인지, 운동, 그리고 환자의 이야기를 통합한다. 접근법은 환자의 기능수준에 의존한다.
인지적 재활 (Averbach & Katz) [뇌졸중과 TBI]	신경 가소성에 대한 발상을 포함한다.	학습과 경험을 통해서 사람은: (1) 평가하는 능력을 개선하고 능력을 인식하며 자기 능력 이상의 상황이 되는 것을 피할 수 있고, (2) 대체하는 인지적 전략을 만들어낼 수 있다.		인지적 능력/능력 장애, 의식 수준 그리고 실행기능능력 · 작업의 정보, 그리고 좋아하는 학습패턴을 평가한다.	정보를 처리하고 이송하고 기능적 영역으로 일반화하는 능력을 넓힌다.

(　　페이지에 계속)

표 8.1 작업치료의 인지적 접근법의 특징(계속)

접근법과 저자 [대상으로 하는 모집단]	학제적 개념	인지에 대한 관점	장애/문제에 대한 관점	평가전략	중재 접근법
신경기능적 접근법 (Giles) [몇 가지 인지기능 장애를 가진 환자]	학습, 운동과학 및 작업치료, 역동적 시스템 관점의 행동과 인지 이론		중증의 인지장애를 가진 환자의 경우 높은 수준의 보상 기술을 일반화하거나 사용할 수 없다는 것 때문에 학습의 잠재능력이 매우 제약되어 있다. 학습은 특정의 것이며 분명히 유도되고 기능적 이득을 가져오기 때문에 고도로 습관화할 수 있을 때까지 연습해야 한다.	향후의 생활상황과 유사한 조건 하에서 현재의 기능수준을 확정한다. 수행이 실패하는 특정 이유를 확인하기 위해 표준화된 검사를 사용할 수 있다.	매우 명확한 보상적 전략으로 훈련한다. 과제의 연습을 통해서 특정의 기능적 행동의 수행을 지원한다.
일상의 작업수행에 대한 인지적 방향 부여(Poloatajko & Mandich) [발달적 협동성 장애가 있는 어린이]		사고의 패턴이 행동을 하도록 만들어 새로운 패턴이 행동의 변화를 가져온다. 새로운 기술(skill)은 어린이, 과제, 환경의 상호작용으로부터 나온다.	운동협동성의 문제에 기인하는 수행의 어려움에 대처하기 위한 전략으로서 인지가 사용되기 때문에 인지장애의 서술은 하지 않는다.	일일의 활동기록. 활동 카드 분류(시행된 것과 시행되지 않은 것). COPM. 수행의 질의 평가척도: 수행과 변화의 반복 측정용 관찰척도(조사도구). 역동적인 수행분석(수행의 문제 또는 수행의 실패를 확인하는 관찰에 기초한 과정)	CO-OP는 기술의 획득을 가능케 하는 환자중심이고 수행에 기초하며 문제해결에 대한 접근법이다. 이것은 (1) 목표를 확인하는 것, 계획하는 것, 시행하는 것, 체크하는 것의 전략적 순서와 (2) 어린이가 바로 눈앞의 과제를 어떻게 시행하는가를 찾아내기 위해 지원되는 유도된 발견과정이다.

역동적 인지적 중재 (Hadas-Lidor & Weiss) [모든 모집단)	인지는 사회적 조정에 의해서 영향을 받는다는 Luria와 Feurestein의 개념	인지는 학습경험에 의해서 형성되고 조정된다[즉, 환경이 어떻게 자극을 내는가는 자극을 선택하고 틀을 만들고 걸러내고 일정을 잡는 조정자(예를 들면, 어버이]에 의해서 변환된다]	낮은 수준의 수행은 병인적 요소 (etiological factors)에 기인한 인지장애보다도 중요할 가능성이 있는 학습된 인지적 구조와 연관되어 있다.	인지의 수정 가능성에 초점을 맞추고 인지의 결손(이것은 인지와 마찬가지로 동기부여나 정서적일지도 모른다)에 대해서 관여하는 인지기능을 이해하려고 한다.	수행의 수준을 떨어뜨리고 있는 인지적 구조를 학습경험을 통해서 변화시킨다. 환자를 행동을 개시하여 정교하게 하는 자율적이고 자립적인 생각을 하는 사람으로 바꾸도록 추구한다.

- 주의와 초점을 유지한다.
- 정보를 학습하고 보유한다.
- 계산을 시행하고 문제를 해결한다.
- 사물을 정확히 인식한다.
- 물건이 어디에 있는가를 알아낸다.
- 언어를 이해하고 사용한다.

특정 인지능력의 평가방법은 풍부하게 있고 기본적 능력에 어떠한 기능장애가 있는가를 이해하기 위해 흔히 사용된다. 그러나 이들 특정 인지능력의 영역에 중점을 두는 것은 적어지고 그 대신에 수행에 영향을 미치는 근본적인 인지처리 전략과 환경적 조건에 초점을 맞추는 경향이 증가하고 있다(Toglia, 1992, 2005; Toglia & Finkelstein, 1991).

인지와 운동 시스템의 연관성
The Cognition-Motor System Connection

인지는 뇌와 신체가 환경과 상호작용을 하는 것으로부터 일어난다(Lazzarini, 2005). 즉, 인지는 운동계와는 관계가 없이는 인지기능을 충분히 이해할 수 없는 정신-신체 시스템의 일부이다(Abreu & Peloquin, 2005). 인지의 과정에 들어오는 정보는 감각을 통해서 신체에 의해서 모아지는 것과 마찬가지로 신체적인 행위를 통해서 만들어지기도 한다. 이와 같이 인지의 질은 감각이나 운동을 제한하는 다양한 신체기능장애의 영향을 받는다. 게다가, 인지의 행동으로의 전환에서는 의도, 계획, 목표가 신체를 통해서 행동화되는 것을 필요로 한다.

상자 글 8.1 인지의 하나의 구성요소로서의 지각

이전에는 지각적이라 일컬어지던 과정의 대부분이 하위 수준의 인지적 조작이라 일컬어지게 되었다. 오랫동안 지각과 인지는 양끝이라 생각하는 것이 가장 타당하다고 인식되어 왔다(Abreu & Toglia, 1987). 한쪽의 끝에는 감각 데이터의 즉각적인 이해와 감상을 포함하는 과정이 있고 이들은 흔히 지각의 과정이라 일컬어졌다. 커피의 향기, 아이스크림의 맛, 꽃의 광경을 인식하는 것은 그 예이다. 연속체의 또 다른 끝에는 의도와 행동계획을 만들어내는 것을 포함하는 더 추상적이고 사색적인 과정이 있다. 커피를 끓이거나 초콜릿과 딸기의 아이스크림 중에서 고르거나 꽃다발을 만들거나 하는 것은 모두가 더 추상적인 과정을 포함하고 있다. 지각적 과정과 인지적 과정 사이에는 명확한 선을 그을 수 없기 때문에 오늘날에는 이들을 하나의 복잡한 인지과정의 전체로서 인식하는 것이 더 일반적이다.

사회적 상황이 인지에 미치는 영향
Influence of the Social Context on Cognition

인지는 어린이들이 처음으로 그들의 주위환경에 조우하고 환경을 학습할 때에 시작되는 오랜 발달과정에 관여한다. 중요한 것은 환경으로부터 받아들이거나 어떻게 이 정보를 이해하는가는 부모, 양육자, 교사, 기타의 사람들에 의해서 형성된다는 것이다(Hadas-Lidor & Weiss, 2005). 인지의 발달에서의 다른 사람의 영향은 사회적 조정(social mediation)이라 일컬어진다. 정보처리를 학습하는 방법은 사회적 조정의 산물이다. 예를 들면, 언어는 환경 속의 대상물에 이름을 붙여서 분류할 수 있다. 사람들이 물건을 인식하는 것, 그 물건에 대해서 이해하는 것, 그 물건을 처리하는 방법을 아는 것, 그 물건에 어떠한 의미를 부여하는 것은 모두 사회적 조정에 의해서 영향을 받는다. 교육의 전체 과정은 학생들이 무엇을 어떻게 생각하는가에 영향을 주도록 설계된 사회적 조정의 하나의 공식화된 과정이다.

인지의 정보처리 기능

Information-Processing Function of Cognition

인지의 중심적인 요소는 정보처리이다. Levy (2005a)는 인지는 다음의 세 가지 단계를 통해서 정보의 처리에 관여한다고 하고 있다.

- 감각-지각 기억
- 단기 작업 기억
- 장기기억

그림 8.1에서 보여주는 것처럼정보는 단기 작업 기억에 도달하기 전에 최초로 감각-지각 기억에 의해서 처리된다. 다음으로 장기기억에 도달하기 전에 단기 작업 기억으로 처리된다. 장기기억에 저장된 정보는 감각-지각 기억이나 단기 작업 기억의 어느 쪽에서도 검색할 수 있고 사용할 수 있다.

감각-지각 기억은 감각정보(예를 들면, 시각, 청각, 촉각)를 분석하고 여과하는 데에 충분한 감각정보의 상기(recall)이다. 감각-지각 기억은 외계로부터의 방대한 정보를 언제나 모니터하고 있다. 경험에 기초하여 가장 연관성이 있는 정보만을 지각하고 의미 있는 지각 패턴으로 인지되고 조직화된다. 이 정보는 기억에 저장하기 위해 선택된다. 나머지는 기억에서 신속하게 소멸된다.

단기 작업 기억은 사람이 바로 그 순간에 생각하고 있는 것이다. 따라서 이것은 의식적 주의(conscious attention)라고도 불린다. 이것은 마음이 의식적으로 주의를 기울일 수 있고 그리고 어느 때라도 처리할 수 있는 정보의 덩어리로 구성된다. 또한 마음에 정보를 유지하고 그 근저에 있는 의미를 찾아서 저장의 준비를 하기 위해 그 정보에 작용하거나 처리하거나 하는 면밀한 과정을 포함하고 있다. 작업 기억이 처리되고 있는 동안 실행조절(executive control)은 정보의 흐름을 선택하고 조절하는 감시기능의 역할을 수행한다. 게다가, 언어와 시공간 기능(visual-spatial functions)은 청각과 시각의 정보처리를 돕는다. 사고와 행동의 부적절한 패턴도 역시 억제된다. 가장 적절한 정보는 장기기억의 유지를 위해 넘겨진다.

장기기억은 무기한에 걸친 상기(recall)를 위해 이용 가능한 정보이다. 이것에는 암묵기억(implicit memory)과 외현기억(explicit memory)이 있다. 암묵기억에는 다음의 것이 있다.

- 절차정보(proceduralinformation) (즉, 사물을 시행하는 방법의 기억)
- 지각 기폭제(perceptual priming) (자극에 노출되는 것이 사람으로 하여금 같거나 또는 관련된 자극을 지각하게 하는 기억의 무의식의 형태)
- 기폭제(priming) (자극에 노출되는 것이 그 자극에 관련된 어떤 기억을 이용 가능한 것

으로 하는 과정)

- 조건화는 고전적 조건화(classic conditioning)(어떤 자극을 또 다른 자극과 짝을 이루는 것), 또는 조작조건화(operant conditioning)(어떤 행동을 그 결과와 짝을 이루는 것)를 통해서 자동적으로 형성된 운동기억과 정서기억을 가리킨다.

외현기억에는 다음의 것이 포함된다.

- 에피소드기억(개인적으로 관련되는 사실과 사건을 기억하고 있는 것)
- 의미기억[언어, 시공간 이미지(예를 들면, 공간 내의 물건의 지각), 또는 시지각 이미지(예를 들면, 얼굴의 인식)의 형식으로 저장되는 사실과 개념에 관한 지식과 신념]

이러한 인지의 개념화는 사람이 다양한 정보에 어떻게 주의를 기울이고 등록하고 이해하고 저장하고 상기하는가에 영향을 주는 상호작용 시스템의 무리(collection)를 구성하는가를 설명하고 있다.

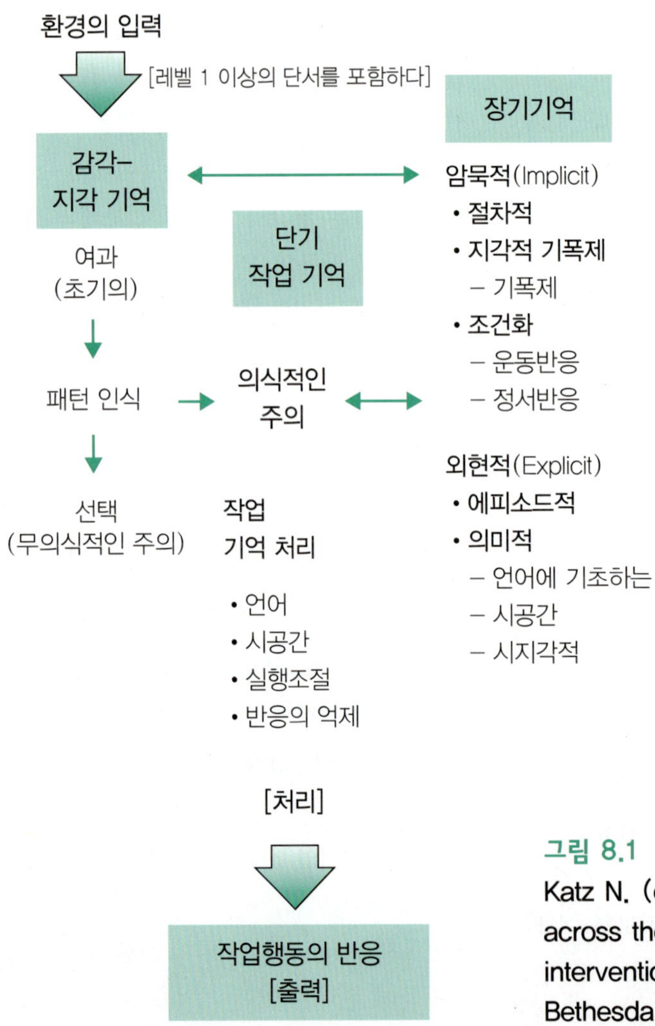

그림 8.1 인지의 정보처리 모델
Katz N. (ed) Cognition and occupation across the life span. Models for intervention in occupational therapy. Bethesda, MD: AOTA Press에서.

인지의 역동적인 특성

The Dynamic Nature of Cognition

인지는 역동적인 것이며 사람의 내면과 외면이 서로 작용한 다면적인 요인으로부터 생긴다(Hadas-Lidor & Weiss, 2005; Toglia, 2005). Toglia(2005)에 따르면 인지는 다음에 열거하는 요인의 동시적 그리고 역동적인 상호작용을 수반한다.

- 구조상의 능력(정보의 처리와 해석의 제한)
- 개인적인 상황(인격, 대처방식, 신념, 가치, 기대, 생활양식, 동기부여, 정서와 같은 개인에게 고유한 특징
- 자기의식(개인적인 장점과 단점의 인식; 과제요구를 판단하는 능력; 문제를 예측하는 능력; 그리고 수행을 모니터하고 조절하고 평가하는 능력)
- 처리전략(예를 들면, 주의, 시각처리, 기억, 조직화, 문제해결의 이용과 같은 수행의 효과성이나 효율성에 기여하는 행동의 작은 단위)
- 복잡성, 친밀성, 의미성과 같은 시행되는 활동의 특징
- 환경의 사회적, 물리적, 문화적 측면

이와 같이 어떤 사람의 인지적 수행능력은 이들 모든 요인의 역동적인 상호작용의 반영이고(그림 8.2) 이들 요인의 어느 하나가 바뀌어도 인지에 변화가 일어난다.

문제와 도전

Problems and Challenges

대부분의 인지적 접근법은 과제수행을 위한 정보를 구조화하고 조직화하고 사용하는 것과 관련된 어려움과 관계가 있다. 인지기능장애에서는 들어오는 정보를 선택하고 식별하고 체계화

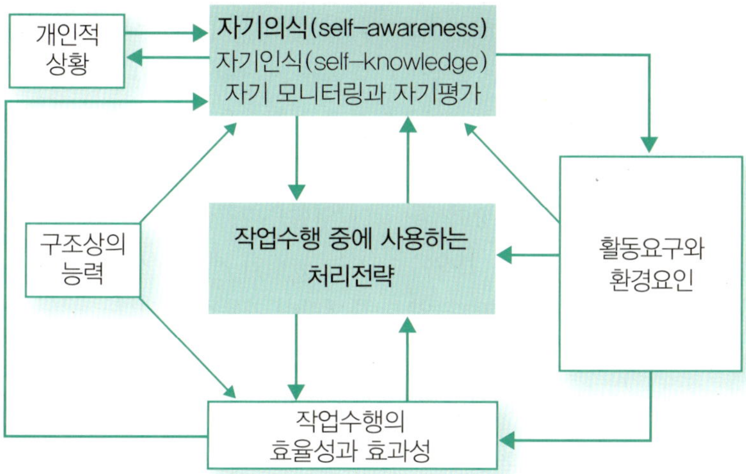

그림 8.2 인지의 역동적인 상호작용 모델 Katz, N. (ed): Cognition and occupation across the span; Models for intervention in occupational therapy. Bethesda, MD : AOTA Press에서

하고 구조화하기 위한 처리전략의 효율이 저하하여 있다(Toglia & Finkelstein, 1991). 예를 들면, 인지에 문제가 있는 사람은 "과제의 적절한 특징에 자동적으로 주의를 기울이는 것, 유사한 항목을 정리하여 집단화를 하는 것, 계획을 세우는 것, 또는 과제를 단계별로 나누는 것을 무의식적으로 시행할 수 없다"(Abreu & Toglia, 1987, p.441).

인지적 문제에는 다음의 어려움이 포함되는 경우가 있다.

- 들어오는 정보를 체계화하고 구조화하기 위한 효과적인 처리전략을 선택하여 사용하는 것
- 과제수행의 정확성을 예상하고 모니터하고 확인하는 것
- 필요할 때는 이전의 지식을 이용하는 것 (Toglia, 2005)

이들의 문제는 시각처리 등의 특정한 영역에 나타나는 일도 있고 더 일반화되는 일도 있다(Toglia, 2005). 정보처리능력, 학습능력, 높은 수준의 인지기능(메타 인지)은 전체적인 인지기능장애의 일부로서 동시에 손상을 받는 경우가 많다(Neistadt, 1994; Toglia, 1998).

인지의 문제는 과제와 환경의 상황에 좌우된다고도 인식되어 있다(Neistadt, 1994; Toglia, 1998). 예를 들면, 인지의 문제가 있는 사람은 단순한 과제에서의 정보처리는 어렵지 않지만 더 복잡한 과제에 문제가 일어날 가능성이 있다. 마찬가지로 친숙한 환경에서는 잘 기능을 하지만 새로운 환경에서는 어려운 경우도 있다.

인지기능장애는 보통은 작업수행의 문제로 이어진다. 따라서 일, 놀이, 셀프케어 모두가 어려운 사람은 인지능력에 기능장애가 있을 가능성이 있다. 예를 들면, 기억상실이나 문제해결이 서투른 경우에는 온갖 작업과제의 기능이 손상되어 있을 가능성이 있다.

치료중재의 이론적 근거
Rationale for Therapeutic Intervention

인지적 중재에 대한 설명은 다음의 주된 두 가지 범주로 분류된다.

- 치료적(때로는 회복적이라고도 불린다)
- 보상적(때로는 적응적이라고도 불린다)

사람이 할 수 있는 학습의 종류는 이들 두 가지의 폭넓은 유형의 중재의 어느 것이 가장 잘 작동하는가를 결정한다(Katz, 2005; Zoltan, 2007). 학습능력은 더 높은 수준의 인지과정의 상태(의식과 실행조절)에 의해서 영향을 받는다(Toglia, 1998). 예를 들면, 한계의 인식, 과제의 어려움 평가, 적절한 인지전략의 선택, 수행의 모니터링에 문제가 있으면 학습을 제한할 수 있다(Toglia, 1991). 어떤 사람이 학습을 어떤 상황에서부터 또 다른 상황으로 옮길 수 있는 정도도 역시 중재의 선택에 영향을 미친다(Neistadt, 1994). 학습을 옮기는 능력이 제한된 사람은 일반적으로 보상적 중재만이 가능성이 있다.

치료적(회복적) 중재는 특정의 인지기술(cognitive skills)을 재훈련하거나 회복시키는 것을 목표로 한다(Katz & Hartman-Maeir, 2005; Neistadt, 1990). 이러한 중재는 더 큰 학습능력을 가진 사람에게 사용된다. 이러한 사람들은 건전한 높은 수준의 인지과정과 어떤 상황에서부터 또 다른 상황으로 학습을 옮기는

능력을 갖고 있다.

보상적(적응적) 중재는 사람들이 기존의 능력을 활용하도록 돕는다. 이들은 학습능력이 낮은 환자에게 적용된다. 보상적 중재에는 다음의 세 가지 유형이 있다.

- 과제 지향적이고 역동적인 전략의 학습
- 특정의 기술훈련(skill training)
- 과제와 환경의 수정

과제 지향적이고 역동적인 전략을 학습하는 중재에서는 개인이 인지적 제한을 인식하게 되고 자기에게 남겨진 능력을 이용해서 문제를 보충하는 것을 학습하도록 돕고 있다. 남겨진 학습능력과 얼마간의 높은 수준의 인지적 과정을 갖고 있는 경우에 이 중재 접근법이 사용된다. 학습과 높은 수준의 인지과정의 장애가 더 심한 경우에는 특정의 기술훈련이나 과제와 환경 수정의 중재가 사용된다.

특정의 기술훈련에는 매우 특수한 보상적 전략이나 기능적 과제를 가르치는 것이 포함된다. 행동이 잘 습관화되어 자동적으로 되려면 조절된 조건 하에서 중재를 충분히 반복한다는 단순한 절차를 실행하는 학습이 필요하다(Giles, 2005).

과제와 환경의 수정은 기능적 능력을 바꾸도록 하는 것이 아니라 어떤 사람이 안전하고 동시에 성공적으로 실행할 수 있는 조건을 확인하려고 시도하는 것이다(Allen, 1992; Levy, 2005b). 이것은 환자의 현재의 인지적 제한의 정도를 확인하는 것과 환자가 시행하는 과제와 그것에 상응해서 환경을 수정하는 것으로 구성된다.

실행의 자원
Practice Resources

인지의 영역은 수많은 평가와 중재전략으로 특징지어진다. 각각의 접근법은 독특하지만 대부분은 평가와 중재를 공유하고 있다. 다음의 절에 평가와 중재전략의 범위를 설명한다.

평가의 전략과 방법
Assessment Strategies and Methods

인지를 평가하는 주된 전략은 다음과 같다.

- 손상된 인지의 작업/기능의 결과에 대한 평가
- 인지적 요소의 평가
- 역동적인 평가
- 인지장애와 인지기능 수준의 결정

이들 전략의 각각은 후술하는 바와 같이 평가에 대한 특정의 논리에 따르고 있다. 그 전략 안에서 작업치료사는 다양한 평가방법을 사용한다. 특정한 평가방법에는 다음의 것이 포함된다.

- 과제를 수행하는 동안에 처리전략, 기능적 손상, 전체적 인지수준에 주목하는 관찰
- 면담[인지장애에 대한 환자의 인식, 생활양식 그리고 이야기(narrative)에 관한 정보를 수집하는 것]
- 인지문제에 대한 선별검사와 인지수준(기능장애의 정도)을 결정하는 것에서부터 특정 인지능력의 평가와 다양한 인지적 요소의 검사에까지 이르는 표준화된 검사(구두, 필기, 탁상)

상자 글 8.2 인지기능을 개선하는 것

23세의 Laila는 시내의 일반도로에서 둔기에 의한 폭행을 당하여 머리외상을 입은 후 작업치료를 위해서 Cathleen Jensen을 찾아왔다. Laila의 처리기술과 정신기능에 대한 일반검사를 한 결과 주의 장애를 수반하는 중등도의 기억장애가 있다는 것이 밝혀졌다. Cathleen은 Laila의 인지기술을 개선하기 위한 작업치료에 리스트 작성과 시각적으로 상기시키는 것이 수반되는 전략을 포함시켰다. 3부로 구성된 식사를 준비하는 활동에서는 시행할 것의 리스트를 작성하고 끝날 때마다 Laila가 선을 그어 지워간다.

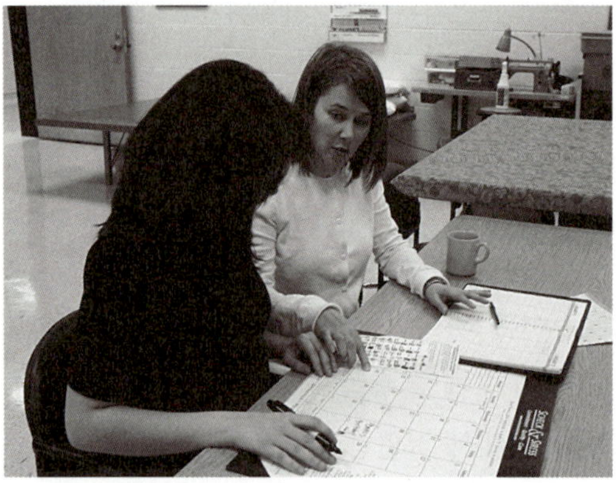

Cathleen은 리스트를 작성하거나 시스템 수첩을 사용하는 것과 같은 인지적 전략으로 Laila를 지원하고 있다.

Laila는 치료의 마지막 날에 뇌신경외과 진료소에의 통원을 위해 주소와 예약 카드를 받았다. Laila는 지도(map), 구두복창, 주소 카드, 작은 안내도를 포함하는 시각적 단서를 검토함으로써 미리 계획을 세우는 방법을 사용해서 제한된 시간 내에 진료소로 가는 길을 발견할 수 있었다.

상자 글 8.3 인지평가

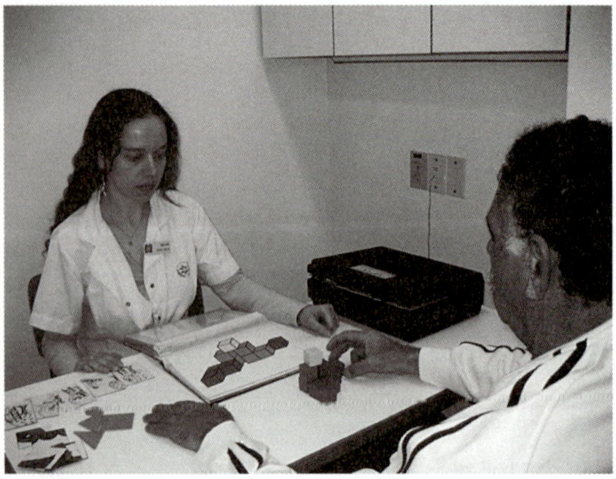

표준화된 인지평가는 인지 모델의 중요한 구성요소이다. 상세한 평가는 환자의 인지기능장애의 명확한 모습을 제공하여 작업치료사가 개별적으로 효과적인 치료계획을 세우는 데에 도움이 된다.

작업/기능평가

Occupational/Functional Assessment

작업/기능평가는 인지기능장애가 기능 만족도, 생활양식, 개인의 이야기에 어떻게 영향을 주는가를 보는 것이다(Abreu & Peloquin, 2005; Katz, 2005; Zoltan, 2007). 이들 평가의 요점은 작업이라는 상황 속에 기능장애를 놓고 보는 것이다. 이들의 평가는 (1) 인지적 제한이 자립을 제한하고, 안전에 영향을 주는 정도, 그리고 (2) 기능장애가 그 사람의 더 큰 작업생활에 미치는 영향을 결정한다. 엄밀히 말하면, 이들의 평가는 인지 그 자체가 아니라 그 결과를 설명하거나 측정하거나 하는 것이다. 따라서 작업적이고 기능적인 평가를 위해 사용되는 평가의 몇 가지는 이 인지 모델 특유의 것은 아니라고도 생각된다. 전형적인 평가라 할 수 있는 것은 시간기록(time log), 과제 수행의 면담과 관찰, 간병인이나 친척으로부터의 정보수집, 매일의 과제를 시뮬레이션하거나 매일의 활동을 실행하는 동안에 이루어지는 인지검사이다.

예를 들면, "A-One"은 작업에서의 기능적 수행과 신경행동학적 장애를 관련시킨 평가이다(Arnadottir, 1990). 이것은 기능장애가 일상생활활동(ADL) 과제에 어떻게 영향을 미치는가라는 분석을 통해서 다섯 가지의 ADL에서의 자립수준과 특정 신경행동학적 장애의 존재와 중증도의 양쪽을 확인하는 것이다.

요소 평가
Component Assessment

요소 평가는 수행능력이 붕괴되고 있는지를 이해하기 위해 그 근저에 있는 인지기능장애의 정도와 성질을 확인하는 데에 사용된다. 이들의 평가는 낮은 수준의 인지기능 및 특정 인지기능과 함께 높은 수준의 인지기능(실행기능과 의식)에 초점을 맞출 수 있다.

의식평가 Awareness Assessment

의식의 문제는 환자의 구두보고의 비교나 더 객관적인 척도와 기능장애의 순위평가(rating)로부터 추측하거나 환자가 예측한 수행의 성과와 실제의 수행과의 비교로부터 추측하거나 또는 능력의 범위 내에서의 과제의 선택이나 잘못을 발견하여 수정하는 환자의 능력의 검사로부터 추측해야 한다.

실행기능 평가 Executive Function Assessment

실행기능의 평가에는 광범위에 걸치는 전략이 포함된다. Katz와 Hartman-Maeir(2005)는 평가자가 탁상의 측정, 기능적 측정, 그리고 관찰에 의한 측정을 조합한 측정들을 사용할 것을 권장하고 있다. 기능적 과제를 수반하는 평가는 선호되고 있고 생태학적으로 가장 효과적인 실행기능 평가의 수단이다.

기본적 또는 특정 인지기능의 평가
Assessment of Basic/Specific Cognitive Functions

하위 수준의 인지기능은 일반적으로 표준화된 검사로 평가한다. 많은 검사를 이용할 수 있고 이들은 시공간지각, 지남력, 행동(praxis), 기억, 주의, 편측무시(unilateral neglect)와 같은 다양한 인지기능에 특화하여 있다(Averbuch & Katz, 2005). 하나의 예로서 Loewenstein 작업치료 인지평가(Loewenstein Occupational Therapy Cognitive Assessment ; LOTCA)가 있다(Cermak, et al, 1995; Itzkovich, Elazar, Averbuch, Katz, 1990). 이것은 합계 20개의 하위 검사와 4개의 주요 영역[지남력, 지각, 시각운동의 조직화, 사고조작(thinking operation)]으로 구성된다.

역동적인 평가
Dynamical Assessment

역동적인 평가는 인간, 과제, 환경의 변수 모두가 인지에 기여한다는 원리를 반영하고 있다(Toglia, 2005; Zoltan, 2007). 이 접근법은 환자가 과제를 수행하는 동안의 의식과 환자가 이용하는 인지적 전략이라는 면에서부터 능력과 과제를 밝혀내려고 하고 있다. 역동적인 평가는 또한 활동 또는 과제와 환경의 조건, 그리고 그 사람의 현실생활과의 연관성을 주의 깊게 생각하는 것을 중요시한다. 역동적인 평가는 작업치료사가 단서, 조정, 피드백,

또는 과제 변경을 시행할 때에 일어나는 수행의 변화를 확정하기 위한 전략을 사용한다. 작업치료사는 인지의 수정 가능성 또는 학습의 잠재능력에 관한 정보를 제공하기 위해 이들을 시행하여 환자의 인지에 미치는 영향을 관찰한다. 이와 같이 역동적인 평가는 중재의 실행으로의 창구를 제공한다. 이것은 문제-발견(어디서 어떻게 수행이 붕괴하는가를 확인하는 것)과 문제-해결(수행하는 동안에 일어나는 문제해결을 위한 방법을 확인하고 검증하는 것)의 과정이다(Polatajko & Mandich, 2005).

Toglia(2005)는 역동적인 평가는 다음과 같이 전개되어야 한다고 하고 있다. 우선, 작업치료사는 과제수행에 앞서서 환자 수행의 자기인식과 능력을 확정해야 한다. 다음으로, 과제 수행 중에 관찰하고 단서, 전략교육, 과제의 변화를 사용함으로써 수행의 변화를 촉진하도록 시도한다. 그 과제 후에 작업치료사는 환자에게 수행을 어떻게 인식하고 있는지를 묻는다. 작업치료사는 그 과제의 전과 후에서 수행에 대해서 물음으로써 환자의 자기인식(self-awareness)의 모습을 얻는다. 이 모습은 환자의 수행과 수행에 미치는 환경의 영향에 대한 일련의 질문을 제공하는 의사결정 분지도(decision tree)에 의해서 유도된다.

인지기능장애와 인지기능 수준의 평가
Assessment of the Level of Cognitive Impairment/Functioning

인지기능장애 또는 인지기능 수준의 검사는 4채널의 인지장애 접근법과 관련된 전략이다(Abreu & Peloquin, 2005; Allen, Earhart, Blue, 1992; Levy & Burns, 2005). 4채널의 접근법에는 환자의 자립 또는 의존의 정도를 확인하기 위한 7개의 기능적 수준이 있다(Abreu & Peloquin, 2005). 기능적 수준은 다양한 정보 소스로부터 결정되고 목표와 중재 전략을 확인하기 위한 기초로서 사용된다.

인지장애 접근법은 6개의 수준(혼수[coma]를 포함하는 경우는 7개)으로 구분된 인지기능장애와 인지기능의 연속체를 제안하고 있다(Allen, Kehrberg, Burns, 1992).

- 혼수(자극에 대한 특정의 반응이 없고 무의식의 상태가 계속된다)
- 자동적 동작(어떤 다른 사람으로부터의 자극에 대한 똑같은 반응)
- 자세성의 동작(자기 주도적인 크고 투박한 신체운동)
- 손을 사용하는 동작(대상물을 조작하기 위해 양손을 사용하거나 때로는 다른 신체부위를 사용하는 것)
- 목표지향적인 행동(구체적인 표본에 맞추기 위한 일련의 단계의 완성 또는 완성품이 어떻게 나오는가에 대한 잘 알려진 표준)
- 탐색행동(신경근육 조절의 변화가 어떻게 대상물에 상이한 영향을 일으키는가를 발견하는 것)
- 계획된 행동(정상적인 기능 상태를 나타낸다)

환자의 기능이 어느 수준인가를 결정하기 위해 사용되는 평가에는 Allen 인지수준(Allen Cognitive Level(ACL) 검사, 일상적 과제목록(Routine Task Inventory: RTI-E)과 인지수행검사(Cognitive Performance Test: CPT)가 포함된다. ACL검사는 하나의 활동의 수준을 사용해서 환자의 인지수준을 신속하게 추정하는 것이다. 활동으로서 피혁의 가장자리를 실로 감치는 일(leather lacing)이 사용되고 인지수준은 환자가 모방할 수 있는 가장자리를 실로 감치는 바늘땀(stitch)의 복잡성에 의해서 결정된다.

RTI-E는 환자에 대한 면담 또는 환자의 수행을 관찰하는 것에 의해서 평가한다. RTI-E(Katz, 2006)는 예를 들면, 지시에 따르는, 협력하는, 감독하는 것 같은 더 일반적인 행동 항목과 더불어 몸 단정히 하기, 착탈의, 목욕, 쇼핑, 세탁 등 32항목의 일상적 활동으로 구성되어 있다. 각각의 과제는 수행의 6개의 인지수준에 따라서 기술된다. 작업치료사는 수행에 관한 환자의 보고나 관찰을 각각의 과제의 기술(description)과 대응시킴으로써 환자의 인지기능수준의 상태를 결정할 수 있다.

CPT(Burns, 2006)는 착탈의, 쇼핑, 토스트 마들기(빵 굽기), 전화걸기, 세탁, 여행, 복약의 7개 종류의 일상생활 과제로 구성된다. 각각의 과제는 표준화된 도구와 실시방법을 사용한다. 예를 들면, 착탈의 과제에서는 환자에게 춥고 비가 내리는 날에 적합한 복장을 선택하도록 요구한다. 환자는 남성용 · 여성용의 두툼한 비옷, 남성용 · 여성용의 예복, 남성용 밀짚모자, 남성용 레인 해트(rain hat), 여성용 비닐로 만든 레인 스카프, 여성용 얇은 스카프, 우산 중에서 선택한다. 적절한 복장을 입을 때의 선택과 행동으로부터 환자의 기능 상태의 인지수준을 측정한다.

평가 전략과 방법을 선택하는 것
Choosing Assessment Strategies and Methods

일반적으로 받아들여져 있는 평가방법은 없다. 표 8.1에 각각의 접근법과 그 접근법이 권장하는 평가의 전략과 방법을 나타냈다. 어느 평가가 가능하고 도움이 되는가는 환자의 특징에 의해서도 결정된다. 최근에 Hartman-Maeir, Katz, Baum(2009)은 포괄적인 인지기능 평가과정의 성취를 위해 다음의 순서를 제시하고 있다.

- 면접과 작업경력을 포함하는 배경정보
- 환자의 인지능력과 인지장애의 기본적 지식을 얻기 위한 인지의 선별검사와 기본적 상태의 검사
- 인지문제가 사람의 작업에 미치는 영향을 결정하기 위한 과제수행에서의 일반적인 인지기능과 실행기능
- 타당하다면 특정 인지영역(예를 들면, 공간무시, 주의, 기억, 실행기능)에서의 문제의 성질과 정도를 확인하기 위한 인지검사
- 특정 인지장애가 일상적 기능에 미치는 영향의 관찰/측정
- 환자의 환경에서의 자원과 장벽의 확인

요약하면, 작업치료사는 인지의 문제에 대처함에 있어서 평가를 위하여 이용 가능한 광범위한 전략과 도구를 갖고 있다. 이 단원의 마지막에 보여주는 사례는 작업치료사가 환자의 인지문제를 완벽하게 이해하기 위해 몇 가지의 인지평가의 결과를 어떻게 사용할 수 있는가를 설명하고 있다.

중재
Intervention

앞에서도 언급한 것처럼 치료적(회복적) 인지의 중재가 과제에 대한 관여와 훈련을 통해서 인지를 개선하려고 시도하는 것에 반해서 보상적 접근법은 잔존능력의 이용, 특정 기술의 학습, 또는 과제나 환경의 변경에 의해서 사람이 자기의 잠재능력을 충분히 이용할 수 있도록 지원한다. 이 절에서는 몇 가지의 특정 중재를 개략적으로 설명한다. 특정의 문제나 목적을 다루는 것도 있고 특정의 집단을 위해 계획된 것도 있다. 몇 가지 접근법은 분명히 치료적이거나 보상적인 것이 있는 한편, 양쪽이 혼합된 것도 있다.

의식과 실행기능의 치료
Treatment of Awareness and Executive Functions

의식의 문제를 다루는 경우, 치료적 접근(경증에서부터 중등도의 의식장애와 학습능력 장애가 있는 사람에게 적합한 것)에는 다음의 것이 포함된다.

- 환자에게 그 사람의 기능장애에 관한 정보를 제공하는 것
- 문제를 강조하지만 환자를 압도하지 않는 활동에서 기능장애를 경험하는 것을 돕는 것
- 환자가 기능장애에 대한 정서적으로 어려운 정보를 인정하고 직면하는 것을 돕기 위해 치료적 관계를 사용하는 것(Averbuch & Katz, 2005).

중증의 의식 문제를 가진 사람에게는 보상적 접근법이 사용된다. 이것은 환경적 적응과 의식장애에 기인하는 부적응 행동을 없애는 행동요법의 사용을 강조하고 있다.

실행기능의 교정 치료(remedial treatment)는 사람들에게 선택하고(choose) 선정하고(select) 계획하고 자기교정을 하는 기회를 제공하는 것을 포함하고 있다. 이것에는 수준별 과제요구가 있는 친숙하지 않고 체계화되지 않은 문제가 포함될지도 모른다. 보상적 접근법에는 적절한 수행을 가능케 하는 외부의 지원이나 전략을 제공하는 것이 포함된다(Averbuch & Katz, 2005).

역동적인 전략에 의한 치료
Dynamic Strategy Treatment

역동적인 전략에 의한 치료는 과정 지향적이고 역동적인 것이다(Toglia, 2005; Zoltan, 2007). 이것은 다음의 어떤 것 또는 모두를 변화시킴으로써 수행이 수정될 수 있다는 원리에 기초하고 있다.

- 활동의 요구
- 환경
- 전략과 자기의식의 이용

이 접근법은 개인, 과제, 환경의 여러 조건의 상호작용을 강조하고 있다(Toglia, 1998, 2005). 어떠한 조건 하에서 어떻게 환자에게 문제가 나타나는가, 환자가 정보를 처리하기 위해 사용하는 전략, 그리고 그러한 전략이 상이한 과제나 환경에서 어떻게 성공하거나 실패하는가를 고려하는 것이다. 작업치료사는 다양한 종류의 과제에서 문제를 야기하는 환자의 정보처리의 어려움과 함께 어려움을 야기하는 과제나 환경의 측면도 확인한다. 그 후, 치료는 개별화된다. 과제수정의 기회를 확인하기

위한 활동분석도 이 접근법에서는 중요하다. 마지막으로 학습의 전이(transfer of learning)를 강화하기 위해 다양한 상황 속에서의 실행이 수반된다. 이 역동적인 접근법은 다양한 인지기능 수준에 있는 환자에게 사용되지만 충분한 의식과 학습능력이 있는 사람에게 가장 적합하다.

인지 재훈련
Cognitive Retraining

인지 재훈련은 뇌졸중과 외상성 뇌손상의 사람들을 위해 만들어진 접근법이다(Averbuch & Katz, 2005). 이 치료적 접근법은 주로 환자가 정보를 처리하고 기능적 영역으로의 전이와 일반화를 할 수 있는 환자의 능력을 넓히는 것을 목표로 하고 있다. 또한 환자가 자기능력을 평가하여 의식하고 능력을 넘어선 상황으로 들어서는 것을 회피하며 대체가 가능하고 더 효과적인 전략을 사용하는 능력을 개선하는 것을 목표로 하고 있다. 이 접근법은 다음의 방법을 사용한다.

- 성공을 최대로 하고 좌절감을 최소로 하는 지원을 사용함으로써 환자의 잔존능력을 높이는 것
- 적합한 인지전략을 사용한 개인이나 집단에서의 훈련
- 특정의 구조화된 교육-학습 전략의 이용
- 절차적 전략에서의 훈련(즉, 구조화된 환경 내에서 특정의 일과를 어떻게 시행하는가)

신경기능훈련
Neurofunctional Training

신경기능훈련(Giles, 2005)은 중증의 인지기능 장애를 가진 환자에 대해서 다음 두 가지의 주된 전략을 사용한다.

- 일반화를 거의 기대할 수 없는 고도로 특수한(과제 또는 상황) 보상적 전략으로 환자를 훈련하는 것
- 환자가 기능적 행동을 수행하도록 지원하기 위한 특정 과제의 훈련

이 중재는 행동의 자동적인 수행을 달성하는 것에 초점을 맞추고 있다. 이것은 환자의 주의를 특정한 행동이나 기술(skill)이 결락된 영역에 집중시키는 것이다. 바람직한 행동이 습관화될 때까지 통제된 환경 속에서의 단기간의 연습 세션을 반복함으로써 습득된다. 이 접근법은 활동분석, 단서 주기(cueing), 연쇄적 처리(chaining), 강화와 같은 행동기법을 사용한다. 이 접근법에 의해서 목표로 되고 있는 환자는 실수로부터 배우지 않고 이들의 과오를 영속화하지 않기 때문에 과오를 회피하는 것을 강조하고 있다.

역동적 인지적 중재
Dynamic Cognitive Intervention

역동적 인지적 중재 접근법은 모든 사람에게 적용할 수 있을 가능성이 있다(Hadas-Lidor & Weiss, 2005). 이 접근법은 환경으로부터의 정보를 선택하여 체계화하는 중재자(작업치사)에 의해서 환경적 자극이 어떻게 탈바꿈될 수 있는가를 강조한다. 따라서 중재자는 다음의 것을 목적으로 한다.

- 의도성(intentionality)을 높이고 환자가 행동하는 방법에 대한 인식을 높인다.
- 환자가 눈앞의 요구를 넘어서거나 일반화하

는 것을 중시하는 것을 돕는다.

- 사물을 시행하는 이유와 동기부여를 분명히 하여 의식과 이해를 높인다.
- 과제수행에서의 유능감(sense of competence)과 능력을 지원한다.

이 접근법은 낮은 수준의 수행능력의 기본적 인지구조를 바꾸고 환자가 행위를 시작하고 정교하게 수행할 수 있는 자주적이고 자립적인 생각하는 사람(thinker)으로 전환하는 것을 지향하고 있다. 이 접근법은 학습능력과 자기지각(self-perception)을 개선하고 확대하는 것을 추구하는 한편, 참여를 직접 또는 동시에 강화하는 것 같은 치료적 중재와 보상적 중재를 결합한 것이다.

일상의 작업수행에의 인지적 방향부여
Cognitive Orientation to daily Occupational Performance(CO-OP)

CO-OP는 발달 협동장애(developmental coordination disorder)가 있는 어린이의 운동수행능력을 개선하기 위한 인지적 중재이다(Polatajko & Mandich, 2005). 따라서 이 접근법은 직접적으로 인지의 개선을 지향하는 것이 아니라 인지를 더 양호한 수행 성적을 달성하는 수단으로서 사용한다는 점에서 독특하다.

이 접근법은 목표의 설정, 계획, 실행, 확인이라는 광범위한 절차의 전략을 사용하고 수행의 인지적 매개(cognitive mediation)를 강화하기 위한 대화를 중요시하고 있다. 또한 계단식 학습(scaffold learning)을 추구하는 유도에 의한 발견의 과정을 사용한다. 이것은 어린이가 눈앞의 과제를 수행하는 방법을 발견하도록 지원하는 것이다. 작업치료사는 질문을 하여 어린이가 수행을 개선하기 위한 전략을 발견하도록 유도한다. 중재는 다음의 순서로 전개한다.

- 준비: 이 과정에 부모가 반드시 관여하도록 하고 환자가 선정한 목표를 확인하고 기준선의 수행을 확인하는 것에 초점을 맞춘다.
- 습득: 수행상의 문제나 수행의 분석을 확인하기 위해 역동적인 수행분석을 사용한다. 그 어린이가 수행능력을 강화하기 위해 인지적 전략을 확인하여 사용하도록 지원한다.
- 확인: 목표가 달성되어 있다는 것을 체크하는 것과 변화를 측정하는 것이 포함된다.

연구와 증거
Research and Evidence Base

이 모델에 관련되는 연구에는 인지에 관한 다수의 학제적 연구에 더하여 이 단원에서 논의한 특정의 접근법에 대한 작업치료사에 의한 연구가 포함된다. 작업치료에서 연구가 활발한 영역은 평가도구의 개발과 검증이다(Baum & Edwards, 1993; Boys, Fisher, Holzberg, Reid, 1998; Cermak, 1985; Katz, Hartman-Maeir, Ring, Soroker, 2000; Van Deusen, Fox, Harlowe, 1984; Van Deusen & Harlowe, 1987). 또한 이밖에도 다양한 종류의 신경학적 손상을 가진 사람들에서의 인지-지각 장애의 발생을 평가하는 연구도 있다. 그중의 하나에 알츠하이머병 환자의 운동계획, 언어장애 기억장애의 패턴의 연구가 있다(Baum, Edwards, Leavitt, Grant, Deuel, 1988).

또 다른 연구로서는 인지장애가 작업수행에 미치는 영향을 나타내어 보이려고 시도한 것도 있었다. 그들은 인지장애가 셀프케어 수행의 문제와 연관성이 있다는 것을 보여주었다(Abreu & Hinanosa, 1992; Kaplan & Hier, 1982; Titus, Gall, Yerxa, Roberson, Mack, 1991). 인지적 중재의 효과성을 지지하는 연구는 학제적 문헌에서 찾아볼 수 있다(Katz, 2005). 이 모델을 만들어내고 있는 독자적인 접근법의 성과에 관한 연구는 거의 없다.

논고
Discussion

인지 모델은 개발되고 상당한 시간이 경과하였지만 잘 통합된 단일의 모델이라기보다는 현재도 역시 다면적이고 느슨하게 결합된 개념과 접근법의 집합이라 할 수 있다. 그럼에도 불구하고 작업치료 환자의 광범위한 인지장애를 생각할 때, 이 모델은 작업치료에 있어서 중요하다. 더욱이, 인지모델에 포함되는 개념과 접근법의 다양성이 인지장애의 다면적인 이해와 접근법을 제공하고 있다.

그럼에도 실행에서 인지모델을 사용하는 것은 자기 환자의 모집단에 가장 연관성이 있는 접근법을 확인하기 위해 이 단원에서 논의한 다양한 접근법에 친숙해지는 것을 필요로 할 것이다. 더욱이, 특정 개념의 학습이나 이들의 접근법과 관련이 있는 실행 자원의 사용에 숙련될 것이 필요할 것이다. 이들의 과제가 다양한 접근법 사이의 결합(cohesion)이 결여되기 때문에 어렵기는 하지만 이들의 대부분은 Katz(2005)의 교과서 "Cognition and Occupation Across the Life Span ; Models for Intervention in Occupational Therapy (2nd edition)" 속에 모아져 있기 때문에 유용하다.

상자 글 8.4

인지모델의 사례: Shalom

Shalom은 43세의 남성이고 중증의 외상성 뇌손상(traumatic brain injury; TBI)이 있었다. 그는 일을 하다가 넘어져 우측 대뇌반구의 급성 거미막하출혈을 일으켜 개두술(craniotomy)을 받았다. 그는 아내 및 3명의 자식들과 함께 아파트에 살고 있다. 손상을 입기 전에는 그는 고급관료의 운전기사로서 일하고 있었다. 아내는 가정살림을 꾸려나가고 그는 청소, 접시 닦기, 세탁을 거들고 있었다. 그와 아내는 부상을 입기 전에 자기들의 가정생활에 만족하고 있었다고 언급하였다.

Shalom은 손상 후 3주째부터 재활을 시작하였다. 현 시점에서 그는 왼쪽에 약간 힘이 없었고 보행 중에 가벼운 균형의 저하가 있었다. 또한 편측시야결손(시야의 절반의 시력장애)도 있었다. Shalom의 언어기술(language skill)은 정상이고 다른 환자, 가족, 치료사 등 주위의 사람들과 효율적인 의사소통을 할 수 있었으나 중증의 인지기능장애가 있었다. 그는 식사나 몸단정히 하기는 자립하고 있었으나 착탈의, 목욕, 화장실 동작(toileting), 보행기를 사용한 보행

(p. 상자 글에 계속)

상자 글 8.4 (계속)

에는 감시나 보조를 필요로 하였다. 그는 이전의 주된 작업역할에 종사할 수 없었다.

그의 작업치료사인 Maya Tuchner는 실행기능장애를 가진 개인을 치료하기 위해 개발되고 인지문제에 대처하기 위한 신경심리학으로부터의 지식과 관련된 특정한 실행전략인 목표관리 훈련(Goal Management Training; GMT)(Levine et al, 2000)과 함께 역동적인 상호작용 접근법(dynamic interactional approach)(Toglia, 2005)을 사용하였다.

인지검사와 기능적 관찰에 의해서 확인된 주된 문제 영역은 복잡한 과제를 계획하고 수행하는 것이었다. Shalom이 과제에 대처하는 방법은 충동적인 방식이었고 바로 목표로부터 주의가 일탈하여 집중력이 상실되고 결과적으로 수행을 모니터하는 것이나 적합을 시키는 것에 어려움이 있었다.

Maya는 그의 인지 문제에 깊숙이 파고들기 위해 다음의 포괄적 인지검사 일습을 실시하기로 하였다.

- **COGNISTAT**는 환자의 인지상태(cognitive status)를 확정하기 위한 선별검사인 신경행동학적 상태검사(Neurobehavioral Status Examination(Kieman, Mueller, Langston, 1995)이고 지남력, 주의, 언어, 구성능력, 기억, 계산, 추리(reasoning)를 평가하는 것이다. COGNISTAT에서는 Shalom은 주의, 기억, 및 추상적 사고에 경증에서 중등도의 장애가 있었다.
- **시계 그리기 검사**(Clock Drawing Test)(Rouleau, Salmon, Butters, Kennedy, McGuire, 1992) 눈 구성능력과 인지 정도를 측정하는 간단한 검사이고 11시 10분을 가리키는 시계 그림의 양적 및 질적 분석을 시행한다. 이 검사에 의해서 Shalom은 기획능력에 어려움이 있다는 것을 보여주었다.
- **리버미드 행동기억 검사**(Rivermead Behavioral Memory Test; RBMT) (Wilson, Cockburn, & Baddeley, 1985)는 일상과제에서의 기억능력을 평가하기 위해 만들어진 검사의 일습이다. RBMT에 의해서 Shalom은 기억, 주로 미래 계획 기억(prospective memory)(즉, 미래의 사물을 기억하는 능력. 예로서는 검사가 종료할 때에 질문하는 것을 잊지 않고 있는 것)에 경증의 장애가 있다는 것이 밝혀졌다.
- **장애의 자기 인식 면담**(Self-Awareness of Deficit Interview: SADI)(Fleming, Strong, Ashton, 1996)은 미래에 대한 현실적인 목표를 설정하는 능력은 물론 장애와 그로 인한 결과를 인식하는 포괄적인 정보를 제공하는 구조화된 면담(structured interview)이다. SADI에서는 Shalom은 인지장애와 현재의 기능장애에 관한 충분한 인식을 부분적으로 갖고 있으나 미래에 대한 현실적 목표를 설정하는 능력에 의문이 있다는 것을 보여주었다. 예를 들면 그는 가까운 장래에 운전을 다시 시작할 수 있을 것이라고 생각하고 있었다.
- **수행기능장애증후군행동평가**(Behavioral Assessment of the Dysexecutive Syndrome : BADS)(Wilson, Alderman, Burgess, Emsile, Evans, 1996)는 변환, 계획,전략사용, 시간 판단 등의 6개의 하위 검사로 이루어지는 실행기능을 측정하는 도구이다. BADS에 따르면

상자 글 8.4 (계속)

Shalom은(검사의 2개의 규칙 사이의) 변환에서 경증의 장애와 계획과 전략사용에서 중등도에서 중증의 장애를 나타내고 있었다.

- **Kettle 검사**(Kettle test)(Harel, Mizrachi, Hartmam-Maeir, 2007; Hartman-Maeir, Armon, Katz, 2005, 2007)는 두 컵의 뜨거운 음료를 만드는 등의 간단한 인지적 수행에 기초하는 평가이다. Kettle 검사에서 Shalom은 계획에 어려움을 가진 충동적 행동을 나타냈다.

Shalom은 이 검사 배터리의 대부분의 작업영역에 참여하는 것을 방해하는 주의와 실행기능에 중증의 인지장애를 나타내어 보였다. 그는 자기의 장애와 그 영향의 대부분을 알아차리고 재활에 참여하는 동기가 매우 높아졌다.

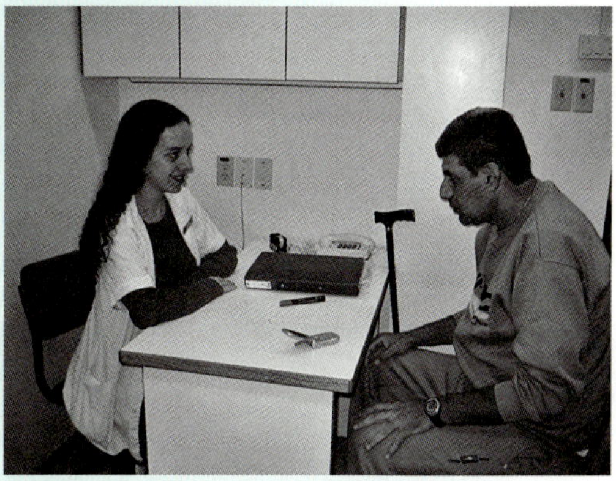

Maya와 Shalom은 치료목표에 대해서 논의하고 있다.

치료과정은 Shalom이 단기목표를 세우는 것을 지원하는 것부터 시작되었다. 그는 셀프케어 활동(착탈의와 목욕), 뜨거운 음료의 준비, 식사의 준비, 금전관리에서 자립하고 싶다고 하였고 또한 여가로서 새로운 게임의 놀이방법을 습득하는 것과 자기 자식들과 함께 지내고 싶다고 하였다.

Maya는 또한 Shalom으로서는 이들 활동의 실행전략을 연습하는 것이 중요하다는 것을 알고 있었다. 그녀는 실행의 문제에 대처하기 위해 계획된 광범위한 실행전략(실행의 문제를 개선하기 위해 도움이 되는 중단-명확화-기입-확인을 사용하는 것)이라는 구조화된 중재를 도입하였고 그 중재를 2단계로 도입하였다. 그녀는 Shalom의 충동성 때문에 모든 치료활동(최초의 기본적 ADL을 포함)에 시각적인 중단 신호라는 억제적 구성요소(중단하고 목표를 명확히 하다)를 도입하는 것부터 시작하였다. 최종적으로 Maya는 중단하여 목표를 확인하기 위해 언어적 단서만을 사용할 수 있게 되었고 Shalom은 마침내 이 전략을 터득(내면화)하여 그것을 자주 사용하였다. 이 훈련의 두 번째 단계는 Shalom이 미리 그 단계와 각 활동의 재료를 적고 수행 중과 수행 후의 각 단계에 체크(√) 표시를 하는 "기입"과 "확인"의 전략을 획득하는 것이었다. 이 광범위에 걸치는 전략은 Maya가 지원하는 재활 장면에서의 모든 활동에서 실행되었다. Shalom은 그 전략이 유용하다고 느끼고 각 세션(session)내 및 세션 전체에서도 명백히 도움이 된다는 것을 나타내어 보여주었다. 그는 이것에 의해서 가능해지고 또한 그것이 자택에서도 전략을 사용하는 동기부여가 되었다.

이에 더해서 Shalom의 아내는 때때로 일을 쉬고 세션에 참여하거나 전화로 보고를 듣거나 하여 가능한 한 그 과정에 참여하였다. 그녀는 남편이 그녀의 도움을 받으면서 자택에서 이들의 활동(착탈의, 목욕, 식사 등의 준비, 금전관리 등)을 시작하는 것을 지켜보도록 권고를 받았

(p. 122 상자 글에 계속)

상자 글 8.4 (계속)

다. 처음에는 그녀 자신이 해버리는 것이 편하다고 말하였으나 머지않아 Shalom이 매일의 활동이나 이전의 역할에 참여하는 것이 중요하다고 이해하게 되었다.

4개월 후에 Shalom은 첫 번째 평가와 마찬가지의 인지검사의 배터리로 재평가를 받고 주의, 기억, 계획에 개선을 보였다. 또한 충동적인 행동도 적어졌다. 그러나 복잡한 과제나 새로운 과제에 대처할 때에는 아직 계획하는 것과 모니터하는 것에 어려움이 있었다.

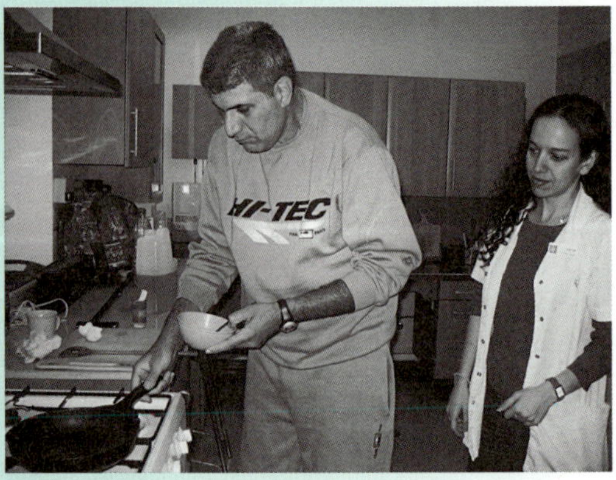

작업치료에서 학습한 전략을 사용해서 Shalom이 요리를 만드는 것을 Maya가 모니터하고 있다.

현재 Shalom은 직장에 복귀하는 문제를 제기하기 시작하였다. Shalom은 가족의 부양자(family provider)라는 역할이 있어 그가 장차 일에 복귀할 수 있는 것은 매우 중요한 일이었다. 그러나 영속적인 장애가 예측되기 때문에 운전을 대신하는 일을 찾는 것이 필요하였다. Shalom은 운전기사로서 일하기 전에 정부의 기록 보관소에서 일하고 있었다(주로 서류를 분류하여 서류를 철하는 일). 그는 이것이 자기로서는 타당한 목표라고 느꼈다. 그 결과 직업재활의 준비로서, 작업치료에서는 새로이 학습한 실행전략의 실행에 과제의 분류와 서류 철하기를 추가하였다.

이 사례가 작성된 시점에서 Shalom은 약 6개월간 작업치료를 받고 있었고 기본적 ADL은 자립하고 있었다. 그리고 부분적으로는 이전의 역할(가사활동에서 아내를 돕는 것이나 아이들과 노는 것)에 복귀하였으나 직장에 복귀하지 않고 여전히 외래 재활에서의 치료를 받고 있다. 그의 주된 목표는 직장에 복귀하는 것이고 장차 취업할 수 있을 것 같은 일에 관한 다양한 활동으로 실행전략을 실행하고 있다.

표 8.2 모델의 용어

용어	정의
의식 Awareness	비교적 객관적인 용어로 자기를 자각하는 능력
인지 Cognition	물리적 · 사회적 세계를 이해하고 그 세계와 상호작용을 하기 위한, 일상 활동을 영위하기 위한, 그리고 작업적 생활의 과정을 계획하고 실행하기 위한 정보를 확인하고 선택하고 해석하고 저장하고 사용하는 과정
실행기능 Executive function	의도성, 목적성, 복잡한 의사결정과 연관된 높은 수준의 인지과정이며 목표를 확인하고 시작하고 추구하는 것, 전략을 계획하고 행동의 단계의 순서를 매기는 것, 문제를 해결하는 것, 진행을 모니터하는 것, 자기의 행동을 환경에 적응시키는 것이 포함된다.

표 8.2 모델의 용어(계속)

장기기억 Long-term memory	영속적인 암묵적 · 외현적정보를 상기하는 것
감각-지각적 기억 Sensory-perceptual memory	분석하고 여과하기에 충분한 시간의 감각정보(예를 들면 시각, 청각, 촉각, 고유수용각)를 상기하는 것
단기 작업 기억 Short-term working memory	근저에 있는 의미를 찾아내고 그것을 저장하기 위해 준비한다는 정보를 의식적으로 회상하는 것(사람이 그 때에 생각하고 있는 것)
사회적 조정 Social mediation	다른 사람이 인지의 발달에 미치는 영향

요약: 인지 모델(The Cognitive Model)

이론(Theory)

- 인지를 물리적 · 사회적 세계를 이해하고 그 세계와 상호작용을 하기 위한, 일상 활동을 영위하기 위한, 그리고 작업적 생활의 과정을 계획하고 실행하기 위한 정보를 확인하고 선택하고 해석하고 저장하고 사용하는 과정이라 정의한다.

- 인지는 다음의 것을 포함한다.
  - 의식(비교적 객관적인 용어로 자기를 자각하는 능력)이라는 높은 수준의 과정(메타 인지)과 실행기능(예를 들면, 목표를 확인하고 시작하고 추구하는 것, 전략을 계획하고 행동 단계의 순서를 매기는 것, 문제를 해결하는 것, 진행을 모니터하는 것, 자기의 행동을 환경에 적응시키는 것)
  - 특정의, 또는 기본적인 인지기능 (예를 들면, 주의, 집중, 기억)
- 인지는 인지기능은 운동계(motor system)에 관계없이는 완전히 이해할 수 없는 정신-신체 시스템의 일부이다.
- 인지에는 사회적 조정에 의해서 영향을 받는 장기간의 발달과정이 포함된다.
- 인지의 핵심부분은 3개의 단계를 거치는 정보처리이다.
  - 감각-지각적 기억[분석하고 여과하기에 충분한 시간의 감각정보(예를 들면, 시각, 청각, 촉각, 고유수용각)를 상기하는 것]
  - 단기적 작업 기억(사람이 그 때에 생각하고 있는 것)
  - 장기기억(무기한에 걸쳐서 상기하기 위해 이용할 수 있는 정보)
- 인지란 역동적인 것이며 내면과 외면의 상호작용의 다양한 요소로부터 생긴다.

문제와 도전(Problems and Challenges)

- 대부분의 인지 접근법은 과제수행(시각처리나 더 일반화된 것과 같은 특정 영역에서)을 위한 정보를 구조화하고 조직화하고 사용하는 것과 관련된 어려움에 관여하고 있다.
- 인지적 문제는 다음의 어려움을 포함할 가능성이 있다.
  - 들어오는 정보를 조직화하여 구조화하기 위한 효과적인 처리방법을 선택하여 사용하는 것
  - 과제수행의 정확성을 예상하고 모니터하고 확인하는 것
  - 필요할 때는 이전의 지식을 이용하는 것
  - 지식과 기술(skill)을 다양한 상황에 적용하는 유연성(Toglia, 2005)
- 인지적 문제는 다음의 것이다.
  - 과제나 환경의 상황에 좌우된다.
  - 일상적으로 작업수행에 문제를 초래한다.

치료적 중재의 이론적 근거 (Rationale for Therapeutic Intervention)

- 인지적 중재에 대한 설명은 두 가지의 주된 범주로 분류된다.
- 치료적(때로는 회복적이라 부른다)
  - 특정의 인지기술을 재훈련하거나 회복하려고 한다.
  - 학습능력이나 높은 수준의 인지과정과 학습의 전이능력이 비교적 높은 사람들에게 사용된다.
- 보상적(때로는 적응적이라 부른다)
  - 현존하는 잠재능력을 충분히 이용하도록 사람들을 지원한다.
  - 학습능력이 저하한 환자에게 사용한다.
  - 보상적 중재의 세 가지 유형
- 과제 지향적이고 역동적인 전략의 학습(잔존 능력을 사용해서 문제를 보상하기 위한 학습)
- 특정의 기술훈련(매우 개별적인 보상적 전략이나 기능적 과제를 가르치는 것)
- 과제와 환경의 수정(인지적 제한의 범위를 확인하고 그것에 따라서 과제나 환경을 맞추는 것)

실행의 자원(Practice Resources)

평가(Assessment)

- 인지평가의 주된 전략에는 다음의 것이 있다.
  - 장애를 받은 인지의 작업이나 기능적 결과의 평가
  - 왜 수행이 붕괴되고 있는가를 이해하기 위해, 근저를 이루는 인지장애의 범위와 특성을확인하는 인지적 요소의 평가
  - 인간, 과제, 환경의 변수의 모두가 각각 인지에 기여한다는 원리를 반영하는 역동적인평가
  - 인지의 기능장애나 기능수준의 결정
- 특정의 평가방법에는 다음의 것이 포함된다.
  - 과제 수행 중의 관찰(처리전략, 기능적 손상, 전체적인 인지수준을 알기 위해)
  - 면담(환자의 인지적 기능장애, 생활양식, 이야기에 관한 정보를 수집하기 위해)
  - 인지적 문제의 선별검사, 인지수준(기능장애의 정도)의 결정, 그리고 특정 인지능력의 평가에서부터 인지의 다면적 요인의 검사에 이르는 표준검사(구두, 필기, 탁상

의 검사)

중재(Intervention)

- 의식의 문제의 치료에는 다음의 것이 포함된다.
  - 환자에게 그 사람의 기능장애에 관한 정보를 제공하는 것
  - 문제를 강조하지만 환자를 압도하지 않는 활동에서 기능장애를 경험하는 것을 돕는 것
  - 환자가 기능장애에 대한 정서적으로 어려운 정보를 인정하고 직시하는 것을 돕기 위해 치료적 관계를 사용하는 것
- 실행기능의 치료에는 선택하고(choose) 선정하고(select) 계획하고 자기수정을 하는 기회를 사람들에게 제공하는 것을 포함한다.
- 의식에의 보상적 접근법은 환경적 적응과 무의식적 상태로부터 일어나는 부적응 행동을 해소하기 위해 행동기법을 중요시한다.
- 보상적 접근법에는 적절한 수행을 가능케 하기 위해 외부의 지원 또는 전략을 제공하는 것이 포함된다.
- 역동적인 전략의 치료는 수행이 다음의 변화에 의해서 수정될 수 있다는 원리에 기초하고 있다.
  - 활동의 요구
  - 환경
  - 전략과 자기의식의 이용
  - 다양한 종류의 과제에 걸치는 문제를 만들어내는 정보처리의 어려움은 물론, 환자에게 어려움을 만들어내는 과제와 환경적 차원
- 인지 재훈련
  - 대부분의 치료적 접근법이 뇌졸중과 외상성 뇌손상이 있는 사람들을 위해 만들어져 있다.
  - 목적은 다음의 것을 개선하는 것이다.
    - 정보처리능력
    - 기능적 영역으로 전이하여 일반화하는 능력
    - 능력의 인식
  - 다음의 방법을 사용한다.
    - 성공을 최대로 하고 좌절을 최소로 하는 지원을 통해서 잔존 능력을 강화하는 것
    - 개인 또는 집단에 의한 훈련
    - 특정의 구조화된 교육과 학습의 전략을 사용하는 것
    - 절차적 전략으로 훈련하는 것
- 신경기능훈련
  - 중증의 인지장애를 가진 환자를 위한 것
  - 다음의 두 가지 주된 보상적 전략을 사용한다.
    - 극히 개별적인(과제나 상황의) 보상적 전략의 훈련
    - 환자가 어떤 기능적 행동을 수행하는 것을 지원하기 위한 특정 과제의 훈련
- 역동적인 인지적 중재
  - 학습능력과 자기 지각의 개선이나 확대를 추구하면서 참여를 직접적이고 동시적으로 강화하는 치료적 중재와 보상적 중재를 조합시킨다.
  - 중재자(작업치료사)는 다음의 것을 목표로 한다.
    - 의도성(intentionality)을 높이고 환자가 시행하는 방법에 대한 관심을 높인다.
    - 일반화하기 위해 당장에 필요한 것이나 관심 이상의 것을 시행하도록 지원한다.
    - 사물을 시행하는 이유와 동기를 분명히

하여 의식과 이해를 높인다.

- 과제수행에서의 유능감과 능력을 지원한다.

◆ 일상의 작업수행에의 인지적 방향부여(CO-OP)

• 발달적 협응장애(developmental coordination disorder)를 가진 어린이의 운동수행을 개선하기 위한 인지적 중재

• 목표를 확인하고 계획하고 실행하고 체크한다는 광범위한 전략적 절차를 사용한다.

• 이야기하는 것을 강조하고 계단식 학습(scaffold learning)을 추구하는 유도적인 발견의 과정을 사용한다.

참 고 문 헌

Abreu, B.C. (1981). *Physical disabilities manual.* New York: Raven Press.

Abreu, B.C., & Hinajosa, J. (1992). The process approach for cognitive-perceptual and postural control dysfunction for adults with brain injuries. In N. Katz (Ed.), *Cognitive rehabilitation: Models for intervention in occupational therapy* (pp. 167–194). Boston: Andover Medical.

Abreu, B.C., & Peloquin, S.M. (2005). The quadraphonic approach: A holistic rehabilitation model for brain injury. In N. Katz (Ed.), *Cognition and occupation across the life span: Models for intervention in occupational therapy* (2nd ed., pp. 73–112). Bethesda, MD: American Occupational Therapy Association Press.

Abreu, B.C., & Toglia, J.P. (1987). Cognitive rehabilitation: A model for occupational therapy. *American Journal of Occupational Therapy, 41,* 439–448.

Allen, C. (1992). Cognitive disabilities. In N. Katz (Ed.), *Cognitive rehabilitation: Models for intervention in occupational therapy* (pp. 1–21). Boston: Andover Medical.

Allen, C., Earhart, C., & Blue, T. (1992). *Occupational therapy treatment goals for the physically and cognitively disabled.* Rockville, MD: American Occupational Therapy Association.

Allen, C., Kehrberg, K., & Burns, T. (1992). Evaluation instruments. In C.K. Allen, C.A. Earhart, & T. Blue, *Occupational therapy treatment goals for the physically and cognitively disabled.* Rockville, MD: American Occupational Therapy Association.

Arnadottir, G. (1990). *The brain and behavior: Assessing cortical dysfunction through activities of daily living.* St. Louis: C.V. Mosby.

Averbuch, S., & Katz, N. (2005). Cognitive rehabilitation: A retraining model for clients with neurological disabilities. In N. Katz (Ed.), *Cognition and occupation across the life span: Models for intervention in occupational therapy* (2nd ed., pp. 113–138). Bethesda, MD: American Occupational Therapy Association Press.

Baum, C., & Edwards, D.F. (1993). Cognitive performance in senile dementia of the Alzheimer's type: The Kitchen Task Assessment. *American Journal of Occupational Therapy, 47,* 431–436.

Baum, C.M., Edwards D., Leavitt, K., Grant, E., & Deuel, R. (1988). Performance components in senile dementia of the Alzheimer type: Motor planning, language, and memory. *Occupational Therapy Journal of Research, 8,* 356–368.

Boys, M., Fisher, P., Holzberg, C., & Reid, D.W. (1988). The OSOT perceptual evaluation: A research perspective. *American Journal of Occupational Therapy, 42,* 92–98.

Burns, T. (2006). *Cognitive performance test (CPT).* Pequannock NJ: Maddak.

Cermak, S.A. (1985). Developmental dyspraxia. In E.A. Roy (Ed.), *Advances in psychology: Neuropsychological studies of apraxia and related disorders* (vol. 23, pp. 225–248). North Holland, NY: Elsevier Science.

Cermak, S., Katz, N., McGuire, E., Peralta, C., Maser-Flanagan, V., & Greenbaum, S. (1995). Performance of Americans and Israelis with cerebrovascular accident on the Loewenstein Occupational Therapy Cognitive Assessment (LOTCA). *American Journal of Occupational Therapy, 49,* 500–506.

Fleming, J.M., Strong, J., & Ashton, R. (1996). Self-awareness of deficits in adults with traumatic brain injury: How best to measure? *Brain Injury, 10,* 1–15.

Giles, G.M. (2005). A neurofunctional approach to rehabilitation following severe brain injury. In N. Katz (Ed.), *Cognition and occupation across the life span: Models for intervention in occupational therapy* (2nd ed., pp. 139–165). Bethesda, MD: American Occupational Therapy Association Press.

Hadas-Lidor, N., & Weiss, P. (2005). Dynamic cognitive intervention: Application in occupational therapy. In N. Katz (Ed.), *Cognition and occupation across the life span: Models for intervention in occupational therapy* (2nd ed., pp. 391–412). Bethesda, MD: American Occupational Therapy Association Press.

Harel, H., Mizrachi, E., & Hartman-Maeir, A. (2007). *Validity and reliability of The Kettle Test – A test for identifying cognitive problems in daily functions in post-stroke geriatric patients.* Paper presented at Israeli Society for Physical and Rehabilitation Medicine, Tel-Aviv, Israel, November.

Hartman-Maeir, A., Armon, N., & Katz, N. (2005). *The kettle test: A cognitive functional screening test.* Paper presented at Israeli Society of Occupational Therapy Conference, Haifa, Israel.

Hartman-Maeir, A., Armon, N., & Katz, N. (2007). *The kettle test: A brief cognitive-functional measure.* Test protocol is available from the first author, School of Occupational Therapy, Hebrew University Jerusalem, Israel.

Hartman-Maeir, A., Katz, N., & Baum, B. (2009). Cognitive functional evaluation (CFE) process for individuals with suspected cognitive disabilities. *Occupational Therapy in Health Care, 23*(1), 1–23.

Itzkovich, M., Elazar, B., Averbuch, S., & Katz, N. (1990). *LOTCA: Loewenstein occupational therapy cognitive assessment manual.* Pequannock, NJ: Maddak.

Kaplan, J., & Hier, D.E. (1982). Visuo-spatial deficits after right hemisphere stroke. *American Journal of Occupational Therapy, 36,* 314–321.

Katz, N. (Ed.). (2005). *Cognition and occupation across the life span: Models for intervention in occupational therapy* (2nd ed.). Bethesda, MD: American Occupational Therapy Association Press.

Katz, N. (2006). *Routine task inventory—RTI manual.* Unpublished.

Katz, N., & Hartman-Maeir, A. (2005). Higher-level cognitive functions: Awareness and executive functions enabling engagement in occupation. In N. Katz (Ed.), *Cognition and occupation across the life span: Models for intervention in occupational therapy* (2nd ed., pp. 3–25). Bethesda, MD: American Occupational Therapy Association Press.

Katz, N., Hartman-Maeir, A., Ring, H., & Soroker, N. (2000). Relationship of cognitive performance and daily function of clients following right hemisphere stroke: Predictive and ecological validity of the LOTCA battery. *Occupational Therapy Journal of Research, 20,* 3–17.

Kiernan, R.J., Mueller, J., & Langston, J. (1995). *Cognistat: The neurobehavioral cognitive status examination manual.* Fairfax, CA: The Northern California Neurobehavioral Group.

Lazzarini, I. (2005). A nonlinear approach to cognition: A web of ability and disability. In N. Katz (Ed.), *Cognition and occupation across the life span: Models for intervention in occupational therapy* (2nd ed., pp. 211–233). Bethesda, MD: American Occupational Therapy Association Press.

Levine, B., Robertson, I.H., Clare, L., Carter, G., Hong, J., Wilson, B.A., et al. (2000). Rehabilitation of executive functioning: An experimental-clinical validation of goal management training. *Journal of the International Neuropsychological Society, 6*(3), 299–312.

Levy, L.L. (2005a). Cognitive aging in perspective: Information processing, cognition, and memory. In N. Katz (Ed.), *Cognition and occupation across the life span: Models for intervention in occupational therapy* (2nd ed., pp. 305–325). Bethesda, MD: American Occupational Therapy Association Press.

Levy, L.L. (2005b). Cognitive aging in perspective: Implications for occupational therapy practitioners. In N. Katz (Ed.), *Cognition and occupation across the life span: Models for intervention in occupational therapy* (2nd ed., pp. 327–346). Bethesda, MD: American Occupational Therapy Association Press.

Levy, L.L., & Burns, T. (2005). Cognitive disabilities reconsidered: Implications for occupational therapy practitioners. In N. Katz (Ed.), *Cognition and occupation across the life span: Models for intervention in occupational therapy* (2nd ed., pp. 347–388). Bethesda, MD: American Occupational Therapy Association Press.

Neistadt, M.E. (1990). A critical analysis of occupational therapy approaches for perceptual deficits in adults with brain injury. *American Journal of Occupational Therapy, 44,* 299–304.

Neistadt, M.E. (1994). The neurobiology of learning: Implications for treatment of adults with brain injury. *American Journal of Occupational Therapy, 48,* 421–430.

Polatajko, H.J., & Mandich, A. (2005). Cognitive Orientation to daily Occupational Performance with children with developmental coordination disorder. In N. Katz (Ed.), *Cognition and occupation across the life span: Models for intervention in occupational therapy* (2nd ed., pp. 237–259). Bethesda, MD: American Occupational Therapy Association Press.

Quintana, L.A. (1995). Evaluation of perception and cognition. In C. Trombly (Ed.), *Occupational therapy for physical dysfunction* (4th ed., pp. 201–223). Baltimore: Williams & Wilkins.

Rouleau, I., Salmon, D.P., Butters, N., Kennedy, C., & McGuire, K. (1992). Quantitative and qualitative analyses of clock drawings in Alzheimer's and Huntington's disease. *Brain and Cognition, 18*(1), 70–87.

Titus, M.N., Gall, N.G., Yerxa, E.J., Roberson, T.A., & Mack, W. (1991). Correlation of perceptual performance and activities of daily living in stroke patients. *American Journal of Occupational Therapy, 45,* 410–417.

Toglia, J.P. (1991). Generalization of treatment: A multicontext approach to cognitive perceptual impairment in adults with brain injury. *American Journal of Occupational Therapy, 45,* 505–516.

Toglia, J.P. (1992). A dynamic interactional approach to cognitive rehabilitation. In N. Katz (Ed.), *Cognitive rehabilitation: Models for intervention in occupational therapy* (pp. 104–143). Boston: Andover Medical.

Toglia, J.P. (1998). A dynamic interactional model to cognitive rehabilitation. In N. Katz (Ed.), *Cognition and occupation in rehabilitation: Cognitive models for intervention in occupational therapy* (pp. 4–50). Bethesda, MD: American Occupational Therapy Association.

Toglia, J.P. (2005). A dynamic interactional approach to cognitive rehabilitation. In N. Katz (Ed.), *Cognition and occupation across the life span: Models for intervention in occupational therapy* (2nd ed., pp. 29–72). Bethesda, MD: American Occupational Therapy Association Press.

Toglia, J.P., & Finkelstein, N. (1991). *Test protocol: The dynamic visual processing assessment.* New York: New York Hospital–Cornell Medical Center.

Unsworth, C. (Ed.). (1999). *Cognitive and perceptual dysfunction: A clinical reasoning approach to evaluating and intervention.* Philadelphia: F.A. Davis.

Van Deusen, J., Fox, J., & Harlowe, D. (1984). Construct validation of occupational therapy measures used in CVA evaluation: A beginning. *American Journal of Occupational Therapy, 38,* 101–106.

Van Deusen, J., & Harlowe, D. (1987). Continued construct validation of the St. Mary's CVA Evaluation: Bilateral awareness scale. *American Journal of Occupational Therapy, 41,* 242–245.

Wilson, B.A., Alderman, N., Burgess, P.W., Emsile, H., & Evans, J.J. (1996). *Behavioral assessment of dysexecutive syndrome.* St. Edmunds, UK: Thames Valley Test.

Wilson, B., Cockburn, J., & Baddeley, A. (1985). *The Rivermead behavioral memory test: Manual.* London: Thames Valley Test.

Zoltan, B. (2007). *Vision, perception, and cognition* (4th ed.). Thorofare, NJ: Slack.

Zoltan, B., Seiv, E., & Freishtat, B. (1986). *Perceptual and cognitive dysfunction in the adult stroke patient.* Thorofare, NJ: Slack.

CHAPTER 9

기능적 집단 모델

(The Functional Group Model)

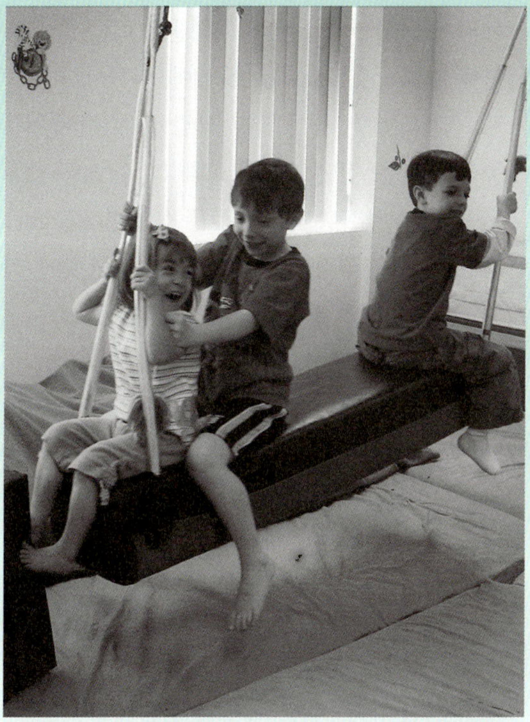

감각처리장애를 가진 환자에 대한 치료 프로그램을 제공하는 센터에서 어린이는 필요에 따라서 작업치료사의 지도하에 적은 인원수의 집단에서 함께 노는 경우가 많다. 그 집단은 때로는 계획된 놀이를 하고 어떤 때는 어린이들에게 재미있어 보이는 활동에 합류하도록 요구를 받을 때 비공시적으로 집단을 형성한다. 어린이들은 사냥을 가거나 협동적으로 장애물 코스를 계획하거나 보드 게임(board game)을 하거나 범퍼 타이어(bumper tires) 경기종목에 참여하는 것 같은 상상의 놀이 시나리오를 시작할지도 모른다.

이들 집단 내에서 어린이들은 서로 번갈아 하기, 나누어 갖기, 협력하기, 좋은 친구가 되기에 공을 들인다. 어린이들은 그들이 작업치료 세션 밖에서도(작업치료를 받지 않아도) 성공할 수 있는 가치 있는 기술을 쌓을 것이다.

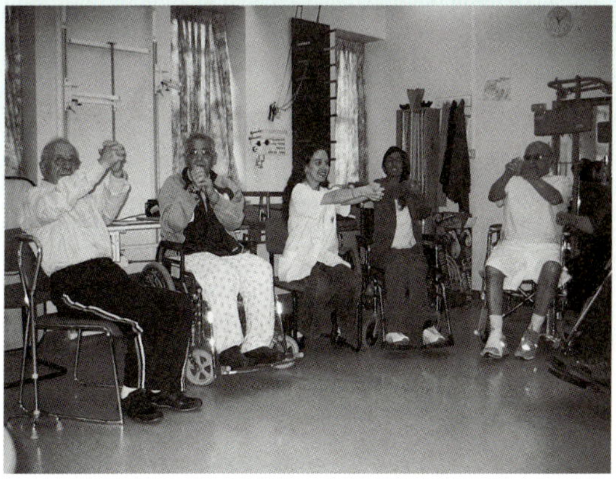

Maya Tachner는 뇌혈관사고(cerebrovascular accident: CVA) 후에 데이케어를 받고 있거나 입원재활을 받고 있는 환자를 위해서 만들어진 편마비환자를 대상으로 한 집단을 운영하고 있다. 이 집단은 매일 약 30분간 작업치료사의 지도를 받고 있다. 이 집단은 운동과 인지의 기능에 초점을 맞추고 있으며 시간 및 장소와 같은 기본적인 지남력과 휴일과 같은 특별한 행사를 언급하는 것부터 시작한다. 그 다음에 균형체조와 함께 양쪽 운동과 좌우 대칭운동 등의 체조를 시행한다. 이 집단에 참여하려면 움직임을 모방하는 능력을 필요로 하지만, 실어증(aphasia)이 있는 환자도 참여할 수 있도록 이해력을 필요로 하지 않는다. 또한 이 집단은 기본적인 사회적 자극도 제공된다.

이들의 사례가 나타내어 보여주는 것처럼 작업치료를 제공하는 수단으로서 작업치료사는 환자 집단이 자주 서로 소통하도록 하고 있다. 제3장, 제4장에서 설명한 것처럼 집단을 이용하는 것은 항상 작업치료의 일부분이 되어왔다. 환자의 어떤 문제나 욕구에 대처하는 것과 어떤 종류의 서비스를 집단으로 제공하는 것에는 뚜렷한 이점이 있다. 예를 들면, 집단은 환자의 대인관계에 관련된 문제에 대처하기 위한 하나의 자연스런 상황이고 집단은 환자가 필요로 하는 사회적 지원과 피드백의 원천이 될 수 있다. 게다가, 정보를 전하고 이해력을 개선하며 기술을 가르치도록 고안된 것들 같은 어떤 종류의 서비스는 환자가 관련 지식과 경험을 공유할 수 있는 집단으로 제공됨으로써 향상될 수 있다. 마지막으로 집단으로 활용하도록 제공된 서비스가 일대일로 제공되는 서비스보다 덜 비싸다. 이런 저런 이유로 그룹은 작업치료에서 점점 더 이용되고 있는데(Duncombe & Howe, 1985; Howe & Schwartzberg, 1986), 이를 위해서는 치료 집단을 운영하는 방법에 대한 지식이 필요하다.

이 책에서 논의하는 다른 개념적 실행 모델에 관련되는 목표를 달성하기 위해 자주 집단이 이용된다. 예를 들면, 제8장에서 보여준 것처럼 몇몇 인지적 중재는 집단으로 제공된다. 인간작업 모델에 기초한 다양한 집단이 만들어져 있다(Baron, 1987; Braveman, 2001; Gusich & Silverman, 1991; Kaplan, 1986; Knis-Matthews, Richard, Marquez, Mevawala, 2005). 그 안에는 관절가동범위나 지구력을 높인다는 생체역학적인 목표를 달성하기 위해 체조나 관절가동범위 훈련을 시행하는 집단도 있다. 이들의 예에서는 집단의 내용은 이들 모델에 의해서 설명된다. 그러나 이러한 효과성은 집단역학(group dynamics)과 그 과정이 어떻게 개개의 구성원에게 영향을 미치는가에 따라 방해되거나 제고되거나 한다. 기능적 집단 모델을 다루는 것은 이들 측면에 대한 것이다.

기능적 집단 모델은 작업치료의 집단중재를 설명하기 위한 하나의 접근법으로서 1986년에 Howe & Schwartzberg에 의해서 처음으로 소개되었다. 구성원이 작업에 참여하는 기능적 집단은 집단 심리치료와 그 관련된 활동 집단과는 구별되는데, 이것은 통찰력(insight)을 성취하고 쟁점을 통해서 작용하는 것에 의해서 개인 내의 문제나 대인관계에 관련된 어려움을 해결하기 위한 논의나 집단역학(group dynamics)을 사용하는 것에 초점을 맞추고 있다(Schwartzberg, Howes, Barnes, 2008). 기능적 집단은 다음의 것을 필요로 하는 환자에 있어서 적절하다고 생각된다.

- 인생의 역할을 수행하기 위한 자기의 능력을 평가한다.
- 기술(skill)과 역할 행동을 획득한다.
- 작업수행을 높이기 위한 의사소통과 상호작용 기술을 발전시킨다.
- 기술과 행동의 상실이나 저하를 예방한다.
- 건강(health and wellness) 또는 생활의 질(QOL)(Schwartzberg, et al, 2008).

이론
Theory

집단에 관련된 개념
Concepts Related to Groups

Schwartzberg 등(2008)은 먼저 모든 집단에 공통되는 특징을 논의하고 있다. 이들의 개념은 집단의 정의, 특징, 특색을 다루고 보다 특정의 기능적 집단에 대한 사고(thinking)를 위한 맥락으로서 역할을 한다.

집단의 정의
Definition of Groups

Schwartzberg 등(2008)은 집단이라는 용어는 공통의 목표나 목적을 달성하기 위해 함께 소통하는 사람의 집합을 나타내고 있다. 그러나 그들은 참된 집단은 다음의 것을 포함한다고 언급하고 있다.

- 구성원 사이의 상호작용
- 공통의 목표
- 크기와 기능 사이의 관계(집단이 성취해야 하는 것과 관련이 있다)
- 집단에 참여하는 것에 대한 구성원의 희망 또는 동의
- 자기결정(self-determination)에 대한 민주적인 능력

이들의 특징을 갖추고 있을 때 참된 집단이 존재한다. 이와 같이 식료품점에서 줄을 서서 기다리는 다섯 사람은 집단을 구성하고 있는 것은 아니다. 한편, 무도회를 위해서 서로 협력하면서 체육관을 장식하고 있는 5명의 고교생은 하나의 집단을 구성한다 할 수 있다.

집단의 특징
Characteristics of Groups

모든 집단은 구조, 결속력, 발전단계에 의해서 특징지어진다. **집단의 구조**(**structure**)란 "그 존재를 형성하는 집단의 상호 연결과 의존부분의 조합"(Schwartzberg, et al, 2008, p.7)을 가리킨다. 집단의 구조는 집단의 조직과 방법(절차)을 포함한다. 이것은 그 상황, 분위기, 구성원의 구성요소, 목적, 목표에 의해서 영향을 받는다. 집단의 구조는 또한 지도자와 구성원이 어떻게 상호 작용을 하는가와 집단의 크기 및 규범에 의해서 영향을 받는다.

집단의 결속력(cohesion)이란 집단에 대한 구성원 사이의 정서나 일체감의 세기를 가리킨다. 이것은 구성원이 얼마만큼 집단을 소중히 여기고 관심을 가지는가의 집단의 결속을 반영한다. 결속력은 구성원이 서로를 어떻게 이해하고 받아들이고 지원하는가, 또한 구성원 사이의 신뢰의 정도에 의해서 영향을 받는다.

집단의 발전단계란 집단이 몇 가지의 단계를 거쳐 발달해가는 과정을 가리킨다. 이들의 단계는 역동적이고 예측할 수 없는 것이며, 또한 변동한다는 특징이 있다. 집단의 단계 형성은 확인되어 있지만, 집단이 형성되면 먼저 궤적을 공유하고 다음으로 관계가 만들어지며 목적과 절차가 결정되고 과제를 달성하고 마지막으로 종료한다.

집단의 특색
Feature ofGroups

모든 집단에 공통되는 것은 내용과 과정이라는 두 가지 특색이다. **내용**(**content**)이란 집단에서 시행되는 과제 또는 말하거나 논의된 것을 가리킨다. 예를 들면, 어떤 작업치료의 집단

이 식사를 만드는 경우, 요리에 관여하는 활동과 요리를 하는 데에 필요한 대화가 내용에 해당한다. **과정(process)**이란 구성원이 집단 활동을 통해서 목표에 도달하기까지의 코스를 말한다. 예를 들면, 집단의 구성원이 서로 이야기를 나누어 무엇을 요리할 것인가를 결정하는 것이나 그 의사결정에 모든 구성원의 목소리를 반영시키는 것은 이 과정의 부분이다.

두 가지 유형의 집단행동이 집단의 과정에 기여하고 있다.

- 집단이 내용과 관련된 그 목표를 달성할 수 있게 하는 집단과제의 기능(Bales, 1950)
- 구성원 사이의 관계와 연결을 만들어서 유지하는 것을 돕는 집단의 형성과 유지의 기능(Bales, 1950).

구성원은 이들 기능에 기여하는 각각 다른 역할을 맡을 수 있다. 예를 들면, 발기인/기여자(initiator/contributor)는 새로운 아이디어를 생각해내고 제안하는 한편, 활력을 주는 사람(energizer)은 집단으로 하여금 행동하도록 촉구한다. 이들 역할들은 둘 다 집단과제 기능에 기여한다. 집단을 형성하고 유지하는 기능은 격려하는 사람(encourager)(다른 사람을 칭찬하고 성미를 맞추는 사람), 조화를 이루는 사람(harmonizer)(구성원 사이의 의견 차이를 해결하는 것을 돕는 사람), 그리고 문지기(gatekeeper)(구성원 사이의 의사소통을 촉진하는 사람)와 같은 역할에 의해서 지지된다. 집단의 구성원은 또한 대처하지 않으면 집단의 과정에 유해할지도 모르는 지배자, 한량(광대), 또는 공격자(Benne & Sheats, 1978)와 같은 역할을 맡을지도 모른다.

상자 글 9.1 집단의 발달수준

Mosey(1970)는 다음의 집단발달의 5개 수준을 확인하였는데 각각의 수순은 아래로 갈수록 점점 더 화해하고 균형이 잡히고 자기결정적인 집단이 된다.

- 평행 집단: 구성원이 최소한의 상호작용으로 개개인의 과제를 추구하는 집단.
- 프로젝트 집단: 구성원이 관련성이 있고 얼마간의 상호작용을 필요로 하는 단기간의 활동에 참여하는 집단.
- 자기중심적이고 협동하는 집단: 구성원이 장기간의 활동에 협동하고 서로 정서적으로 대응할 수 있으나 그룹을 단결시키는 지도자를 필요로 하는 집단.
- 협동하는 집단: 구성원이 집단의 활동목표와 함께 상호간의 사회적 · 정서적인 요구에 대처하는 집단이고 대부분을 구성원 자신이 결정한다.
- 성숙한 집단: 구성원이 사회적 · 정서적 요구를 충족하는 집단 목표의 달성과 동등한 구성원에서 비롯되는 지도력 사이의 균형을 이룬다.

기능적 집단 모델에 특유의 개념
Concepts Specific to the Functional Group Model

기능적 집단 모델은 상호작용 분석, 집단의 회원 자격과 지도자의 기능, 집단역학, 집단의 발전단계, 집단 과정이 개인의 성장에 미치는 영향 등의 개념에 기초하고 있다. 이들 개념에 기초하여 기능적 집단 모델은 다음과 같이 집단으로 나누는 원리를 반영한다.

- 구성원의 공통목표와 역동적인 상호작용을

망라한다.

- 스스로에 의한 방향결정(self–direction) 능력을 가진다.
- 지명된 지도자에서부터 점점 더 자립할 수 있게 된다.
- 개인의 욕구에 대처할 수 있다.
- 다양한 유형의 피드백과 지원을 제공한다.
- 구성원의 성장과 변화를 지원할 수 있다(Schwartzberg, et al, 2008).

기능적 집단 모델은 또한 인간에게는 스스로의 능력을 높이려고 하는 본능적 욕구가 갖춰져 있다는 가설(White, 1959, 1971)과 욕구단계설(즉, 생리학적, 안전성, 소속과 사랑, 존중, 자기실현)(Maslow, 1970)을 지지하고 있다. 기능적 집단 모델의 중심에 있는 것은 합목적적 활동이나 행위가 사람에게 적응하는 기회를 제공하고(King, 1978), 목표지향적인 행동을 보여주며(Fidler & Fidler, 1978; Reed, 1984), 개인 만족감을 얻을 수 있다는 사고이다(Barris, Kielhofner, Hawkins, 1983).

> **기능적 집단 모델의 중심에 있는 것은 합목적적 활동이나 행위가 사람에게 적응하는 기회를 제공하고, 목표지향적인 행동을 보여주며, 개인 만족감을 얻을 수 있다는 사고이다.**

이들의 사고에 기초하여 기능적 집단 모델은 집단의 밀접한 관계, 치료, 작업에 대해서 다음의 것을 주장한다.

- 기능적 집단은 구성원에게 성장과 변화를 권하는 현시점에서의 현실 지남력(reality orientation)을 제공한다. 즉, 사람들이 집단으로 의미 있는 작업에 종사하고 있을 때, 자립하여 기능하는 것을 학습할 수 있다. 집단은 또한 개인의 수행능력을 지원하는 수정된 환경은 물론 사람이 환경에 적응하는 기회도 제공할 수 있다.
- 기능적 집단은 구성원의 욕구에 대처하는 피드백과 지원의 양과 유형을 제공하도록 만들어져 있다.
- 집단 활동과 논의는 집단중심의 지도력을 권장하기 위해 구조화되고 구성원에게 자기들의 능력과 환경 또는 상황이 자기들에게 어떻게 영향을 미치는가에 대해서 학습할 기회를 제공한다.
- 집단 활동과 논의에 참여하는 것을 통해서 기능적 집단은 성장과 변화를 권장하고 촉진한다. 집단에 의해서 학습·기술의 연습, 그리고 숙달과 능력(competency)을 얻을 수 있다.
- 기능적 집단은 다양한 수준의 인간발달과 기능 상태에 부응하기 위하여 구조화하거나 조직화될 수 있다. 이들은 구성원이 행위의 과정을 이끄는 것을 가능케 하고 그 결과 스스로에 의한 방향결정(self–direction)을 하는 집단의 능력을 향상시킨다.

기능적 집단 모델의 기본적 개념은 **적응**(환경에의 적응)과 **작업**(즉, 집단 안에서 시행되는구성원의 행위나 행동)이다. 이 모델에 따르면 적응은집단 내의 구성원의 행동을 통해서 초래된다. 따라서 이 모델은 행동지향적이며 행위를 통해서 적응을 촉진한다(Schwartzberg, et al, 2008).이 모델에 따르면 기능적 집단 안에서는 다음의 네 가지 유형의 적응을 촉진하는 행위가 일어난다.

- 목적의식이 있는 행동
- 자기 주도적(self-initiated) 행동
- 자발적 행동(당장 지금 하는 행동)
- 집단중심의 행동(Schwartzberg, et al, 2008)

구성원이 집단에서의 활동을 구성원의 특성(예를 들면, 욕구나 목표)이라 간주하면 목적의식이 있는 행동이 일어난다. **목적의식이 있는 행동**의 경험에 영향을 미치는 요소는 다음의 것이 있다.

- 구성원의 사회문화적인 관련성
- 구성원의 기술수준에 적합하여 있을 것
- 사용된 물체, 기타의 참여자와의 상호작용, 일반적 상황에 의해서 환기된 의미

> **기능적 집단은 자기들 자신이나 자기의 능력에 대한 사람들의 이해를 긍정적으로 형성할 가능성이 있는 이들 역동적인 집단의 힘을 동원함으로써 작업행동과 그 적응을 높이려고 시도하고 있다.**

구성원의 특성과 활동의 특성 사이에 적합성이 있으면 집단의 구성원이 즐거움과 만족감을 경험하고 학습이나 긍정적 변화가 일어날 가능성이 더 커진다. 기능적 집단에서는 지도자는 구성원이 종사할 수 있는 의미 잇는 작업을 주의 깊게 선택함으로써, 또한 활동(즉, 집단의 활동에 관한 계획, 처리, 반영)에 관한 집단의 대화를 함으로써 목적의식이 있는 행동을 촉진하려고 한다(Schwartzberg, et al, 2008).

자기 주도적(self-initiated) 행동이란 구성원이 집단의 일원이 되기 위한, 그리고 참여에서부터 이익을 얻기 위한 의지적인 노력을 가리킨다. 구성원이 자기 주도적 행동을 할 수 있는 범위는 각기 다르다. 구성원이 집단의 목표가 자기 자신의 목표와 일치하고 있다고 볼 때 자기 주도적 행동이 일어난다. 자기 주도적 행동을 촉진하는 것은 기능적집단 모델의 중요한 요소이다(Schwartzberg, et al, 2008).

자발적 행동(당장 지금 하는 행동)이란 집단의 과정에서부터 본능적으로 생겨나고 구성원의 경험적 학습에 기여하는 행동을 가리킨다. 예를 들면, 어떤 행동이 바람직한 성과를 야기하고 어떤 행동이 바람직하지 않은 성과를 야기하는지를 발견하는 구성원이 있을지도 모른다. 자발적 행동은 또한 지각, 판단, 의사결정의 훈련을 하고 개선을 가져다준다. 기능적 집단은 구성원이 자발적으로 기능을 하기 위해(즉, 기술을 탐구하고 연습하고 그리고 관련되는 과제와 역할을 실행하기 위해) 안전하고 지원적인 상황을 제공하도록 만들어져야 한다(Schwartzberg, et al, 2008).

집단중심의 행동은 모든 구성원의 정서적이고 사회적인 욕구를 고려하면서 공통의 과제와 목표를 향해서 공헌하는 행동이다. 기능적 집단에서는 집단의 지도자는 구성원이 단순히 개개인의 대리인으로서 기능을 하는 것이 아니라 상호의존적 행동을 권장하는 환경 만들기를 지향한다. 집단중심의 행동은 구성원 개인의 감각과 집단의 정체성에 영향을 미치고 구성원이 다른 구성원과 집단 전체로서의 욕구와 목표에 부응하는 개인적 행동을 관리하는 것을 학습하도록 지원할 수 있다.

이들 네 가지 유형의 행동은 기능적 집단에의 구성원의 관여가 그 바탕이 되고 있다. 게다가, 기능적 집단에서 이들 네 가지 유형의 각각의 행동을 촉진하는 것은 지도자의 역할이다. 기능적 집단 모델에는 긍정적인 적응으로 유도하는 행동을 촉진하는 방법에 지도자가 가이드로서 도움이 된다는 추정이 많다(상자글 9.2 참조).

치료 중재의 이론적 근거

Rationale for Therapeutic Intervention

집단은 전체로서 집단의 행동에 영향을 주는 그 자체의 역학(dynamic)을 만들어낸다(Schwartzberg, et al, 2008). 구성원은 또한 이 집단역학(group dynamics)의 영향을 받는다. 기능적 집단은 자기들 자신이나 자기의 능력에 대한 사람들의 이해를 긍정적으로 형성할 가능성이 있는 이들 역동적인 집단의 힘을 동원함으로써 작업행동과 그 적응을 높이려고 시도하고 있다. 예를 들면, 집단은 구성원에게 활동의 선택을 제공하고 구성원이 자기의 욕구를 충족시키기 위한 책임을 지도록 권장한다.

집단은 또한 그 구성원에게 정체성과 자부심을 제공할 수 있다. 게다가 집단은 다양한 개인의 욕구를 충족할 수 있고 동시에 주위 환경의 기대에 부응할 필요가 있는 사회적 위치(역할)를 제공한다. 게다가, 집단은 적응적인 작업행동을 학습하기 위해 필요한 사회참여(socializing)의 영향과 더불어 개별적인 참여를 유도하는 구조를 제공한다. 이런 저런 방법으로 기능적 집단은 행동의 특성(목적의식이 있는, 자기 주도적인, 자발적인, 또는 집단 중심의)을 통해서 구성원으로부터의 적응적인 반응을 이끌어내고 개개인이 적극적으로 참여하고 그렇게 함으로써 변화하도록 영향을 주는 상호작용을 제공한다.

실행의 자원

Practice Resources

평가

Assessment

기능적 집단에서 사용되는 평가는 구성원의 관찰, 욕구의 평가, 집단 활동내용이나 과정의 분석이다. 이 모델의 연구자는 두 가지의 기본적인 유형의 평가를 제시하고 있다. 집단역학(group dynamics)과 집단의 내용과 과정을 관찰하기 위해 심리학자나 사회학자에 의해서 개발된 평가이다. 집단역학의 평가에는 소시오그램(sociogram)(구성원의 상호작용을 그림으로 나타낸 것)과 역할의 유형을 나타내는 서식(예를 들면, 과제, 유지 또는 개인)이 활용된다. 일반적으로 이들 집단의 평가는 지도자에 의해서 작성된다.

집단의 내용과 과정의 평가에는 회의평가 서식과 집단 구성원의 피드백 서식이 포함된다(이 양자는 구성원이 집단에 대해서 느끼고 있는 것과 체험을 기입하는 것이다). 이들에 더해서 관찰기록용지로서 지도자의 집단 구성이나 집단 기능의 진행평가(ongoing assessment)를 위해 반구성적인 접근법(semi-structured approach)도 사용된다.

이들의 일반적인 집단 평가에 더해서 Schwartzberg 등(2008)은 특히 기능적 집단

상자 글 9.2 기능적 집단 모델의 전제

기능적 집단 모델은 아래에 요약한 수많은 근본적인 가설을 나타내고 있다(Schwartzberg, et al, 2008).

인간의 가설

◆ 인간은:
- 생물－심리－사회적 시스템이다.
- 집단 안에 존재하는 사회적 존재이다.
- 행동 또는 "행위" 지향적이고 능력(competency)을 향해서 동기부여가 되어 있다.
- 집단을 통해서 충족할 수 있는 욕구를 갖고 있다.
- 언어적 및 비언어적으로 의사소통을 한다.
- 성장하고 변화한다.
- 감정과 행동사이에서 일치성을 가진 독특하고 완벽한 개인이다.

◆ 집단은:
- 더 큰 사회 속에서 사회적 행동 패턴을 만든다.
- 인간의 정체성, 안전성, 자존심에 영향을 미치는 힘을 결집하고 가치가 있는 것으로서 또는 부담스러운 것으로서 체험할지도 모른다.

기능적 집단의 가설

일반적으로 집단은:
- 공통의 목표와 구성원의 역동적인 상호작용을 갖는다.
- 피드백과 지원의 다양한 소스를 제공할 수 있다.
- 지도자로보터의 독립성(자립)을 촉진할 수 있다.
- 구성원의 성장과 변화를 지원할 수 있다.
- 스스로에 의한 방향결정을 할 수 있다.
- 개인의 욕구와 사회적 요구를 충족할 수 있다.

특히 기능적 집단은 :
- 성장과 변화를 조장하기 위해 지금 당장의 현실지남력(reality orientation)을 제공한다.
- 구성원의 욕구에 따라서 피드백이나 지원을 한다.
- 집단중심의 지도력을 조장하기 위해 구조화할 수 있다.
- 개인의 성장과 변화로 이끌 수 있다.
- 상이한 수준의 발달과 기능 상태에 맞출 수 있다.
- 개인의 욕구에 대처하고 필요한 학습을 제공할 수 있다.

기능적 집단의 작업적 특성

- 집단은 사람들이 환경에 맞추거나 적응하기 위해 자립적으로 기능을 하는 것을 돕는 작업의 사용을 강화할 수 있다.
- 시행하는 것과 사회에 참여하는 것은 피드백과 지원을 수반한다.
- 활동, 대상물, 환경을 구조화함으로써 구성원은 자기의 상황과 자기 자신의 능력에 대해서 학습하는 것을 가능케 한다.
- 활동은 기술을 연습하고 학습하고 또한 숙달과 능력을 달성하는 기회를 제공해야 한다.
- 시행할 가능성을 제공하는 것은 그룹의 스스로에 의한 방향결정(self-direction) 능력을 향상시킨다.
- 집단 활동의 요구와 상황의 특징은 참여에 영향을 주고 개인의 작업수행을 유지하고 개선하거나 또는 향상시킬 수 있다.

건강

- 건강에는 사회적 및 물리적 환경과의 상호작용 속에서 마음과 신체가 수반된다.
- 목적의식이 있는 활동은 심신의 건강을 돕는다.
- 건강에는 스스로에 의한 방향결정을 위한

상자 글 9.2 기능적 집단 모델의 전제(계속)

자립성과 능력이 수반된다.
- 건강에는 관련성을 위한 상호의존성과 능력이 수반된다.

작업

- 집단에서의 의미 있는 작업은 사람들이 자기의 욕구에 책임을 지는 것을 조장한다.
- 목적의식이 있는 활동은 개인과 집단의 선택 또는 자유의지를 수반한다.
- 집단에서 사용되는 목적의식이 있는 활동은 개인의 책임을 충족시키기 위해 수행, 적응적 행동, 가능성(potential)을 개선할 수 있다.
- 집단에서의 능동적인 행위는 사회참여를 조장하고 셀프케어, 생산적 기술, 레저 기술을 향상시킨다.
- 집단에서의 능동적인 행위는 자기평가와 자존감(sense of self-worth)을 촉진할 수 있다.
- 의미 있는 작업의 결여는 지남력 상실(disorientation)과 도움이 되는 습관의 붕괴로 이어지고 심신의 건강을 위협한다.
- 의미 있는 작업에 종사하는 것은 사람의 건강한 상태에 긍정적으로 영향을 미친다.
- 적응적 반응은 아래의 것을 필요로 한다.
    - 적극적인 참여
    - 환경과 과제의 요구를 충족하는 것과 욕구 또는 목표의 표현
    - 자기강화로 이어지는 반응을 통합하고 조직화하는 것
- 의미 있는 작업은 생물학적, 심리학적, 사회학적인 욕구를 충족시킴으로써 사람의 건강상태의 변화에 영향을 미칠 수 있다.

사회적 시스템에 관한 전제

◆ 기능적 집단은:
- 작업치료의 집단과 자연발생적인 집단(예를 들면, 가족 또는 일의 그룹)의 양쪽을 포함한다.
- 참여로 유도하여 사회적, 정서적 욕구에 대처하는 구조와 목표를 제공한다.
- 행동의 학습을 형성하는 유익한 사회화를 제공한다.
- 구성원의 힘을 기반으로 한다.
- 개인의 욕구와 사회적 요구가 병행한다.
- 구성원이 서로 돕고 자존감을 경험할 기회를 갖도록 구조화된다.

변화에 관한 가설

◆ 기능적 집단은:
- 목적의식이 있고 의미 있는 행동을 동기부여를 하기 위해 구조화된다.
- 일상생활기술을 연습하기 위해 구조화된 지원적 환경 속에서 경험적 학습을 제공한다.
- 구성원으로 하여금 자립 또는 상호의존 및 적응으로 향해서 움직이도록 지향한다.

기능에 관한 가설

◆ 기능적 집단은:
- 현재의 현실 속에서 기능을 하고 기술을 학습하고 연습하며 필요한 성장의 다른 영역에 대처하는 장소를 제공한다.
- 일, 놀이, 사회참여, 셀프케어에서의 수행 요소에 관계하고 있다.
- 집단 목표의 성취에 필요한 집단의 응집성(cohesiveness)을 구축하려고 시도한다.

행동에 관한 가설

◆ 기능적 집단은:
- 적극적인 참여를 통해서 일어나는 학습과정을 강조한다.
- 개인사이 및 개인 내의 발달을 보살핀다.
- 인간 및 비인간적 환경과의 관계를 이용한다.
- 지도자는 자기 동기부여(self-motivation)와 숙달을 위한 개인적 욕구에 따라서 집단의 활동을 이끌 것을 필요로 한다.

상자 글 9.3 통증관리 집단

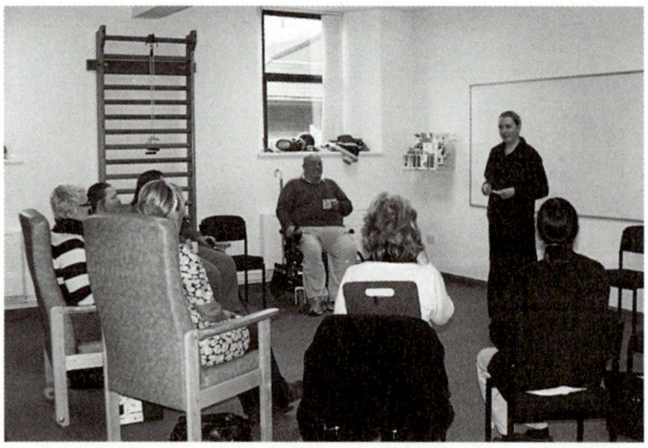

Alice는 만성통증의 경험을 공유하고 있는 환자의 집단과 함께 일하고 있다.

Alice Moody가 운영하는 통증관리 프로그램은 12회의 세션으로 구성되는 집단이다. 이 집단의 목적은 만성통증과 연관성이 있는 장애와 고통을 감소시켜 생활의 질을 높이는 것이다. 집단은 교육적 형식을 따르고 있고 작업적 요소는 구성원이 일상의 생활 활동 속에서 학습하는 사항을 반복하는 것이다. 작업치료의 화제는 예를 들면, 일반적으로 활동의 리듬을 유지하는 것, 자리에 앉는 것 및 자세, 침대, 굽히는 것과 들어 올리는 것, 물리적인 관계, ADL이다. 전체로서 이 집단의 내용은 생체역학 모델과 인지행동치료의 개념과 방법에 의해서 유도된다.

집단의 과정은 기능적 집단 모델의 원리와 절차를 따르고 있다. 예를 들면, 이 집단에는 집단의 결속력을 조장하도록 만들어진 구성원을 위한 기본원칙이 있다. 이 집단은 구성원이 목적의식이 있고 동시에 의미가 있는 방법으로 자기의 생활양식에 변화를 일으키도록 지원되고 고무된다고 느끼도록 조직되어 있다. 이것은 다음의 요소를 통해서 달성된다.

- 주제에 관한 촉진된 집단의 논의가 제시된다. 공개적이고 대화형의 세션이 발상과 경험을 공유함에 따라 고무된다.
- 휴식시간 중에 팀 구성원 및 또래끼리 격식에 얽매이지 않는 논의를 하고 경험을 공유한다.
- 집단훈련으로서의 목표 설정: 의미 있고 개인의 각각의 목표는 적극적인 실험과 새로운 전략/자료의 학습을 촉진하기 위한 지원이 있는 집단 구성원에 의해서 설정된다. 그 다음에 집단 밖에서 목표를 달성하는 것은 집단 구성원이 할 일이다. 목표는 집단 내에서 검토되고 실질적인 체험에 의한 연합학습은 집단 내에서 터놓고 논의된다. 피드백, 지원, 더 한 층의 발상은 실험과 적응적인 변화를 더욱 촉진하기 위해 자주 제공된다. 기능적 집단 모델에서 언급한 것처럼 그룹은 구성원이 목표설정에 관여하는 것이 조절감과 숙달감각을 강화한다는 원칙에 기초하고 있다.
- 구성원이 안전하다고 느낄 것 같은 세션의 장 내에서 일 등의 사회적 상황 속에서 연습한 것을 충분히 할 수 있다고 느끼게 될 때까지 그들이 앉거나 서거나 하는 리듬을 유지하는 것 같은 새로운 생활기술을 연습하도록 촉진된다.

을 위해 다음과 같이 많은 서식을 개발하여 왔다.

- 구성원과 상황의 평가
- 기능적 집단의 프로토콜(집단을 계획하기 위한 서식)
- 세션의 계획(집단의 각 세션을 계획하기 위한 서식)
- 세션의 평가 서식(특정 세션에 대한 관찰을

기록하기 위한 것)

이에 더해서 Schwartzberg 등은 리더의 반성과 자기평가를 구조화하는 서식을 제공하고 있다.

- 지도자의 자기평가 서식(치료사가 자기 자신의 지도력을 평가한다)
- 활동과 지도력의 평가(이상적으로는 동료나 감독자가 있는 세션에서 지도자의 관찰에 의해서 완성한다)

기능적 집단에서는 집단의 구성원이 목표를 향한 집단의 과정과 진도(progress)에 대한 관찰자와 평가자가 되도록 가르침을 받고 권장된다. 구성원이 평가과정의 매우 기본적인 수준 밖에 이해하고 있지 않다 해도 피드백 루프가 전개되기 때문에 지도자는 스스로의 집단이나 구성원에 대한 평가가 적정한지 아닌지를 검증할 수 있다. 즉, 집단 그 자체를 구성원의 개인적인 작업행동의 평가를 위한 무대로서 사용할 수 있다.

중재
Intervention

기능적 집단 모델의 중재 실행의 자원의 대부분이 작업치료사가 담당하는 집단의 지도자의 역할에 초점을 맞추고 있다. **지도력**(leadership)이란 집단의 욕구에 부응하는 것으로 이끄는 행동을 촉진하는 능력을 가리킨다(Howe & Schwartzberg, 1986). 기능적 집단은 집단을 계획하고 형성하고 전개하며 그리고 끝맺음을 한다는 4개의 단계에 관여한다(Schwartzberg, et al, 2008). 각각의 단계에서 집단의 지도자는 집단이 잘 기능을 하고 구성원에게 확실하게 긍정적인 영향을 미치기 위해 평가(정보수집)를 실시하고 적절한 지도자 역할을 수행하게 된다.

기능적 집단의 계획
Designing a Functional Group

계획단계에서 작업치료사는 집단의 잠정적인 목표를 정하고 집단 전체와 특정 장면을 위해 기본계획을 수립하고 구성원을 선정한다. 그리고 우선 집단에서 실시하는 과제를 포함하는 계획 중인 집단 구성의 개략을 설명한다. 계획은 집단이 가능한 한 자기 구조화(self-structuring)가 될 수 있도록 구조와 개방성의 균형을 잡는다(즉, 지도자로서의 작업치료사에게 과도하게 의존하지 않는다).

기능적 집단의 계획단계에는 다음의 것이 있다.

- 집단에 대한 환자의 욕구와 이용 가능한 지원(자원)을 평가하는 것
- 다음의 것을 포함하는 집단의 목표와 방법을 결정하는 것
  - 장래의 집단 구성원의 목표를 끌어내도록 계획된 집단의 시작 전에 하는 면담
  - 기록 또는 직원으로부터 기존 집단의 역사에 대한 정보를 수집하는 것
  - 집단 구성원(예를 들면, 역할, 수행능력과 제한, 근저에 있는 장애)과 집단의 상황(예를 들면, 기관의 위치, 사명, 재원) 특성을 결정하기 위한 평가
  - 각 세션을 위한 목표와 틀을 확립하기 위해서 세션의 계획을 진전시키는 것
- 집단의 회원자격 기준과 집단 구성(누가 집

단 구성에 적합하고 집단을 만들어낼 것인가) 및 규모를 확립하는 것
- 집단에서 수행할 과제를 결정하는 것

집단의 형성
Forming the Group

처음으로 집단이 모일 때, 집단이 어떻게 잘 기능을 할 것인가에 관계되는 요소는 많다. 집단을 잘 기능을 시키려면, 집단의 지도자가 다음의 사항에 대처할 필요가 있다.

- 구성원이 집단으로부터 받아들여진다는 느낌과 집단의 일원이라는 소속감을 느끼도록 할 필요가 있다.
- 지도자와 구성원과의 관계 구축
- 개인이 집단의 목표와 균형을 이루도록 한다.
- 신뢰를 구축한다.

최초의 집단 세션에서는 구성원 모두가 서로 알게 하는 것(자기소개)과 집단이 어떻게 기능을 하는지를 공유하는 것, 집단에서 인정된 행동규범을 발전시키는 것에 초점을 맞춘다. Schwartzberg 등은 목적의식이 있는, 자기주도적인, 자발적인, 집단 중심적인 행동이 앞에서 지적한 문제에 대처하기 위해 사용될 수 있는지의 가이드라인을 제시하고 있다. 더욱이, 그들은 지도자가 규범을 명확히 하고(예를 들면, 어떠한 행동이 기대되고 권장되고 있는가, 무엇이 중요하다고 생각하고 있는가), 그리고 목표를 설정하는 것에 의해서 건설적이고 서로 돕는 집단의 분위기를 만드는 것을 통해서 이들의 문제에 어떻게 대처하는가를 논의하고 있다.

집단 발전의 지원
Supporting Development of the Group

앞에서 지적한 것처럼 집단에는 특유하고 예측할 수 없는 발전방향(course of development)이 있다. 지도자는 목적의식이 있는, 자기 주도적인, 자발적인, 집단 중심적인 행동 모두를 지원하는 환경을 만들어내도록 노력해야 한다. 또한 (구성원과 함께) 개선한 것을 평가하고 일어나는 문제를 확인하고 처리한다(예를 들면, 침묵, 갈등, 무관심 또는 집단 의사결정의 무능력의 기저를 이룰지도 모르는 불안과 노여움과 같은 문제 또는 정서에 대처하는 것). 이들의 문제를 처리하기 위해서 지도자는 자기공개(self-disclosure), 대립, 바랬던 행동을 모방하여 만들기, 지원이나 칭찬의 제공, 그리고 한계의 설정과 같은 다양한 전략을 사용한다. 또, 문제해결을 위해서는 갈등을 풀고, 구성원들과 함께 목표를 점검하는 한편, 집단의 구성원을 조정하고, 구성원의 역할 간 균형이 이뤄질 수 있도록 해야 한다. 지도자의 자기반성은 지도자의 역할을 충분히 수행하기 위해 매우 중요하다. 세션 평가서식은 목표를 향한 집단과 구성원의 진척사항을 순서대로 기록하는 방법이며 또한 미래의 세션 계획으로 통합하는 변화를 확인하기 위한 방법이다.

집단의 끝내기
Concluding the Group

집단을 끝내기 위해서는 다음 두 가지의 주요 과제가 있다.

- 집단에서의 구성원의 경험을 검토하고 요약하는 것
- 집단이 종료하는 것에 대한 구성원의 염려와

기분에 대처하는 것(예를 들면, 슬픈 감정, 상실감 또는 헤어짐의 감정)

집단 종료 후에 지도자가 대처해야 할 많은 문제가 일어날 수 있다. 이들에는 끝나지 않은 일을 처리하는 것이나 새로운 상황으로의 구성원의 옮겨감(transition)을 돕는 것 등이 포함될 것이다. 지도자의 역할은 구성원이 집단에서부터 달성한다는 구체적인 감각을 가지면서 학습과 긍정적 변화를 인식하고 유지하는 것, 또는 자기들의 학습을 집단 밖에서 어떻게 적용하는가라는 것을 확실하게 하는 것이다.

연구와 증거
Research and Evidence Base

Schwartzberg 등은 "대부분의 연구는 집단을 어떻게 진행시키는가, 어떻게 하면 가장 좋은 결과를 달성할 수 있는가, 그리고 집단의 실행에서는 변수를 어떻게 조작하는가와 같은 것을 다룬다"(p.38)라고 언급하고 있다. 집단 중재 성과에 관한 연구는 적다. 다만 기능적 집단 모델의 사고방법의 대부분을 지지하는 작업치료와 관련문헌에서의 증거는 차츰 증가하고 있다(Agazarian & Gantt, 2003; Clark, Carlson, Jackson, Mandel, 2003; Henry, Nelson., Duncombe, 1984; Schwartzberg, Howe, McDermott, 1982; Ward, 2003). 이에 더해서 기능적 집단 모델은 집단 중재의 효과성에 관한 연구의 틀로서 사용되었다(Clark, et al, 1997; Jackson, Carlson, Mandel, Zemke, Clark, 1998; Mandel, Jackson, Zemke, Nelson, Clark, 1999).

두 가지 연구가 기능적 집단의 성과를 지지하고 환자의 자립기능 상태와 사회적 기술의 지각의 개선에서 활동에 기초하는 집단이 언어적 집단보다도 효과적이라는 것을 발견하였다(DeCarlo & Mann, 1985, Klycz다 & Mann, 1986). 이 밖에 엉덩관절(고관절)치환술을 받은 환자의 집단적 치료가 개별 지향적인 치료보다도 비용대비효과에서 우수하다는 것을 발견한 연구도 있다(Trahey, 1991). 또한 집단에 기초하는 작업치료는 개별적인 서비스보다도 집중적인 많은 노동력을 요하는 것은 아니지만, 파킨슨병을 가진 사람들의 기능 상태에 대해서 긍정적인 영향이 있었다는 것을 발견한 연구도 있다(Gauthier, Dalziel, Gauthier, 1987).

논고
Discussion

기능적 집단 모델은 그 집단 안에서 일어나는 작업치료의 과정에 특별히 초점을 맞추고 있는 개념적 실행 모델의 하나이다. 따라서 이 모델은 작업치료사가 작업치료의 과정과 성과를 높이기 위해 집단역학을 사용해서 어떻게 영향을 주고 의식하고 반영할 수 있는가를 이해하는 것에 기여한다. 이 모델은 작업치료의 핵심이 환자의 참여에 있다고 인식하지만, 이 행동이 집단 상황에서 일어날 때 중요한 원동력이 되어 환자에게 영향을 미친다고 강조하고 있다.

집단을 이용하는 이러한 측면은 집단의 내용과 목표를 결정하기 위해 다른 실행 모델과는 구별되어야 한다. 이 단원의 맨 처음에 언급한 것처럼 집단은 인지적, 생체역학적, 감각운동적, 동기부여의 문제에 대처하기 위해 사용되는 일이 많다. 이러한 경우는 이 책에서 언급하는 다른 개념적 실행 모델이나 관련지식은 이들의 문제에 대처하기 위해 시행되는 특정의 작업에 관한 결정을 유도하기 위해 사용된다. 더욱이 집단의 내용과 특별한 목적으로의 지침(guide)으로서 다른 개념적 실행 모델이나 관련지식을 사용하는 것은 중요하지만, 기능적 집단 모델은 집단 과정의 구성요소를 계획하고 실행하고 모니터하여 평가하기 위해 사용된다. 예를 들면, 관절 보호와 에너지 보존을 가르치는 집단은 생체역학 모델에 의해서 유도되는 특정의 내용과 목적을 가질 것이다. 그럼에도 불구하고 이 생체역학적인 중재는 집단의 상황 속에서 시행되기 때문에 중재의 질은 집단 과정의 영향을 받게 될 것이다. 따라서 작업치료사는 집단 중재를 계획하고 실행하기 위해 생체역학 모델과 조합시켜 기능적 집단 모델을 사용하게 될 것이다. 이와 같이 기능적 집단 모델은 집단형식에 의한 서비스를 제공하고 있는 모든 작업치료사를 원조하기 위해 추가적인 개념을 제공하게 될 것이다.

상자 글 9.4

기능적 집단 모델의 사례 : 지역사회에 기반을 둔 집단

작업치료사인 Mike와 작업치료 임상실습생인 Amanda는 지적 장애가 있고 이들 가운데의 일부는 정신분열병(schizophrenia)과 같은 정신증상을 가진 성인을 위한 지역사회에 기반을 둔 데이 프로그램(day program)에 새로운 집단을 받아들이기로 결정하였다. 그들은 집단을 계획하고 실행하기 위한 틀로서 기능적 집단 모델을 사용하기로 결정하였다.

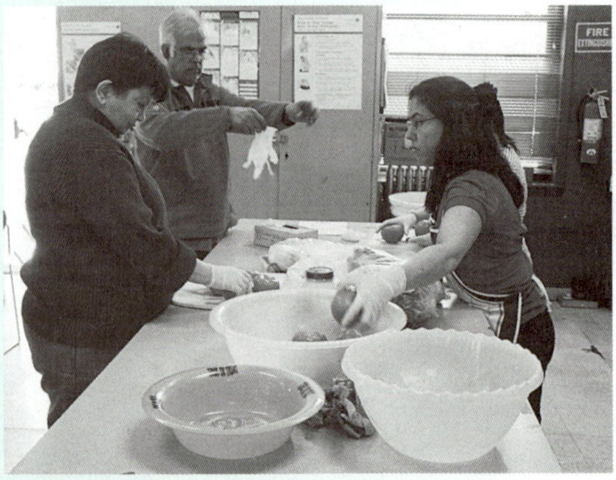

집단의 구성원은 함께 샐러드를 준비하고 있다

Mike와 Amanda는 집단에의 참여는 자발적으로 하고 자기에게는 직업훈련 이전의 사항(일에 대한 준비)에 대처하고 사회참여를 개선하는 것이 필요하다고 생각하고 있는 환자가 참여할 수 있도록 하였다. 그들은 집단이 다음의 것을 시행할 것을 결정하였다.

- 주 1회, 1시간 동안 만나는 것을 10주간 시행한다.
- 22~40세까지의 6명(여성 2명과 남성 4명)의 폐쇄집단이 되도록 한다.

그들은 구성원에 대한 지도자의 비율을 제한하는 폐쇄집단으로 결정하였다. 6명의 구성원에 2명의 지도자가 있으면 그들이 대부분의 환자가 필요할 것이라고 예측한 1대 1의 지원이 가능

상자 글 9.4 (계속)

해질 것이다. 그들은 또한 구성원 사이에 공통성이라는 감각을 촉진하기 위해 균질의 구성원이 될 것을 원하였다. 그들은 집단 활동을 구성원의 지적 장애나 운동장애를 고려하여 적응하도록 계획하였다. 집단의 이 측면은 운동조절 모델, 생체역학 모델, 인지 모델에 의해서 유도되었다(제7장, 제8장, 제12장 참조).

모든 구성원은 운동협동성과 근력에 어려움을 갖고 있었으나 자리에 앉아 식탁에서 활동을 수행하기 위한 충분한 균형을 유지할 수 있었다. 2명은 보행이 곤란하고 1명은 휠체어를 사용하고 있었다. 또한 구성원의 인지능력을 다양하였다. 자기 이름을 적을 수 있고 초등학생(3~5학년) 수준으로 읽을 수 있는 사람이 1명, 문맹이지만 이름을 적을 수 있는 사람이 2명, 나머지의 3명은 중학생(1학년) 수준으로 읽거나 이해할 수 있었다. 그 중의 한 사람은 의사소통을 노트북 컴퓨터의 키보드 프로그램에 의존하고 있었다. 다른 2명은 스페인어를 모국어로 하는 2개 언어를 할 줄 아는 사람이었다.

구성원의 셀프케어 능력은 자립에서부터 언어적 단서를 필요로 하는 사람, 그리고 부분적인 지원에 의존하는 사람까지에 이르고 있었다. 재가 간병인, 친척, 시설의 직원 등이 목욕, 착탈의 등 개인적인 욕구에 케어를 필요로 하는 구성원을 지원하고 있었다. 식사는 감독 하에 마련하거나 시설의 직원 또는 가족이 마련하였다. 구성원 전원이 사회적 고립을 경험하고 그 역할수행과 사회참여는 제한되어 있었다. 그리고 전원이 시설의 "인턴직(internship)"을 통해서 유급 작업이나 지원고용(supported employment)을 구하고 있었다. 집단에 참여하기 위해 구성원은 다음 사항을 기재한 집단계약에 동의할 필요가 있었다.

- 매주 참여한다.
- 집단의 활동에 참여한다.
- 최선을 다하여 열심히 일한다.
- 집단에서 다른 사람의 말을 경청하고 친절하게 한다.

집단의 기대와 규범의 오리엔테이션의 일환으로서 구성원이 신체적으로 또는 언어적으로 폭력적인 행동(구타하다, 소리를 지르다, 욕질을 하다)을 하면 센터 직원인 지원자와 함께 진정실(calming room)로 가야 한다는 센터의 정책을 구성원에 상기시켰다.

일반적인 집단 목표

집단의 구성원 자격을 검토한 후 Mike와 Amanda는 집단을 위한 목표를 설정하였다. 이에 따라 그들은 구성원이 다음의 것을 할 것을 결정하였다.

- 사회적으로 적절한 방법으로 다른 사람과 서로 교감을 한다(즉, 서로 이름으로 인사를 한다, 시선을 마주친다, 재료, 시간, 주의를 공유하면서 팀워크를 나타내어 보인다).
- 적극적으로 집단 활동에 참여한다(즉, 출석 사인을 한다, 과제를 완성시킨다, 역할극 게임(role-play game)에 참여한다, 피드백을 공유한다, 동료를 적극적으로 칭찬한다).

상자 글 9.4 (계속)

- 집단 활동의 준비나 마무리를 돕는다.
- 집단에서 학습한 것이나 달성한 것에 대해서 이야기한다.

작업의 주제는 집단의 과제에 내재하도록 계획된 반면에 집단의 과정은 대인관계에 관련된 기술의 개발을 촉진하기 위해 계획되었다. 세션에 대한 화제에는 다음의 것이 포함되었다.

- 작업을 위한 옷차림을 하는 방법
- 취직을 위한 면접
- 일의 안전성
- 감독자와 의사소통을 하는 방법
- 다른 사람과 함께 일하는 방법
- 작업 과제 또는 사회적 환경의 스트레스에 대처하는 방법

Mike와 Amanda는 학습을 발전시키고 강화하기 위해 주제를 매주 검토하고 반복되도록 계획하였다.

성과의 기준

Mike와 Amanda는 집단에 대한 관찰 가능한 성과의 기준을 개발하였다. 그 기준에 따르면 구성원은 다음의 것을 시행하게 된다.

- 자기소개를 하고 다른 구성원에게 자기의 생각과 기분을 긍정적인 태도로 표현하거나 또는 집단 활동에 관해서 지도자에게 논평을 함으로써 적어도 각 세션에 한번은 말을 사용해서 집단에 공헌을 한다.
- 집단과제에 참여하고 단체에 서명하고 들어가는 것, 과제를 처리하는 것, 도움을 청하는 것, 올바른 작업복장과 위생을 확인하는 것, 도움을 받아 시설의 인턴직 신청을 마치는 것, 다양한 작업환경 속에서 무엇을 할지에 대한 역할 연기와 같은 예비 직업교육 기술의 발달을 나타내어 보여준다.
- 방에 머무르는 것, 다른 사람에게 적절하게 눈을 맞추는 것, 미소를 짓는 것, 또는 걱정거리가 감소하였다는 조짐을 입증하는 것(자기 자극행동의 감소나 반복적 언어화(perseverative verbalizations)의 감소 등과 같은 것)에 의해서 집단 내에서의 개인적 안락이 증가하였다는 것을 보여준다.

집단의 방법과 절차

Mike와 Amanda는 또한 다음의 집단의 방법과 절차가 사용될 것이라고 구체적으로 명시하였다.

- 동료사이의 교감을 촉진하는 구성원의 능력 범위 내에서 구조화된 집단 과제

상자 글 9.4 (계속)

- 집단 과정의 변경과 필요에 따른 과제의 적응
- 수공예, 게임, 작업과제 표본, 역할 연기
- 현재의 대화를 위한 지도

지도자 역할과 기능

Mike와 Amanda는 그들이 이 집단을 위해서 필요할 것이라고 예상한 지도력의 종류에 대해서 논의하였다. 그들은 다음의 것이 중요한 지도자 역할과 기능이 될 것이라고 하였다.

- 이야기를 청취하는 것, 말로 참여하는 것, 지원을 청하는 것, 피드백을 주는 것을 포함하는 바람직한 집단의 행동을 촉진하고 모델화하는 것.
- 구성원의 상호작용을 촉진할 안전한 분위기를 만들어내기 위해 한계의 설정과 재지시(redirection)는 물론 구조화된 활동을 제공하는 것.
- 성공적인 참여를 확실하게 하기 위해 활동에 적응하는 것: 집단과정을 지원하기 위해 집단과제와 역할 유지(사회 정서적)에 주의를 기울이고 맡는 것(Benne & Sheats, 1978)
- 전체로서 집단의 욕구에 동시에 주의를 기울이는 한편, 집단의 구조 또는 활동을 개별 구성원의 변화하는 욕구로 변경하는 것: 집단 세션 동안에 일어난 역동성(dynamics)에 대응하는 것.
- 적극적으로 이야기를 청취하는 것, 쌍방향 추리(interactive reasoning), 그리고 집단과 조직의 규칙과 규범의 강화를 통해서 지원적이고 진실하고 일관된 정서적 분위기를 확립하는 것.

집단의 과정

아래에 집단 세션(1, 4 그리고 10회째)의 기록을 나타낸다. 각각은 집단 지도자의 반성이 뒤따른다.

세션 1

Amanda는 각 구성원이 도착하면 그를 환영하고 이름을 묻어 이름표를 건넸다. 전원이 출석하였을 때, 이름표를 붙이는 방법을 시범으로 보여주었다. 다음으로 Amanda는 확대하여 플라스틱 투명 시트를 입힌 매주의 출석부를 벽에 붙였다. 그녀는 각 구성원이 자기 이름과 그세션의 날짜 밑에 체크하도록 도와주었다. 대부분의 구성원은 구두 지시에 따를 수 있었으나 두 사람은 지도가 필요하였다. 이에 더해서 Amanda는 Maria를 게시판으로 데리고 가서 Maria의 손 위에 자기 손을 얹어 체크하는 것을 도와주었다. 모두가 서명을 마쳤을 때에 Amanda는 나머지 세션의 수(9회)를 세어서 집단이 마지막 회합을 하는 날을 위한 준비에 필요한 나머지 세션의 수를 집단에 제시하였다.

다음으로, Amanda는 자기에게 "안녕하세요?"라 인사하는 Mike를 소개하였다. Amanda는

상자 글 9.4 (계속)

"덕분에 잘 지냅니다. 나는 오늘 우리들의 집단이 시작되는 것에 가슴이 설렙니다."라고 대답하였다. 그들이 이러한 상호관계를 계획한 것은 집단에서 희망하는 개인적인 공유와 사회적 상호관계의 유형을 구성원을 위해서 모델로 만들기 위해서였다. 다음으로 Mike는 구성원에게 자기소개를 하도록 요구하였다. Mike는 "처음 뵙겠습니다. 안녕하세요"라고 각각 구성원의 이름을 말하고 인사하였다. 다음으로 Amanda는 준비해둔 집단의 기본규칙과 목적이 적힌 다음의 게시판의 글을 큰 목소리로 읽어내려 갔다.

> *이 집단에서 우리는 이 일자리로* ***살아가는*** *방법을 학습하면서* ***열심히 일합니다****. 우리는 서로의 이야기를 조심스럽게 경청함으로써 서로의 기분과 생각을* ***존중합니다.*** *우리는 말하는 사람을 마주보고 말을 방해하지 않도록 노력하며 다른 사람이 말하는 것에 대해서 더 알아내기 위한 질문을 합니다. 우리는* ***팀워크****와 다른 사람에 대한* ***배려****를 소중히 여깁니다. 서로 이름을 부르며 인사하고 재료를 공유하고 열심히 일해서 잘 했을 때서로 칭찬을 함으로써 이 팀워크를 보여줍니다.*

Mike는 최초의 세션에서 서로를 더 잘 알고 모두의 흥미를 찾아내기 위한 방법으로서 자기들이 좋아하는 것의 콜라주를 만들자고 구성원에게 보여주었다. Amanda와 Mike는 견본으로서 자기들의 흥미를 표현한 콜라주를 보여주었다. 게다가, 각 구성원의 콜라주로 집단의 포스터를 만드는 것을 설명하였다. 다음으로 Mike는 이 목표를 강력한 것으로 하기 위해 자기와 Amanda의 콜라주를 게시판에 붙였다.

Mike는 그가 집단 구성원들에게 바라는 것을 다음과 같이 이야기하였다.

- 물품과 아이디어를 공유할 것
- 필요할 때에 도움을 요청할 것
- 집단의 포스터에 붙일 콜라주(collage)를 차례대로 보여줄 것

Mike는 몇 가지 색종이를 나눠주고 집단 구성원에게 자기가 좋아하는 색깔을 선택하도록 요구하였다. Amanda는 막대 풀(glue stick), 매직펜, 잡지에서 오려낸 그림이나 상점의 광고전단지의 사진(동물, 식물, 의복, 음식물, 영화, 스포츠, 미술품 등)을 테이블의 한가운데에 펼쳐 놓았다. 그녀는 서로 필요한 것(사진, 막대 풀, 매직펜 등)을 건네주도록 구성원에게 신호를 주면서 물품을 공유할 필요가 있다는 것을 상기시켰다. 구성원이 호기심이 있다는 것을 이야기하였을 때에 지도자는 다른 사람들이 동료의 호기심을 알고 있었는가, 공유하였는가를 묻는다. 응답은 집단 중심의 공유와 논의를 촉진하기 위해 사용되었다(예를 들면, 놀라움, 유사성, 또는 차이에 대해서). 각 구성원은 자기의 콜라주를 보여주고 필요에 따라 도움을 받아 집단의 포스터에 그것을 붙였다.

상자 글 9.4 (계속)

세션 1 후의 구성원 참여에 대한 반성

일반적으로 1대 1의 보살핌과 원조를 필요로 한 Maria는 단서 주기(cueing)와 지도자의 재지시(redirection)에 반응할 수 있었고 그녀가 고양이를 기르고 있었다는 것을 집단에 이야기하면서 미리 오려낸 그림을 자주적으로 선택하였다. 쉽사리 좌절하는 Jorge는 희망하는 그림을 어디에 놓을 것인가를 동료로부터 최소한의 도움과 잦은 지도자의 재확인을 받아야 계속해서 활동에 관여할 수 있었다. Felicita는 그녀의 노트북 컴퓨터의 보완 의사소통장치를 통해서 지도자로부터의 도움을 청할 수 있었다. Elena는 발성(vocalization)에서 어느 정도 반향언어(echolalia)이었으나 자진해서 재료를 공유하였다. Antonia는 틀어박히고 침묵을 유지하고 있었으나 물건과 그림을 수집하면서 때로는 다른 사람들이 동물, 스포츠 팀 및 음식물과 같은 주제에 대해서 이야기하고 있을 때는 미소를 짓거나 고개를 끄떡이면서 재료를 정리하였다. Roberto는 우호적이고 사교적이었으나 자주 스낵을 청하면서 음식물에 집착을 보였고 지도자 대신에 동료와 교류하기 위한 암시(prompts)는 물론 과제에 대한 잦은 재시시를 필요로 하였다.

Maria, Roberto, Elena는 선택지가 주어지면 활동에 관한 의견(즉, 그들이 좋아하고 싫어하는 것, 쉽거나 어렵다고 생각한 것, 재미있거나 지루하다고 느낀 것)을 표명하였다. Maria와 Antonia는 지도자 모델링에 반응하여 구두로 서로 칭찬을 하는 것(예를 들면, "당신의 그림이 멋져 보이네요")에 참여하였다. 모든 구성원은 집단의 합성 포스터가 완성되었을 때 지도자의 제안에 따라 자진해서 그 노고에 큰 박수를 쳤다.

집단 지도자의 자기반성

Amanda는 다운증후군이 있는 자기 형제에 여느 때와 같이 반응을 하였다고 언급하면서 Maria가 출석부에 표시하는 것을 돕는다는 자기의 자동적인 반응에 대해서 Mike와 논의하였다. Maria의 수행 관찰로부터 과제는 할 수 있을 것이지만, 그녀의 의존적인 태도를 감소시키기 위해서는 신중한 단서 주기와 촉진이 필요할 것이라는 것을 알게 되었다.

세션 4

Mike는 구성원 모두가 도착하였을 때에 그들에게 인사를 하고 플라스틱 투명 시트를 입힌 출석부에 표시를 하도록 신호를 주었다. 과거의 세션과 마찬가지로 Maria는 출석부에 기록하기 위해 Amanda에게 "지기와 함께 가자"고 부탁하였다. Amanda는 그녀에게 그녀가 그 때 어떻게 혼자서 그것을 완료할 필요가 있었는가라는 지난주의 집단 논의를 상기시키면서 그녀에게 다정하게 재지시를 하였다. 그녀는 Maria라면 확실히 할 수 있을 것이라고 말하면서 격려하였다. Maria는 Antonia에게 자기와 함께 가도록 부탁하였고 Antonia는 지시를 받으려고 지도자를 쳐다보았다. Mike는 Amanda의 제한을 다시 언급하고 Antonia에게 Maria가 출석부에 서명을 마치면 그녀가 일을 잘 해냈다고 고개를 끄떡이면서 Maria에게 알려주라고 넌지시 말하였다.

상자 글 9.4 (계속)

그 다음에 이 세션은 이 집단의 목적과 목표의 성명서를 읽는다는 첫 의식과 7회의 세션이 남아 있다는 것을 세는 것으로 시작되었다. Elena는 지도자가 읽으면 한 줄마다 반복하였다. Mike는 이 활동을 "내가 일하기 위해 이것을 입어야 합니까?"라고 불리는 하나의 게임으로서 소개하였다. 이 집단은 3명씩으로 구성되는 2개의 팀으로 나뉘었다. 즉, Maria, Antonia, Felicita와 Elena, Jorge, Roberto의 두 팀이었다. 매 차례마다 다양한 복장의 3매의 확대사진이 집단에 배포되었다. 2매의 사진에는 작업에 적합하지 않은 복장이 들어가 있었고(예를 들면, 정장 또는 찢어진 옷 그리고 더럽혀진 옷), 1매의 사진에는 작업에 적합한 복장(예를 들면, 단정하고 깨끗한 옷, 기능성 신발)이 들어가 있었다. 구성원은 다음의 것을 요청받았다.

- 작업을 위해 가장 좋은 선택이라고 느끼는 사진을 고르는 것
- 왜 그것이 가장 좋은 선택이었는가를 집단에 알리는 것
- 다른 복장이 왜 좋은 선택이 아닌지를 지적하는 것

세션 4 후의 구성원 참여에 대한 반성

Felicita는 즉각 자기 집단을 위해 정확한 사진을 고르고 그 이유를 타자를 쳤다. Antonia는 자기 팀의 구성원과 행동을 함께 하도록 격려하는 것이 필요하였으나 "옷이 너무 더럽다"라고 말하면서 하나의 복장이 작업에 적합하지 않다는 것을 확인할 수 있었다. Maria는 정장이 누군가의 결혼식을 위한 것이 아니었는지에 초점을 맞추게 되었고 자기가 최근에 참가한 가족의 결혼식에 대해서 Amanda에게 이야기하기 시작하였다. Elena는 지시를 반복하였으나 사진에 집중할 수 없었다. Jorge와 Roberto는 사진에 주의를 빼앗기기 시작하여 일하기 위해 입어야 할 최적의 옷의 선택을 나타낸 사진을 고르도록 하는 Mike로부터의 잦은 독촉을 필요로 하였다. 각 팀이 이야기할 시간이 되었을 때 Maria는 Felicita가 타이핑한 것을 소리를 내어 읽어 지도자를 놀라게 하였다. 일단 Antonia가 "너무나도 더러운" 복장의 사진이라고 알렸더니 Elena는 유사한 특성의 복장을 선택해 보이면서 "너무나도 더럽다"라고 반복하였다. Jorge와 Roberto는 Mike를 보고 어떤 것을 고르면 되는가라고 물었다. Amanda는 집단의 구성원에게 이것을 지적하고 집단에게 그들을 도울 것을 요청하였다. Maria는 "당신은 이것을 입어야 합니다!"라고 말하고 작업에 적합한 옷을 가리켜 다시 지도자를 놀라게 하였다. Mike는 적절한 작업용 복장의 사진에 대해서 설명하고 양쪽의 팀이 모두 게임에 승리하였다고 선언하고 집단의 끝마무리를 하였다. 그는 Elena, Jorge, Roberto 그리고 팀을 잘 "지도하였다"라고 Maria에게 감사하였다.

집단 지도자의 자기반성

Mike는 이 활동양식이 지나치게 어려운 것이 아닌가라고 반성하였다. Amanda는 구성원에게 더 작은 유사한 사진을 제시하고 이들을 일하기 위해 "입어야 할 것인가" "입어서는 안 될 것인가"의 2개의 범주로 분류하도록 요구하고 가능한 대로 사진을 붙일 수 있는 워크시트(worksheet)를 사용하여 아주 유사한 양식으로 다시 시도할 것을 제안하였다.

상자 글 9.4 (계속)

세션 10

Amanda는 구성원이 도착하여 자주적으로 플라스틱 투명 시트를 입힌 출석 포스터에 출석하였다는 것을 기록하러 갔을 때 그들에게 인사하였다. Maria는 남은 세션이 제로라고 집단에게 발표하였다. Felicita는 "집단이 그립다"라고 타이핑을 하고 Maria에게 자기가 적은 것을 소리를 내어 읽도록 몸짓을 해보였다. Antonia는 Amanda에게 "유감"으로 생각한다고 말하고 집단을 떠날 수 있는가라고 물었다. Mike는 Antonia가 어떻게 느끼고 있는지에 대해서 이야기를 나누기 위해 자기와 함께 복도에서 쉬자고 말하였다. Elena는 "매우 유감스러워, 유감스럽다"라는 말을 반복하고 머리를 흔들기 시작하였다. Amanda는 Roberto에게 목적과 기본 규칙을 집단의 모두에게 상기시켜 주도록 부탁하였다. 그리고 집단의 마지막 세션의 특별 행사로서 청량음료와 샐러드를 함께 먹자고 발표하였다. 구성원은 1회용 음식용 장갑을 착용하고 샐러드 그릇은 한 번에 하나라는 지시를 받았다. 구성원은 야채를 썰고 샐러드를 만드는 것을 거들었다. 구성원은 샐러드가 돌려지면 셀프 서빙을 하도록 당부를 받았다. Roberto는 얼마만큼의 샐러드를 먹어야 하는지를 반복해서 물어, 과제의 단계에 주의를 기울이도록 재차의 지시가 필요하였다. Amanda는 Mike를 위해 두 번째의 샐러드를 담은 것이 Roberto를 혼란스럽게 만든 원인이었을지도 모른다는 것을 알아차리고 Mike를 위해 샐러드를 만들었다는 것을 집단에게 이야기하였다. Maria는 자기가 Antonia를 위해 샐러드를 만들어도 되는지를 물었다.

이 과정이 시작된 직후, Mike와 Antonia는 집단에 다시 합류하였다. Amanda는 이 집단의 각자가 샐러드 한 그릇을 먹었다는 것을 확인하고 싶다는 것을 그들에게 알림으로써 Mike와 Antonia와 이 집단의 간극을 메웠다. Jorge는 Felicita가 고개를 끄떡였을 때, 그녀에게 각각의 샐러드 그릇을 보여줌으로써 Felicita에게 조용히 지원을 제공하였다. 이 그룹이 종료하는 동안, Maria는 이 시설이 배포하는 인권에 관한 새로운 안내 전단을 집단에게 큰 목소리로 읽어주어도 되는지 물었다. 집단은 이에 동의하였다. 남은 시간이 제한되어 있기 때문에 Mike는 Maria가 좋아하는 부분 또는 페이지를 큰 목소리로 읽을 것을 제안하였다. Maria는 "이것은 이 집단에서 우리들이 어떻게 서로를 대하여야(다루어야) 하는 것인가 입니다"라고 언급하면서 공정하게 그리고 존경심을 갖고 다루어져야 할 권리를 읽었다. 집단의 구성원은 자발적으로 그녀에게 박수갈채를 보냈다. Roberto는 환호하고 큰 소리로 "Maria를 회장으로"라 외쳤다. Maria는 1주일에 8시간, 10주일에 걸쳐서 그 데이케어 시설의 이웃에 있는 신발 매장에서 신발을 진열하는 인턴직을 시작할 것이라는 것을 집단에 이야기하였다.

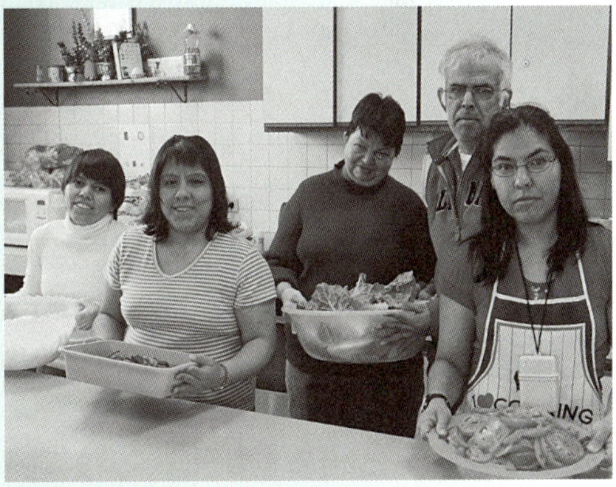

완성된 샐러드를 자랑하고 있는 집단

상자 글 9.4 (계속)

집단을 종료함에 있어서 Mike는 집단에게 마지막 세션이라는 것은 슬픈 일이지만 모두가 함께 일할 기회를 가질 수 있었다는 것은 기뻤다고 말하였다. 그는 각각의 모임의 추억을 이야기하고 구성원의 추억인 의견을 이야기하도록 말하였다. 그는 팀워크의 예를 강조하고 집단이 달성한 모든 것을 자랑스럽게 생각한다고 집단에게 말하였다. 다음으로 Amanda는 각 구성원에게 그들이 참여해준 것에 감사하고 달성하였다는 증명서를 건넴으로써 정식으로 집단을 종료하였다.

개인과 집단의 수행에 관한 지도자의 반성

마지막 세션에서 성취한 단결은 평소의 구조로부터 더 열린 구조(샐러드를 만드는 것과 Maria의 읽기)로의 변화는 물론 다른 상태로의 옮겨감(transition)에 대한 불안감을 관리하는 집단의 능력이 명백해졌다. Mike와 함께 체크한 Antonia의 1대 1의 시간을 제외하고 이 집단은 전체 세션을 위해서 함께 머무를 수 있었다. 구성원은 행동과 언어표현으로 서로 도왔다. 감정을 확인할 수 있었던 사람들도 있었다(Felicita: "나는 집단이 없어져 서운해". Antonia: "유감스럽게 생각해"). 전원이 감정을 표현하는 것을 참고 때로는 독촉을 받고 과제에 계속해서 집중할 수 있었다. 모든 구성원이 수료증명서를 받았고 그것을 직원에게 보여주고 집단을 잊지 않기 위해 그것을 계속 갖고 있겠다고 말한 사람도 있었다. Mike는 지도자-구성원의 역할이 보다 균형이 유지되고 그리고 그들의 공동 리더십(co-leadership)이 동등한 동반자관계(equal partnership)처럼 느꼈다고 생각하였다. 그리고 이것은 그가 Antonia가 쉬는 것이 안전하다고 느낀 이유이다. Amanda는 최초의 집단 세션을 개최한 것이 그녀였고 종료하는 것을 상징적으로 느껴 각 구성원에게 수료증명서를 수여하는 것이 적임이라고 생각하였다.

결론

기능적 집단 모델은 구성원의 준비, 집단의 구성과 구성원의 기준, 활동 선택과 적응, 그리고 중재에 관해서 지도자의 추리(reasoning)를 유도하기 위한 이론적 틀을 제공하였다. 집단의 네 가지 행동요소 즉, 목적의식이 있는 행동, 자기 주도적 행동, 자발적 행동(당장 지금 하는 행동), 집단중심의 행동이 제시되었다. 전체적으로 보아 집단은 목적을 달성하고 구성원 각각의 성과는 일반적인 집단 목표와 성과기준 하에서 열거된 특정의 관찰 가능한 목표에 의해서 측정된 것과 일치하고 있었다.

이 집단의 사례는 터프츠 대학교(Tufts University)의 Mary Alicia Barnes와 Sharan Schwartzberg에 의해서 제공되었다.

표 9.1 모델의 용어

용어	정의
적응 Adaptation	환경에 순응하는 것
기능적 집단 Functional group	건강과 웰빙을 지원하기 위해 참가자의 작업행동을 향상시키는 것에 초점을 맞춘 행동에 참여하는 사람들의 모임
집단역학 Group dynamics	집단 구성원 사이의 상호작용으로부터 출현하는 집단의 특성
집단의 역사 Group history	집단의 과거의 구조와 기능에 대한 이야기
집단의 과정 Group process	집단이 어떻게 기능을 하고 의사소통을 하는가에 대한 것
집단의 역할 Group roles	집단의 과제 또는 사회-정서적 요소라는 측면에서 구성원이 집단의 전체적 기능 상태에 기여하는 방법.
집단의 구성 Group structure	집단의 형성과 수행을 촉진하기 위해 사용되는 방법. 집단의 상호연결과 상호의존의 조합
지도력 Leadership	집단 욕구의 충족과 집단 목표의 실현으로 효과적으로 유도하는 행동을 촉진하는 사람의 능력을 높이는 원칙과 실행
유지기능 maintenance functions	집단의 효과성과 결속력을 강화하는 과정
심리적 분야 Psychological field	에너지의 장(energy field)처럼 행동하는 집단의 특성이고 전체로서 집단의 행동과 집단의 개개의 구성원의 행동에 영향을 미친다.

요약: 기능적 집단 모델(The Functional Group Model)

이론(Theory)

- 참의 집단은 다음의 것을 포함한다.
    - 구성원 사이의 상호작용
    - 공통의 목표
    - 집단의 크기와 기능 사이의 관계
    - 집단에 참여하는 구성원의 희망과 동의
    - 자기결정에 대한 민주적인 능력
- 집단은 구조, 결속력 그리고 발전단계에 의해서 특징지어진다.
- 집단의 구조란 집단을 형성하는 부분의 조합을 가리킨다.
- 집단의 결속력이란 그 구성원의 집단에 대한

감정의 강도와 집단과의 일체감을 가리킨다.

- 집단의 발전단계란 집단이 존재하는 동안에 집단이 거쳐 가는 단계를 가리킨다.
- 집단의 특색
  - 내용이란 집단에서 시행된 과제와 말하거나 논의된 것을 가리킨다.
  - 과정이란 사물이 어떻게 이야기되고 시행되었는가와 집단이 그 목표를 완수하는 데에 어떻게 시작하는가를 가리킨다.
- 집단행동의 두 가지 유형이 집단과정에 기여한다.
  - 집단이 내용과 관련된 목적을 달성하는 것을 가능케 하는 집단과제의 기능
  - 구성원 사이의 관계와 연결을 만들어내고 유지하는 것을 돕는 집단의 구축과 유지 기능
- 기능적 집단에 특정의 개념
  - 그들 구성원의 공통목표와 역동적 상호작용을 망라한다.
  - 스스로에 의한 방향결정(self-direction) 능력을 가진다.
  - 지정된 지도자로부터 차츰 자립할 수 있다.
  - 개인적 욕구에 대처할 수 있다.
  - 다양한 유형의 피드백과 지원을 제공한다.
  - 구성원의 성장과 변화를 지원할 수 있다.
- 기능적 집단 모델의 기본개념은 적응(환경의 조정)과 작업(즉, 집단 구성원의 행위나 행동)이다.
- 적응을 촉진하는 네 가지 유형의 행동은 기능적 집단에서 일어날 수 있다.
  - 목적의식이 있는 행동
  - 자기 주도적 행동
  - 자발적 행동(당장 지금 하는 행동)
  - 집단 중심의 행동

치료 중재의 이론적 근거

(Rationale for Therapeutic Intervention)

- 기능적 집단은 사람들의 자기 자신 또는 자기의 능력에 대한 긍정적인 인식을 끌어내는 능력을 가진 역동적인 집단의 힘을 동원함으로써 작업행동과 그 적응을 강화하려고 한다.
- 집단은 또한 그들의 구성원에게 정체성의식(sense of identity)과 자존감(sense of self-worth)을 제공할 수 있다.
- 더욱이 집단은 다양한 개인적 욕구를 충족할 수 있고 동시에 사람이 주위환경의 기대에 반응하는 것을 필요로 하는 사회적 지위(역할)를 제공한다.
- 집단은 적응적인 작업행동을 학습하기 위해 필요한 영향력을 사회화시킴과 함께 개인의 참여를 유도하는 구조를 제공한다. 이리하여 기능적 집단은 행동(목적의식이 있는 행동, 자기 주도적 행동, 자발적 행동, 집단중심의 행동)의 특성을 통해서 구성원으로부터 적응적 반응을 끌어내고 개인이 적극적으로 참여하는 것에 영향을 주고, 그렇게 함으로써 변화시키는 상호작용을 제공한다.

실행의 재원(Practice Resources)

평가(Assessment)

- 평가의 두 가지 기본 유형
  - 집단역학 및 집단의 내용과 과정을 평가하기 위해 심리학자와 사회학자에 의해서 개발된 평가
  - 집단의 내용과 과정의 평가

- 기능적 집단을 위한 특별한 양식
  - 구성원과 상황의 평가
  - 기능적 집단의 프로토콜
  - 세션의 계획
  - 세션의 평가양식
  - 지도자의 자기평가 양식
  - 활동과 지도력의 평가

중재(Intervention)

- 지도력이란 집단의 욕구의 충족을 가져오는 행동을 촉진하는 능력을 가리킨다.
- 기능적 집단에는 집단의 계획, 형성, 전개, 끝내기와 같은 4개의 종합적 단계가 있다.
- 집단의 지도자는 각각의 단계에서 집단이 잘 기능을 하고 구성원에게 확실하게 긍정적인 영향을 줄 수 있도록 평가(정보수집)를 실시하고 적절한 지도자적 조치를 취한다.
- 계획단계에서 작업치료사는 집단의 잠정적 목표를 정하고 전체와 특정의 세션으로서의 일반적인 계획을 세워 구성원을 선정하고 집단이 이어받는 과제를 포함하는 제안된 집단의 구조에 대해서 처음으로 그 개요를 설명한다.
- 집단의 형성은 모두가 잘 알게 되는 것, 집단이 어떻게 기능하는가를 공유하는 것, 집단에서의 행동의 규범을 받아들이는 것을 포함한다.
- 집단의 지도자는 목적의식이 있는, 자기 주도적, 자발적, 집단중심의 행동을 지원하는 환경을 만들어냄으로써 집단의 전개를 지원한다.
- 집단을 끝내는 것은 집단 구성원의 경험을 검토하여 요약하는 것과 종료에 관한 구성원의 관심과 정서에 대처하는 것을 포함한다.

참 고 문 헌

Agazarian, Y., & Gantt, S. (2003). Phases of group development: Systems-centered hypotheses and their implications for research and practice. *Group Dynamics: Theory, Research, and Practice, 7*(3), 238–252.

Bales, R. (1950). *Interaction process analysis.* Reading, MA: Addison-Wesley.

Baron, K. (1987). The model of human occupation: A newspaper treatment group for adolescents with a diagnosis of conduct disorder.

Occupational Therapy in Mental Health, 7(2), 89–104.

Barris, R., Kielhofner, G., & Hawkins, J.H. (1983). *Psychosocial occupational therapy practice in a pluralistic arena.* Laurel, MD: Ramsco.

Benne, K.D., & Sheats, P. (1978). Functional roles of group members. In L.P. Bradbord (Ed.), *Group development* (2nd ed., pp. 52–61). La Jolla, CA: University Associates.

Braveman, B. (2001). Development of a community-based return to work program for people with AIDS. *Occupational Therapy in Health Care, 13*(3/4), 113–131.

Clark, F., Azen, S.P., Zemke, R., Jackson, J., Carlson, M., Mandel, D., et al. (1997). Occupational therapy for independent-living older adults: A randomized controlled trial. *Journal of the American Medical Association, 278,* 1321–1326.

Clark, F.A., Carlson, M., Jackson, J., & Mandel, D. (2003). Lifestyle redesign improves health *and* is cost-effective. *OT Practice, 8*(2), 9–13.

DeCarlo, J.J., & Mann, W.C. (1985). The effectiveness of verbal versus activity groups in improving self-perceptions of interpersonal communication skills. *American Journal of Occupational Therapy, 39,* 20–27.

Duncombe, L.W., & Howe, M.C. (1985). Group work in occupational therapy: A survey of practice. *American Journal of Occupational Therapy, 39,* 163–170.

Fidler, G.S., & Fidler, J.W. (1978). Doing and becoming: Purposeful action and self-actualization. *American Journal of Occupational Therapy, 32,* 305–310.

Gauthier, L., Dalziel, S., & Gauthier, S. (1987). The benefits of group occupational therapy for patients with Parkinson's disease. *American Journal of Occupational Therapy, 41,* 360–365.

Gusich, R.L., & Silverman, A.L. (1991). Basava day clinic: The model of human occupation as applied to psychiatric day hospitalization. *Occupational Therapy in Mental Health, 11*(2/3), 113–134.

Henry, A.D., Nelson, D.L., & Duncombe, L.W. (1984). Choice making in group and individual activity. *American Journal of Occupational Therapy, 38*, 245–251.

Howe, M.C., & Schwartzberg, S.L. (1986). *A functional approach to group work in occupational therapy.* Philadelphia: J.B. Lippincott.

Jackson, J., Carlson, M., Mandel, D., Zemke, R. & Clark, F. (1998). Occupation in lifestyle redesign: The well elderly study occupational therapy program. *American Journal of Occupational Therapy, 52,* 326–336.

Kaplan, K. (1986). The directive group: Short term treatment for psychiatric patients with a minimal level of functioning. *American Journal of Occupational Therapy, 40,* 474–481.

Klyczek, J.P., & Mann, W.C. (1986). Therapeutic modality comparisons in day treatment. *American Journal of Occupational Therapy, 40,* 606–611.

Knis-Matthews, L., Richard, L., Marquez, L., & Mevawala, N. (2005). Implementation of occupational therapy services for an adolescent residence program. *Occupational Therapy in Mental Health, 21*(1), 57–72.

Mandel, D.R., Jackson, J.M., Zemke, R., Nelson, L., & Clark, F.A. (1999). *Lifestyle redesign: Implementing the well elderly program.* Bethesda, MD: American Occupational Therapy Association Press.

Maslow, A.H. (1970). *Motivation and personality* (2nd ed.). New York: Harper & Row.

Mosey, A.C. (1970). The concept and use of developmental groups. *American Journal of Occupational Therapy, 24*, 272–275.

Reed, K.L. (1984). *Models of practice in occupational therapy.* Baltimore: Williams & Wilkins.

Schwartzberg, S.L., Howe, M.C., & Barnes, M.A. (2008). *Groups: Applying the functional group model.* Philadelphia: F.A. Davis

Schwartzberg, S.L., Howe, M.C., & McDermott, A. (1982). A comparison of three treatment group formats for facilitating social interaction. *Occupational Therapy in Mental Health, 2*, 1–16.

Trahey, P.J. (1991). A comparison of the cost-effectiveness of two types of occupational therapy services. *American Journal of Occupational Therapy, 45,* 397–400.

Ward, J.D. (2003). The nature of clinical reasoning with groups: A phenomenological study of an occupational therapist in community mental health. *American Journal of Occupational Therapy, 27,* 625–634.

White, R.W. (1959). Motivation reconsidered: The concept of competence. *The Psychological Review, 66,* 297–333.

White, R.W. (1971). The urge towards competence. *American Journal of Occupational Therapy, 25,* 271–274.

CHAPTER 10

의도적 관계 모델

(The Intentional Relationship Model)

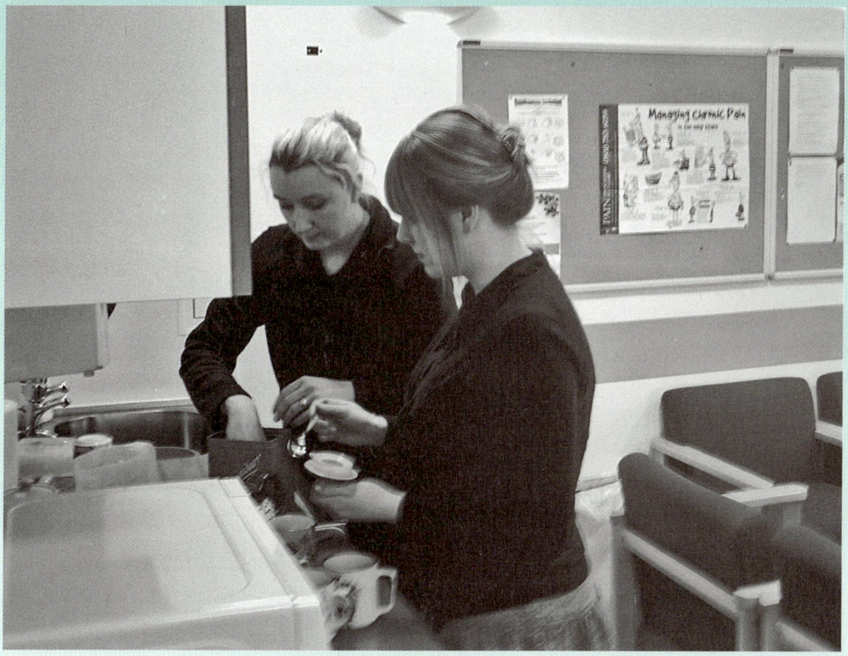

만성통증이 있는 환자인 Sarah는 Alice Moody 통증관리 그룹에 연이어 세 번째의 세션에 늦게 도착하였다. Sarah는 이제까지 제시된 중재전략에 공격적인 행동을 취해왔다. 그녀는 집단 구성원 전원에게 부과된 매주의 목표설정에 참여하는 것을 거부하고 있었다. 또한, 다른 구성원과 이야기를 나누는 것도 피하고 있었다. Alice는 Sarah가 늦게 들어온 것에 약간 불쾌하게 느꼈다. 그리고 이와 동시에 자기가 지난 몇 세션 동안에 Sarah가 앉았던 바로 그 좌석에 앉아 있다는 것을 알게 되었다. Alice는 자기는 그 자리에 그대로 있고 Sarah를 다른 자리에 앉히고 싶었으나 바로 일어서서 자리를 양보하고 환영하는 미소를 지었다. Sarah는 어깨를 으쓱하고는 안내된 자리에 앉고 이 며칠 동안 몇 가지 중대한 괴로움에 직면하여 지냈다고 말하였다. 그리고 지각한 것을 사죄하였다. Alice는 처음에는 Sarah의 태도를 조금 의심스럽게 느끼고 있었으나 휴식시간 중의 대화로 앞으로 Sarah에 대해서 마음속으로부터 성실하게 배려하기로 결심하였다. Sarah는 Alice에게 자기와 가족이 직면하고 있는 괴로움을 고백하기 시작하였다. Alice는 그 이야기를 듣고 이러한 엄중한 상황에도 불구하고 Sarah가 이 집단에 어떻게든 와줘서 좋았다고 알렸다. 그리고 Sarah는 Alice가 다른 구성원을 위해 홍차와 커피를 끓이는 것을 거들겠다고 제의하였다.

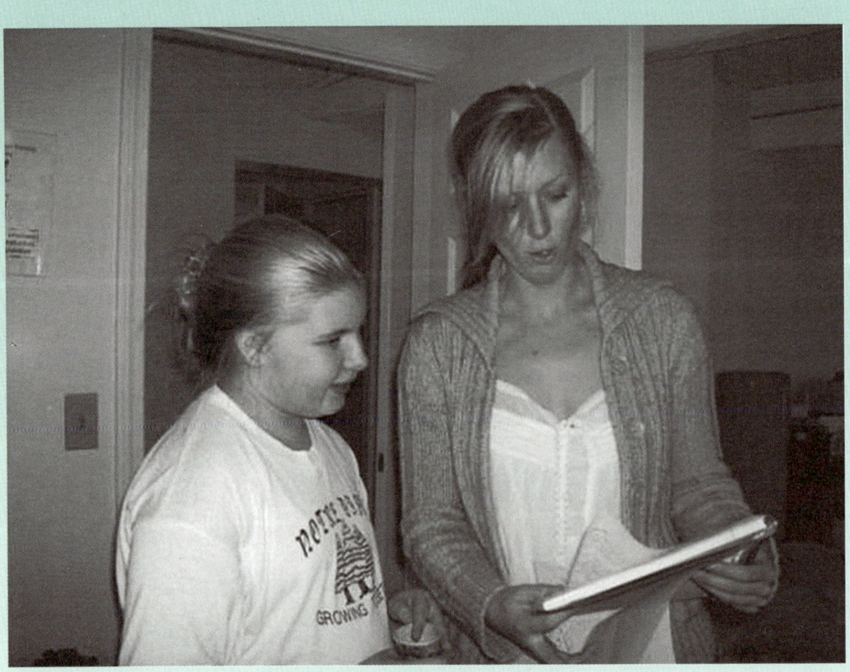

작업치료 환자인 Kortney는 발달과 관련된 문제에 직면하고 있었다. 처음에 그녀는 작업치료에 전혀 자신감을 가질 수 없었고 그것에 자기를 위해 무엇을 해줄 것인가에 대해서 의문시하고 있었다. 게다가, "자기가 할 일이 끝나면 또 다른 일이 생기는 것"에 진절머리가 났고 작업치료는 바로 "자기가 해야 할 또 하나의 일"처럼 생각되었다. Libby Asselin은 이러한 것과 Kortney의 욕구를 인식하여 매주의 작업치료에서 Kortney와 함께 목표를 세울 때에 협력적 분위기를 이용하려 하고 있다. Kortney의 목표에 기초하여 두 사람은 그녀가 학교의 체육수업에서 잘 하는 것, 학교 운동장에서 친구와 함께 노는 것, 속도와 인내력을 향상시키는 것과 같은 1주일 간의 계획을 함께 만들어냈다. 또한 Kortney가 즐길 수 있는 활동을 포함시키기 위해 장애물 코스의 설정을 함으로써 협력하였다. 협력적 분위기는 12세 어린이의 작업치료에 대한 높은 동기부여를 하는 데에 주효하였다.

이들 두 가지 사례의 각각이 설명해주는 것처럼 작업치료에는 치료적 반응을 필요로 하는 수많은 대인관계와 관련된 사건(행동, 감각, 상호작용)이 수반된다. 작업치료 분야에서는 자기의 치료적 사용은 작업치료의 성공 여부를 결정지울 수 있는 매우 개인적이고 개별화된 주관적인 과정이라고 널리 인식되어 있다. 앞에서의 두 가지 사례에서는 작업치료사가 적절하게 처리하지 않으면 작업치료에 나쁜 영향을 미칠지도 모르는 상황이기 때문에 이러한 상황에 사려 깊고 숙련된 대응을 취하고 있다. 이들 두 사례의 각각에서 작업치료사는 의도적 관계 모델(intentional relationship model: IRM)의 개념과 원칙을 이용하고 있다.

IRM은 작업치료의 대인관계 과정(interpersonal process)의 상세란 개념을 제시하고 있고 게다가, 작업에의 참여를 촉진하여 작업치료의 긍정적인 성과를 달성하기 위해 작업치료에서의 자기의 치료적 사용의 방법도 설명하고 있다. 이것은 작업치료사가 일상의 실행 속에서 일어나는 대인적 딜레마와 도전에 대처할 때에 이용할 수 있도록 만들어져 있다.

의도적 관계 모델은 환자와 작업치료사의 관계가 작업치료 전체의 과정에 어떻게 영향을 주는가, 그리고 그 관계는 작업치료의 성과를 높이기 위해 어떻게 사용되는가를 설명하는 것이다.

IRM 개념의 대부분은 기초적인 정신요법의 이론이 기반으로 되어있다. 그러나 이 모델은 환자와 작업치료사의 대인관계를 중심으로 하는 전통적인 정신요법과 작업에의 참여를 중심으로 하는 작업치료(즉, 치료적인 목적을 가진 활동을 실행하는 것)를 구별하고 있다. 따라서 IRM은 작업치료에서의 작업에 참여하는 내용(즉, 근력강화나 인지장애의 개선을 위해 활동하는 것)은 다른 실행 모델이 유도하는 것으로 인식하고 있다. 중요한 것은 이 모델은 환자가 작업에 참여하는 것이 환자와 작업치료사와의 관계의 과정과 밀접하게 결부되어 있다는 사실을 중요시하고 있다는 것이다. 이와 같이 IRM은 환자와 작업치료사의 관계가 작업치료 전체의 과정에 어떻게 영향을 주는가, 그리고 그 관계는 작업치료의 성과를 높이기 위해 어떻게 사용되는가를 설명하는 것이다.

이론
Theory

그림 10.1에 보여주는 것처럼 의도적 관계 모델에서는 치료적 관계가 다음의 것으로 구성되어있다고 보고 있다.

- 환자
- 작업치료 동안에 일어나는 대인관계에 관련된 사건
- 작업치료사
- 작업

환자
The Client

환자는 이 모델의 초점이 된다. IRM은 환자와의 긍정적인 관계를 발전시키는 것은 작업치료사의 책임이라는 것을 강조하고 있다(Taylor, 2008). 이 관계를 발전시키고 환자에게 적절히 대응하기 위해 작업치료사는 환자의 상황과 대인관계에 관련된 특성을 이해하도

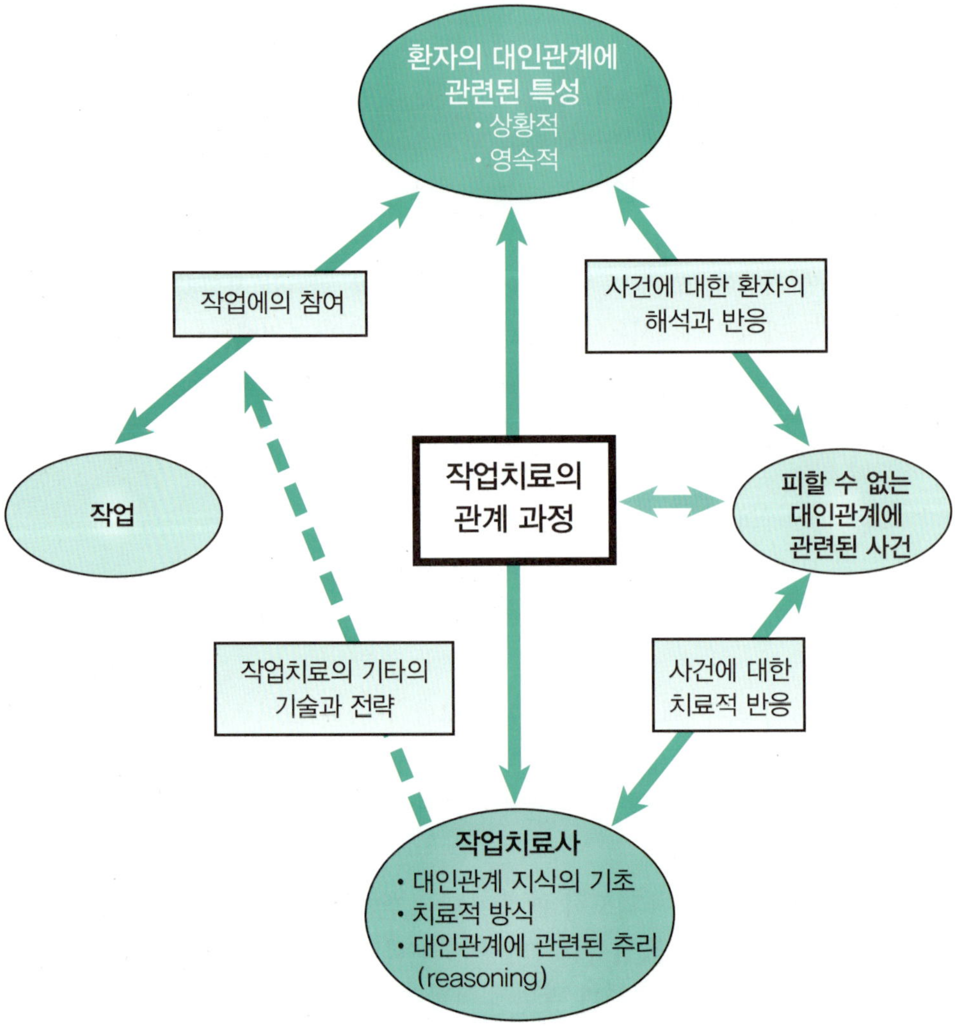

그림 10.1 작업치료에서의 의도적 관계 모델 Taylor R. (2008): The intentional relationship: Occupational therapy and use of self. Philadelphia, F. A. Davis**에서 게재.**

록 노력해야 한다.

상황의 특성(situational characteristics)은 특정의 상황(전형적으로는 통증이 있는, 좌절감을 주는, 또는 스트레스가 많은)에 대한 환자의 극심한 정서반응을 반영한다. 이들의 특성은 환자의 성질이나 인격에 반영되는 일은 없다. 상황의 특성은 예를 들면, 장애인이 된 환자가 슬픔이나 노여움을 나타내어 보일 때나 작업치료사가 어떤 무신경한 언동을 하였다고 환자가 느꼈을 때에 관찰될 수 있다. **영속적 특성**(enduring characteristics)은 환자의 대인행동의 안정된 측면이다. 예를 들면, 이들은 환자가 좋아하는 의사소통 방식, 신뢰할 수 있는 능력, 조절의 필요성, 변화 · 도전 · 좌절에 반응하는 환자 특유의 방법 등이 포함한다. 영속적 특성은 환자의 인격을 반영한다. 환자의 특성이 영속적인 것인지 상황에 따른 것인지를 아는 것은 작업치료사가 환자의 반응에 맞추고 조정하는 것을 돕는다.

대인관계에 관련된 사건(interpersonal event)이란 "작업치료 중에 일어나고, 치료적 관계에 집중이 안되거나 강화하는 가능성을 가진 자연스럽게 일어나는 의사소통, 반응, 과정, 과제 또는 일반적인 상황"이다(Taylor, 2008, p.49). 이 단원 첫머리에서 보여준 시나리오는 대인관계에 관련된 사건의 예(즉, 작업치료에 늦게 온 일, 작업치료 참여에 저항한 일)이다.

다음은 대인관계에 관련된 사건의 추가적인 예이다.

- 환자가 치료적 활동을 위협으로 느껴 그 활동을 망설인다.
- 환자가 대답하기에는 너무나도 감정적으로 어렵다고 느끼는 질문을 작업치료사가 환자에게 한다.
- 환자가 난처하다고 여기는 어떠한 일 때문에 치료에서 기분을 상하게 된다.
- 환자와 작업치료의 어떤 측면이나 목표에 대해서 합의를 이루지 못하고 있다.
- 작업치료사가 중요하다고 권장하는 것을 환자가 의문시하고 있다.

물론, 여기서 열거한 것은 작업치료의 경과에서 일어날 가능성이 있는 피할 수 없는 대인관계에 관련된 사건 중의 극히 약간에 불과하다. 환자는 이러한 사건을 대인적 특성에 기초하고 있다고 해석한다. 따라서 어떤 사건의 영향은 환자에게 달려 있다고 할 수 있다. 대인관계에 관련된 사건이 일어났을 때에는 작업치료사는 이들을 의식하고 적절하게 대응해야 한다.

대인관계에 관련된 사건은 이들이 가지는 정서적 잠재성(emotional potential)에 의해서 다른 작업치료의 사건과 구별된다. 따라서 작업치료사가 그 사건을 무시하거나 그 대응이 최적의 것이 아니면 치료적 관계와 환자가 작업에 참여하는 것의 양자가 위협을 받는다. 이것에 최적으로 대응할 수 있다면 환자의 학습이나 변화를 긍정적으로 만든다. 그리고 치료적 관계를 공고히 하는 기회가 된다. 이것은 피할 수 없기 때문에 IRM을 사용하는 작업치료사의 주된 과제는 치료적 관계를 강화하는 방법으로 이들의 필연적인 사건에 대응하는 것이다.

작업치료사
The Therapist

IRM에 따르면 작업치료사는 관계가 작용하도록 온갖 합리적인 노력을 할 책임이 있다. 작업치료사는 다음의 세 가지 대인관계 능력을 관계에 도입한다.

- 대인관계 기술의 기초
- 치료적 방식(또는 대인관계 양식)
- 대인관계 추리 능력

작업치료사의 **대인관계 기술의 기초**는 환자와의 기능적 관계를 구축하기 위해 작업치료사에 의해서 주의 깊게 적용되는 일련의 기술을 말한다. 표 10.1은 이 모델이 다루는 기술의 영역을 보여주고 있다. 치료사의 경험, 지식 및 능력에 따라서 이들 몇 가지 기술은 아주 쉽지만, 한편 다른 기술은 이를 향상시키기 위해 상당한 노력과 연습을 필요로 한다.

작업치료사가 환자와 작업치료사와의 관계에 도입해야 할 두 번째 대인관계 능력은 치료적 방식의 이용이다. **치료적 방식(therapeutic mode)**이란 환자와의 관계를 구축하는 특정의 방법을 가리킨다. IRM은 옹호하는 것, 협동하는 것, 공감하는 것, 격려하는

표 10.1 대인관계에 관련된 기술의 기초 영역

기술 기초의 영역	내용
치료적 의사소통	언어적 및 비언어적 의사소통을 하고 치료적으로 경청하며 주장하고 환자에게 방향성과 피드백을 제공하고 환자의 피드백을 추구하여 대응하는 것.
면담 기술	환자에게 질문을 하고 선략적 질문을 사용함에 있어서 주의하고 의도적일 것. (즉, 환자가 더 폭넓게 또는 이제까지와는 다르게 생각하도록 유도하는 방법으로 질문을 하는 것)
관계의 구축	친밀한 관계(rapport)를 구축하고 자기의 작업치료 방식을 환자에게 맞추며 환자의 강한 감정을 관리하고 터치(touch)와 문화역량(cultural competence)을 사용하는 것.
가족, 사회적 시스템, 그리고 집단	작업치료의 목표에 도움이 되기 위해 파트너, 부모, 다른 가족, 친구와의 협동을 이해하고 얻는 것. 집단치료의 구조, 과정, 대인관계에 관련된 역학을 이해하는 것.
관리자, 고용인, 기타의 전문직과 효과적으로 일하는 것	다른 전문직과 환자에 대해서 의사소통을 하는 것. 관리자와 학생의 관계 그리고 고용인과 종업원의 관계의 기저를 이루는 힘의 역학과 가치체계를 이해하는 것.
어려운 대인관계에 관련된 행동의 이해와 관리	조작, 과도한 의존성, 초점을 맞춘 증상, 저항, 정서적 이탈(emotional disengagement), 부정, 친밀한 관계와 신뢰의 어려움, 적개심 등을 포함하는 행동에 효과적으로 대응하는 방법을 아는 것.
공감적 중단과 갈등	환자와 치료사 사이를 이해함에 있어서의 갈등과 균열 등을 해결하는 방법을 아는 것.
전문적 행동, 가치, 윤리	사람의 가치가 작업치료의 핵심적 가치, 윤리적 행동과 의사결정, 행동에 관한 자기인식, 신뢰성과 의존성, 비밀유지 그리고 전문성의 경계의 설정 및 관리와 어떻게 일관되거나 또는 모순되는가를 아는 것.
작업치료사의 셀프케어와 전문적 발전	환자에 대한 자기의 감정반응에 대해서 아는 것, 관리하는 것, 책임을 지는 것, 자기반성. 개인의 생활을 관리하는 것 그리고 필요한 지원을 추구하는 것, 환자의 성과에 관한 관점을 유지하는 것.

표 10.2 작업치료 실행에서의 여섯 가지 치료적 방식

방식	정의	예
옹호하는 것	환자의 권리가 강화되고 자원이 확보되는 것을 보장하는 것. 작업치료사가 외부의 사람이나 기관에 대한 매개자, 촉진자, 교섭자, 집행자, 다른 유형의 옹호자로서의 역할을 수행하는 것을 필요로 하는 일도 있다.	환자에게 더욱 기능적인 휠체어에 의한 지원을 확보하기 위해 보험회사에 대해서 로비활동을 한다.
협동하는 것	환자가 작업치료에서 능동적이고 동등한 참여자가 되는 것을 기대한다. 가능한 한 최대한의 선택, 자유 그리고 자율성을 보장한다.	환자와 함께 치료목표를 결정하고 환자와 정기적으로 목표의 재검토와 수정을 한다.
공감하는 것	판단을 유보하면서 환자의 생각, 감정, 행동을 이해하려고 계속 분투하는 것. 작업치료사가 신뢰할 수 있고 타당한 것으로서 이해하고 있는 것을 환자가 검증하고 경험하는 것을 보장하는 것.	최근에 척수손상을 입은 젊은 환자의 미래에 대한 상실감과 불안감을 충분히 인식하기 위해 경청하는 것을 중단하고 신경을 쓰는 것.
격려하는 것	환자의 희망을 주입하는 기회를 잡는 것. 긍정적인 강화를 통해서 환자의 생각이나 행동을 칭찬하는 것. 즐거움, 명랑함과 신뢰의 태도를 전달하는 것.	매달아놓은 하나의 놀이기구로 새로운 동작을 시도하는 어린이에게 큰 목소리로 응원하는 것.
가르치는 것	작업치료 활동을 주의 깊게 구성하고 작업치료의 계획, 순서, 사건을 환자와 함께 명확히 하는 것. 수행에 관한 명확한 지도와 피드백을 제공하는 것. 환자의 요구나 행동에 대해서 한계를 설정하는 것.	환자가 처음으로 옮겨 타기(transfer)를 시도할 때, 환자에게 옮겨 타는 방법을 정확히 알려주고 단서와 피드백을 주는 것.
문제를 해결하는 것	선택의 개요를 설명하는 것, 전략적 질문을 제기하는 것, 비교 또는 분석적 사고를 위한 기회를 제공하는 것에 의해서 실용적 사고를 촉진하고 딜레마를 해결하는 것.	근무 중에 부상을 입은 후 가장 좋은 직장 환경을 확인하기 위해 시행착오를 하는 것.

것, 가르치는 것, 그리고 문제를 해결하는 것의 여섯 가지 치료적 방식을 제시하고 있다. 표 10.2는 이들의 방식을 요약하고 그 예를 제공하고 있다.

작업치료사는 그들의 기본적인 인격 특성과 일치하는 치료적 방식을 자연스럽게 사용한다. 작업치료사는 또한 환자와 관련된 치료 방식을 이용할 때에 그 폭과 유연성이 다르다.

하나 또는 두 가지의 주된 방법으로 환자와 연관시키는 작업치료사가 있는가 하면 환자의 특성과 치료적 상황에 맞는 다양한 치료적 방식에 의지하는 작업치료사도 있다. IRM에서는 작업치료사가 여섯 가지의 모든 치료적 방식을 이용해서 그들의 편안함을 증가시키도록 작용해야 한다고 제안하고 있다. 작업치료사의 **대인관계 방식(interpersonal style)**이란 환자와 상호작용을 할 때에 통상 사용되는 치료적 방식이나 일련의 방식을 가리킨다. 다양한 방식을 가진 작업치료사는 여섯 가지의 모든 방식을 유연하고 편안하게 사용한다.

IRM에 따르면 작업치료사는 환자의 영속적인 대인관계의 특성에 맞추기 위해 특정의 치료적 방식이나 일련의 방식을 선택하고 적용해야 한다. 게다가 작업치료에서의 사건이나 대인관계와 관련된 사건이 **방식의 전환(mode-shift)**(즉, 환자와 연관시키는 방법의 의식적인 변화)을 필요로 할지도 모른다. Taylor(2008, p.52)가 언급하는 것처럼 "문제를 해결할 때의 작업치료사의 시도가 둔감하거나 표적을 빗나갔다는 것을 환자가 인지하면 작업치료사는 환자의 반응과 딜레마의 원인을 더 잘 이해할 수 있도록 문제해결의 방식에서부터 공감의 방식으로 전환하는 것이 현명할 것이다".

세 번째의 기술영역은 **대인관계에 관련된 추리(interpersonal reasoning)**(작업치료에서 작업치료사가 대인관계에 관련된 딜레마의 발생에 대한 대응으로서 무엇을 말하고 시행하고 표현할 것인지를 결정하는 단계적인 과정)에 관여하는 능력이다. 이 기술은 대응의 선택지를 검토하고 평가함과 동시에 일어날지도 모르는 딜레마를 예측하기 위해 작업치료의 대인관계에 관련된 측면에 대해서 주의할 것을 필요로 한다.

요망되는 작업

The desired Occupation

요망되는 작업이란 작업치료사와 환자가 작업치료를 위해서 선택한 과제나 활동을 가리킨다. 처음에 언급한 것처럼 요망되는 작업의 선택과 작업에의 참여의 지원은 이 책에서 논의하는 다른 모델에 의해서 제시된다. IRM은 환자와 작업치료사 사이의 대인관계에 관련되는 역학관계를 관리하는 방법을 제시하고 있다. 치료적 관계의 기능은 다음과 같다.

- 작업참여에 대한 지원
- 환자의 기능장애와 작업 수행에 대한 함축성과 연관된 감정의 과정 및 대처과정이 다루어지는 장소.

치료적 관계

The Therapeutic Relationship

Taylor(2008)에 따르면 **치료적 관계**는 다음과 같다.

> 사회적으로 정의되고 개인적으로 해석된 작업치료사와 환자 사이의 상호작용의 과정이다. 그것은 작업치료사와 환자가 공적으로 동의된 역할 안에서 상호작용을 할 때에 사회적으로 정의된다. 작업치료사는 어떤 종류의 전문적 기술, 윤리적 가이드라인, 가치를 이 관계에 도입하는 것으로서 인식되어 있다. 환자는 특정의 욕구에 대처하기 위해 서비스를 받는 사람으로서 인식되어 있다. 이 관계는 환자의 상황

> 에서의 오로지 개선을 달성하는 목적을 위해서 존재한다고 이해되고 있다. 이들의 매개 변수(*parameters*)는 주어지고 이 관계에 중요한 정의를 제공한다(*p.54*).

이 관계는 다음의 두 가지 상이한 수준 또는 척도에서 볼 수 있다.

- 거시적 수준(즉, 환자와 작업치료사 사이의 진행 중인 영속적 친밀한 관계(rapport)와 상호작용의 패턴)
- 미시적 수준(관계에 도전하거나 강화하는 잠재능력을 가진 작업치료에서의 대인관계에 관련된 사건에 의해서 영향을 받는 것 같은 시시각각의 치료적 관계)

치료적 상호작용의 미시적 및 거시적 척도의 양쪽 모두가 작업치료 전체의 과정에서 중요한 역할을 수행하고 이들은 상호연관성이 있다. 작업치료사는 치료적 관계의 경계를 적절히 정의하고 유지해야 하며, 대인관계의 긍정적 분위기(예를 들면, 신뢰, 상호존중, 정직성)를 유지해야 한다.이 양자 모두는 작업치료사가 어떻게 작업치료의 대인관계에 관련된 사건에 대응하는가에 영향을 주고 그리고 좌우되고 있다. 치료적 관계는 또한 환자와 작업치료사가 그 관계에 도입하는 특성과 행동에 의해서, 영향을 받고 그리고 또한 그 관계를 에워싸는 여러 정황(즉, 환자의 기능장애와 치료 상황)에 의해서 영향을 받는다.

작업치료사는 치료적 관계의 경계를 적절히 정의하고 유지해야 하며, 대인관계의 긍정적 분위기를 유지해야 한다.

Taylor(2008)는 다음과 같이 언급하고 있다.

> 치료적 관계의 안정성과 성공은 사전에 추정할 수 없다. 이것은 오히려 치료의 초기에 작업치료사가 친밀한 관계를 구축하기 위한 시도로 시작되고 환자의 당면한 대인관계에 관련된 욕구를 충족하는 관계를 발전시키기 위한 또 다른 노력이 이어지고 작업치료의 상황과 치료 장면의 요구라는 면에서 적절하다(*p.55*).

많은 요인이 성공적인 치료적 관계에 기여하고 작업치료사는 이들의 요인을 탐구하고 확인하고 유지하기 위해 조금도 방심해서는 안 된다. 환자는 또한 일반적으로 중요한 특성과 행동을 치료적 관계에 도입한다. 그러나 IRM은 작업치료사가 이 관계에 대해서 최종적인 책임을 져야 한다는 것, 이 때문에 "환자가 관계가 파탄될 것이라는 것을 두려워하지 말고 취약함을 보이거나 괴로워하거나 좌절감을 느끼거나 노여워할 수 있는" 공간을 만들어낼 것을 강조한다(Taylor, 2008, p.56).

다음은 치료적 관계에 어려움으로 이어질 수 있는 무수히 많은 상황의 아주 약간의 예이다.

- 환자는 이전부터 존재하던 정서적 또는 행동적인 어려움을 관계에 가져올지도 모른다.
- 작업치료의 상황이 환자에게 위협을 느끼게 할지도 모른다(즉, 직장에의 복귀, 퇴원 후 배치(discharge placement), 또는 상해보험 자격에 영향을 미칠지도 모르는 평가를 시행한다).
- 환자와 작업치료사 사이의 대인관계 방식, 연령, 성별 또는 민족의 배경이 일치하지 않

을지도 모른다.

- 환자 또는 작업치료사가 서로가 기대하는 것에 실망하거나 부응하지 못할지도 모른다.
- 기능장애의 영향 또는 그것을 에워싸는 생활의 변화가 환자를 과도한 스트레스 상태에 처하게 할지도 모른다.
- 환자 또는 작업치료사가 유해하다고 인식되고 상황이 처리되지 않고 해결되지 않았다고 인식된 무언가를 무심코 말하거나 시행한다.

피할 수 없는 대인관계에 관련된 사건은 어려움을 심화시킬 가능성이 있다. 치료사가 예상 밖의 어려움으로 약속을 지키지 못하는 것, 작업치료에서의 무언가의 오해, 또는 환자가 퇴행하는 원인이 되는 개인적 위기나 의학적인 악화와 같은 단순한 사건은 이미 약화된 관계를 위협하게 된다. 작업치료사가 이러한 사건에 어떻게 대응하는가는 최종적인 성과에 큰 영향을 미친다. 치료적 관계가 강력할 때조차 대인관계에 관련된 사건에 대한 작업치료사의 대응은 중요하다. 대인관계에 관련된 사건에 적절히 대응하지 못하면 작업에의 참여에 부정적인 영향을 미치고 치료적 관계를 약화시킬 것이다.

IRM의 기본원리

Underlying Principles of IRM

이 모델의 근저를 이루고 있는 것은 열 가지 기본원리이다(Taylor, 2008). 이들을 여기서 요약한다.

자기의 의도적인 사용의 열쇠가 되는 것은 비판적 자기 인식(critical self-awareness)이다

비판적 자기 인식에는 상이한 인격을 가진 환자와 상이한 상태나 상황 하에서 상호작용을 할 때의 자기의 대인관계의 경향에 대한 일반적인 지식이 수반된다. 대인관계의 경향에는 어떤 사람의 정서반응과 행동(언어적 및 비언어적) 및 귀찮고 긴장되고 또는 스트레스가 많은 상황에 의해서 어떻게 영향을 받는가를 포함한다. 자기 자신의 효과적인 사용은 또한 **진행 중인 비판적 인식**을 필요로 하는데 이것은 자기가 언어적으로(예를 들면, 말을 선택하는 것), 비어어적으로(예를 들면, 자기 신체의 자세를 바꾸거나 몸짓을 하는 것), 정서적으로[예를 들면, 어조(tone), 남성의 최고음(tenor), 성량(volume of voice) 및 얼굴 표정] 의사소통을 하는 것에 대해서 끊임없이 유념하는 것을 포함한다.

대인관계에 관련된 자기훈련은 자기의 효과적인 사용에 기본적인 것이다

작업치료사는 환자로부터의 진행 중인 대인관계에 관련된 피드백에 주의를 기울이고 대응하는 것에 의해서 치료적 관계를 관리하고 강화할 책임이 있다. 그렇게 하려면 **대인관계에 관련된 자기훈련**을 필요로 한다(즉, 환자와의 진행 중인 의사소통의 효과에 대한 예측, 측정, 대응을 필요로 한다). 대인관계에 관련된 자기훈련을 함으로써 작업치료사는 환자가 작업치료사를 신뢰할 수 있는 안정되고 예측할 수 있는 관계를 발전시키는 것을 가능케 하는데, 그 작업치료사는 계속해서 환자가 그 관계로부터 원하는 것에 초점을 맞추고 개인적인 반응과 기대를 무시해버린다. 이러한 것은 특히 대인관계에 민감하고 어렵고 연약한 환자에게 작용할 때에 특히 중요하다.

감성 이전에 이성을 유지하는 것이 필요하다

사람은 마음이 착하기만 하면 작업치료에서 자연스럽게 반응하고 적절히 행동한다고 상정할 수는 없다. 오히려 모든 작업치료사가 반드시 환자를 위해서 긍정적으로 작용하는 것은 아니라는 어떤 경향을 갖고 있다(좋은 의도에도 불구하고, 또는 좋은 의도 때문에). 따라서 마음으로부터 나온 반응은 비판적인 자기 인식과 대인관계에 관련된 자기훈련에 의해서 유도되어야 한다.

마음에 두는 공감은 자기의 환자를 아는 것을 필요로 한다

마음에 두는 공감(mindful empathy)이란 "작업치료사는 객관적인 관점을 유지하면서 동시에 환자의 기본적인 정서, 욕구, 동기를 느끼고 이해하게 되는 관찰의 객관적 방식을 말한다"(Taylor, 2008, p.60). 이것은 요망되는 치료적 관계의 전제조건이다. 마음에 두는 공감은 환자가 작업치료 안에서의 자기 경험에 의미를 부여한다는 측면에서 전문가라고 상정한다.

대인관계 지식의 기초를 육성한다

대인관계에 관련된 의사소통은 복잡하여 효과적으로 듣는 것, 명료한 의사소통을 하는 것, 기본적인 갈등과 사건을 극복하는 것 그리고 신뢰할 수 있고 예측할 수 있는 것 같은 다양한 지식과 기술(skill)을 필요로 한다. 이 모델은 작업치료사가 발전하도록 촉진되는 기술의 연속성의 상세한 검토를 제시하고 있다.

그들이 순수하고 유연하게 적용된다면 광범위한 치료방식이 작용할 수 있고 그리고 작업치료에서 호환성을 갖고 이용할 수 있다

모든 작업치료사는 선천적인 성격과 생활경험으로부터 유도된 독특한 대인관계에 관련된 특성을 갖고 있다. 이러한 특성은 어떤 치료적 방식을 갖게 하는 경향이 있다. 어떠한 방식도 우열은 없다. 더욱이, 상이한 치료방식의 조합을 사용하는 성격이 크게 다른 두 사람의 작업치료사는 똑같이 효과적일 수 있다. 그럼에도 불구하고, 어떤 특정의 방식이나 대인관계와 관련된 양식이 상이한 모집단이나 상황에 잘 작용하는 경향이 있다. 따라서 자기의 치료적 사용은 환자의 욕구와 그 상황에 대처하기 위해 유연하고 적절한 방식의 이용을 필요로 한다. 작업치료사는 이 모델에 의해서 상이한 방식을 사용하는 능력을 확대되도록 촉진되고 도움을 받는다.

환자가 성공적인 관계를 규정한다

환자에 따라서 작업치료의 관계에 바라는 것이 다르다. 작업치료사가 주로 지시를 내리고 지도하는 보다 형식적인 관계를 선호하는 환자가 있는가 하면, 개인의 필요에 맞춘 연결과 더 정서적인 지원을 원하는 환자도 있다. 그런데도 자기와 작업치료사는 대등한 관계로 간주하고 협동적 관계를 바라는 사람도 있다. 환자의 치료적 관계에 대한 희망은 시간이 경과함에 따라 변화하는 일도 있다. 예를 들면, 처음에는 정서적인 지원과 명확한 지시를 원하고 있었던 환자가 후에 더 협동적인 관계를 원하는 경우도 있다. 또는 능력 장애의 증가에 직면함에 따라 이전에는 매우 협동적이었던 환자가 책임을 지려하지 않게 되고 더 많은 지원을 바라는 경우도 있을 것이다. 결국은 그 관계의 성공은 작업치료사가 아니라 환자에 의해서 규정된다.

활동의 집중은 대인관계의 집중과 균형을 이루어야 한다

활동의 집중(**activity focusing**)이란 느낌이나 관계성보다도 행위를 강조하는 대인관계에 관련된 사건에 대응하는 전략을 말한다. **대인관계의 집중**(**interpersonal focusing**)이란 행위보다도 느낌이나 관계성을 강조하는 전략을 말한다. 균형이란 작업치료사가 대인관계에 관련된 문제를 직접적으로 논의하는 것을 피하기 위해 활동을 사용하는 것에 너무 지나치게 의존하지 않거나, 또는 이와는 대조적으로 불편하거나 필요한 작업에의 참여로부터 주의를 산만하게 하는 점까지 대인관계에 관련된 문제에 대한 논의를 지나치게 강조하지 않는다는 것을 의미한다. 활동의 집중과 대인관계의 집중 사이의 균형은 시간의 경과에 따라 환자마다 서로 다르다.

이 모델의 응용은 핵심적 가치와 윤리에 의해서 정보를 주어야 한다

Taylor(2008)는 작업치료의 핵심적 가치(AOTA, 1993)와 윤리(AOTA, 2005)는 실행에서의 의도적 관계 모델의 응용을 알려야 한다는 것을 강조하고 있다.

문화적 역량은 실행에 중심이 된다

성별, 연령, 인종, 민족성, 사회경제적 지위, 종교관, 성적 성향(sexual orientation), 능력 장애의 상태, 그리고 광범위한 사회적 문화적 차원의 차이는 치료적 관계에 영향을 줄 수 있다. 문화적 역량(cultural competency)(그러한 차이를 이해하고 의식하고 관리하는 능력)은 모든 작업치료사의 대인관계에 관련된 지식 기반의 중심이 된다.

실행의 자원
Practice Resources

이 모델의 자원은 작업치료사가 자기의 환자와 자기 자신 양자의 대인관계 특성을 더 잘 이해하는 것을 지원하고 작업치료사가 치료에서의 불가피한 대인관계에 관련된 사건을 관찰하고 대응할 수 있게 되도록 지원하는 것에 초점이 맞춰지고 있다. 이들의 자원에는 다음의 것이 포함된다.

- 환자의 대인관계 특성을 더 잘 이해하고 관찰하기 위한 재료와 절차
- 작업치료사가 자기 자신의 방식, 대인관계의 양식, 반응, 기술, 지식을 더 잘 이해하기 위한 재료와 절차
- 작업치료에서 피할 수 없는 대인관계에 관련된 사건을 확인하기 위한 재료
- 대인관계에 관련된 추리를 적용하기 위한 형식
- 자기의 대인관계 기술의 기반(갈등의 해결)을 향상시키기 위한 가이드라인과 재료 각각에 대해서 아래에 논의한다.

환자의 대인관계 특성을 이해하고 모니터하고 대응하는 것

Understanding, Monitoring, and Responding to client's Interpersonal Characteristics

개개의 환자의 대인관계 특성(환자의 정서, 행동, 그리고 환자와 작업치료사 사이의 상호작용에서 일어나는 반응)을 알고 이해하려고 시도하는 것은 환자가 편안하게 느끼는 의도적이고 적합을 시킨 관계에 필수적이다. 앞에서도 언급한 것처럼 환자의 대인관계에 관련된 행동이 일반적으로다른 사람들과 상호작용을 하고 주로 외부의 스트레스가 많은 상황과 연관시키는 방법과 일치하지 않는 경우, 이들은 상황적이라 불린다. 주로 환자의 근본적인 특성으로부터 나오는 정서, 행동, 반응은 지속적인 대인관계의 특성이라 불린다. 이 두 유형의 환자의 특성은 모두 치료적 대응을 필요로 하지만 이 대응의 본질과 정도는 환자의 대인간계 행동이 상황적인가 지속적인가에 따라서 달라질 것이다. 예를 들면, 새로운 일을 불안해하고 있는 환자에 대한 대응은 온갖 새로운 과제나 활동에 만성적으로 불안을 가진 환자에 대한 대응과는 다를 것이다.

IRM에는 12가지의 대인관계 특성의 범주가 있다.

- 의사소통 방식
- 신뢰를 위한 능력
- 조절의 욕구
- 욕구를 주장하는 능력
- 변화와 도전에 대한 반응
- 정서(affect)
- 피드백을 주는 경향
- 피드백을 받는 능력
- 인간의 다양성에 대한 반응
- 관계를 만드는 것으로의 지향성
- 터치(touch)를 선호하는 것
- 서로의 이익을 추구하는 능력

이들의 범주를 의식하게 됨으로써 작업치료사는 각각의 환자의 독특한 대인관계의 특성에 더 적절히 대응할 수 있게 된다. 대인관계 특성 평가척도(Interpersonal Characteristics Rating Scale)(Taylor, 2008)는 환자가 개개의 측면에서 어떻게 다른지를 평가하기 위해 사용할 수 있다. 환자가 어떤 대인관계 특성을 내보이는 경향을 의식하는 것에 더하여, 작업치료사는 또한 작업치료를 하는 동안에 다음의 것에 주의를 기울여야 한다.

- 환자의 정서, 반응, 행동을 인식하는 것
- 그 출처를 이해하는 것
- 의식적으로 그리고 반사적으로 행동을 하는 방법에 대한 선택권을 고려하는 것
- 환자의 반응을 모니터하는 것

IRM은 상이한 대인관계 특성에 성공적으로 대응할 것 같은 방식에 대한 가이드라인을 제공한다.

자기 자신의 방식, 대인관계 양식, 반응, 기술, 지식을 이해하는 것

Understanding One's own Modes, Interpersonal Styles, Reactions, Skills, and Knowledges

IRM은 자기인식(self-knowledge)과 자기훈

련이 의도적이고 대인관계에 있어서 효과적인 작업치료사가 되는 열쇠라고 강조한다. 이 자기인식의 중심이 되는 요소는 자기 자신이 어떤 치료 방식을 사용하는 자연스런 경향에 있다는 것에 대한 의식을 발달시키는 것이다. 예를 들면, 작업치료사는 자기가 문제해결과 방식을 가르치는 쪽으로 마음이 더 기울어져 있는 사람이 있는가 하면 한편, 더 쾌적해지고 공감하고 옹호하는 방식을 이용할지도 모르는 사람도 있다는 것을 알게 될지도 모른다. IRM은 어떤 방식이나 작업치료 양식(즉, 어떤 쾌적한 방식을 사용하는 경향)도 선천적으로 우위에 있는 것은 아니라고 강조하고 있다.

그러나 Taylor(2008)는 치료사에게 다음의 것을 시행할 것을 권고하고 있다.

- 그것들의 우세한 방식과 그것들이 환자에게 미칠지도 모르는 영향을 의식하는 것
- 폭넓은 방식의 레퍼토리의 사용을 개발하도록 노력하는 것
- 환자의 욕구와 치료 상황에 따라서 방식을 선택하고 이용하고 변화시키는 능력을 성취하는 것

IRM은 자기인식(self-knowledge)과 자기훈련이 의도적이고 대인관계에 있어서 효과적인 작업치료사가 되는 열쇠라고 강조한다.

이상적으로는 자기의 개인적인 쾌적성 구역보다는 오히려 환자가 전개 중인 욕구(needs)에 대한 주의 깊은 이해를 반영하는 방식을 사용하는 다중방식(multi-modal)의 작업치료사가 되는 것이다. 이 과정에서의 첫째 단계는 자기가 현재 사용하고 있는 방식을 의식하는 것이다. 작업치료사가 그들에게 쾌적한 방식과 쾌적하지 않은 방식을 아는 것을 돕기 위해 앙케트 용지와 훈련이 제공된다. Taylor(2008)는 또한 작업치료사가 새로운 방식을 학습하여 연습하기 위한 광범위한 사례, 연습, 가이드라인을 제시하고 있다. 마지막으로 상이한 환자와 상황을 조작하기 위해 적절한 방식 또는 방식의 순서를 선정하는 방법에 대한 사례와 가이드라인을 제시하고 있다.

작업치료에서의 피할 수 없는 대인관계에 관련된 사건을 확인하고 이에 대응하는 것

Identifying and Responding to the Inevitable Interpersonal Events of Therapy

대인관계에 관련된 사건은 정서적으로 위협과 기회의 양쪽 모두가 충만하여 있고 무르익은 다른 치료의 사건과는 구별된다. 이들 사건은 본질적으로 정서적이기 때문에 작업치료사도 환자도 똑같이 이들을 무시하거나 그 중대성을 최소화하려고 한다. 그러나 무시해버리면 이들은 작업치료의 관계에 어려움을 초래하고 작업에의 참여에 부정적인 영향을 미친다. 한편, 적절히 대처하면 이들의 사건은 기쁨, 완수, 만족, 친밀감과 같은 감정을 수반하는 긍정적인 성과를 가져올 것이다.

IRM은 표 10.3에 보여주는 대인관계에 관련된 사건의 범주를 확인해주고 있다(Taylor(2008).

환자가 작업치료에서의 피할 수 없는 대인관계에 관련된 사건을 어떻게 해석하는가는 작업치료의 상황과 그 환자 특유의 일련의 대

인관계 특성에 영향을 받는다. IRM은 작업치료사가 작업치료의 대인관계에 관련된 사건과 그에 대한 환자의 반응을 인식하고 대처방법을 학습할 수 있는 도움이 되는 방법에 관한 상세한 지침(guidance)을 제공한다.

상자 글 10.1

대인관계에 관련된 사건에 대처하다: Hiroyuki Notoh의 사례

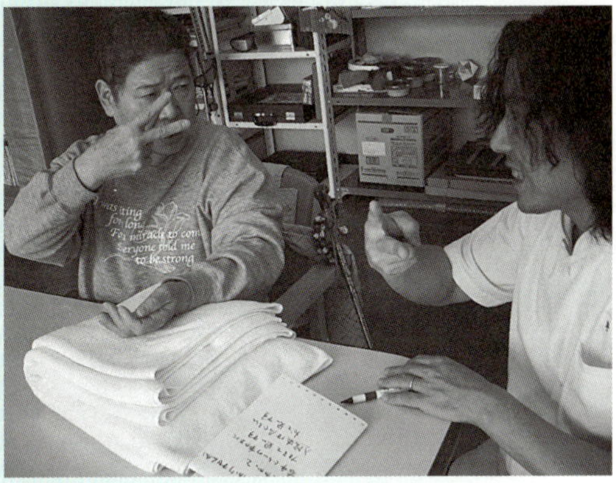

수화를 하는 방법을 Notoh에게 가르치는 Yuka

Yuka는 70세대 후반의 청각장애인이다. 그녀는 남편과 함께 생활하고 있다(남편도 역시 청각장애인이다). 그녀는 활동적인 여성이고 취미는 운동경기, 여행, 수화(sign language)를 가르치는 것이다. 그녀는 교통사고로 빗장뼈(쇄골), 양 손목, 손가락, 골반에 골절상을 입었다. 급성 치료기의 2주 후에 장기요양 병동으로 옮겼고 내가 그녀의 작업치료를 담당하게 되었다.

그녀의 입원 초기에는 Yuka는 아직도 손에 석고붕대를 하고 있었다. 그럼에도 불구하고 그녀는 셀프케어의 능력을 회복하기 위해 많은 노력을 하였다. 또한 힘차게 걷고 규칙적으로 스스로 체조를 하는 것에 도전하였다. 머지않아, 그녀는 셀프케어 기술을 획득하고 지팡이 보행으로 자립하였다.

작업치료에서는 Yuka는 수화로 의사소통을 하기 때문에 그녀의 주된 목표로서 손의 운동의 회복이라는 것을 확인하였다. Yuka가 작업치료로부터 무엇을 원하고 있는가를 앎으로써 그녀의 욕구를 충족시키도록 작업치료를 더 잘 적합을 시킬 수 있었다. 그녀가 자기의 욕구를 이와 같이 주장할 수 있었기 때문에 나는 협동적 방식이 일반적으로 Yuka와의 작업에 매우 효과적으로 기능을 하였다는 것을 알았다. 일단 석고붕대를 제거한 후 우리들은 수화를 위해 손의 운동을 재획득하는 것을 우리의 목표로 정하였다.

그러나 Yuka의 손에는 여전히 부종과 구축(contracture)이 있었다. 피할 수 없는 대인관계에 관련된 사건이 일어났을 때, 나는 이러한 것이 Yuka에게 얼마나 좌절감을 주었는지를 알게 되었다. 어느 날, 그녀는 나에게 이들의 증상이 왜 일어났는지 설명해 달라고 말하였다. 그녀는 독순술(lip-read)로 이해할 수 없었기 때문에 나는 그것을 해부학과 정형외과학의 교과서를 사용해서 설명하였다. 나는 그녀의 표정으로부터 그녀가 완전히는 이해하고 있지 않았다고 생각하였다. 그 시점에서 나는 그녀의 언어(수화)로 의사소통을 하지 않음으로써 그녀와의 공감을 중단시켰다는 것을 깨닫게 되었다. 나는 그녀를 얼마나 실망시켰는가를 새삼 반성하는 가운데 나와 필담을 사용해서 의사소통을 하는 데에 부담을 주었던 시간의 문제만이 아니었다는 것을 깨닫게 되었다. 나는 Yuka가 결코 신경을 쓰는 것 같지 않았기 때문에 내가 그다지 비중을

상자 글 10.1 (계속)

두지 않았던 우리의 의사소통 방식에 근본적인 차이가 있었다는 것을 인식하는 것을 게을리 하고 있었던 것이다.

나는 이 공감의 중단을 해결하기 위해 무엇을 해야 하는지를 알고 있었기 때문에 Yuka에게 나에게 수화를 가르쳐줄 마음이 있는지를 묻기로 하였다. 어느 날, Yuka가 작업치료실에 왔을 때, 그녀는 수화로 인사를 하고 나는 그것을 모방하였다. 그녀는 기꺼이 올바른 손의 움직임을 가르치기 위해 나의 손을 잡았다. 나는 나 자신이 저지른 공감의 중단을 수복하고 있는 중이라는 것을 알게 되었다. 그 사건 이후, 우리들은 일상적인 대화와 작업치료에 대한 이야기를 할 때에 차츰 수화를 사용하게 되었다. Yuka는 다양한 수화를 천천히 반복해서 보여주고 나는 그것을 외웠다. 다음으로 또 다른 피할 수 없는 대인관계에 관련된 사건이 일어났다. 내가 충분히 많은 수화를 배운 후, 그녀는 친밀한 자기노출(self-disclosure)을 하고 필담을 할 수는 있었으나 펜을 사용해서 필담을 하는 것이 손가락을 더 손상시킬 것이라고 생각하고 있었기 때문에 내가 수화를 배운 것을 기쁘게 생각한다고 이야기하였다. 나는 더 빨리 수화를 배워야 한다는 것을 인식하지 못하여 미안하다고 사과하였다.

표 10.3 작업치료에서의 대인관계에 관련된 사건

대인관계에 관련된 사건	정의
강한 감정표현 Expressions of strong emotion	문화적 규범을 넘어선 강도의 수준을 보여준 내부 감정의 외부 표출
마음속으로부터의 자기노출 Intimate self-disclosures	관찰 불가능한, 사적인, 또는 민감한 것을 공개하는 진술 또는 이야기
힘의 딜레마 Power dilemmas	환자의 감정, 치료 상황, 치료사의 행동, 또는 환자의 힘의 결여 또는 상실을 강조하는 기타의 상황 때문에 치료적 관계에서 일어나는 긴장.
비언어적 단서 Nonverbal cues	형식 언어(formal language)의 사용이 수반되지 않는 의사소통
고비 Crisis point	환자의 정신이 집중되지 않게 하거나 또는 환자가 작업에 참여하는 것을 일시적으로 방해하는 것 같은 예상하지 못하고 스트레스가 많은 사건
저항 Resistance	치료적 관계와 연관된 이유로 치료의 일부 또는 모든 치료의 측면에 참여하는 것을 수동적 또는 능동적으로 거부하는 것.

표 10.3 작업치료에서의 대인관계에 관련된 사건(계속)

대인관계에 관련된 사건	정의
마음이 내키지 않음 Reluctance	치료적 관계 이외의 이유로 작업치료의 어떤 측면에 마음이 내키지 않는 것.
경계검사 Boundary testing	규정된 치료적 관계 이외의 방법으로 치료사가 행동할 것을 요구하거나 침해하는 행동
공감의 중단 Empathic breaks	작업치료사가 환자로부터의 의사소통을 의식하지 못하였거나 이해하지 못하였을 때, 또는 환자가 마음을 상하거나 자기에게 무관심하다고 인식한 의사소통이나 행동을 일으켰을 때.
정서적으로 부과된 작업치료 과제와 상황 Emotionally charged therapy tasks and situations	환자가 압도되거나 당혹감, 굴욕, 또는 수치심과 같은 불쾌한 정서적 반응을 경험하게 하도록 하는 활동이나 상황
작업치료의 한계 Limitation of therapy	이용할 수 있는 또는 가능한 서비스, 시간, 자원 또는 작업치료사의 행위에 대한 제한.
상황의 불일치 Contextual inconsistence	작업치료 중 변화하는 환자의 대인관계에 관련된 또는 물리적 환경의 어떤 측면.

대인관계에 관련된 추리

Interpersonal Reasoning

의도적 과계 모델의 응용에서 중심이 되는 것은 대인관계에 관련된 추리의 과정이다. **대인관계에 관련된 추리**란 "작업치료의 관계가 환자의 작업치료에의 참여를 성공적이고 지원될 가능성의 최대화하기 위해 작업치료사가 작업치료의 대인관계에 관련된 사건, 환자의 독특한 대인관계 특성 그리고 반성적인 방법으로 자기 자신의 행동을 모니터하는 과정"이다(Taylor, 2008, p.138). 이것은 작업치료사가 자기의 환자에 대한 반응으로서 무언가를 말하고 시행하고 표현할 것인가를 결정하는 과정이다. 대인관계에 관련된 추리에는 다음의 6개의 단계가 있다.

- 치료적 관계를 시험하거나 도전하거나 또는 위협할지도 모르는 대인관계와 관련된 사건이나 환자의 행동을 예상한다.
- 대인관계에 관련된 사건을 정확하게 확인하고 대처한다(즉, 관점을 얻고 환자가 필요로 하는 것을 준비하며 작업치료적이 아닌 어떠한 반응에 대해서 어떤 충동도 피하는 것).
- 방식의 전환(작업치료사가 환자와 연관되는 방법의 의도적 변경)이 필요한지 어떤지를 결정한다.

- 대응의 방식(옹호하는 것, 협동하는 것, 공감하는 것, 촉진하는 것 또는 문제를 해결하는 것) 또는 방식의 순서를 선택한다.
- 반응할 때에 방식과 연관된 적절한 어떤 대인관계 기술도 이용한다.
- 피드백을 수집하고(즉, 환자와 함께 확인하고 작업치료사가 사건과 그것에 대응하기 위해 선택하는 방법에 대해서 환자가 어떻게 느끼고 있는가를 묻는다) 환자가 그 사건을 적절히 해결되었다고 느낄 때까지 상호이해를 지향하여 노력한다.

대인관계에 관련된 사건은 환자의 대인관계에 관련된 양식의 어떤 근본적인 취약성이나 도전적 측면을 확인하고 이렇게 하여 최선의 반응을 선택할 필요성을 증가시킨다. 작업치료에 반응하는 것과 대인관계에 관련된 추리의 근본적인 과정은 작업치료사가 사용하는 방식과 작업치료사의 대인간계에 관련된 지식기반의 발달에 매우 많이 의존하고 있다. IRM은 작업치료 추리의 단계를 통해서 치료사를 유도하도록 돕는 추리의 나무(reasoning tree) 과정을 제공한다.

자기의 대인관계 기술기반의 개발

Developing One's Interpersonal Skill Base

IRM에 따르면, 의도적인 작업치료사는 대인관계 기술(즉, 작업치료의 의사소통; 관계의 확립; 면담과 전략적 질문; 가족, 사회 시스템, 그리고 집단역학의 이해; 어려운 대인관계 행동의 이해와 관리; 공감의 중단과 갈등의 해결; 전문가의 행동, 가치, 윤리의 유지; 관리자, 고용인, 기타의 전문직과 효과적으로 일하는 것; 더 나은 작업치료사가가 되기 위한 전문성의 향상)의 9개 영역을 이용하고 있다. Taylor(2008)는 개개의 기술영역과 자기평가와 자기개발을 위한 다양한 자료에 대해서 각각 상세한 설명을 하고 있다.

대인관계 기술을 향상시키는 것은 환자 및 다른 치료 팀의 구성원과 함께 건강하고 기능적인 관계를 촉진하는 데에 도움이 된다. 작업치료사와 환자가 상호작용을 하고 있는 동안에 이들 기술을 효과적으로 이용하는 작업치료사의 능력은 치료적 연합을 강화하고 더 긍정적인 작업치료 성과를 보장하는 데에 도움이 된다. 각각의 작업치료사는 작업치료의 상호작용에 대한 타고난 강점과 약점의 영역을 갖고 있다. IRM은 작업치료사가 대인관계에 관련된 강점과 약점을 의식하고 시간의 경과에 따라 더 나은 작업치료의 대응을 하기 위해 노력하도록 촉진하는 자원(자기평가, 자기반성의 연습, 다른 작업치료사로부터의 사례)을 제공한다.

연구와 증거

Research and Evidence Base

IRM은 새로운 모델이기 때문에 그 개념과 응용에 관한 연구는 아직 전개되어 있지 않다. IRM을 전개하기 위한 서막으로서 Taylor와 공동연구자는 작업치료에서의 자기 자신의 치료적 사용의 전국조사를 시행하였다(Taylor, Lee, Kielhofner, Ketkar, 2009). 이 연구에서는 90% 이상의 작업치료사가 환자와의 관계는 작업치료에의 참여에 영향을 주고 80% 이상은 자기의 치료적 사용은 실행과 작업치료의 성과를 결정하는 열쇠로서 가장 중요한 기술이라고 생각하고 있었다. 이들의 조사 결과는 치료적 관계의 중요성에 관한 작업치료 문헌의 주장과 일치하고 있다. 이 연구는 또한 작업치료사가 치료적 관계에서의 정서와 행동의 어려움에 대처하기 위해 빈번히 도전하고 있다는 것을 발견하였다.

치료적 관계의 중요성을 인식하였음에도 불구하고 이 연구의 임상가의 대다수는 치료적 관계와 자기 자신의 치료적 사용에 관한 충분한 지식이 작업치료 분야 내에 존재하지 않는다고 생각하고 있었다. 이러한 관점은 IRM을 개발할 필요성을 강력히 지지하였다.

IRM의 또 다른 중요한 경험적 기초는 자기 자신의 치료적 사용에서의 예외적 기술을 갖고 있다고 확인된 작업치료사에 대한 Taylor(2008)의 상세한 검토이다. 이들 작업치료사의 일상적인 실행에 대한 정보가 IRM의 개발에 영향을 주었을 뿐만 아니라 이들 작업치료사는 그 개념을 설명하는 IRM 교과서에서 광범위하게 이용하고 있다.

IRM의 중요성과 내용을 지지하는 다른 연구에서부터의 증거도 있다. 일반적인 재활에서의 작업치료사의 연구에 기초하여 Allison과 Strong(1994)는 임상적으로 양호한 의사소통을 하는 사람이IRM에서 권장된 것 같은 환자의 욕구를 충족하기 위해 자기의 상호작용을 조정할 수 있다는 결론을 내렸다. Cole과 McLean(2003)은 작업치료사가 치료적 관계를 작업치료 성과에서 중요하다고 인식하고 친밀한 관계(rapport), 열린 의사소통, 공감(IRM에서 강조된 모든 구성요소)을 중요시하고 있다는 것을 발견하였다. Palmadottir(2006)는 자기가 한 연구로부터 IRM에서 중요시되고 있는 것으로서 자기의 태도가 어떻게 전달되고 실행되는 가에 대해서 인식을 더 심화시킬 필요가 있다고 결론을 내렸다. Eklund와 Hallberg(2001)는 자신들의 조사에서부터 작업치료에서는 시행하는 것과 이야기하는 것과의 균형을 이룰 필요가 있다는 IRM의 주장을 강조하고 언어적 상호관계가 작업치료 관계의 중요한 구성요소라는 결론을 내렸다. 향후의 연구에서는 이 새로운 모델을 검증하는 것과 작업치료에 대한 영향을 결정하는 것이 필요할 것이다.

논고
Discussion

작업치료는 환자와 작업치료사의 상호작용의 중요성을 항상 강조하여 왔다. 과거 30년 동안에 작업치료사와 환자와의 상호작용에 관한 문헌은 증가하여 왔고 치료적 관계의 중요성은 제5장에서 논의한 것처럼 이 분야의 현대의 패러다임의 중심이다. 그럼에도 불구하고 이제까지는 작업치료에서의 치료적 관계를 개념화하는 일관성이 있는 접근법은 없었다. 그 결과, 이들 의도적 관계 모델은 작업치료에서의 대인관계에 대한 최초의 체계적 설명과 작업치료 관계를 일으키는 방법에 구체적으로 대처하는 최초의 모델을 보여주고 있다.

상자 글 10.2

의도적 관계 모델의 사례: JOE

다음의 사례는 의도적 관계 모델을 개발자 Renee Taylor박사에 사사한 신인 작업치료사 Emily Achpole가 적은 것이다. Emily는 이 모델을 어떻게 사용하였는지를 언급하였을 뿐만 아니라 이 모델을 사용하는 자기의 능력을 향상시키는 과정의 일부인 자기의 치료적 사용도 되돌아보았다.

Joe는 50세의 헝가리계의 이민자이고 몇 년 전에 악성 뇌종양의 진단을 받았다. 그는 오른 팔의 기능장애 때문에 집중적인 외래 작업치료를 받고 있었다. Joe의 가장 주목할 만한 영속적 특성은 감정, 의사소통 방식, 욕구를 주장하는 능력, 변화 또는 도전에 대한 반응이었다. 즉, Joe는 일반적으로 다른 환자나 자기의 작업치료사에 대해서 발랄하고 우호적이고 미소를 띠어 보여주었다. 그는 자기 생각과 감정을 전달하는 것에도 배려하였고 치료 중의 대화에도 자주 관여하였다. 그는 세션 중에 필요로 하였던 것을 부끄러워하지 않고 사람들에게 이야기하였다. 또한 그는 활동이 너무 쉽거나 너무 어려울 때나, 무언가를 자리매김을 하는 것이 필요할 때, 예를 들면, 활동을 더 자립하여 계속하는 것도 서슴지 않고 나에게 말하였다. Joe는 일반적으로 노력과 투지(determination)로 도전적인 치료활동에 맞붙었다. 그는 강한 노동윤리관과 일상 활동에 참여하는 그의 능력을 개선하려는 희망을 전달하였다.

Joe의 치료의 하루는 보통 작업치료 활동의 몸의 움직임(set-up)만 필요로 하는 치료적 활동에 참여하는 짧고 지도를 받는 세션으로 시작하였다. 어느 날, Joe는 기능장애가 있는 팔을 사용해서 쥐기와 놓기에 초점을 맞춘 활동을 하고 있었다. 그는 이 활동을 과거의 많은 경우에 수행하였고 자기의 개선을 자각할 수 있는 것이었다. 그러나 이날, 작업치료의 대인관계에 관련된 사건이 일어났다.

이 "전형적인" 쥐기와 놓기의 활동이 그에게는 감정이 고조된 치료과제가 되었다. Joe는 이 과제를 완수하는 능력을 일정 시간의 틀 안에서 잘 일구어냈다는 사실을 매우 자랑스럽게 생각하였다. 자기 자신의 마음속에는 암이 진행되어 있지 않다는 바람과 새로이 발견한 능력을 결부시키고 있었다. 나는 머지않아 이 과제 수행에서의 어떤 차질도 이 싹트기 시작한 희망을 위협하고 그리고 어째서 과제가 Joe에게 감정이 고조되었는지를 알게 되었다.

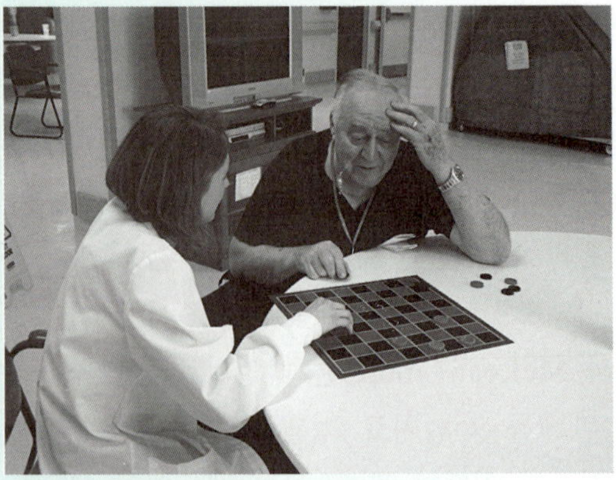

Emily는 환자가 좌절감을 갖게 된 것을 인식하고 있다.

그때에는 몰랐지만 이날 그는 피로감과 통증이 현저하게 악화되어 있었다. 그때, 이 과제는 그에게 고통이었을 뿐만 아니라 보다 중요한 것은 그는 자신이 여느 때와 마찬가지로 그 과제를 신속하게 잘 수행하고 있지 않았다는 것을 분명히 인식하고 있었다. Joe는 그때 자기가 무엇을 생각하

상자 글 10.2 (계속)

고 있고 어떻게 느끼고 있었는가를 나에게 말해주지 않았기 때문에 나는 그의 감정이나 다른 비언어적 단서를 관찰하는 것에 의존하지 않을 수 없었다.

나는 그의 수행을 관찰하면서 그의 숙달도가 저하하여 있다는 것을 알게 되었다. 그는 평상시보다 더 휴식을 취하였고 약간 머리를 숙여 의자에 털썩 앉았다. 게다가 몹시 화가 나서 거친 호흡을 하는 것도 관찰되었다. 그의 표정과 행동은 좌절과 실망, 그리고 고민의 모두를 나타내어 보여주고 있었다.

내가 이들 자체를 대인관계에 관련된 사건으로서 생각한 이들 비언어적 단서를 의식하는 것에 더하여 나는 Joe가 그의 평소의 표현과는 다른 상황의 대인관계 특성을 나타내고 있다는 것을 인식하게 되었다. 그는 불만을 갖고 실망하고 있는 것처럼 보였다. 그가 보통 자신감에 차 있고 발랄한 태도와는 대조적으로 그는 시무룩한 감정을 나타내고 나와 눈을 맞추는 것도 피하려고 하였다. 늘 그렇듯이 공개적이고 직접적인 의사소통 방식과는 달리 그는 그의 생각이나 감정을 나에게 말하지 않는 것을 선택하였다. 더욱이, 그는 오히려 활동을 계속하기 위해 필요한 것을 전달할 수 없었다. 가장 중요한 것은 그는 결국은 변화나 도전의 순간에 그의 평소의 행동과는 크게 다른 반응으로서 과제를 단념하였다. 그의 수행에 대한 직접적인 관찰에 더하여 이들의 행동은 그가 그 시점에서 이윽고 몸부림치고 있다는 것을 보여주었다.

비언어적인 단서를 관찰하고 그가 정신적으로 압도되었다는 추리를 한 후에 IRM에서 추천되어 있는 것처럼 나는 공감적 방식을 사용하였다. 나는 그를 향해서 기대고 그의 팔에 손을 놓음으로써 활동에 초점을 맞춘 의사소통을 보여주었다. 나는 또한 그가 표현과 행동을 통해서 의사소통을 할 것이라고 내가 생각한 것을 말로 함으로써 대인관계에 초점을 맞춘 의사소통을 보여주려고 시도하였다. 나는 Joe에게 "당신은 오늘은 이 활동에서 갖고 있는 어려움에 압도된 것처럼 보이네요"라고 말하면서 내가 관찰한 것을 기록하려고 하였다. 나는 그가 고개를 끄떡이는 것으로 나의 의견진술이 올바르다는 것을 확인한 후, 그것은 그로서는 이례적인 행동이기 때문에 그의 활동 포기에 대해서 염려스럽다고 말하였다. 이들의 의견진술은 Joe가 현재의 어려움에 대해서 어떻게 느끼고 무엇을 생각하고 있는지를 상세히 말하는 시작으로서의 역할을 하였다. 나는 그의 수행이 저하하여 있다는 그의 인식과 그의 수행상의 어려움이 암이 확산하는 징조가 아닌가라고 염려한다는 것을 내가 이해하는 것을 돕는다는 이야기를 논의하게 되었다.

Joe가 경험하고 염려해온 것을 나에게 말하는 동안 나는 치료적 경청(therapeutic listening)의 요소의 하나인 공감적 경청(empathic listening)의 기술을 사용하는 데에 최선을 다했다. 우리들이 사건에 대한 이해에 도달하게 되고 그리고 그의 비언어적 단서로 그가 더 이상 압도되지 않는다는 것을 나타내어 보여준다고 생각될 때, 나는 세션을 속행하기 위해 방식의 전환(mode shift)이 필요하다는 것을 알았다. 즉, 나는 그가 자기의병의 진행 가능성을 어떻게 계속해서 살펴야 하는지를 Joe와 논의하기 위해 문제해결 방식으로 전환하는 것을 필요로 하였다. 간단한 논의 후에 우리들은 Joe가 그의 관심사를 논의하기 위해 종양전문의(oncologist)와의 면담 약속을 하기로 결정하였다.

상자 글 10.2 (계속)

Emily의 반성

실행에서 IRM을 적용하는 것은 복잡할 수 있다. 순간에 작업치료적인 대응을 할 수 있도록 하려면 많은 기술과 많은 의식(관심)을 필요로 한다. 되돌아보면 나는 방식의 전환을 더 빨리 중재했어야 하였다는 것을 알게 되었다. 즉, 이 환자가 압도되는 것에 이어서 포기한다는 시점까지 고심함이 없이 가급적 빨리 중재했어야 하였다. 나는 Joe의 작업치료에서의 반응이 이례적이라고 인식하였지만, 그가 이제까지 그가 자기의 욕구를 전달하였다는 것 때문에 너무 조기의 중재가 필요 없다는 것을 알게 되었던 것이다. 지나고 나서 보니까 나는 그의 피로의 정도와 기분에 더 주의를 기울였어야 했고 더 이른 시기에 지시적 방식으로부터 전환했어야 하였다고 생각하였다.

표 10.4 모델의 용어

용어	정의
초점을 맞춘 활동 Activity focusing	느끼거나 말하는 것보다도 시행하는 것을 강조하는 대인관계에 관련된 사건에 대응하는 전략.
비판적 자기 인식 Critical self–awareness	상이한 개성의 환자와 상이한 조건이나 상황 하에서 상호작용을 하는 동안에 대인관계의 경향에 대한 일반적인 지식.
요망되는 작업 Desired occupation	작업치료사와 환자가 작업치료를 위해 선택한 과제나 활동.
정서적으로 부과된 작업치료 과제 Emotionally charged therapy task	환자가 압도되거나 수치심, 당혹스러움, 굴욕과 같은 불유쾌한 정서적 반응을 야기하는 원인이 될 있는 활동이나 상황.
영속적 특성 Enduring characteristics	환자의 대인관계 행동의 안정된 측면.
대인관계에 관련된 사건 Interpersonal events	작업하는 동안에 일어나고 치료적 관계를 손상시키거나 강화할 가능성이 있는 자연스럽게 일어나는 의사소통, 반응, 과제 또는 일반적인 상황.
초점을 맞춘 대인관계 Interpersonal focusing	시행하는 것보다도 느끼거나 이야기하는 것을 강조하는 전략.
대인관계의 추리 Interpersonal reasoning	작업치료사가 작업치료에서 대인관계에 관련된 딜레마의 발생에 대응하여 무엇을 말하고 시행하고 표현하는가를 결정하는 단계별 과정.

표 10.4 모델의 용어(계속)

용어	정의
대인관계의 자기훈련 Interpersonal self-discipline	진행 중인 환자와의 의사소통의 효과에 대한 예상, 측정, 반응.
대인기술의 기반 Interpersonal skill base	기능적인 작용관계를 환자와 구축하기 위해 작업치료사에 의해서 신중하게 적용되어야 하는 기술(skill)의 연속체.
대인관계의 양식 Interpersonal style	환자와 상호작용을 할 때 일반적으로 사용되는 치료적 방식 또는 일련의 양식.
마음에 두는 공감 Mindful empathy	작업치료사가 환자의 기본적인 정서, 욕구, 동기를 느끼고 이해하게 되는 한편, 동시에 객관적 관점을 유지하는 객관적 관찰방식.
방식의 전환 Mode shift	환자와 관련된 방식에서의 의식적 변화.
진행 중인 비판적 인식 Ongoing critical awareness	자기가 언어적으로, 비언어적으로 그리고 정서적으로 의사소통을 하는 것에 대해서 끊임없이 유념하는 것.
상황의 특성 Situational characteristics	환자가 특정 상황에 대해서 극심한 정서적 반응을 하는 측면.
치료적 방식 Therapeutic mode	환자와 관련된 특정의 방법.
치료적 관계 Therapeutic relationship	작업치료사와 환자 사이의 사회적으로 정의되고 개인적으로 해석된 상호작용의 과정.

요약: 의도적 관계 모델(The Intentional Relationship Model)

◆ 의도적 관계 모델(IRM)은 환자와 작업치료사 사이의 관계가 작업치료의 모든 과정에 어떻게 영향을 미치는가, 그리고 작업치료의 성과를 높이기 위해 그 관계가 어떻게 사용될 수 있는가를 설명한다.

이론(Theory)

◆ IRM은 치료적 관계를 다음의 것으로 구성된다고 보고 있다.

- 환자
- 작업치료 동안에 일어나는 대인관계에 관련된 사건
- 작업치료사
- 작업

◆ IRM은 환자와의 긍정적인 관계를 전개하는 것은 작업치료사의 책임이라고 강조하고

있다.

- 작업치료사는 이 관계를 전개하고 환자에게 적절하게 반응하기 위해 환자의 상황과 지속되는 대인관계 특성을 이해하기 위해 노력해야 한다.
- 대인관계와 관련된 사건은 작업치료 동안에 자연스럽게 일어나고 작업치료 관계를 손상시키거나 강화할 가능성을 갖고 있다.
- 최적으로 대응할 때 대인관계에 관련된 사건은 긍정적인 환자가 학습하거나 또는 변화하기 위한, 그리고 치료적인 관계를 확고하게 하기 위한 기회가 된다.
- 작업치료사는 이 관계가 작동하도록 모든 합리적인 노력을 할 책임이 있다. 작업치료사는 세 가지의 주된 대인관계 능력을 다음의 관계에 이르게 한다.
  - 대인기술의 기반
  - 치료적 방식(또는 대인관계의 양식)
  - 대인관계의 추리능력
- 요망되는 작업이란 작업치료사와 환자가 작업치료를 위해 선택한 과제나 활동을 말한다.
- 치료적 관계의 기능은 다음과 같다.
  - 작업 참여에 대한 지원
  - 환자의 기능장애와 작업수행에 미치는 그 영향과 관련된 정서적이고 대처하는 과정이 다루어지는 장소.
- 이 관계는 2개의 상이한 수준 또는 척도로 볼 수 있다.
  - 거시적 수준(즉, 환자와 작업치료사 사이의 진행 중이고 영속적인 친밀한 관계 및 상호작용 패턴)
  - 미시적 수준(즉, 관계에 이의를 제기허가나 강화할 가능성이 있는 작업치료의 대인관계에 관련된 사건에 의해서 영향을 받는 시시각각의 치료적 관계)
- IRM은 작업치료사가 관계에 대한 최종적인 책임을 져야 한다는 것을 강조하고 있다.
- 대인관계에 관련된 사건에 적절히 대응하지 못하면 작업종사에 부정적인 영향을 미치거나 치료적 관계를 약화시킬지도 모른다.
- 이 모델의 근저에는 10개의 기본적인 원리가 있다.
  - 비판적 자기 인식은 자기의 의도적인 사용의 열쇠가 된다.
  - 대인관계의 자기훈련은 자기의 효과적인 사용의 기본이 된다.
  - 감정 이전에 냉정(이성)을 잃지 않는 것이 필요하다.
  - 마음에 두는 공감은 자기의 환자를 아는 것을 필요로 한다.
  - 대인관계 지식의 기반을 키운다.
  - 치료적 방식이 순수하고 유연성 있게 적용된다면 광범위한 치료적 방식이 작업치료에서 작동할 수 있고 호환성을 갖고 이용될 수 있다.
  - 환자가 성공적인 관계를 규정한다.
  - 초점을 맞춘 활동은 초점을 맞춘 대인관계와 균형을 이루어야 한다.
  - 이 모델의 응용은 핵심적 가치와 윤리에 의해서 정보가 제공되어야 한다.
  - 문화적 역량(cultural competency)은 실행의 중심이 된다.

실행의 자원(Practice Resources)

- 모델의 자원은 작업치료사가 환자와 자기 자신의 대인관계 특성을 더 잘 이해하는 것을 지원하는 것과 그리고 작업치료사가 작업의

피할 수 없는 대인관계에 관련된 사건을 더 잘 모니터하고 대응할 수 있게 되도록 지원하는 것에 초점이 맞춰져 있다. 이들에는 다음의 것이 포함된다.

- 환자의 대인관계 특성을 더 잘 이해하고 관찰하기 위한 재료와 절차
- 작업치료에서의 피할 수 없는 대인관계에 관련된 사건을 확인하기 위한 자원
- 대인관계의 추리를 적용하기 위한 서식(format)
- 자기의 대인관계 기술기반을 발달시키기 위한 가이드라인과 재료(갈등의 해결)

◆ 각 환자의 대인관계 특성(환자와 작업치료사 사이의 상호작용에서 일어나는 환자의 감정, 행동, 그리고 반응)을 알고 이해하려고 적극적으로 추구하는 것은 환자가 편안하게 느끼는 의도적이고 적합을 시키는 관계에 필수적이다.

◆ IRM은 다음의 대인관계 특성에 대한 12개의 범주를 확인하고 있다.

- 의사소통 양식
- 신뢰를 위한 능력
- 조절의 요구
- 욕구를 주장하는 능력
- 변화와 도전에 대한 반응
- 정서
- 피드백을 주는 성향
- 피드백을 받는 능력
- 인간의 다양성에 대한 반응
- 관계를 만드는 것에의 지향성
- 터치(touch)를 선호하는 것
- 상호이익(reciprocity)을 추구하는 능력

◆ 환자가 어떤 대인관계 특성을 나타내는 경향을 의식하는 것에 더하여 작업치료사는 또한 작업치료 동안에 다음의 것에 주의를 기울여야 한다.

- 환자의 정서, 반응 또는 행동을 인식한다.
- 그 출처를 이해한다.
- 행동하는 방법을 선택하는 것을 의식적이고 반사적으로 고려한다.
- 환자의 반응을 모니터한다.

◆ 자기지식과 자기훈련은 의도적이고 대인관계에서 효과적인 작업치료사가 되기 위한 열쇠이다.

◆ 이상적인 것은 방식(modes)의 사용이 그 사람 개인의 편안한 구역(comfort zone)보다도 오히려 환자가 전개 중인 욕구에 대한 주의 깊은 이해를 반영하는 다중방식의 작업치료사이다.

◆ 대인관계에 관련된 사건은 정서적으로 위협과 기회의 양쪽 모두가 충만하여 있고 무르익은 다른 치료의 사건과는 구별된다.

◆ 만일 무시된다면, 치료적 관계에서의 어려움으로 이어지고 작업 종사에 부정적인 영향을 미친다. 만일 적절히 대처하면 이들의 사건은 희열감, 성취감, 만족감 또는 친밀감과 같은 느낌들을 수반하는 긍정적인 성과로 이어질지도 모른다.

◆ 대인관계의 추리는 "작업치료의 관계가 성공적이고 환자의 작업 종사를 지원할 가능성을 최대로 하기 위해 작업치료사가 반성적인 방법으로 작업치료의 대인관계에 관련된 사건, 환자 특유의 대인관계 특성, 그리고 그들 자신의 행동을 모니터하는 과정"이다.

◆ 대인관계의 추리는 다음의 6개 단계가 수반된다.

- 치료적 관계를 시험하거나 도전하거나 또는 위협하는 대인관계에 관련된 사건 또

는 환자의 행동을 예측한다.

- 대인관계의 사건과 대응을 정확히 확인한다.
- 방식의 전환이 필요한지 아닌지를 결정한다.
- 하나의 대응 방식 또는하나의 방식의 순번을 선택한다.
- 대응할 때는 방식과 연관된 적절한 대인관계 기술은 무엇이라도 이용한다.
- 피드백을 수집하고 환자가 그 사건을 적절히 해결하였다고 느낄 때까지 상호이해를 지향하여 노력한다.

◆ 작업치료사와 환자의 상호작용을 하는 동안에 자기의 대인관계 기술을 효과적으로 이용하는 작업치료사의 능력은 치료적 연합을 강화하고 더 긍정적인 치료성과를 보장하는 데에 도움을 줄 수 있다.

참 고 문 헌

Allison, H., & Strong, J. (1994). Verbal strategies used by occupational therapists in direct client encounters. *Occupational Therapy Journal of Research*, *14*, 112–29.

American Occupational Therapy Association. (1993). Core values and attitudes of occupational therapy practice. *American Journal of Occupational Therapy, 47,* 1085–1086.

American Occupational Therapy Association. (2005). Occupational therapy code of ethics. *American Journal of Occupational Therapy, 59,* 639–642.

Cole, B., & McLean, V. (2003). Therapeutic relationships re-defined. *Occupational Therapy in Mental Health*, *19*(2), 33–56.

Eklund, M., & Hallberg, I. (2001). Psychiatric occupational therapists' verbal interaction with their clients. *Occupational Therapy International*, *8*(1), 1–16.

Palmadottir, G. (2006). Client-therapist relationships: Experiences of occupational therapy clients in rehabilitation. *British Journal of Occupational Therapy*, *69*, 394–401.

Taylor, R. (2008). *The intentional relationship: Occupational therapy and use of self.* Philadelphia: F.A. Davis.

Taylor, R., Lee, S.W., Kielhofner, G., & Ketkar, M. (in press). The therapeutic relationship: A nationwide survey of practitioners' attitudes and experiences. *American Journal of Occupational Therapy.*

CHAPTER 11

인간작업 모델

(The Model of Human Occupation)

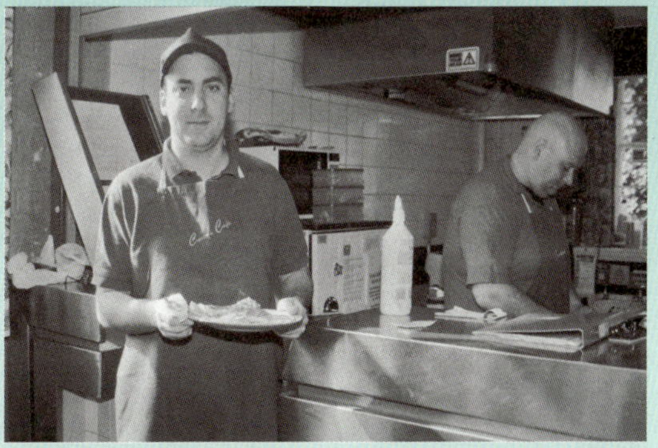

정신건강 문제를 갖고 있는 사람들을 위해서 취업 훈련과 경험의 장을 제공하기 위해 운영되고 있는 카페에서 한 환자가 일하고 있다. 작업치료사의 지원과 지도하에 환자는 일에서의 유능감과 만족감을 키울 기회를 갖게 된다. 환자는 또한 직장에서의 성공을 위해 필요한 습관과 기술을 발달시킬 수 있다. 중요한 것은 그 프로그램이 역할의 사회적 정체성(social identity)은 물론 일상적인 요구나 기대가 존재하는 실생활의 상황 속에서 환자가 근로자의 역할을 맡는 것도 가능케 한다는 것이다. 인간작업 모델에 기초한 다른 프로그램과 마찬가지로 이 프로그램도 작업 적응에 영향을 미치는 다양한 개인적 · 환경적 요인에 대처하기 위해 의미 있는 작업에 종사하는 것을 강조하고 있다.

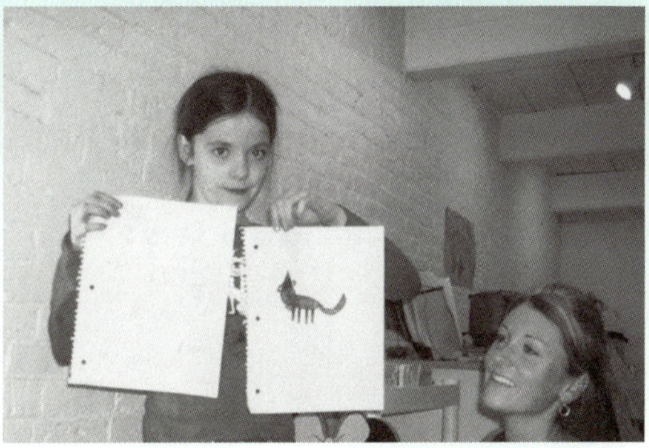

Katie Fortier는 양극성장애(bipolar disorder)와 주의력결핍과다활동장애(attention deficit hyperactivity disorder)로 진단된 9세의 Victoria가 학교에서의 수행에 영향을 주는 다양한 요인에 대처하는 것을 지원하고 있다. Victoria는 충동적 행동, 사회화의 어려움, 규칙을 따르고 주의를 기울이는 것을 포함하는 학교에서의 문제 때문에 작업치료가 처방되었다. Katie는 Victoria가 무엇에 흥미를 갖고 있고 학교에서 필요로 하는 어떤 것을 시행하는 능력에 대해서 어떻게 느끼는가를 이해하기 위해 조심스럽게 Victoria를 평가하였다. Victoria가 개인적으로 동기부여가 되는 활동에 참여하도록 유도함으로써 Katie는 Victoria가 필요한 기술(예를 들면, 지시를 따르는 것, 문제를 해결하는 것)을 습득하는 것을 지원하였다. 이 중재는 또한 학생으로서의 Victoria의 역할을 지원하는 긍정적인 습관도 강화하고 있다. Katie는 Victoria에게 안전하고 지지적인 환경을 제공하고 치료적 활동에의 참여를 위한 긍정적인 역할 모델로서의 기능을 수행하고 있다. 요약하면, Katie의 접근법은 초등학생으로서의 Victoria의 성공에 영향을 주는 많은 요인를 고려하는 전체론적(holistic)인 것이고 Katie의 독특한 도전은 물론 그녀의 생각, 감정, 요망에 대한 철저한 이해를 반영하고 있는 환자 중심적이다.

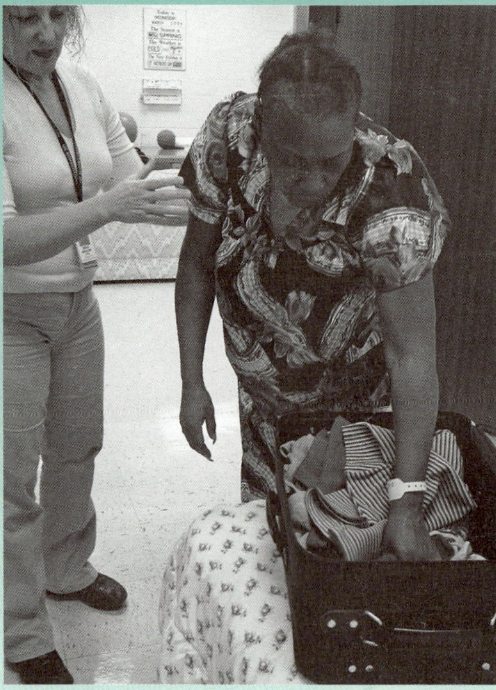

Magnolia는 지주막하 출혈(subarachnoid hemorrage) 때문에 개두술(craniotomy)을 받고 3개 동맥류(aneurysms)의 클리핑을 하였다. 그 후유증으로서 왼쪽이 힘이 없어지고 부주의하게 되는 것을 겪었다. 그녀의 작업치료의 치료목표는 침해된 쪽(환부 쪽)의 사용을 개선하는 것은 물론 자립성을 높이는 것이 포함되었다. Magnolia는 이전의 기능수준으로 되돌아가기로 굳게 결심하였다. 그러나 그녀의 당장의 작업 목표는 재활시설에부터 퇴원 후에 1주일 간의 일정으로 이전에 계획된 라스베이거스 가족여행에 참여할 수 있게 되는 것이었다. Magnolia에 있어서 이 목표의 중요성을 고려하여, 그녀의 작업치료사인 Erica Mauldin은 Magnolia가 여행에서 필요한 다양한 과제에 대처하는 치료 세션을 준비하였다. Magnolia는 여행에 앞서서 짐 꾸리기, 여행가방의 운반, 짐 풀기 등의 활동을 연습하였다. 이와 동시에 Magnolia의 우선순위를 반영한 이들의 활동이 그녀의 지구력과 왼쪽의 기능을 개선시키는 것은 물론 그녀가 신뢰감을 만들어내게 하는 것으로 연결되었다.

이들의 3개 시나리오에는 인간작업 모델(model of human occupation; MOHO)에 기초하는 중재의 특징이 나타나 있다. MOHO에 관한 연구가 시작된 것은 작업치료에 현대의 패러다임과 작업을 강조한다는 경향이 나타난 1970년대였다. 작업에 초점을 맞추는 것에 더하여 MOHO는 또한 환자의 가치와 욕구를 반영한 환자중심의 실행의 중요성도 강조하였다. 그 당시에 작업치료의 실행은 여전히 주로 기능장애에 대한 이해와 그 경감에 초점을 맞추는 것이었다. MOHO는 매일의 작업에 어려움을 초래하는 요인의 대부분은 운동, 인지, 감각의 기능장애를 넘어선 곳에 있다고 인식하고 있었다. 이들에는 다음의 사항과 관련된 문제나 과제가 포함되어 있다.

- 작업에 대한 동기부여
- 생활역할과 일상사에 긍정적인 관여를 유지하는 것
- 필요한 생활과제의 숙련된 수행
- 물리적 · 사회적 환경의 영향(Kielhofner & Burke, 1980)

MOHO는 이들의 요인에 초점을 맞추고 있다. 이 모델은 다양한 기능장애를 가진 환자가 인생과정에서 직면하는 폭넓은 문제에 대처하기 때문에 이것은 다양한 유형의 중재 장면에서, 그리고 넓은 범위의 사람들과 함께 사용된다. MOHO는 또한 기능수준이 완전히 다른 환자와 함께 사용되어 왔다. 이들에는 중증의 장애를 가진 사람과 MOHO에 기초한 건강 서비스를 받아온 장애가 없는 사람의 양쪽이 포

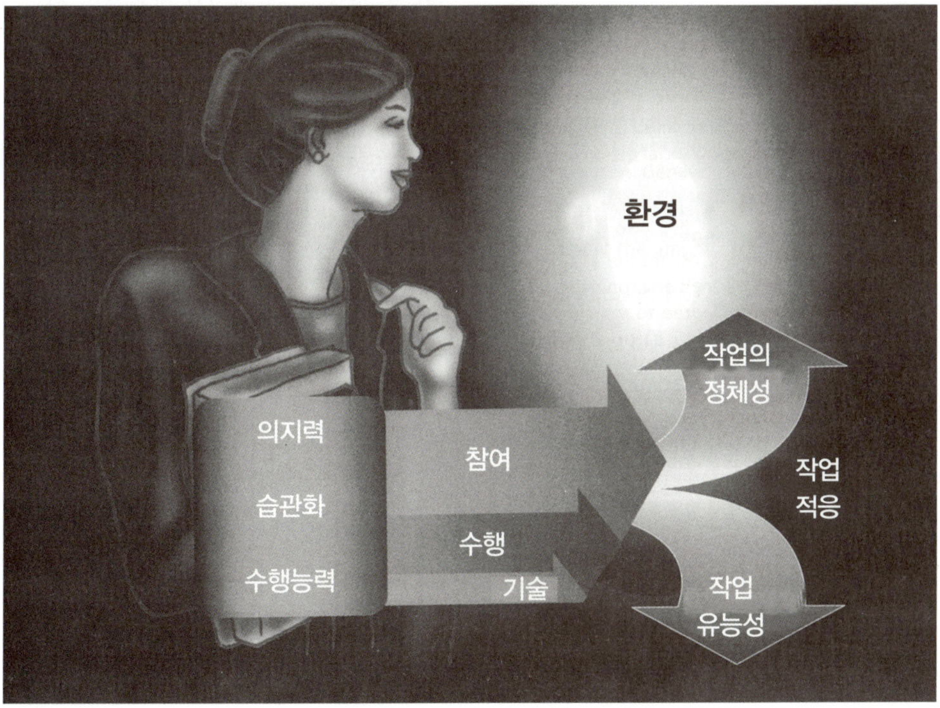

그림 11.1 작업적응의 과정. Kielhofner, G. (2008) : 인간작업 모델 : 이론과 응용 (제4판) Baltimore; Lippincott Williams & Wilkins에서 게재.

함되어 있다.

이론
Theory

MOHO는 궁극적으로는 개인 생활의 작업 참여와 적응에 관여한다(그림 11.1 참조). 이 모델은 다음의 것을 상정하고 있다.

- 어떤 사람의 특성과 외부환경이 하나가 되어 역동적인 전체로 연결되어 있다.
- 작업은 그 사람의 특성과 환경의 양자의 영향을 반영하고 있다.
- 인간의 내적 특성(즉, 능력, 동기, 수행 패턴)은 작업을 통해서 유지되고 변화하기도 한다.

인간의 특성에 관련된 개념
Concepts Related to the Person's Characteristics

MOHO는 인간의 내적 특성을 의지력, 습관화, 수행능력의 세 가지 상호작용 요소로서 개념화하고 있다(Kielhofner, 2008). 의지력이란 그 사람의 작업에의 동기부여를 가리킨다. 습관화란 그 사람이 수행을 어떻게 역할과 일상사에 편성하는가를 가리킨다. 수행능력은 그 사람의 수행에 대한 능력을 가리킨다. 이들 각각의 개념을 다음에 상세하게 설명한다.

의지력
volition

의지력이란 사람이 자기가 시행하는 활동을 향해서 선택하는 과정이다. 이것은 사물을 시행하기를 원하는 인간의 보편적인 욕구로부터 시작되고 생활의 경험에 의해서 형성된다. 의지력은 다음의 순환으로 일어나는 생각(thoughts)과 느낌(feeling)으로 구성된다.

- 행위의 가능성을 예상하는 것(예를 들면, 주말의 외출을 고대하는 것, 다가오는 시험을 걱정하는 것, 새로운 일의 배정에 대해서 보람과 흥미를 느끼는 것).
- 무엇을 해야 할지 선택하는 것(예를 들면, 새로운 취미를 시작하는 것, 퇴근 후 정원에서 일하기로 결정하는 것, 더 나은 시험 준비를 위해서 한 시간 더 시험공부를 하기로 결정하는 것).
- 행위를 경험하는 것(예를 들면, 좋아하는 취미를 즐기는 것, 하나의 작업과제를 어떻게 완료하였는가에 대해서 확신하는 것).
- 경험한 결과의 해석(예를 들면, 활동하는 동안에 얼마나 잘 수행하였는가를 되돌아보거나 또는 어떤 활동을 하는 데에 어떻게 즐길 수 있었는지를 회상하는 것).

의지력을 만들어내고 있는 생각과 느낌은 개인적인 인과관계, 가치, 흥미라 불리고 각각 아래의 것에 관여한다.

- 얼마만큼 유능하고 효과적이라 느끼고 있는가.
- 무엇을 중요하다거나 또는 의미가 있다고 생각하고 있는가.
- 무엇이 즐겁고 만족스럽다고 생각하고 있는가.

개인적인 인과관계(personal causation)란 사람이 매일의 활동을 시행할 때에 가지는 개인적인 능력과 효과성에 관한 생각과 느낌을 가리킨다. 예를 들면, 장점과 단점을 인식하는 것, 어떤 과제에 직면하였을 때에 자신감이나 불안감을 갖는 것, 그리고 수행 후에 어떻게 잘 수행하였는가를 되돌아보는 것이 포함된다.

가치(values)란 행위를 하는 데에 무엇이 좋고, 옳고 그리고 중요한가에 대한 신념과 약속(commitment)이다. 이들은 무엇이 할 만한 가치가 있는가, 어떻게 수행하는가, 그리고 어떠한 목표 또는 열망이 약속할 만한 가치가 있는가에 대한 사람의 신념을 반영한다. 사람은 자기의 가치를 성립시키고 있는 활동에 종사할 때에 자존감이나 소속의식을 경험한다.

흥미(interests)란 작업에서의 기쁨과 만족감으로부터 만들어진다. 이들은 타고난 성품(예를 들면, 신체적 또는 지적인 활동을 즐기는 경향)으로 시작된다. 이들은 또한 작업에 종사하는 것으로부터 야기되는 즐거움과 만족감의 경험을 통해서 발달한다. 따라서 흥미의 발달은 작업에 종사하기 위해 이용 가능한 기회에 좌우된다.

의지력(volition)(즉, 어떤 사람이 개인적인 인과관계, 가치, 흥미를 반영하는 생각과 느낌의 순환)은 작업적 생활에 널리 영향을 미친다(Kielhofner, 2008). 이것은 다음의 것을 형성한다.

- 사람들은 자기의 환경 속에서 기회와 도전을 어떻게 보고 있는가.
- 사람들은 행위를 위해서 무엇을 선택하는가.
- 사람들은 과거의 행위를 어떻게 경험하고 이해하고 있는가.

사람들이 생활을 어떻게 경험하고 그들 자신과 그들의 세계를 어떻게 생각하는가는 주로 의지력의 기능에 의한다. 중요한 것은 사람들이 기능장애를 경험할 때, 그들의 의지력은 심각하게 영향을 받는다는 것이다. 사람들은 그들이 중요하다고 느끼는 일을 제대로 수행할 수 있는 능력의 상실을 경험하게 될지도 모른다. 그들은 흥미 있는 활동을 개발하거나 더 이상 즐길 수 없게 될지도 모른다.

의지력이 부정적으로 영향을 받으면 사람들은 기능장애를 악화시키거나 증폭시키는 결정을 할지도 모른다. 예를 들면, 무력감이나 절망에 의해서 자기의 신뢰와 능력을 구축할 수 있었을 활동을 피하게 될지도 모른다. 이러한 의지의 결정은 또한 기술을 상실하는 원인이 될지도 모른다. 그러므로 MOHO에 기초한 작업치료는 자주 환자의 의지력의 문제를 확인하고 이에 대처하는 것을 수반한다. MOHO는 작업치료 과정이 환자가 사물을 시행하는 선택을 하는 것을 필요로 하기 때문에 의지력은 역시 작업치료의 중심이 된다고 강조하고 있다. 마지막으로 환자가 작업치료에서 시행하는 것(의지력의 기능)을 어떻게 경험하는지가 작업치료의 성과를 주로 결정한다(Kielhofner, 2008).

습관화
habituation

습관화(habituation)란 행위를 패턴이나 일상적인 일로 편성하는 과정이다. 특정의 상황 속에서의 반복되는 행위를 통해서 행위의 습관화된 패턴을 확립한다. 이들 행위의 패턴은 습관과 역할의 지배를 받는다. 또 이들은 생활의 알과적인 측면을 어떻게 다루는지를 구체화한다. 역할과 습관 때문에 일상생활의 대부분의 일과는 자동적이고 예상대로 전개된다.

습관(**habits**)은 자동적으로 전개되는 사물을 시행하는 학습된 방법과 연관성이 있다. 습관은 익숙한 일들을 시행하기 위한 자원으로서 환경을 이용하거나 편입시키거나 하여 상황과 협동한다. 이들은 사람이 어떻게 일상 활동을 수행하고 시간을 사용하며 행동하는가에 영향을 미친다. 예를 들면, 습관은 어떤 사람이 매일 아침 셀프케어를 하는가를 직감적으로 결정한다. 사람의 매주의 일과는 대부분이 습관의 기능이다. 어떤 사람이 익숙한 활동을 끝마치는 것조차 습관의 영향을 받는다.

역할(**roles**)은 사람에게 정체성과 그 정체성에 수반되는 의무감을 준다. 사람들은 자기를 학생, 근로자, 자원봉사자로서 보고 이러한 역할을 수행하기 위해 어떻게 처신해야 하는지를 알지도 모른다. 사람이 시행하는 것의 대부분은 자기가 가지는 역할에 지배된다. 역할은 그 역할이 속하는 사회 시스템(예를 들면, 학교, 직장, 가정, 지역사회)과 그 시스템 안의 다른 사람의 기대에 의해서 정해진다. 예를 들면, 초등학교에서 학생의 역할에 참여하는 어린이는 교사가 갖는 기대와 다른 학생이

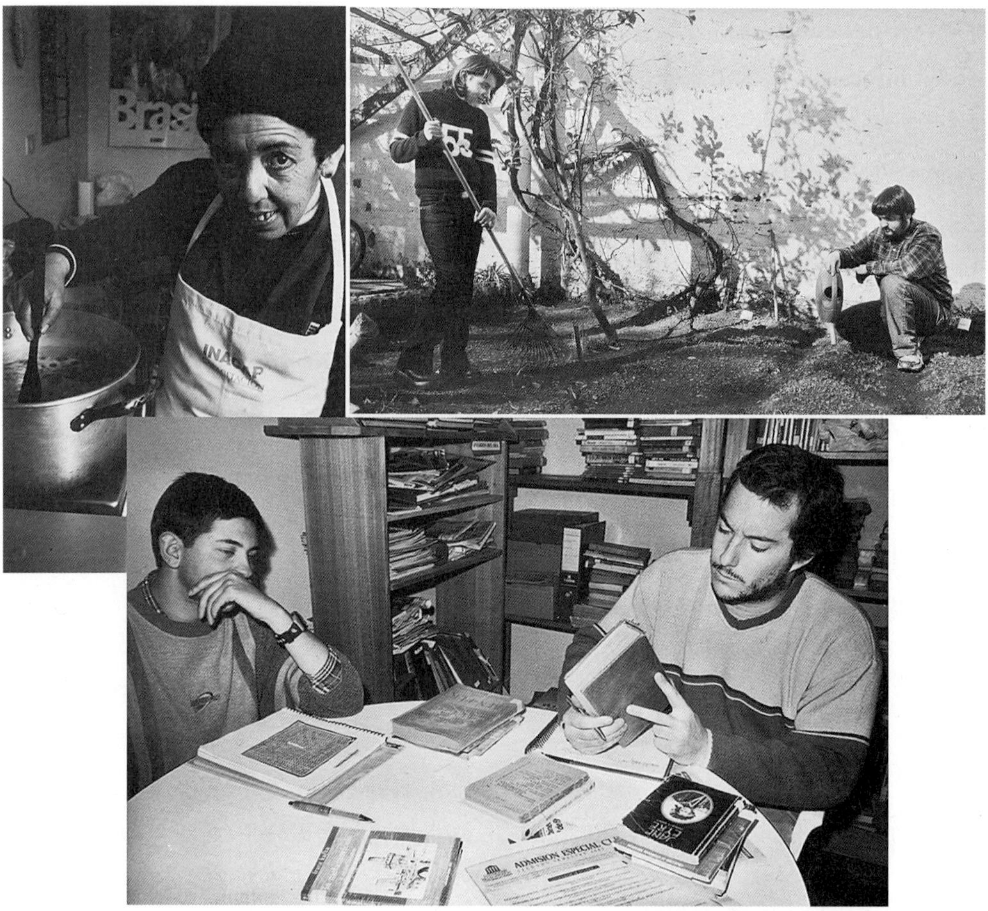

칠레(Chile)에 있는 지역사회 재활 센터에서는 환자가 점심식사의 준비, 센터 도서관의 유지관리, 마당 청소에 종사하고 있다. 이 프로그램은 환자의 기술, 습관, 역할 그리고 사물을 시행하는 것의 의미와 효능감을 높이는 수단으로서 이들의 작업이나 실생활의 작업을 제공하고 있다.

보여주는 태도나 행동으로부터 학생이라는 것이 의미하는 것을 학습하게 된다. 이와 마찬가지의 과정이 근로자, 가족, 자원봉사자 및 기타의 역할에도 일어난다. 새로운 역할을 학습하는 것은 정체성, 견해, 기대되는 행동의 방법을 내재화하는 것을 수반한다.

습관화를 만들어내고 있는 습관과 역할은 사람들의 자기의 물리적 · 시간적 · 사회적 환경과 어떻게 상호작용을 하는가를 유도하고 있다. 습관화가 기능장애나 환경상황에 의해서 도전을 받게 되면 생활의 익숙함, 일관성 그리고 상대적 용이성을 가져다 준 많은 것을 상실할 수 있다. 예를 들면, 척수손상과 같은 중증의 기능장애는 어떤 사람의 작업역할의 모든 것을 없애거나 가로막을지도 모르고 일상의 습관의 모두를 새로 학습하는 것을 필요로 할지도 모른다. 중증의 정신질환과 같은 만성의 상태는 통상의 역할을 전개하거나 습관에 의해서 유도되는 기능적인 일상사를 확립하는 것을 방해할지도 모른다. 작업치료의 주요 과제의 하나는 그 사람의 일상 작업에의 참여가 더 용이해지도록 습관과 역할을 구축 또는 재구축하는 것이다.

수행능력
performance capacity

수행능력(performance capacity)이란 근원적인 정신적 · 신체적 능력과 그 능력이 수행에서 어떻게 사용되고 경험을 하게 되는지를 말한다. 수행능력은 어떤 사람이 사물을 시행할 때에 요구되는 근골격계, 신경계, 심폐계 등의 신체계통에 의해서 영향을 받는다. 수행은 또한 기억과 같은 정신적 · 인지적 능력을 필요로 한다. 따라서 이 책에서 논의하고 있는 생체역학 모델, 운동조절 모델, 인지 모델, 감각통합 모델은 이 수행능력의 측면에 대처하기 위해 필요하다. MOHO는 수행에 대한 신체적 · 정신적 능력에 대처하는 이들의 모델의 중요성을 인식하고 있고 보통은 이러한 모델들과 함께 사용된다.

동시에 MOHO는 수행(performance)의 경험과 특히 수행에서 제한을 가진 경험에 주의를 기울이는 것의 중요성을 강조한다. MOHO는 작업치료사가 사람들이 기능장애를 어떻게 경험하는가에 세심한 주의를 기울여야 한다고 주장한다(사람들이 장애를 가질 때 자기의 신체가 장애를 어떻게 느끼고 그 세계를 어떻게 인식하는가에 주의를 기울이는 것). 예를 들면, 다양한 신체적인 기능장애를 가진 사람은 자주 자기의 신체로부터 소외된 느낌이 있다고 말한다. MOHO에 따르면 작업치료는 사람들이 경험상 자기의 신체를 되찾고 자기의 신체를 복원하고 사물을 시행하는 새로운 방법으로 통합시키도록 지원할 수 있다.

MOHO의 환경에 관한 개념
MOHO Concepts Concerning the Environment

MOHO는 작업은 그 사람의 내적 특성(의지력, 습관화, 수행능력)과 환경과의 상호작용에 의해서 일어난다고 주장한다(Kielhofner, 2008). **환경**에는 작업의 동기부여, 조직화, 작업수행에 영향을 미치는 그 사람의 상황 속에서 특정의 물리적, 사회적, 문화적, 경제적, 정치적인 특성이 포함된다. 환경의 몇 가지 측면은 작업에 영향을 줄지도 모른다. 이들에는 사물을 시행하기 위한 기대나 기회는 물론 물리적 공간, 대상물, 사람들이 포함된다. 게다가 문화, 경제적 상황, 정치적 요인도 영향을 미친다. 그래서 환경에는 아래의 것이 포함된다.

- 사람들이 사물을 시행할 때 사용하는 대상물
- 사람들이 사물을 시행하는 공간
- 어떤 특정의 상황 속에서 사람들이 이용 가능하고 기대되고 또는 요구되는 작업형태 또는 과제
- 상황을 만들어내는 사회적 집단(예를 들면, 가족, 친구, 동료, 이웃)
- 에워싸는 문화적, 정치적, 경제적인 힘

예를 들면, 정치적 · 경제적 상황은 사람이 사물을 시행하기 위해 어떠한 자원을 가져야 하는지를 결정하고 그리고 문화는 사람이 어떻게 수행해야 하고 무엇이 시행할 가치가 있는가에 대한 신념을 형성한다. 게다가 어떤 과제에 대한 요구는 사람이 확신하거나 걱정하는 정도를 결정한다. 대상물과 공간이 개인의 능력에 얼마나 잘 적합이 되는지는 그 사람의 수행에 영향을 준다. 이러저러한 식으로 환경은 사람이 무엇을 시행하는가, 그리고 그 행위에 대해서 어떻게 생각하고 느끼는가에 영향을 미친다. 결국, 사람도 또한 자기의 환경을 선택하거나 수정하거나 한다. 예를 들면, 사람들은 자기의 가치와 흥미에 합치시키고 이들을 인식할 수 있게 하는 환경을 선택한다.

행위의 여러 차원
Dimensions of Doing

그림 11.1에 나타낸 것처럼 MOHO는 사람이 시행하는 것을 검토하기 위해 다음의 세 가지 수준을 확인하고 있다.

- 작업 참여
- 작업 수행
- 작업 기술(Kielhofner, 2008)

작업참여(**occupational participation**)란 어떤 사람의 사회문화적인 상황의 일부이고 그 사람의 웰빙(well-being)을 위해 요망되는 또는 필요한 일, 놀이, 일상생활 활동에 종사하는 것을 가리킨다. 작업참여의 예는 상근 또는 시간제로 일하는 것, 취미를 추구하는 것, 일상의 셀프케어를 하는 것, 집을 유지하는 것, 학교에 다니는 것 등이다. 작업참여의 각 영역에는 관련되는 일군의 활동이 포함된다. 예를 들면, 집의 유지에는 집세를 지불하거나 수리하거나 청소를 하는 것 등이 포함된다. 이러한 작업형태 또는 과제를 시행하는 과정은 **작업수행**(**occupational performance**)이라 불린다. 더욱이 이 작업수행은 개별적인 목적의식이 있는 행위를 필요로 한다. 예를 들면, 샌드위치를 만드는 것은 많은 문화에서 문화적으로 인식할 수 있는 작업형태 또는 과제이다. 이와 같이 하려면 빵과 고기, 치즈, 상추, 조미료와 같은 재료를 모으고 이들의 재료를 다루며, 그리고 샌드위치를 만드는 데에 필요한 단계의 순서를 정한다. 작업수행을 만들어내고 있는 이러한 행위와 더불어 이들 개개의 행위(모으고, 다루며 순서를 정하는 것)는 기술이라 불린다.

기술(**skill**)이란 수행 중에 사람이 사용하는 목표지향적인 행위를 말한다(Fisher, 1998; Fisher & Kielhofner, 1995; Forsyth, Salamy, Simon, Kielhofner, 1998). 기초적인 능력(예를 들면, 관절가동범위 또는 근력)

을 가리키는 수행능력과는 대조적으로 기술은 작업수행을 만들어내고 있는 목적의식이 있는 행위를 가리킨다. 기술에는 운동기술, 처리기술, 의사소통과 상호작용 기술이라는 세 종류의 기술이 있다. 기술의 각 범주의 정의와 예를 표 11.1에 나타냈다.

작업 정체성, 작업 유능성, 작업 적응

Occupational Identity, Competence, and Adaptation

사람들은 오랜 시간에 걸쳐서 자기는 누구이고 작업적 존재로서 되고 싶다는 누적적인 감각인 그들 자신의 **작업 정체성**을 만들어낸다. 사람들이 작업 정체성을 만들어내는 행위의 패턴을 유지할 수 있는 정도는 **작업 유능성**이라 불린다. 그림 11.1에 보여주는 것처럼 **작업 적응**은 긍정적인 작업 정체성을 만들어내고 성립시키는 과정을 가리킨다.

사람들은 이야기(narrative)를 통해서 자기들의 작업 정체성에서의 일관성(coherence)과 의미를 성취한다. **작업적 이야기(occupational narrative)**는 사람이 시간을 초월하여 전개하고 있는 의지력, 습관화, 수행능력, 환경을 통합하고 이들 요소에 의미를 요약하여 부여하는 이야기(이야기되기도 하고 행해지기도 하는)이다. 작업적 이야기는 작업 적응을 방해하기도 하고 그것에 초점을 맞출 수도 있다. 예를 들면, 누군가의 이야기가 인생을 비극이라 묘사하면 목표를 향해서 노력할 이유는 거의 없다. 한편, 만일 누군가의 이야기가 인생이 호전되고 있다고 묘사하고 있으면 그 사람은 그 성과를 향해서 열심히 일할 동기부여가 될 것이다. 연구로부터 작업적 이야기가 작업치료 환자의 미래의 적응을 예측한다는 것을 보여주고 있다(Kielhofner, Braveman,

표 11.1 기술의 범주의 정의와 예

기술의 범주	정의	예
운동기술	자기 자신이나 과제 대상물을 움직이는 것(Fisher, 1999)	자기의 신체를 안정시키거나 굽히는 것, 대상물을 조작하는 것, 들어 올리는 것, 운반하는 것.
처리기술	시간이 흐르면서 동작을 논리적으로 배열하는 것, 적절한 도구와 재료를 선택하여 사용하는 것, 문제에 조우하였을 때에 수행을 적응시키는 것(Fisher, 1999)	수행단계를 시작하거나 종료하는 것은 물론 공간에서 대상물을 선택하고 조직화하는 것.
의사소통과 상호작용	의도와 욕구를 전달하는 것과 사람과 함께 시행하기 위해 사회적인 동작을 협응시키는 것(Forsyth, et al, 1998, Forsyth, Lai, Kielhofner, 1999)	몸짓을 하는 것, 다른 사람과 신체접촉을 하는 것, 말하는 것, 다른 사람의 관심을 모아 협동하는 것, 자기주장을 하는 것,

et al., 2004; Kielhofner, Braveman, Fogg, & Levin, 2008).

인간이 마음속에 그리고 원하고 있는 인생 이야기를 실행할 수 없는 상황이 있다. 능력 장애 발병에 이어서 많은 사람이 그들의 이야기에 반영된 정체성과 그들이 실행할 수 있는 것 사이의 격차(gap)를 처음으로 경험할지도 모른다는 증거가 있다(Kielhofner, Mallinson, Lai, 2001; Mallinson, Mahaffey, Kielhofner, 1998). 이들의 같은 연구에서는 또한 사람은 온전한 정체성이 없으면 유능성을 가질 수 없다는 것을 시사하고 있다. 작업 적응은 사람이 작업적 이야기 안에서 상상하는 것부터 시작된다. 결국은 작업적인 이야기는 사람들이 작업적 생활에 부여하는 의미와 그들이 어떻게 작업적인 생활의 실행을 추구하는가를 유도하는 것을 결정한다.

MOHO는 작업치료를 환자가 그들의 능력, 사물을 시행하는 일상적인 방법, 그리고 그들 자신에 대한 생각과 느낌 등을 형성하는 작업에 종사하는 하나의 과정으로서 개념화하고 있다.

작업치료의 변화와 과정

Change and the Process of Therapy

MOHO는 작업치료에서의 모든 변화가 환자의 **작업 종사**(즉, 작업치료 중에 어떤 환경상황 하에서의, 또는 작업치료의 계획된 결말로서의 환자의 행위, 생각, 느낌)에 의해서 추진된다고 주장한다. 이와 같이 MOHO는 작업치료를 환자가 그들의 능력, 사물을 시행하는 일상적인 방법, 그리고 그들 자신에 대한 생각과 느낌 등을 형성하는 작업에 종사하는 하나의 과정으로서 개념화하고 있다. 게다가, 환자가 작업에 종사할 때, 의지력, 습관화, 수행능력은 어떻게 해서든 모두 수반된다. 예를 들면, 작업치료의 어느 순간에 환자는 다음의 것을 시행할지도 모른다.

- 작업수행에 필요한 기술을 실행하는 것
- 작업수행이 어떻게 이루어지는가를 형성하는 새로운 습관을 학습하는 것
- 새로운 역할을 실행하는 것
- 만족과 즐거움을 경험하는 것
- 성취를 소중히 생각하는 것
- 수행에서의 유능감을 느끼는 것

환자가 시행하고 생각하고 느끼는 것에 대한 이들 각각의 측면은 작업치료의 과정에 있어서 필수적이다. 이러한 이유 때문에 MOHO 개념을 사용하는 작업치료사는 환자의 의지력, 습관화, 수행능력, 환경조건에 주의를 기울인다. 작업치료사는 작업치료가 전개됨에 따라 이들 각 요소가 어떻게 상호작용을 하고 있는지를 모니터한다. 작업치료사가 작업종사의 과정에 대해서 생각하는 것을 지원하기 위해 MOHO는 표 11.2에 나타내는 것과 같은 작업종사의 9개의 측면을 확인하고 있다. 이들은 환자가 어떻게 변화를 이룩하는가를 생각하기 위한 것이고, 그리고 작업치료의 목표가 어떻게 달성되는가를 계획하기 위한 기본 구조를 제공한다.

표 11.2 환자의 작업종사 측면의 정의와 예

측면	정의	예
선택하다/결정하다	예측을 하여 행동을 위한 선택지로부터 선택하는 것.	직업지향적인 작업치료를 하는 동안에 취직면접의 역할극을 할 것인가, 또는 이력서를 준비할 것인가를 결정하는 것.
약속하다	목표를 달성하고 역할을 다하거나 또는 새로운 습관을 확립하기 위해 행동방침에 착수하기로 결정 하는 것.	특정한 일을 위한 기술을 개발하는 훈련 프로그램에 등록하기로 결정하는 것.
탐구하다	새로운 대상물, 공간, 사회적 집단, 작업형태나 과제를 조사하는 것. 달라진 수행능력으로 사물을 시행하는 것. 사물을 시행하는 새로운 방법을 시험적으로 사용해보는 것. 자기의 상황 속에서 작업참여의 가능성을 검토하는 것.	새로운 장난감을 가지고 노는 것. 새로운 전동 휠체어를 시험적으로 사용해보는 것.
확인하다	작업수행과 참여를 위한 해결책을 제시하고 작업수행과 참여에 의미를 부여하는 새로운 정보, 행동의 선택지, 새로운 느낌을 밝혀내는 것.	어떤 사람의 가치가 자기의 능력을 넘어서서 작업에 종사한다는 결정을 어떻게 야기하고 실패로 이어졌는지를 인식하는 것.
협상하다	서로 합의한 관점을 만들어내고 상이한 기대, 계획 그리고 욕구 사이에 타협점을 찾아내는 다른 사람과의 의견교환에 참여하는 것.	작업치료사와 함께 치료목표를 상호간에 결정하는 것.
계획하다	수행 또는 참여를 위한 행동안건(action agenda)을 확립하는 것.	과제를 완료하거나 목표를 달성하는 데 필요한 단계를 결정하는 것.
실행하다	수행의 기술, 용이성, 효과성을 높일 의도를 가지고 특정의 수행을 반복하거나 일관성 있게 작업에 참여하는 것.	작업치료사의 감독 하에 반복함으로써 휠체어에서부터 침대로 옮겨 타는 것을 학습하기 위해 노력하는 것.
재검토하다	이전에 갖고 있었던 신념, 태도, 느낌, 습관, 역할에 대신하는 것을 비판적으로 평가하여 검토하는 것.	그 활동을 시행하는 능력을 제한하는 손상 후에 자기가 스포츠를 포함하는 레저 활동을 아직도 즐길 수 있는 방법을 재고하는 것.
지속하다	불확실성이나 어려움에도 불구하고 작업수행이나 참여를 집요하게 계속하는 것.	수행과 연관된 불안에도 불구하고 기술을 학습하는 노력을 계속하는 것.

실행의 자원
Practice Resources

이 모델을 위해 광범위한 자원이 개발되어 왔다. 이것에는 작업치료의 추리과정, 광범위한 평가방법, 표준화된 프로그램과 중재의 프로토콜, 다수의 사례 등이 포함된다.

작업치료의 추리
Therapeutic Reasoning

작업치료의 추리는 환자의 욕구를 이해하여 대처하기 위한 MOHO의 개념과 자원의 과정이다. 작업치료의 추리에는 다음의 여섯 가지 단계가 있다.

- 환자에 관한 질문을 만들어내는 것
- 환자에 대한 정보를 환자로부터, 그리고 환자와 함께 수집하는 것
- 환자의 상황을 설명하기 위해 수집된 정보를 사용하는 것
- 작업치료의 목표와 전략을 만들어내는 것
- 작업치료를 실행하고 모니터하는 것
- 작업치료의 성과를 결정하는 것

MOHO는 작업치료의 추리가 다음의 것에서 환자 중심이 되어야 한다고 주장한다.

- 이 과정은 환자의 정황에 대한 깊은 평가를 반영한다.
- 환자는 가능한 범위에서 과정에 관여한다.

여기서 간단히 설명하는 것처럼 작업치료사는 작업치료의 추리의 단계 사이를 앞뒤로 왔다 갔다 할지도 모른다. Drew라는 이름의 젊은 환자가 나오는 상자 글 11.1과 이 단원의 마지막에 나오는 사례는 또한 작업치료의 추리과정을 설명하고 있다.

상자 글 11.1

작업치료의 추리과정의 예

초등학교 1학년생인 Drew는 수업중이거나, 숙제를 할 때에 주의를 집중하는 데 어려움이 있다. 그의 부모는 학교에 가는 것을 점점 두려워하고 있다고 알려왔다. Drew는 특히 숙제를 하는 것에 어려움이 있었다. 최근에 그는 숙제를 완전히 무시하기 시작하였다. Drew의 작업치료사는 숙제에서의 어려움을 평가하고 치료계획을 개발하는 것에 동의하였다. 이를 시행하기 위해 작업치료사는 치료의 추리과정을 따르기로 하였다.

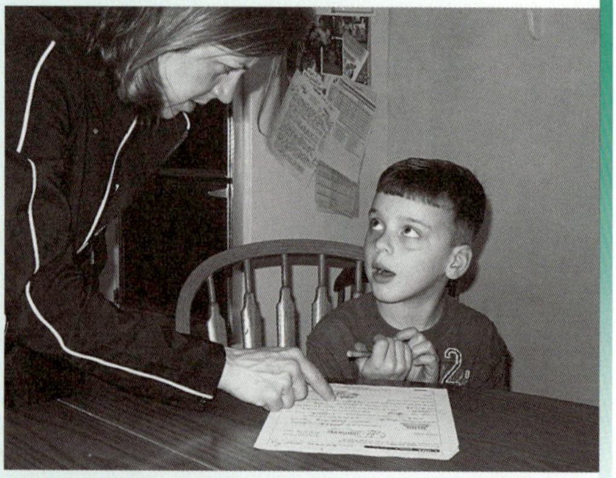

Drew의 어머니가 그의 숙제를 지원하고 있다.

상자 글 11.1 (계속)

질문을 만들어내는 것: 작업치료사는 Drew에게 접근하기 위해 질문을 만들어내는 것부터 시작하였다. 숙제를 하는 것을 결심하는 것은 의지력이기 때문에 작업치료사는 Drew의 의지력에 관한 질문부터 시작하였다. 즉, 그는 학교를 소중히 여기고 있는가? 학교공부(특히 숙제)를 하는 그의 능력을 어떻게 느끼고 있는가?

정보를 수집하는 것: 작업치료사는 간단한 면담을 이용해서 교사와 그의 부모로부터 정보를 수집하였다. 또한 교실에서의 Drew를 잠시 관찰하고 그 다음에 그를 만나 그가 숙제에 어떻게 다가가는지를 논의하였다. 작업치료사는 Drew의 부모가 학교에서의 수행을 매우 소중히 여겨서 Drew는 부모를 기쁘게 해주는 것을 대단히 원하고 있다는 것을 알게 되었다. 작업치료사는 Drew가 교실에서 교재를 정리하는 것에 어려움이 있는 것을 관찰하였다. 작업치료사가 Drew에게 숙제에 대해서 물으면 그는 숙제가 어렵다고 생각하는 일이 있는 한편, 때로는 숙제를 잊어버리거나 책가방 속에 넣어둔 채로 잊고 있었다는 것을 인정하였다. 이러한 일이 몇 번인가 계속된 후 그는 "숙제를 포기하였다고" 말하였다.

이론에 기초한 설명을 만들어내는 것: 작업치료사는 수집한 정보로부터 Drew의 숙제에 관한 어려움을 이론에 기초하여 이해할 수 있었다. 작업치료사는 Drew가 학교에 대해서 긍정적인 가치를 갖고 있고 잘 하고 싶다고 생각하는 한편, 효능감이 부족하다고 추리하였다(즉, 그는 과거에 실패하였기 때문에 숙제를 완성할 수 없을 것이라고 믿고 있다). Drew는 비효능감 때문에 숙제를 회피하는 것을 선택하게 되었고(그의 표현으로는 "포기하다") 결과적으로 더욱 실패하고 효능감이 더욱 부족하게 되었다. 작업치료사는 또한 Drew의 기분이 교재를 정리하는 것이 정말 어렵다는 것에 바탕을 두고 있다는 것에 주목하였다.

작업치료의 목표와 전략: 이리하여 작업치료사는 다음의 작업치료 목표를 만들어내었다.

- 숙제를 완성한다는 Drew의 효능감을 높이는 것
- Drew가 숙제를 지속적으로 한다는 선택을 하는 것

이들의 목표를 달성하기 위해 Drew의 작업종사에 대한 다음의 계획을 제시하였다. 작업치료사는 Drew가 폴더(folder)를 사용해서 숙제를 정리하는 시스템을 만들어내고 그 시스템을 학습하도록 할 것을 결정하였다. 작업치료사는 Drew와 함께 어떻게 하면 폴더로 잘 정리할 수 있는가를 생각하는 것이 중요하다고 생각하였다. 또한 Drew의 느낌을 타당한 것으로 인정하고 폴더에 라벨을 붙이는 것을 함께 하고 그것을 사용하는 계획을 작성하기로 결정하였다. 작업치료사는 또한 Drew가 폴더를 사용하는 것을 지원할 수 있도록 교사와 부모에게 알리기로 결정하였다.

성과를 모니터하여 결정하는 것: Drew의 작업치료사는 그들이 폴더에 대처할 때에 Drew의 반응을 추적관찰하고 또한 Drew가 숙제를 더 잘 완수할 수 있는지 아닌지를 보기 위해 그의 선생과 부모가 함께 체크하는 것을 계획하였다.

질문을 만들어내는 것
Generating Questions

작업치료사는 작업치료를 계획하기 전에 환자를 이해하여야 한다. 이러한 이해는 각 환자에 대한 질문을 하는 것부터 시작된다. MOHO의 개념은 이들 질문을 만들어내기 위한 틀을 제공한다. 예를 들면, MOHO를 사용하는 작업치료사는 환자의 어떠한 생각과 느낌이 개인적인 인과관계, 가치, 흥미와 연관성이 있는지를 묻는다. 게다가, 환자의 역할, 습관, 그리고 이러한 것들이 어떻게 환자의 일상사에 영향을 주고 있는가에 대해서 묻는다. 이러한 질문들은 물론 환자의 상황(예를 들면, 연령이나 기능장애)에 맞춰진다.

정보를 수집하는 것
Gathering Information

작업치료사는 환자에 관해서 만들어낸 질문에 답하기 위하여 그 환자에 대한 정보를 환자로부터 그리고 환자와 함께 수집해야 한다. 이러한 정보 수집은 일상적이고 자연발생적인 기회를 이용할지도 모른다. 예를 들면, 환자가 해볼 만한 새로운 과제에 직면할 때의 행동을 관찰함으로써, 또는 미래의 과제나 역할에 대한 환자의 관심사에 대해서 대화를 나눔으로써 환자의 개인적인 인과관계에 대해서 알게 될지도 모른다.

작업치료사는 또한 구조화된 MOHO 평가방법을 사용한다. 이들의 몇몇 평가방법은 흥미와 역할과 같은 특정 요인에 초점을 맞추고 있는 한편, 사람과 환경의 측면에 관한 포괄적인 정보를 포착하는 것도 있다. 광범위한 MOHO에 기초한 평가방법을 표 11.3에 요약한다. 이들의 평가방법은 모두 MOHO 웹사이트(http;//www.moho.uic. edu/)에서 무료 또는 유료로 구입할 수 있다.

이론에 기초하는 설명으로 환자의 이해를 만들어내는 것
Creating a Therapy-Based Understanding of Clients

작업치료사가 자기의 환자에 관한 질문에 답하기 위해 수집하는 정보는 이론에 기초하여 환자를 이해하기 위해 사용된다. 이 때문에 치료사는 MOHO 이론을 각 환자의 특정한 상황에 대한 개념화 또는 설명을 만들어내는 틀로서 사용한다. 환자의 상황에 대한 개념화를 만들어내는 일부로서 작업치료에서 기반으로 할 수 있는 힘은 물론 대처할 문제 또는 도전도 확인한다.

치료 목표와 전략을 만들어내는 것
Generating Therapy Goals and Strategies

환자의 이론에 기초한 이해는 다음의 것을 위해 사용된다.

- 작업치료의 목표를 만들어낸다(즉, 작업치료의 결과로서 무엇이 변화할 것인지를 확인한다).
- 어떠한 종류의 작업에 종사하는 것이 그 환자에게 변화를 가능케 할 것인지를 결정한다.
- 어떠한 유형의 치료적 전략이 그 환자가 변화하는 것을 지원하기 위해 필요한지를 결정한다.

그 환자의 특성과 또는 환경이 작업상의 문제와 또는 도전의 한 원인이 될 때 변화를 필요로 한다. 예를 들면, 환자의 개인적 인과

관계가 비효율감을 특징으로 한다면 작업치료는 환자가 보다 효율적으로 느낄 수 있도록 하려고 시도할 것이고 환자에게 역할이 거의 없다면 작업치료는 환자가 새로운 역할을 선택하고 강구할 수 있도록 하려고 시도할 것이다. 이렇게 하여 제3단계에서의 도전이나 문제를 확인하는 것은 제4단계의 목표를 선정할 수 있도록 한다.

이 단계에서의 다음의 요소는 목표가 어떻게 달성될 것인가를 확인하는 것이다. 이것에는 환자가 목표를 달성하기 위해 어떠한 작업에 종사하는지를 나타내는지가 포함된다. 이것은 또한 작업치료사가 작업에 종사 중인 환자에게 어떻게 지원하는지를 고려하는 것도 포함된다.

작업치료의 추리의 여러 단계를 지원하기 위해 작업치료의 추리표가 개발되어 있고 이것은 "인간작업 모델-이론과 응용, 제4판 (Model of Human Occupation: Theory and Application, 4th edition"(Kielhofner, 2008)에 기재되어 있다. 이 표는 정당화되는 변화의 유형과 함께 MOHO의 개념과 일치하는 광범위에 걸치는 문제와 도전을 확인한다. 이 표는 또한 어떠한 유형의 작업종사가 이러한 변화를 달성하는 것에 공헌할 수 있고 작업치료사의 어떠한 지원이 변화를 촉진하는가를 보여주고 있다. 표 11.4는 개인적 인과관계와 관련된 이 작업치료의 추리표의 하나의 작은 부분을 보여주고 있다.

작업치료를 시행하는 것과 모니터하는 것
Implementing and Monitoring Therapy

작업치료 과정이 어떻게 전개되는가를 모니터함으로써 환자의 상황에 대한 작업치료사의 개념적인 해석을 확인할 수 있을지도 모르고 또한 작업치료사가 환자의 상황을 재고할 필요가 있을지도 모른다. 모니터 과정은 환자의 계획된 작업종사와 치료사의 전략의 유용성을 확인해줄지도 모른다. 다른 한편으로는 작업치료사가 치료계획의 변경을 필요로 할지도 모른다. 상황이 예상대로 되지 않을 때에는 질문을 만들어 내거나 정보수집의 방법을 선택하거나 환자의 상황을 개념화하거나 목표를 설정하거나, 계획을 수립하는 등, 작업치료사는 이전의 단계로 되돌아간다.

성과를 평가하기 위해 정보를 수집하는 것
Collecting Information to Assess Outcomes

작업치료의 성과를 결정하는 것은 작업치료 과정에서의 중요한 최종단계이다. 일반적으로는 작업치료의 성과는 다음의 것에 의해서 기록된다.

- 목표가 달성된 범위를 검토하는 것
- 환자의 득점이 개선되어 있는지 아닌지를 판정하기 위해 구성적 평가를 다시 실시하는 것

이 두 가지 접근법은 긍정적인 성과가 달성되었는지 아닌지를 결정하는 유익한 방법이며 이들은 때로는 조합하여 사용된다.

표준화된 프로그램과 중재 프로토콜
Standardized Programs and Intervention Protocols

다양한 MOHO에 기초하는 중재를 위한 프로그램과 표준화된 프로토콜이 개발되고 출판되

표 11.3 MOHO의 평가 요약

MOHO의 평가	실시방법	설명
의사소통과 상호작용 기술의 평가 (ACIS)	관찰	• 사람이 신체적 특질(physicality), 정보의 교환, 관계성의 영역에 걸쳐서 작업에 종사하고 있는 동안 드러내 보이는 의사소통과 상호작용 기술에 대한 정보를 수집한다. • 의사소통과 상호작용 기술과 관련된 작업치료의 목표를 만들어내기 위하여, 그리고 그 기술의 성과나 변화를 평가하기 위하여 사용된다.
운동 및 처리기술의 평가 (AMPS)	관찰	• 사람이 작업에 종사하고 있는 동안 드러내 보이는 운동과 처리기술에 대한 정보를 수집한다. • 운동과 처리기술에 관련되는 작업치료의 목표를 만들어내기 위하여, 그리고 그 기술의 성과나 변화를 평가하기 위하여 사용된다.
작업기능상태의 평가법 – 공동작업판 (AOFR-CV)	면담과 환자의 자기보고	• 질적인 정보와 환자의 개인적 인과관계, 가치, 역할, 습관과 기술의 작업참여에 대한 영향의 양적인 측면을 가져온다. • 중재의 정보를 알리기 위해서도 사용된다.
어린이 작업에 관한 자기평가 (COSA)	환자의 자기보고	• 어린이와 젊은이가 가정, 학교, 지역사회에서의 매일의 25개의 활동에 종사하기 위한 작업유능성과 이들 활동의 중요성을 평가한다. • 목표를 만들어내고 유능성과 가치의 성과나 변화를 평가하기 위해서 사용된다.
관심 체크리스트	환자의 자기보고	• 68개 활동에 대한 관심과 과거, 현재, 미래의 참여의 세기를 나타내는 체크리스트
인간작업 모델 선별검사 도구 (MOHOST)	관찰, 면담, 그리고 차트의 검토	• 수집된 정보는 환자의 작업참여에 대한 의지력, 습관화, 기술, 환경의 영향을 평가한다. • 목표를 만들어내고 참여에서의 성과나 변화를 평가하기 위해 사용된다.
NIH 활동기록	환자의 자기보고	• 자기보고의 "기록"은 하루를 30분 간격으로 구분하여 그 시간에 다양한 작업에 종사할 때에 경험한 유능성, 가치, 즐거움, 어려움, 고통의 지각에 대한 정보를 기록한다. • 중재에 대한 정보를 알리고 참여에서의 성과나 변화를 평가하기 위하여 사용된다.

MOHO의 평가	실시방법	설명
작업 상황 평가: 면담과 평가척도 (OCAIRS)	면담	• 면담은 가치, 목표, 개인적 인과관계, 흥미, 습관, 역할, 기술, 변화에 대한 준비, 참여에 대한 환경의 영향을 평가하는 정보를 가져온다. • 목표를 만들어내고 참여에서의 성과나 변화를 평가하기 위해 사용된다.
작업수행경력 면담-II (OPHI-II)	면담	• (1) 유능성. 정체성, 환경의 영향을 측정하는 척도, (2) 생활사(life history)의 서술적 표현이나 분석을 야기하는 상세한 생활사의 면담. • 목표를 만들어내고 중재의 정보를 알리며 치료적 관계를 구축하기 위한 상세하고 포괄적인 평가로서도 사용된다.
작업의 질문용지 (OQ)	환자의 자기보고	• 자기보고의 "기록"은 하루를 30분 간격으로 구분하여 그 시간에 다양한 작업에 종사할 때에 경험한 유능성, 가치, 즐거움의 지각에 대한 정보를 기록한다. • 중재에 대한 정보를 알리고 참여에서의 성과나 변화를 평가하기 위하여 사용된다.
작업에 관한 자기 평가 (OSA)	환자의 자기보고	• 환자가 매일의 25개 활동에 참여하기 위한 작업 유능성과 이들 활동의 중요성을 평가한다. 환자가 변화를 위한 우선순위를 매기는 것을 가능케 한다. • 목표를 만들어내고 유능성과 가치의 성과나 변화를 평가하기 위해 사용된다.
소아의 흥미 프로필 (PIP)	환자의 자기보고	• 평가에는 소아에서부터 청소년이 다양한 놀이와 여가활동에서 참여, 흥미, 지각된 유능성을 나타내기 위한 3개 연령의 적절한 척도[일부는 선화(line drawing)]가 포함된다. • 목표를 만들어내고 참여의 성과나 변화를 평가하기 위해서도 사용된다.
소아의 의지력 질문용지 (PVQ)	관찰	• 의지력과 의지력에 대한 환경의 영향을 평가하기 위해서 다양한 환경에 걸쳐서 어린이의 체계적인 관찰을 시행한다. • 목표를 만들어내고 의지력의 성과나 변화를 평가하기 위한 의지력의 상세한 평가로서도 사용된다.
역할 체크리스트	환자의 자기보고	• 체크리스트는 과거, 현재, 미래의 역할 참여와 이들 역할의 지각된 가치에 대한 정보를 제공한다. • 중재의 정보를 알리고 역할 수행의 성과나 변화를 평가하기 위해서도 사용된다.

MOHO의 평가	실시방법	설명
단축된 소아의 작업 프로필 (SCOPE)	관찰, 면담, 차트의 검토	• 수집된 정보는 어린이와 청소년의 작업 참여에 대한 의지력, 습관화, 기술 및 환경의 영향을 평가한다. • 목표를 만들어내고 참여에서의 성과나 변화를 평가하기 위해서도 사용된다.
학교환경 면담 (SSI)	면담	• 면담은 학생-환경의 적합성에 대한 정보를 수집하고 조정의 필요성을 확인하기 위해 학생과 함께 시행한다. • 목표를 만들어내고 중재의 정보를 알리며 학생-환경의 적합성의 성과나 변화를 평가하기 위해서도 사용된다.
의지력 질문용지 (VQ)	관찰	• 의지력과 의지력에 대한 환경의 영향을 평가하기 위해서 다양한 환경에 걸쳐서 환자의 체계적인 관찰을 시행한다. • 목표를 만들어내고 의지력의 성과나 변화를 평가하기 위한 의지력의 상세한 평가로서도 사용된다.
근로자 역할 면담 (WRI)	면담	• 면담은 의지력, 습관화, 및 환경의 지각이 근로자의 역할이나 직장복귀를 위한 심리사회적 준비에 대해서 미치는 환경의 영향을 평가하는 정보를 가져온다. • 목표를 만들어내고 일의 심리사회적 준비이 성과나 변화를 평가하기 위해서도 사용된다.
작업환경 영향 척도 (WEIS)	면담	• 면담은 근로자 역할에의 참여에 대한 환경의 영향을 평가하고 필요한 조정을 확인하기 위해 환자와 함께 시행한다. • 목표를 만들어내고 중재의 정보를 알리기 위해서도 사용된다.

상자 글 11.2 MOHO에 의해서 확인된 치료전략

- 입증하는 것: 환자의 경험에 주의를 기울이고 인정한다.
- 확인하는 것: 작업수행을 촉진할 수 있는 개인적, 절차적, 그리고 환경적 요인의 범위를 찾아내어 공유한다.
- 피드백을 하는 것: 환자의 상황 또는 진행 중인 행위에 관한 자기의 이해를 공유한다.
- 조언하는 것: 중재 목표와 전략을 추천한다.
- 협상하는 것: 환자와의 타협(give-and-take)에 관여한다.
- 구조화하는 것: 환자에게 선택지를 제시하고 한계를 설정하며 기본 원칙을 확립함으로써 선택과 수행을 위한 파라미터를 확립한다.
- 지도하는 것: 가르치고 시범을 보여주며 유도하고 구두 또는 신체적으로 촉발한다.
- 격려하는 것: 작업종사와 관련하여 정서적 지원을 하고 안심시킨다.
- 신체적 지원: 환자가 작업형태나 과제를 완성하는 것을 지원하기 위해 자기의 신체를 사용한다.

표 11.4 개인적 인과관계와 상응하는 중재목표 및 전략과 연관성이 있는 문제/도전을 보여주는 작업치료의 추리표로부터의 발췌

문제/도전	목표	환자의 작업종사	환자를 지원하는 치료전략
• 작업에서 불안(실패의 두려움)으로 이어지는 작업수행에 대한 조절의 부족감.	• 작업수행에서의 환자의 실패의 불안과 두려움을 낮춘다(예를 들면, "환자가 불안이나 염려를 말로 표현하는 일이 없이 20분 안에 3단계로 조리하는 간단한 식사를 완성한다."). • 작업수행의 요구를 받아들이기 위해 자신감을 구축한다(예를 들면, "환자는 최소한의 지원으로 1주일에 세 가지 여가활동을 확인하여 참여한다).	• 새로운 수행의 경험에 비추어 불안과 두려움을 재검토한다. • 수행능력의 범위 안에 있는 연관성이 있고 의미가 있는 사물을 시행하도록 선택한다. • 불안에도 불구하고 작업형태에서의 수행을 유지한다.	• 불안을 유발하는 사물을 시행하는 것이 얼마나 어려운지를 입증한다. • 작업수행에서의 환자의 강점과 약점을 확인한다. • 작업형태나 과제의 선택과 수행능력 사이의 조화 및 부조화에 대해서 환자에게 피드백을 한다. • 작업에 종사하는 사람의 경험에 대한 긍정적인 재해석을 지지하기 위해 피드백을 한다. • 수행능력과 일치하는 연관성이 있고 의미가 있는 사물을 시행하도록 환자에게 조언을 한다.

출처: Kielhofner(2008)

었다. 이 예로서는 재동기부여 과정과 자기결정을 가능케 하는 프로그램의 두 가지가 있다.

재동기부여 과정
Remotivation Process

재동기부여 과정은 의지력(즉, 동가부여) 문제를 가진 어떠한 진단이 내려진 환자를 위해서 개발된 하나의 표준화된 중재이다(de las Heras, Llerena, Kielhofner, 2003). 이 중재는 중증의 동기부여 문제가 있는 환자와의 실행에서 의지력과 실험의 긴 과정에 대한 연구에 기초하여 개발되었다. 재동기부여의 과정은 세 가지 수준의 중재가 수반된다(표 11.5 참조). 시작하는 이 수준은 그 사람의 의지력 문제의 심각성에 따라 달라진다. 각각의 수준에는 의지력을 강화하는 작업종사를 지원하기 위해 환자에게 작용하는 특정의 단계와 전략이 있다. 매뉴얼에는 이 중재 프로토콜에 어떻게 착수하는가를 상세히 언급하고 있고 이것에는 특정한 평가의 가이드라인, 중재의 여러 단계, 전략의 설명과 예, 재동기부여의 서비스를 받고 있는 환자의 사례가 포함되어 있다(de las Heras, et al., 2003). 이 매뉴얼은 http;//www.moho.uic.edu/programs.html에서부터 얻을 수 있다.

자기결정을 가능케 하는(ESD) 프로그램 Enabling Self-Determination(ESD) Program

ESD 프로그램은 상당한 개인적, 환경적인 도전(문제)에 직면하고 있는 사람의 생산성과 참여를 강화하기 위해 개발되었다(Kielhofner, et al., 2008). 이 프로그램은 원래 HIV/AIDS, 정신질환, 약물남용(substance abuse)

표 11.5 재동기부여 과정의 모듈, 목표, 단계와 전략

모듈	목표	단계와 (전략)
탐구	• 개인의 중요성에 대한 환자의 인식을 촉진한다. • 기본적인 능력에 대한 환자의 인식을 촉진한다. • 환경에서의 안심감을 촉진한다.	• 검증(중요한 인사[안부의 말], 개인적 공간에 의미 있는 요소를 도입하는 것; 개인으로서 흥미 잇는 활동에 참여하는 것; 상호작용을 야기하는 것) • 환경의 탐구(탐구를 가능케 하는 변화를 도입하는 것; 새로움 속에서도 안심감을 갖게 하기 위해 익숙해진 일상사를 유지하는 것) • 선택권(새로움을 증가시키는 것[새로운 장면, 사람 등]. 참여를 위한 초청을 증가시키는 것. • 행위의 즐거움과 효과성(협동적 프로젝트에의 참여를 촉진한다; 피드백을 통합한다; 삶의 이야기의 인식을 촉진한다.)
유능성	• 효과성의 새로운 감각을 높인다. • 경험이 목표를 충족하는 것과 연관성이 있기 때문에 경험을 살피기 시작한다. • 개인 및 집단적 프로젝트로 책임감을 키운다.	• 내면화된 자기효능감(새롭고 도전적인 상황에서 신체적 또는 정서적으로 "수반되는 것"을 제공한다; 적절할 때 기술 학습을 촉진한다; 상담과정과 피드백의 사용을 도입한다.) • 생활을 하고 자신의 이야기를 하는 것(변화의 과정에서 "반성의 시기" 또는 장애를 감안한다; 더 면밀한 분석과 질문을 통해서 추가적인 통찰을 위한 상담을 계속한다.)
성취	• 다양한 장면에서의 자율성 • 개인적 목표를 위해서 노력하는 것; 작업 선택을 하는 것. • 관련되는 작업환경 속에서 새로운 도전을 추구하는 것. • 도전을 추구하여 맞서기 위해 중요한 기술과 새로운 전략/도구의 학습을 계속하는 것.	(환자에게 조언을 하는 것; 피드백을 주는 것; 정보와 자원을 제공하는 것; 한 걸음 물러나 생각하는 것)

경력을 아울러 가진 사람을 위해 개발되고 검토된 것이다. 이것은 의지력을 강화하고 새로운 생산적인 작업역할을 위한 일과, 습관, 기술의 개발을 지원하기 위해 개발된 집단과 개인의 중재로 구성된다. 이 프로그램은 환자가 자기의 의지력, 생활양식, 기술을 검토하는 데에 도움이 되고 또한 생산성을 강화하기 위한 개인적 목표를 확인하는 과정을 시작하는 데에 도움이 되는 것이다.

이 프로그램은 이전의 3년간의 연구·개발 프로젝트(Kielhofner, Braveman, et al., 2004)와 프로그램이 계획된 소비자의 포커스 그룹(focus group)(Paul-Ward, Braveman, Kielhofner, Levin, 2005)에 의해서 개발되었다. 대조군과의 비교연구에 의해서 환자가 보다 생산적인 생활을 성취하는 것을 지원한다는 점에서 이 프로그램의 효과성의 증거를 제공하였다(Kielhofner, et al., 2008). 이 프로그램은 상세한 매뉴얼에 기재되어 있고 이것은 MOHO Clearinghouse의 웹사이트에서부터 다운로드를 받을 수 있다(http;//www.moho.uic.edu,mohorelatedrsrcs.html#OtherInstrumentsBasedonMOHO).

MOHO를 사용하는 것은 작업치료사가 주의 깊게 평가하여 환자를 이해하게 되고 다음으로 그 환자의 특정한 욕구, 요망 및 도전에 대처하는 작업치료의 계획을 개발하고 실행하고 모니터하는 것을 필요로 한다.

사례
Case Examples

MOHO는 환자의 독특한 특성을 철저히 이해한 다음에 개별화된 환자 중심의 중재 접근법을 강조하고 있다. 이러한 이유 때문에 MOHO를 사용하는 것은 작업치료사가 주의 깊게 평가하여 환자를 이해하게 되고 다음으로 그 환자의 특정한 욕구, 요망 및 도전에 대처하는 작업치료의 계획을 개발하고 실행하고 모니터하는 것을 필요로 한다. 이 작업치료의 추리과정은 개별화된 것이기 때문에 작업치료사는 그 과정을 설명하는 사례를 참고로 할 수 있다. 많은 사례가 출판되어 있다. 그 일부는 "인간작업 모델-이론과 응용, 제4판"(Model of Human Occupation: Theory and Application, 4th edition)(Kielhofner, 2008)에 게재되어 있고 이 밖에도 개별적인 논문이나 저서의 단원에서 볼 수 있다. MOHO Clearinghouse의 웹사이트에서 검색할 수 있다(http;//www.moho.uic.edu/referencelists,html).

연구와 증거
Research and Evidence Base

MOHO는 약 30년 전에 처음으로 간행된 이래 MOHO에 기초하는 400편 이상의 논문과 저서가 발표되어 있는데 그 배경에는 100개를 넘는 연구가 있다. 이 모델의 개발자들은 실행에 연관성이 있는 연구를 하는 것을 강조하고 있고(Forsyth, Melon, Mann, 2005; Kielhofner, 2005a, 2005b) 그리고 많은 연구는 연구자, 작업치료사, 환자의 동반자 관계에 의해서 이루어지고 있다.

실행가(practitioner)가 MOHO의 증거에 접근하여 사용하는 데에 도움이 되는 자원을 이용할 수 있다. 먼저, MOHO Clearinghouse의 웹사이트(http;www.moho.uic.edu/evidence-based-practice,php#Search)에는 실행가가 실행 테마에 관련되는 인용문(citation)을 찾아낼 수 있는 증거에 기초하는 검색 엔진이 있다. 인용문으로서 연구를 요약하고 실행에서의 의미를 검토한 "증거의 개요(Evidence Briefs)"에 연관시기고 있다. 이들은 웹사이트에서부터 직접 인쇄할 수 있도록 되어있다.

또한 이 모델과 관계가 있는 증거를 종합하는 출판물도 있다. 예를 들면, Kramer, Bowyer, Kielhofner(2008)는 다음의 실행과 연관성이 있는 질문에 답하기 위해 이용 기능한 증거를 정리하고 있다.

- MOHO의 연구는 장애인의 작업적 생활과 욕구에 대해서 우리에게 무엇을 전달해주고 있는가?
- MOHO에 기초하는 평가법의 신뢰성과 유용성에는 어떠한 증거가 있는가?
- MOHO에 기초하는 실행은 어떻게 보이는가?
- MOHO에 기초하는 서비스가 긍정적인 성과를 만들어내는 것에는 어떠한 증거가 있는가?
- MOHO에 기초하는 서비스에 대해서 환자는 무엇이라고 말하고 있는가?

또 다른 예는 직업 재활의 실행영역에 관한 증거를 검색하고 통합하고 있는 Lee와 Kielhofner에 의한 논문이다. 증거는 프로그램의 설계와 서비스의 제공을 결정할 때에 일어나는 일반적인 실행 질문에 따라서 정리되어 있다.

논고
Discussion

MOHO는 1980년에 작업에 기초한 중재에의 접근법을 말로 표현하려고 시도한 3명의 실행가에 의해서 도입된 것이다(Kielhofner, 1980a, 1980b; Kielhofner & Burke, 1980; Kielhofner, Burke, Heard, 1980). MOHO가 전 세계적으로 널리 사용되고 잇다는 증거가 있다(Haglund, Ekbladh, Thorell, Hallberg, 2000; Law & McColl, 1989; National Board for Certification in Occupational Therapy, 2004; Wilkeby, Pierre, Archenholtz, 2006). 미국의 작업치료사에 의한 연구로부터는 미국 작업치료사의 75.7%가 자기 자신의 실행에서 MOHO를 이용하고 있다는 것을 보여주고 있다. 이들의 작업치료사들은 MOHO에 의해서 작업에 초점을 맞춘 실행을 할 수 있고 더 명료한 전문직으로서의 정체성을 가질 수 있다고 보고하고 있다. 그들은 또한 MOHO가 환자를 전인적인 관점을 제시하고 환자 중심의 실행을 지원하며 또한 중재계획에 도움이 되는 구조를 제공하고 있다고 보고하고 있다.

상자 글 11.3

인간작업 모델의 사례: MARISOL

소개와 질문을 만들어내는 과정

Marisol은 45세의 여성이고 2명의 자매 중에서 언니이다. 그녀는 최근 정신분열병(schizophrenia)이라는 진단을 받았다. Marisol은 칠레의 산티아고에 있는 Senderos 재단의 지역사회 문화회관(community center)에 들어갔다. 그녀의 작업치료사인 Andrea Girardi는 Marisol이 이 센터에 들어오기 전에 작업기능상태가 좋지 않았다는 것을 알았다. 따라서 그녀는 Marisol에 대한 다음과 같은 질문을 만들어내었다.

- Marisol의 작업 정체성은 어떠한 것이며 그것이 그녀의 작업 이야기에 어떻게 반영되어 있는가? 그녀는 어느 정도까지 그 정체성을 실현할 수 있었는가(작업 유능성)?
- Marisol의 의지력은 어떠한 상태인가?(그녀는 흥미를 갖고 있는가? 그녀는 효과적이라 느끼고 있는가? 그녀에게 무엇이 중요한가? 그녀는 자기 자신의 의지력에 기초하여 활동을 선택하고 있는가?)
- 그녀는 역할에 관여한 경력이 있는가?
- 그녀의 전형적인 일과는 무엇인가?
- 그녀의 현재의 수행능력은 어떠한가?
- 그녀의 환경은 어떠한 것이며 그것이 그녀의 작업적 생활에 어떻게 영향을 미치고 있는가?

평가과정

이들의 질문에 답하기 위하여 Andrea는 작업수행경력 면담, 제2판(Occupational Performance History Interview – Second Version ; OPHI–II)(Kielhofner, Mallinson, et al., 2004)을 사용하여 평가를 시작하였다. 이 면담은 환자의 작업 정체성, 작업 유능성, 환경에 관한 정보를 수집하는 것이다. 이것은 환자의 작업적 이야기를 확인하는 성장과정에 대한 면담이다. 이 면담에서 Marisol은 어린 시절은 긍정적이었고 가족과 사회활동에 충만하여 있었다고 말하였다. 사춘기 이전에 그녀는 학생의 역할에 어려움을 겪기 시작하였다. 이 시기에 Marisol은 의붓아버지로부터의 학대를 받고 의기소침하게 되었다. 그녀는 학교를 중퇴하였고 그 후에 학대적인 파트너와의 관계에 있었다. 그녀는 학생의 역할로 되돌아가려고 시도하였으나 실패하였고 근로자의 역할에 들어가려고 시도하였으나 역시 실패하였다.

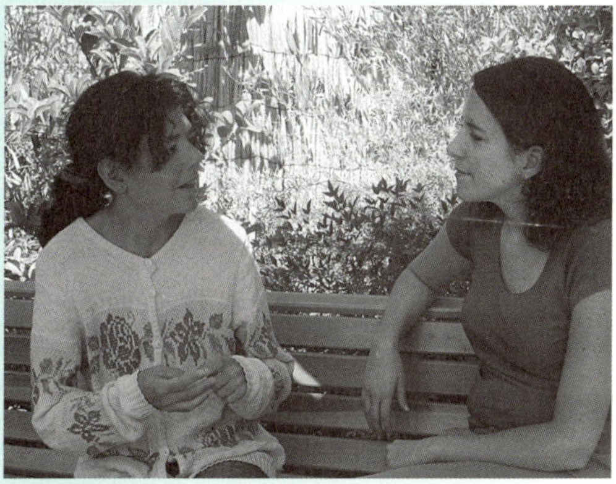

Marisol이 Andrea와 자기의 생활사에 대해서 이야기를 하고 있다.

상자 글 11.3 (계속)

가장 최근인 2년 전에 그녀는 다시 한 번 관광학을 공부하기 위해 학교에 복학하였으나 중퇴하지 않으면 안 되었다. 그 후, 그녀는 패스트푸드점에서 청소원으로서 일하려고 시도하였다. 그녀는 작업의 스트레스로 환청이 심해지고 몇 사람의 동료들과 충돌하기 시작하였다. 이러한 이유 때문에 그 일을 그만두었다. 그녀가 10년 이상에 걸쳐서 일관성 있게 유지할 수 있었던 활동은 그녀의 어머니가 가르치는 요가 교실에의 참여였다. 그녀의 인생의 지난 20년은 역할의 부족과 생산적 작업의 부재에 의해서 특징지어졌다. Marisol의 역할에 대한 희망과 학생이 되거나 또는 어떤 일을 계속해서 하려는 시도에도 불구하고 이러한 것은 사실이었다. 그녀의 이전의 일과는 그녀의 어머니가 지도하는 요가교실에 참여하는 것, 집안일을 거드는 것, 때때로 점심식사를 준비하거나 음악을 듣는 것 등으로 구성되어 있었다.

Marisol의 OPHI-II 평가척도의 득점(그림 11.2)은 그녀가 작업 정체성 영역에 어려움이 있다는 것을 보여주었다. 그녀가 작업 정체성의 대부분에서 분투하고 있는 한편, 그녀의 강점은 자신의 인생에 책임을 지고 있다는 것, 더 생산적이고 만족스러운 작업생활을 성취하려고 노력하는 것에 전념하였다는 것이다. 그녀의 주된 문제는 역할을 유지하는 것, 자신의 목표를 향해서 노력하는 것, 자기가 해야 한다고 믿는 방법으로 수행하는 것을 통해서 그 정체성을 실현하는 것에 있었다.

그림 11.3에서 보여주는 것은 OPHI-II에서부터 나온 이야기 물매(경사(narrative slope)이다. 그녀의 작업적 이야기의 최저점은 어린 시절의 학대와 파트너와의 학대 관계이었으나 그녀의 진단과 결부된 최근의 일과 학교에서의 실패는 새로운 최저점을 나타내어 보여주고 있다. Marisol은 자기 자신의 생활에서 직면하고 있는 어려움

작업 정체성 척도 (Occupational Identity Scale)	1	2	3	4
개인적 목표와 프로젝트를 갖고 있다.		×		
요망되는 작업적 생활양식을 확인한다.		×		
성공을 기대한다.		×		
책임을 받아들인다.			×	
능력과 한계를 평가한다.		×		
책무(commitment)와 가치를 갖고 있다.		×		
정체성과 의무를 인식한다.		×		
흥미를 갖고 있다.		×		
효과적이라고 느낀다(과거).		×		
생활양식에 의미와 만족을 발견한다(과거).			×	
작업 선택을 시행하였다(과거)		×		
작업 유능성 척도 (Occupational Competence Scale)				
만족스러운 생활양식의 유지	×			
역할 기대를 이행한다.		×		
목표를 향해서 일한다.	×			
개인적 수행기준을 충족한다.	×			
책임을 다하기 위한 시간을 마련한다.		×		
흥미에 참여한다.		×		
역할을 완수하였다(과거).	×			
습관을 유지하였다(과거).		×		
만족을 성취하였다(과거).	×			
작업행동 장면(환경) 척도[Occupational Settings(Environment) Scale]				
가정생활 · 작업형태		×		
주된 생산적 역할 · 작업형태	적용 없음			
레저 · 작업형태	×			
가정생활 · 사회집단		×		
주된 생산적 역할 · 사회집단	적용 없음			
레저 · 사회집단		×		
가정 공간, 대상물 및 자원			×	
주된 생산적 역할 공간, 대상물 및 자원	적용 없음			
레저 공간, 대상물 및 자원		×		
열쇠:				
1 = 극심한 작업 기능의 문제 2 = 얼마간의 작업 기능의 문제 3 = 적절하고 만족스러운 작업 기능 4 = 유난히 유능한 작업 기능				

그림 11.2 Marisol의 OPHI-II 척도의 득점

상자 글 11.3 (계속)

에도 불구하고 어려움을 극복할 가능성이 있다고 느끼고 있었고 미래를 향해서 몇 가지의 희망을 명확히 표현할 수 있었다.

Marisol이 작업치료 집단에 참여하기 시작하고 나서부터 Andrea는 그녀를 관찰함으로써 더 한층 평가할 수 있었다. 평소의 그녀를 관찰하면 그녀의 움직임이 매우 느리고 딱딱하고 단정하지 못하게 보인다는 것을 알 수 있었다. 약물치료의 부작용이 처리능력을 저하시키고 졸음 때문에 어떠한 과제에서도 적절한 보조(pace)를 맞추는 것을 어렵게 하였다. Andrea는 정신과의사에게 약물의 부작용을 알렸더니 약물치료의 변경이 결정되었다.

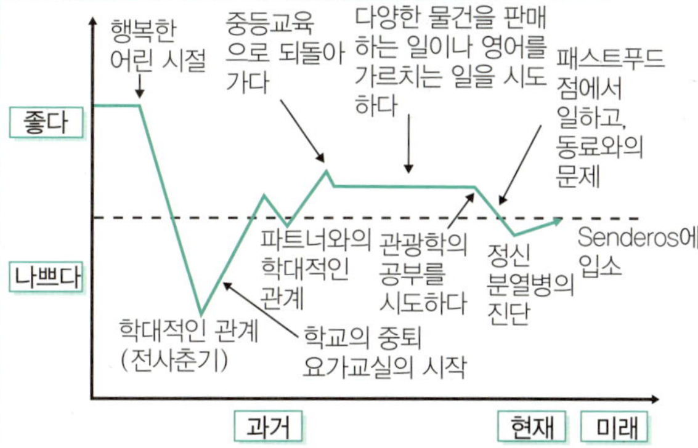

그림 11.3 OPHI-II에서부터의 Marisol의 이야기 경사(narrative slope)

Andrea는 또한 Marisol이 자기가 흥미가 있는 일이나 자기가 희망하고 있었던 일을 구별함이 없이, 또한 자기가 좋아하는 것이나 의견을 고려함이 없이 제안을 받은 모든 것에 동의하는 경향이 항상 있다는 것을 관찰하였다. Andrea는 Marisol이 자기의 흥미를 되새겨보는 것을 돕기 위해서 우선 흥미 체크리스트(Matsutsuyu, 1969)를 사용할 것을 계획하였다. 그러나 Marisol로서는 어떤 작업이 더 흥미가 있는지를 확인하기 어려웠기 때문에 Andrea는 의지력 질문용지(어떤 활동에서의 환자를 관찰한 후에 바로 마무리지울 수 있는 간결한 평가척도)(de las Heras, Geist, Kielhofner, Li, 2007)를 사용하여 Marisol의 의지력을 거듭 평가하려고 하였다. 그 장면에서 제공되는 다양한 활동이나 집단에서 Marisol을 관찰함으로써 몇번이나 의지력 질문용지에 기입하였다. 이것에 의해서 Marisol의 의지력이 매우 약하고 가장 기본적인 수준인 동기부여 수준을 나타내고 있어 지원이 필요하다는 것이 확인되었다. Andrea는 Marisol이 테니스 경기를 하고 있을 때, 비서의 업무를 할 때, 그리고 영어교실에 참여하고 있을 때에 가장 높은 동기부여를 나타냈다는 것도 확인하였다.

Marisol의 상황에 대한 설명

Andrea는 Marisol의 상황에 대한 생각을 다음과 같이 설명하였다.

Marisol은 개인적인 정신적 외상과 정신질환의 경력을 갖고 있으며 이 양쪽 모두가 긍정적인 작업 정체성을 발달시키고 실현시키는 능력을 방해하여왔다. 그녀에게 흥미가 있고 중요한 것들을 확인하고 선택하는 것에 어려움이 있었기 때문에 그녀의 의지력은 주된 약점의 영역이다. 동시에 그녀는 자기가 생산적이어야 하지만 이것을 시작하는 방법을 모른다는 매우 강한 가치를 가지고 있다. 그녀의 실제의 수행능력은 알 수 없다(그리고 약물치료가 안정될 때까지는 충분히 확인할 수 없다).

상자 글 11.3 (계속)

목표, 전략, 그리고 작업치료의 실행

Marisol에 대한 Andrea의 목표는 다음과 같았다.

- 그녀의 의지력을 높인다(즉, 그녀의 흥미의 개발, 의미 있는 활동의 확인, 능력에 대한 현실적인 신뢰)
- 그녀가 갖고 있는 기술을 더 명확히 확인하기 위하여 그녀의 수행을 탐구한다.

Marisol의 낮은 의지력에 대처하기 위하여 Andrea는 탐구수준의 중재로 시작하는 재동기부여 과정(Re–motivation Process)(de las Heras, et al., 2003)을 사용하기로 결정하였다. 재동기부여 과정은 환자의 환경 내에 있는 많은 사람들의 협력을 필요로 하기 때문에 Andrea는 Senderos의 학제적 팀에 이 치료전략을 제시하였다. 이 팀은 이 권고에 동의하였고 검증과정(재동기부여의 제1단계)을 위한 기본 전략의 개요가 학제적 스태프에게 설명되었다.

Andrea는 이 재동기부여 과정을 탐구수준에서 시작하였다. 그녀는 Marisol이 능력과 시행하는 것의 즐거움에 대한 기본 감각을 촉진할 수 있는 작업에 종사하는 기회가 얻어지는 안전한 환경을 만들어내도록 노력하였다. Marisol은 얼마간 성공적으로 활동을 할 수 있었기 때문에 Andrea는 자기 자신의 작업종사 경험을 더 인식할 수 있는 방법을 지도하였다. 그녀는 또한 Marisol이 사물을 시행하는 것의 경험을 해석하고 되돌아보는 것을 도왔다. 이야기를 나누는 동안에 Marisol은 실행 가능한 세 가지의 장기목표를 제시하였다. 즉, 그것은 관광학을 공부하기 위하여 복학하는 것, 어린이에게 영어를 가르치는 것, 연장자와 함께 일하는 것이었다. Andrea는 이들의 목표를 승인하고 Marisol에게 이들 영역의 일을 시도할 기회를 찾아줄 것을 약속하였다.

재동기부여 과정의 두 번째 단계인 유능성의 단계에서 Marisol은 작은 과제를 맡아 Senderos 지역사회에서 역할을 담당하기 시작하였다. 그녀는 자기의 교실에서 영어교사의 조교로서 일하는 것에 동의하였다. 그녀는 또한 Senderos에서 비서의 일을 하는 것을 자원하였다. 이 역할을 시도한 후에, 그녀는 컴퓨터의 사용방법을 학습하는 것에 매우 의욕을 갖게 되었다. 그녀는 Senderos에 사는 사람들에게 자연스럽게 인사를 하게 되고 자기 자신의 성취를 기뻐하였다.

이 시기 동안에 그녀는 또한 지역사회의 지도자가 가르치는 테니스 교실에 다니기로 하였다. 처음에는 테니스공을 치는 것조차 큰일이었다. 그녀의 움직임은 매우 느려서 공을 치려고 라켓을 흔들어 올렸을 때에는 공은 이미 자기 곁을 지나 가버렸다. 할 수 없다는 느낌에도 불구하고 그녀는 몇 번이나 시도하였다. 그녀가 어렵다고 느꼈음에도 불구하고 그녀는 정말 테니스 경기를 학습하고 싶었던 것이었다. 이러한 이유 때문에 Andrea는 테니스 코치가 Marisol에게 테니스를 가르칠 때에 어떠한 전략을 사용하면 되는지를 알 수 있도록 재동기부여 과정의 요점을 전달하기 위해 코치를 만나기로 하였다. 그리고 Marisol의 운동기술 수준에 대한 필요한 지시를 어떻게 단계부여를 하면 되는지 조언하였다.

상자 글 11.3 (계속)

Marisol이 진전을 보였기 때문에(즉, 사물을 시행할 때의 즐거움의 증가와 더 큰 효력감, 새로운 기술을 학습하는 것을 약속하는 능력, 문제해결, 그리고 의지력의 유능성 수준을 나타내는 다양한 행동을 보여주기 시작하였다), Andrea는 재동기부여 과정의 달성 수준의 전략을 소개하기로 결정하였다. Andrea와 Marisol은 관광 가이드로서 일한다는 Marisol의 목표를 향해서 함께 노력하기로 결정하였다. 처음에 Marisol은 센터에서 발행하는 회보(newsletter)에 지역사회의 관심사와 관련된 기사를 작성하는 것에 흥미를 나타냈다. 그녀는 또한 Senderos의 구성원과 함께 외출할 때에 관광 가이드의 역할도 탐구하기 시작하였다. Andrea의 지원으로 그녀는 외출계획에 관한 관광 자료를 조사하고 준비하였다.

Andrea는 또한 미래에 나아가기를 원하는 인생 이야기에 초점을 맞춘 작업적 이야기를 재구성하도록 그녀에게 작용하였다. Marisol의 가족도 그녀의 작업치료에 적극적으로 참여하였다. 그들은 작업치료사가 시행하는 가족 상담에 참석하였다. 이 상담의 장면에서 작업치료사는 가족에게 재동기부여의 과정을 설명하고 Marisol이 재동기부여 과정의 세 가지 모듈을 거쳐 갈 때 가족이 어떻게 하면 가장 잘 지원할 수 있는지를 보여주었다.

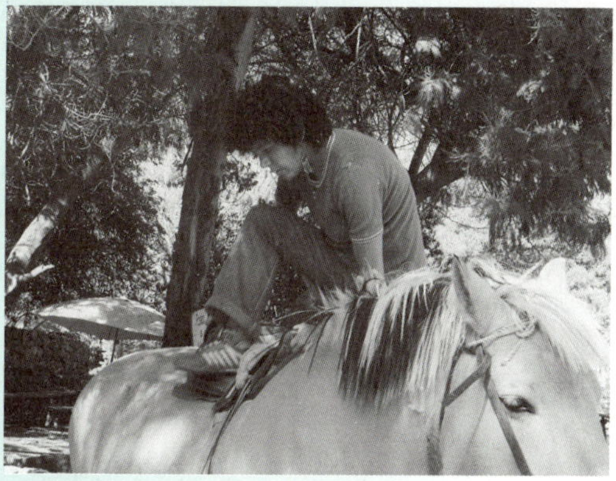

Marisol은 집단이 외출할 때에 승마를 시도하고 있다.

이 센터에 관여한 6개월간에 Senderos의 여성 참여자들은 여성을 위한 특별한 공간(미용실)을 만들기로 결정하였다. Marisol은 그것에 매우 흥미가 있다는 것을 알게 되어 미용실을 만드는 데에 참여하기로 결정하였다. 그녀는 참여를 통해 자기가 공헌할 수 있는 지식을 많이 갖고 있다는 것을 발견하고 자기 자신이 더 매력적이라고 생각하기 시작하여 차림새를 단정히 하는 것에 흥미를 갖기 시작하였다. 그리고 여성 집단의 구성원으로부터도 외모가 매우 좋아졌다는 것이 확인되었다.

이 시기에 Marisol은 그 시설에서 제공한 초급영어강좌에서 가르치기 시작하였다. 이 경험을 통해서 그녀는 교사라는 것의 의미, 수업을 준비하는 방법, 자기의 학생들에게 방법론을 적응시키는 방법, 교재의 준비방법 등을 연구할 수 있었다. Andrea는 Marisol을 지원하기 위해 Marisol이 책임을 맡은 다양한 교육관련 활동을 등급으로 나누었다.

Marisol은 또한 자기의 능력감을 구축하고 업무 관행을 유지하는 것을 연습하며 다른 사람들과 함께 있을 때에 더 편안해지기 위하여 고령자의 자원봉사 활동을 시작하기로 결정하였다. Andrea와 Marisol은 함께 시설을 찾아서 전화를 걸었다. Andrea는 자원봉사자로서 받아들여 줄 것 같은 시설의 면담에 따라갔고 거기서 Marisol은 양로원의 자원봉사자로서 일하기 시작하였다. 그녀의 업무는 처음에는 노인을 수행하고 식사나 목욕을 할 때에 간병직원을 돕는 일이었다. 그 시설의 직원은 Marisol의 업무를 평가하여 입주자들이 Marisol을 알게 되었고 그녀가

상자 글 11.3 (계속)

와있음으로써 위안을 받았다고 말하였다. Marisol은 4개월간 대부분 혼자서 양로원에 다녔다. Andrea는 입주자의 작은 집단을 위해 게임을 계획하는 것 같은 새로운 도전을 할 때 때로는 그녀와 함께 가는 일이 있었다.

이 자원봉사의 일에 참여하는 한편, Marisol은 지역사회에서 시행하고 있는 교육에 관련된 강좌에 참석하는 기회를 이용하였다. 상담에서 Andrea는 그녀의 목표와 관련된 몇 가지 강좌를 소개하였다. Marisol은 유치원의 보조원 자격을 위한 강좌를 받고 싶다고 생각하였다. 그녀는 학생역할을 맡기 시작하였고 그것에 어울리는 복장과 몸치장을 하여 공책과 교재를 지참하고 교실에 나타났다. 그녀는 교육 보조원의 자격을 얻기 위해 필요한 강좌를 성공적으로 수료하였다.

현재 Marisol은 어린이들을 상대로 하여 실습하는 장소를 찾고 있다. 재동기부여 과정을 통해서 Marisol은 자기의 흥미를 탐색하여 확인하고 자기로서 중요한 것을 선별하는 효력감을 발달시킬 수 있었다. 그녀는 또한 성공적으로 생산적인 일을 지속시키고 몇 가지의 역할에도 성공하였다. 가장 중요한 것은 Marisol이 현재, 이제까지의 인생의 어느 때보다도 훨씬 행복하다고 생각한다고 보고하고 있다는 것이다.

표 11.6 모델의 용어

환경 Environment	동기부여, 조직화, 작업수행에 대해서 영향을 가진 어떤 사람의 상황 속에서의 특정의 물리적, 사회적, 문화적, 경제적, 정치적인 특징.
습관 Habits	익숙해진 환경 또는 상황에서의 어떤 일관된 방법으로 자동적으로 반응하고 수행하는 후전적인 경향.
습관화 Habituation	우리들의 습관과 역할에 의해서 유도되고 일상적이고 시간적, 신체적, 사회적 환경의 특성에 합치하는 행동의 일관된 패턴을 나타내는 내재화된 준비상태.
흥미 Interest	사람이 행위에 즐거움이나 만족을 발견하는 것.
작업 적응 Occupational adaptation	자기의 환경상황 속에서 시간이 흐르면서 긍정적인 작업 정체성을 구축하고 작업 유능성을 성취하는 것.
작업 유능성 Occupational competence	사람이 자기의 작업 정체성을 반영하는 작업 참여의 패턴을 유지할 수 있는 정도.
작업 종사 Occupational engagement	작업치료를 하는 중에, 또는 작업치료의 계획된 결과로서 어떤 환경조건 하에서 환자가 시행하고 생각하고 느끼는 것.

표 11.6 모델의 용어(계속)

작업 정체성 Occupational identity	사람이 작업 참여의 자기 역사로부터 만들어진 나는 누구인가, 그리고 작업적 존재로서 어떠한 사람이 되고 싶은가에 대한 복합적인 인식.
작업적 이야기 Occupational narrative	사람이 전개하고 있는 의지력, 습관화, 수행능력 그리고 환경을 시간의 경과에 따라 통합하고 이들 요소에 의미를 요약하여 부여하는 것.
작업 참여 Occupational participation	개인의 사회문화적 상황의 일부이고 개인의 웰빙에 있어서 바람직하고 필요한 일, 놀이, 일상생활 활동에의 종사.
작업 수행 Occupational performance	작업형태를 시행하는 것.
수행능력 Performance capacity	근본적 · 객관적인 신체적 및 정신적 구성요소와 상응하는 주관적인 경험의 상황에 의해서 제공되는 사물을 시행하기 위한 능력.
개인적 인과관계 Personal causation	자기의 유능감과 효력감
역할 Role	사회적으로 또는 개인적으로 정의된 지위의 편입과 이와 관련되는 태도와 행위의 하나의 무리
기술 Skills	사람이 수행하고 있는 동안에 사용하는 관찰 가능하고 목표지향적인 동작.
작업치료의 추리 Therapeutic reasoning	환자의 욕구를 이해하고 대처하는 데에 사용되는 6단계의 과정.
가치 Values	사람이 시행하는 것에 대해서 중요성과 의미를 찾아내는 것.
의지력 Volition	자기의 세계에서의 한 사람의 행위자로서의 자기 자신에 대한 사고와 감정의 패턴이며, 이것은 자기가 시행하는 것을 예상하고 선택하고 경험하고 해석할 때에 일어난다.

요약

- 인간작업 모델(MOHO)은 작업수행에 영향을 미치고 있는 다른 환자와 관련된 요인에 대한 장애를 예견함으로써 최초의 환자 중심의 모델이 되었다.

이론

- MOHO는 궁극적으로는 생활의 작업에서의 개인의 참여와 적응과 연관성이 있는 것이다.
- 의지력이란 사람들이 시행하는 활동 쪽으로 동기부여가 되고 그것을 선택하는 과정이다. 이것은 사물을 시행하는 보편적인 인간의 소원으로부터 시작되고 인생경험에 의해서 형성된다. 의지력은 다음의 순환으로 일어나는 생각과 느낌으로 구성된다.
  - 행위의 가능성을 예상하는 것
  - 시행해야 할 것을 선택하는 것
  - 행위를 경험하는 것
  - 잇달아서 일어나는 경험을 해석하는 것
- 의지력을 구성하는 생각과 느낌은 개인적 인과관계, 가치, 흥미라 불린다.
  - 개인적 인과관계란 사람이 매일의 활동을 시행할 때에 가지는 개인적인 능력 및 효과성에 관한 생각과 느낌을 가리킨다.
  - 가치란 좋은 것, 올바른 것, 그리고 시행하는 데에 중요한 것에 대한 신념과 책무이다.
  - 흥미는 작업에서의 즐거움과 만족을 경험하는 것을 통해서 만들어진다.
- 의지력은 작업적 생활에 광범위한 영향을 미친다. 이것은 다음의 것을 형성한다.
  - 사람들은 자신들의 환경 속에서 기회와 도전을 어떻게 보고 있는가.
  - 사람들은 시행하기 위해서 무엇을 선택하는가.
  - 사람들은 그들이 시행한 것을 어떻게 경험하고 이해하는가.
- MOHO에 기초하는 작업치료에는 자주 환자의 의지력의 문제를 확인하고 대처하는 것이 수반된다.
- 습관화는 사람들이 자기의 행위를 패턴과 일상사의 작업에 편입하는 과정이다.
- 습관에는 자동적으로 전개되는 사물을 시행하는 학습된 방법이 수반된다.
- 역할은 사람들에게 정체성과 그 정체성에 수반되는 의무감을 부여한다.
- 새로운 역할을 학습하는 것에는 정체성을 내면화하는 것, 관점 그리고 처신하는 것에 대한 예상된 방법이 포함된다.
- 작업치료의 주된 과제의 하나는 사람이 일일의 작업에 더 쉽게 참여할 수 있도록 습관과 역할을 구축 또는 재구축하는 것이다.
- 수행능력이란 근본적인 정신적 · 신체적 능력과 이들의 능력이 수행할 때에 어떻게 사용되고 경험되는가를 가리킨다.
- 수행을 위한 능력은 사물을 시행하는 데에 필요로 하는 근골격계, 신경계, 심폐계 등 신체계통의 상태에 따라서 영향을 받는다.
- 수행은 또한 기억과 같은 정신적 또는 인지적 능력도 필요로 한다.
- MOHO는 수행의 경험, 특히 수행에 제한이 있는 경험에 대응하는 것의 중요성도 강조하고 있다.
- MOHO는 작업이 사람의 내적 특성(의지력,

습관화, 수행능력)과 환경과의 상호작용에 기인한다는 것을 강조한다.

- 환경에는 동기부여, 조직화, 작업의 수행에 영향을 미치는 개인적인 상황 안에 있는 특정의 물리적, 사회적, 문화적, 경제적, 정치적 특성이 포함된다.
- 환경에는 다음의 것이 포함된다.
  - 사람들이 사물을 시행할 때 사용하는 대상물
  - 사람들이 사물을 시행하는 공간
  - 어떤 특정의 상황 속에서 사람들이 이용 가능하고, 기대되고 필요로 하는 작업형태 또는 과제
  - 상황을 만들어내는 사회적 집단
  - 주변 문화, 정치적, 경제적인 힘
- MOHO는 사람이 시행하는 것을 검토하기 위한 세 가지 수준을 확인한다.
  - 작업참여는 사람의 사회문화적 상황의 일부이고 사람의 웰빙에 요망되고 또는 필요로 하는 일, 놀이, 일상생활활동에 종사하는 것을 가리킨다.
  - 작업수행은 작업형태 또는 과제를 시행하는 과정이다.
  - 작업 기술은 작업수행을 만들어내는 목적의식이 있는 행위이다. 기술은 사람이 수행하는 동안에 사용하는 목표지향적인 행위이다.
    - 기술(skill)의 범주에는 운동기술, 처리기술, 의사소통과 상호작용 기술이 포함된다.
- 작업 정체성이란 자기는 누구이고 작업적 존재로서 어떻게 되기를 원하는가의 반복적인 지각이다.
- 사람들이 작업 정체성을 성립시키는 행위의 패턴을 유지할 수 있는 정도는 작업 유능성이라 불린다.
- 작업적응이란 긍정적인 작업 정체성을 창조하고 성립시키는 과정을 가리킨다.
- 작업적 이야기란 시간이 경과함에 따라 사람이 전개하고 있는 의지력, 습관화, 수행능력, 환경을 통합하고 이들의 요소를 요약하여 의미를 부여하는 이야기이다.
- 연구는 작업적 이야기가 작업치료 환자의 미래의 적응을 예측한다는 것을 보여주고 있다.
- MOHO에서는 작업치료에서의 모든 변화는 고개의 작업종사에 의해서 결정된다고 주장하고 있다(즉, 작업치료가 진행되는 가운데, 또는 계획된 작업치료의 결과로서의 어떤 환경적 조건 하에서의 환자의 행위, 생각, 느낌)
- 환자가 시행하고 생각하고 느끼는 것의 각각의 측면이 작업치료 과정에 있어서는 필수적이다.

실행의 자원(Practical Resources)

- 작업치료의 추리란 환자의 욕구를 이해하고 그것에 대처하기 위한 MOHO의 개념과 자원을 위한 과정이다. 작업치료의 추리는 다음의 여섯 가지 단계를 포함한다.
  - 환자에 관한 질문을 만들어낸다.
    - 작업치료사는 작업치료를 계획하기 전에 환자를 이해하여야 한다.
    - 그 이해는 MOHO의 개념에 유래하는 각각의 환자에 관한 질문을 하는 것으로 시작한다.
  - 환자에 관한 정보를 환자로부터, 그리고 환자와 함께 수집한다.

- 작업치료사는 환자에 관해서 만들어낸 질문에 답하기 위하여 환자에 관한 정보를 환자로부터, 그리고 환자와 함께 수집해야 한다.
- 이러한 정보 수집은 작업치료 이외에서 자연히 발생하는 기회를 이용하는 일도 있다.
- 작업치료사는 또한 구성적인 MOHO 평가도 사용한다.

- 환자의 상황을 설명하기 위해 수집한 정보를 사용한다.
  - 환자에 관한 질문에 답하기 위하여 작업치료사가 수집하는 정보가 이론에 기초한 환자의 이해을 위해 사용된다.
  - 환자의 상황에 대한 개념화를 만들어내는 것의 일부로서 작업치료사는 작업치료에서 구축될 수 있는 이점은 물론 대처할 문제점 또는 과제를 확인한다.
- 작업치료의 목표와 전략을 만들어낸다.
  - 작업치료의 목표를 만들어내기 위해 이론에 기초한 환자의 이해가 사용되고 어떠한 종류의 작업종사가 환자가 변화하는 것을 가능케 하며 그리고 어떠한 종류의 치료전략이 환자의 변화를 지원하기 위해 필요한가를 결정한다.
  - 환자의 특성과 환경이 작업상의 문제 또는 해결해야 할 과제의 원인이 될 때 변화를 필요로 한다.
  - 이 단계에서의 다음의 요소는 어떻게 목표가 달성되는지를 확인하는 것이다.
- 작업치료를 실행하고 모니터하다.
  - 작업치료 과정이 어떻게 전개되는가를 모니터하는 것은 작업치료사가 환자의 상황을 어떻게 개념화하고 있는지를 확인할 수 있고 또한 작업치료사가 환자의 상황을 재고할 필요가 있을지도 모른다.
  - 모니터 과정은 계획된 환자의 작업종사와 작업치료사의 전략의 유용성을 확인할 수 있고 또한 작업치료사가 작업치료 계획의 변경을 필요로 할지도 모른다.
  - 기대한 대로 사물이 진행되지 않을 때에는 작업치료사는 질문을 만들어내는 것, 정보수집의 방법을 선택하는 것, 환자의 상황을 개념화하는 것, 목표를 설정하는 것, 그리고 계획을 수립하는 것의 각각의 초기 단계로 되돌아간다.
- 작업치료의 성과를 결정한다.
  - 일반적으로 작업치료의 성과는 목표가 달성된 정도를 검토하는 것과 환자의 득점이 개선되었는지 아닌지를 결정하기 위한 구조화된 평가를 다시 실시함으로서 기록 · 보고된다.

◆ 작업치료의 추리는 환자 중심이 되어야 한다.
- 그 과정은 환자의 상황을 깊이 통찰하여 올바른 인식을 반영한다.
- 환자는 가능한 범위 내에서 그 과정에 관여한다.

◆ 작업치료사는 작업치료 추리의 단계 사이를 왔다 갔다 한다.

중재(Intervention)

◆ MOHO에 기초하는 다수의 프로그램과 중재를 위해 표준화된 프로토콜이 개발되고 공표되어 있다.

◆ 재동기부여의 과정은 중대한 의지력 문제를 가진 어떤 진단이 내려진 환자에게 적용될 수 있도록 개발된 표준적인 중재이다.

- 재동기부여의 과정은 세 가지 중재 수준(탐색, 유능성, 성취)을 포함하고 의지력 문제의 중증정도에 따라 시작의 수준이 결정된다.
- 이 중재 프로토콜에 착수하는 방법은 매뉴얼에 상세히 열거되어 있다. 이것에는 특정의 평가 가이드라인, 여러 단계의 개념과 예, 중재의 단계와 전략, 그리고 환자가 재동기부여 서비스를 받고 있는 사례가 포함되어 있다.
- 자기결정을 가능케 하는(ESD) 프로그램은 어려운 개인적, 환경적 과제에 직면하고 있는 사람의 생산성과 참여를 높이기 위해 개발되었다.
- 이 프로그램은 환자가 자기의 의지력, 생활양식, 기술을 검토하기 위한 개인적 목표를 확인하는 과정을 시작하는 데에 도움이 된다.
- 작업치료 추리의 과정은 개별화되어 있기 때문에 작업치료사는 그 과정을 설명하는 사례로부터 이익을 얻을 수 있다.
- 다수의 MOHO 사례가 공표되어 있다.

참 고 문 헌

de las Heras, C.G., Geist, R., Kielhofner, G., & Li, Y. (2007). *The volitional questionnaire (VQ)* (version 4.1). Chicago: Department of Occupational Therapy, University of Illinois at Chicago.

de las Heras, C.G., Llerena, V., & Kielhofner, G. (2003). *Remotivation process: Progressive intervention for individuals with severe volitional challenges* (version 1.0). Chicago: Department of Occupational Therapy, University of Illinois at Chicago.

Fisher, A. (1998). Uniting practice and theory in an occupational framework. *American Journal of Occupational Therapy, 52*, 509–520.

Fisher, A.G. (1999). *The assessment of motor and process skills (AMPS)* (3rd ed.). Ft. Collins, CO: Three Stars Press.

Fisher, A., & Kielhofner, G. (1995). Skill in occupational performance. In G. Kielhofner (1995), *A model of human occupation: Theory and application* (2nd ed., pp. 113–137). Baltimore: Lippincott Williams & Wilkins.

Forsyth, K., Lai, J., & Kielhofner, G. (1999). The Assessment of Communication and Interaction Skills (ACIS): Measurement properties. *British Journal of Occupational Therapy, 62*, 69–74.

Forsyth, K., Melton, J., & Mann, L.S. (2005). Achieving evidence-based practice: A process of continuing education through practitioner-academic partnership. In P. Crist & G. Kielhofner (Eds.), *The scholarship of practice: Academic-practice collaborations for promoting occupational therapy* (pp. 211–227). New York: The Haworth Press.

Forsyth, K., Salamy, M., Simon, S., & Kielhofner, G. (1998). *Assessment of communication and interaction skills* (version 4.0). Chicago: Department of Occupational Therapy, University of Illinois at Chicago.

Haglund, L., Ekbladh, E., Thorell, L., & Hallberg, I.R. (2000). Practice models in Swedish psychiatric occupational therapy. *Scandinavian Journal of Occupational Therapy, 7*(3), 107–113.

Kielhofner, G. (1980a). A model of human occupation, part 2. Ontogenesis from the perspective of temporal adaptation. *American Journal of Occupational Therapy, 34*, 657–663.

Kielhofner, G. (1980b). A model of human occupation, part 3. Benign and vicious cycles. *American Journal of Occupational Therapy, 34*, 731–737.

Kielhofner, G. (2005a). Scholarship and practice: Bridging the divide. *American Journal of Occupational Therapy, 59*, 231–239.

Kielhofner, G. (2005b). A scholarship of practice: Creating discourse between theory, research, and practice. *Occupational Therapy in Health Care, 19,* 7–17.

Kielhofner, G. (2008). *Model of human occupation: Theory and application* (4th ed.). Baltimore: Lippincott Williams & Wilkins.

Kielhofner, G., Braveman, B., Finlayson, M., Paul-Ward, A., Goldbaum, L., & Goldstein, K. (2004). Outcomes of a vocational program for persons with AIDS. *American Journal of Occupational Therapy, 58,* 64–72.

Kielhofner, G., Braveman, B., Fogg, L., & Levin, M. (2008). A control study of services to enhance productive participation among persons with HIV/AIDS. *American Journal of Occupational Therapy, 62,* 36–45.

Kielhofner, G., & Burke, J. (1980). A model of human occupation, part 1. Conceptual framework and content. *American Journal of Occupational Therapy, 34,* 572–581.

Kielhofner, G., Burke, J., & Heard, I.C. (1980). A model of human occupation, part 4. Assessment and intervention. *American Journal of Occupational Therapy, 34,* 777–788.

Kielhofner, G., Mallinson, T., Crawford, C., Nowak, M., Rugby, M., Henry, A., & Walens, D. (2004). *Occupational performance history interview II* (OPHI-II) (version 2.1). Chicago: Department of Occupational Therapy, University of Illinois at Chicago.

Kielhofner, G., Mallinson, T., Forsyth, K., & Lai, J. (2001). Psychometric properties of the second version of the Occupational Performance History Interview (OPHI-II). *American Journal of Occupational Therapy, 55,* 260-267.

Kramer, J., Bowyer, P., & Kielhofner, G. (2008). Evidence for practice from the model of human occupation. In G. Kielhofner, *Model of human occupation: Theory and application* (4th edition, pp. 466–505). Baltimore: Lippincott Williams & Wilkins.

Law, M., & McColl, M.A. (1989). Knowledge and use of theory among occupational therapists: A Canadian survey. *Canadian Journal of Occupational Therapy, 56,* 198–204.

Lee, J., & Kielhofner, G. (2009). *Vocational intervention based on the model of human occupation: A synthesis of evidence.* Manuscript submitted for publication.

Lee, S.W., Taylor, R.R., Kielhofner, G., & Fisher, G. (2008). Theory use in practice: A national survey of therapists who use the model of human occupation. *American Journal of Occupational Therapy, 62,* 106–117.

Mallinson, T., Mahaffey, L., & Kielhofner, G. (1998). The Occupational Performance History Interview: Evidence for three underlying constructs of occupational adaptation. *Canadian Journal of Occupational Therapy, 65,* 219–228.

Matsutsuyu, J. (1969). The interest checklist. *American Journal of Occupational Therapy, 23,* 323–328.

National Board for the Certification in Occupational Therapy. (2004). A practice analysis study of entry-level occupational therapist registered and certified occupational therapy assistant practice. *Occupational Therapy Journal of Research: Occupation, Participation and Health, 24* (Suppl. 1), s1–s31.

Paul-Ward, A., Braveman, B., Kielhofner, G., & Levin, M. (2005). Developing employment services for individuals with HIV/AIDS: Participatory action strategies at work. *Journal of Vocational Rehabilitation, 22,* 85–93.

Wilkeby, M., Pierre, B.L., & Archenholtz, B. (2006) Occupational therapists' reflection on practice within psychiatric care: A Delphi Study. *Scandinavian Journal of Occupational Therapy, 13,* 151-159.

CHAPTER 12

운동조절 모델

(The Motor Control Model)

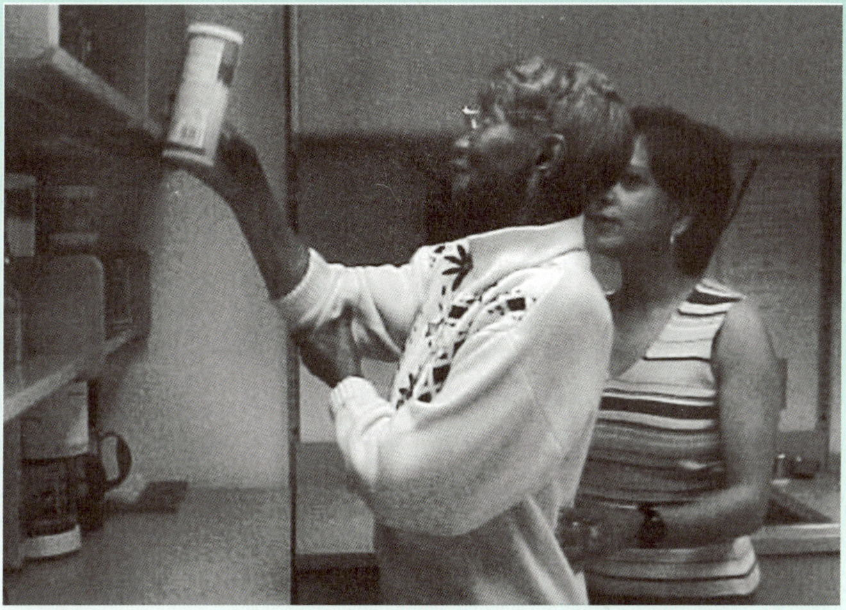

한 환자가 요리활동을 하고 있다. 환자가 필요로 하는 여러 가지 과제(예를 들면, 선반에 있는 조미료에 손을 뻗히는 것)를 시행하고 있을 때에 작업치료사는 그녀의 운동행위를 주의 깊게 관찰하면서 동시에 환자의 선 자세를 안정화시키기 위해 신체적 지지를 제공하고 있다. 작업치료사는 환자가 이 일상생활에 필수적인 활동을 성취하기 위해 그 사람이 할 수 있는 가장 기능적인 방법을 발견하도록 촉진하고 게다가 환자의 효율성을 높이기 위해 물리적 환경과 조리방법을 어떻게 수정하면 되는가에 주목하고 있다. 환자가 식사를 성공적으로 완성하는 것을 가능케 하는 전략의 조합은 오늘 실행되고 있는 운동조절 모델을 반영하고 있다.

작업치료사는 그 전문직으로서의 역사에서 장기간에 걸쳐서 뇌손상 후의 운동조절의 어려움에 관심을 가지고 있었다. **운동조절(motor control)**이란 사람이 어떤 작업을 수행하고 있는 동안에 자기의 신체를 효과적으로 사용하는 능력을 가리킨다(Giuffrida, 2003; Randomski & Trombly Latham, 2008). 운동조절에는 머리, 팔다리, 몸통의 운동 패턴을 만들어내고 협응을 시켜 작업치료 중에 그것을 유지하는 것 같은 기능이 포함된다.

운동조절 장애에 대처하는 접근법은 운동이 어떻게 조절되는가에 대한 이해의 변화에 수반하여 발전해왔다. 사람들이 운동을 조절하는 것을 어떻게 학습하고 해내는가에 대한 이론은 신경생리학, 신경심리학, 인간발달, 심리학, 인간운동학에서부터 비롯되고 있다(Shumway-Cook & Woollacott, 2007). 작업치료에서의 초기의 운동조절 중재는 그 당시에 존재하였던 신경계(nervous system)에 대한 식견을 반영한 것이었다. 그 후 연구가 진행되어 이러한 초기의 운동조절의 여러 이론의 한계가 분명해지고 운동조절을 설명하는 새로운 이론이 제안됨에 따라 작업치료의 중재 접근법도 변화해왔다.

운동(운동조절 장애의 특성)이 어떻게 조절되는가에 대한 식견은 축적되어 왔다. 즉, 낡은 이론이 완전히 부정되는 것이 아니라 오히려 수정되어 새로운 이론에 편입되어 있다. 운동조절의 중재도 이와 마찬가지이다. 낡은 접근법이 불완전하고 가장 효과적인 것이 아니었다는 것은 알려져 있으나 몇 가지의 개념이나 기법은 현대의 접근법에도 여전히 승계되어 있다.

전통적 및 현대의 운동조절 접근법
Traditional and Contemporary Motor Control Approaches

유사한 기원과 유사한 개념 및 기법을 가진 네 가지 전통적 작업치료 접근법이 운동조절에 어려움을 야기하는 뇌외상이 있는 사람을 위해서 작업치료에서 사용되어 왔다. 이들 접근법은 다음과 같다.

- Rood의 접근법
- Bobath의 신경발달학적 치료
- Brunnstrom의 운동치료
- 고유수용성신경근육촉진법(PNF)

이들의 접근법은 유사한 개념과 기법을 공유하고 있다(Trombly & Radomski, 2002). 이들은 신경계의 발달적 특성을 중요시하는 관점에 기초하고 있기 때문에 요약하여 신경발달학적 접근법이라 불리고 있다. 네 가지의 신경발달학적 접근법은 모두 운동조절의 개선이라는 목표를 갖고 있다. 따라서 이 단원에서는 현대의 운동조절 접근법을 검토하기 전에 초기의 운동조절의 개념과 접근법의 개요에 대해서 언급하기로 한다.

이들의 접근법은 어느 것도 운동기능장애를 설명하고 운동조절을 개선하는 목적을 가진 중재화 전략을 특정화하려고 하고 있으며 중추신경계(central nervous system; CNS) 손상의 결과로서 일어나는 운동의 문제에 대처하고 있다. CNS의 손상에서는 근육에의 신경계의 정보전달은 유지되어 있는 경우도 있으나 뇌의 중추성 처리라는 구성요소의 손상 때문에 장애되어 있는 경우도 있다. 신경발달적인 접근법은 개념을 공유하고 있다는 이유만이 아니라 운동조절에 대해서 많은 마찬가지의 지식을 다루고 있다는 이유도 있어 자주 함께 배우거나 사용되거나 한다.

최근에는 인간이 운동조절을 어떻게 달성하는가에 대한 개념화가 극적으로 변화하였다(Giuffrida, 2003; Mathiowetz & Bass-Haugen, 1994; Radomski & Trombly Latham, 2008). 그 결과, 작업치료사는 새로운 운동조절의 개념화를 전개하게 되었다. 이것은 보통 현대의 운동조절 접근법이라 일컬어지는 것이다.

전통적인 신경발달적인 접근법과 운동조절 모델의 양자가 실행에서 사용되고 있기 때문에 이 단원에서는 양쪽 모두를 설명한다. 이 단원의 구성은 다음과 같다. 다른 단원과 마찬가지로 우선 이론을 전체적으로 검토한다. 여기서는 운동의 조절에 관한 개념에 초점을 맞춘다. 운동조절의 전통적인 관점의 검토로 시작하여 현대의 운동조절 개념으로 진행된다. 그 다음에 이 단원은 운동조절의 문제, 중재의 이론적 근거, 그리고 중재의 자원을 어떻게 보고 있는가의 관점에 의해서 이 네 가지 신경발달적인 접근법을 해설하고 있다. 마지막으로 이 단원은 현대의 운동조절 접근법을 해설한다. 여기서는 운동의 문제, 중재의 이론적 근거, 그리고 중재를 위한 자료에 대한 현대적 관점을 논의한다.

이론
Theory

전통적인 운동조절의 개념
Traditional Concepts of Motor Control

20세기 초기까지 거슬러 올라가는 초기의 이론은 운동이 "유전적으로 연결된 신경세포(neuron)의 배열"에 기초한 반사에 의해서 조절된다고 주장하였다(Trombly, 1989, p.78). **반사**는 감각자극에 반응하여 일어나는 생물학적으로 부호화된 운동이다. 정상적인 발달과정에서 신경계가 성숙함에 따라 다양한 반사 패턴이 출현한다. 우선 척수 및 뇌의 하위중추와 관련된 운동패턴이 출현하고 이어서 뇌의 고차중추와 관련된 운동패턴이 출현한다. 복잡한 운동은 서로 연쇄하는 많은 반사의 결과라고 가정되었다. 이와 같이 이 이론에서는 복잡한운동이 다중의 반사의 집단행동을 통해서 달성된다고 가정한다(Mathiowetz & Bass-Haugen, 1994, 2002; Shumway-Cook & Woollacott, 2007).

그 후의 연구와 개념에서는 그 반사 모델이 운동조절을 설명하기에는 불충분하다는 것을 보여주었다. 예를 들면, 반사는 감각자극을 필요로 하고 불수의적인 한편, 복잡한 운동의 대부분은 수의적 조절 하에 있고 감각자극이 없이도 일어난다는 것을 인식하게 되었다.

운동조절을 반사로 설명하는 것의 한계를 인식하는 것은 운동이 하향식으로 조절된다고 주장하는 **계층적 조절(hierarchical control)**이라는 개념으로 유도하였다(Shumway-Cook & Woollacott, 2007). 이 주장에 따르면 신경계의 고차의 중추가 신경계의 하위 수준부분을 통제한다고 한다(Mathiowetz & Bass-Haugen, 1994, 2002).

고차의 중추는 운동을 위한 명령으로서 작용하는 운동 프로그램을 획득하고 저장한다. **운동 프로그램**은 복잡한 운동을 달성하기 위한 일련의 신경학적으로 연결된 명령(중추 패턴 발생기라고도 불린다)이다(Shumway-Cook & Woollacott, 2007). 이것은 수의적 조절 또는 감각자극에 의해서 시작될 수 있다.

예를 들면, 운동 프로그램의 개념에서는 목적물을 잡기 위해 손이 뻗어 닿기를 필요로 하는 운동 패턴을 위한 명령은 중추신경계(CNS)의 운동 프로그램에 저장되어 있다고 생각하고 있다. 이 프로그램은 손을 뻗어 닿아 물건을 잡는다는 과거의 경험으로부터 획득된다. 운동의 순서, 지속시간, 속도, 방향을 추상적으로 표현하는 이 프로그램은 적절한 동작과 조정을 하기 위해 손을 뻗어 닿을 때마다 사용된다.

계층적 운동 프로그램의 설명에 따르면 반사 패턴은 복잡한 운동으로 통합되고 그 결과, 더 고차 수준의 조절 하에 들어간다. 반사의 출현과 운동이라는 계층적으로 조절된 패턴으로의 궁극적인 통합은 양자 모두 중추신경계에서의 진행 중인 발달과 재조직화의 결과라 생각되고 있다. 신경계가 운동조절에 관여하는 가장 고차의 실행 시스템이라 생각되기 때문에 모든 운동조절을 위한 능력과 문제는 중추신경계의 문제로부터 나온다고 생각되었다.

또 하나의 초기의 중요한 개념은 발달과 관련되어 있다(Mathiowetz & Bass-Haugen, 1995). 신경발달의 개념은 발달의 불변의 순서(invariant sequence)가 있다고 강조하고 있다. 운동조절은 머리에서부터 발로(**머리에서 꼬리 쪽으로**), 그리고 신체의 중간에서부터 먼 쪽의 팔다리로(**몸 쪽에서 먼 쪽으로**) 향해서 발달한다. 이 발달의 순서는 CNS의 성숙에 의해서 진행되고 하위 중추에 대한 고위 중추의 조절의 단계적인 발달을 나타내는 것이라고 생각되고 있다. 이 개념화에서 환경은 운동조절에 영향을 주는 직접적인 역할을 갖고 있지 않다. 오히려 CNS의 조직화가 운동 패턴을 결정하였고 CNS에서의 변화가 작업수행의 변화를 만들어내었다.

네 가지 신경발달학적 접근법의 모두에 공통된 마지막 개념은 신경계의 **가소성**(**plasticity**)이다. 신경발달학적 접근법의 모두는 CNS는 경험의 결과로서 조직화와 재조직화의 가능성을 가진 유연한 시스템(flexible system)이라고 가정하고 있다. 신경가소성의 개념을 이용함으로써 신경발달학적 접근법은 운동을 조절하는 경험이 뇌의 조직화에 필요하기 때문에 그러한 경험이 뇌의 조직화 또는 재편성을 성취하기 위해 치료에서 이용될 수 있다고 주장하고 있다.

운동조절의 현대의 개념

Contemporary Concepts of Motor Control

계층적 조절과 운동 프로그램이라는 개념은 운동조절의 반사 모델보다도 진보하여 있으나 결국은 이들에도 한계가 있다(Kamm, Thelen, Jensen, 1990; Mathiowetz & Bass-Haugen, 1994, 2002; 운동의 계층적 조절이라는 사고방법의 중요한 한계의 하나는 수행되어야 할 단순한 과제를 위해 필요한 동작의 상세한 부분을 명시하기 위해서조차도 거의 무한에 가까운 수의 운동 프로그램이 필요할 것이라는 것이다.

간략히 언급하면 이 논의는 다음과 같이 진행된다. 동작에 관여하는 다양한 근육과 관절은 매우 많은 방법에서 사용되거나 조합될 수 있다(이들 가능성은 자유도라 불린다). 자유도(degree of freedom)의 문제는 인간이 거의 무한에 가까운 다양성 속에서 수행한다는 사실에 의해서 더욱 복잡해진다. 여기서 말하는 다양성은 어떤 운동을 몇 번이나 시행할 때에 어느 것 하나도 동일하게는 되지 않는다는 것을 의미한다. 같은 동작(즉, 서명을 한다, 손톱을 깎는다, 컵에 손을 뻗어 닿는다, 옷을 입다, 타이핑을 하다 등)을 두 번 수행하는 경우, 그 두 번은 정확히 같은 것으로는 되지 않는다. 따라서 미리 정해진 명령이라는 사고방법으로는 수행의 다양성을 설명할 수 없다(Turvey, 1990).

운동 프로그램의 개념의 또 하나의 한계는 운동을 위한 동일한 명령이 내려져도 수많은 요인에 의해서 완전히 다른 결과가 만들어질지도 모른다는 것이다(Shumway-Cook & Woollacott, 2007). 예를 들면, 운동이 일어날 때의 신체의 체위는 움직여지는 신체부위에 대해서 중력이 어떻게 작용하는가를 결정할 것이다. 만약 같은 명령이 내려졌다 해도 중력이 다르면 운동도 다른 결과가 될 것이다. 또 다른 예는 운동이 시작될 때의 근육의 상태이다. 같은 명령이라도 관계하는 근육이 피로할 때보다도 휴식을 취할 때에 상이한 결과를 만들어낼 것이다. 따라서 중추 운동 프로그램에 의한 운동조절의 계층적 개념화는 현실의 생활조건에서 운동이 어떻게 달성되는지를 충분히 설명하고 있지 않다.

비계층적 조절, 발생, 조절 파라미터
Heterarchial Control, Emergence, and Control Parameters

시스템 이론에 기초한 수많은 새로움 개념은 현재 운동조절을 더 완전히 이해하기 위하여 사용되고 있다(Kamm et al, 1990; Mathiowetz & Bass-Haugen, 1994, 2002; 첫 번째 개념은 하향식(top down)인 계층적 운동 조절의 낡은 생각을 거부한다. **비계층적 조절**이라는 이 새로운 개념은 운동이 함께 상호작용을 하는 몇 가지 요인의 결과라고 설명하고 있다. 즉, 운동은 다음의 상호작용으로부터 일어난다고 이해되고있다.

- 개인적 요인(중추신경계 및 근골격계를 포함한다)
- 수행되는 과제의 특성
- 환경의 조건

이 새로운 설명에서는 어떤 요인도 다른 요인을 조절하지 않는다고 하고 있다. 오히려 이들 요인의 각각은 역동적인 전체에 무언가를 기여한다.

그리고 거기서부터 운동 행동이 출현한다. 운동이 어떻게 조절되고 있는가에 대한 현대적 이해에서 중요한 개념은 **출현(emergence)**이다. 운동조절 이론에서는 이 개념은 운동 프로그램에 의한 하향식으로 조절되는 것이 아니라 인간, 과제, 환경의 상호작용으로부터 초래되는 복잡한 운동행위의 자발적인 발생을 가리킨다(Clark, 1977; Haken, 1987). 이와 같이 운동조절은 인간, 과제, 환경이라는 세 가지 요소로 분배된다고 이해되고 있다. 게다가, 이들 요소의 하나라도 변화하면 운동패턴의 변화를 야기할 수 있다. 운동행동의 패턴을 전환하거나 바꾸거나 하는 이러한 변화는 **조절 파라미터(control parameter)**라 생각되고 있다. 상자 글 12.1에서는 사례를 통해서 출현과 조절 파라미타라는 개념을 설명한다.

인간이 일상의 일로 되어있는 과제를 수행할 때에는 그 과제를 달성하는 데에 사용할 수 있는 많은 패턴 중에서 특정의 좋아하는 패턴을 사용하고 있다. 무언가에 손을 뻗어 당기를 하는 것 같은 과제를 시행할 때의 이러한 좋아하는 패턴은 **어트랙터 상태(attractor states)**로서 개념화되고 있다. 이들 어트랙터 상태는 필요한 운동패턴의 모두가 사전에 부호화된 중추로부터의 명령(즉, 운동 프로그램)을 필요로 하지 않는다. 오히려 운동의 좋아하는 패턴은 인간, 과제, 환경의 역동적인 상호작용으로부터 출현한다.

따라서 현대의 운동조절 이론은 CNS를 운동의 중심적 실행인자로서 파악하지 않고 운동의 세부사항 모두를 특정화하고 있는 사전에 부호화된 명령은 필요하지 않다고 하고 있다. 운동의 조절은 운동을 위한 모든 필요한 정보를 포함하는 운동 프로그램에 의존하는 것이 아니라 인간, 과제, 환경의 상호작용에 의존하고 있다(Mathiowetz & Bass-Haugen, 1994, 2002).

현대의 운동조절의 개념은 정상적 운동을 설명하는 것만이 아니라 비정상 운동 패턴을 전통적인 운동조절의 개념에 의한 것보다도 더 정확한 방법으로 이해하고 대처하는 것을 가능케 하고 있다. 전통적인 운동조절의 개념은 기능장애의 운동패턴을 계층적 조절의 장애와 원시반사 패턴의 지배 또는 재출현의 결과라고 이해하고 있었다. 현대의 운동조절 개념은 복수의 인자가 비정상 운동에 기여한다는 것을 인식하고 있다. 게다가 이들 개념에 의해서 운동패턴을 보다 기능적으로 하기 위해 임상가가 어떤 요인을 바꾸면 되는지를 검토하는 것이 가능해졌다. 이러한 것은 현대의 운동조절 접근법의 절에서 더 논의한다.

현대의 운동조절의 개념은 또한 발달은 CNS의 변화에 의해서만 영향을 받는 것이 아니라 운동조절에 관여하는 모든 요소(예를 들면, 인간, 과제, 환경)의 변화에 의해서도 영향을 받는다고 주장하고 있다. 운동발달 또는 운동학습은 운동 변화의 고정된 순서이기보다는 대상물에 손을 뻗어 당거나 잡는 것을 학습하는 것 같은 운동 도전에 대한 최적의 해결방법을 찾아내는 가변적인 과정이다(Mathiowetz & Bass-Haugen, 1994, 2002). 상자 글 12.2에서 현대의 운동조절 모델이 어떻게 더 포괄적인 운동의 설명을 제공하는지를 묘사하고 있다.

전통적인 신경발달 접근법

The Traditional Neurodevelopmental Approaches

이 절에서는 4개의 신경발달 치료 접근법을 강조한다. 이들의 접근법은 몇 가지 점에서 중복되고 있는 한편, 운동의 문제나 운동조절의 회복에 대해서는 상이한 강조점이나 논점을 갖고 있기 때문에 다음에 따로따로 논의한다.

상자 글 12.1 출현과 조절 파라미터

다음은 출현하는 운동행동을 쉽게 나타내어 보여주고 있는 하나의 예이다. 이것은 2개의 상이한 물건(예를 들면, 왼손은 가까운 쪽 물건 그리고 오른손은 먼 쪽의 물건)에 대해서 동시에 양쪽 뻗어 닿기(즉, 양손으로)를 하는 것을 포함한다. 누군가가 양손을 동시에 움직임으로써 이 과제를 시도한다면 같은 해결방법이 출현할 것이다(다음의 것을 읽기 전에 자기가 스스로 이 과제를 시행해보면 좋겠다).

즉, 이 두 가지 뻗어 닿기는 특정한 방법으로 서로 연결된다. 양손은 동시에 목표하는 물건에 도달한다. 이것을 성취하기 위하여 먼 쪽으로 뻗치는 손은 가까운 쪽으로 뻗치는 손보다 빠른 속도로 움직인다. 가장 자연스럽고 수월하게 느끼는 것은 2개의 상이한 운동이 단순한 관계로 기능적으로 연결되어 있는 방법에 의해서 팔을 움직인다는 것이다. 즉, 각각의 손이 움직여야 할 거리에 따라서 각각의 손의 이동속도의 비율이 항상 결정된다. 이 과제는 2개의 물건을 각각의 손으로부터 상이한 거리에 놓음으로써 달라질 수 있다. 즉, 각각의 경우 나타나는 행동은 같은 형식을 따를 것이다(즉, 더 멀리 떨어진 물건을 향해서 손이 움직이는 속도는 얼마만큼 더 먼 거리를 이동해야 하는지에 따라서 결정된다).

이 운동패턴은 선천적으로 갖춰진 것이 아니라 사람, 과제(2개의 다른 물건에 대해서 양손

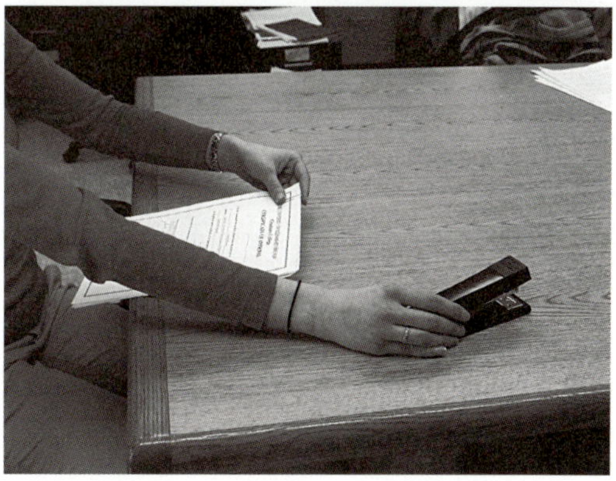

몸쪽(proximal)과 먼쪽(distal)의 물건에 양 손이 동시에 뻗어 닿고 있다.

을 뻗어 닿는 것), 환경(그 사람 앞에 물건이 놓인 장소)의 상호작용으로부터 나타난다. 이 예를 사용하여 인간, 과제, 환경이 어떻게 조절 파라미터가 될 수 있는지를 알 수 있다. 물건의 위치를 바꿈으로써 운동패턴은 변화할 것이다. 또한 한 번에 하나의 물건을 집어 올리도록 지시함으로써 과제를 바꾸면 운동패턴이 바뀔 것이다. 결국은 물론 CNS의 변화(뇌손상 후에 일어나는 것과 같은 것) 또는 근골격계의 변화(예; 근력 저하)는 사람이 어떻게 움직일지를 변화시킬 것이다. 이들 사람, 과제, 환경의 요인 중 어느 것인가 하나라도 변화하면 운동을 다른 패턴으로 전환시키는 조절 파라미터가 된다.

루드의 접근법
The Rood Approach

이 접근법은 작업치료사이고 물리치료사며 그 창시자인 Margaret Rood의 이름을 따서 명명되었다. 그녀는 원래 이 접근법을 뇌성마비를 가진 사람의 치료를 위해 개발한 것이었으나 애초부터 운동조절의 광범위한 문제에 응용되어왔다.

Rood의 접근법은 정상적인 운동조절이 출생 시에 존재하는 반사패턴의 사용으로부터 출현한다는 전통적인 관점에 기초하고 있다. 이들의 반사패턴은 목적의식이 있는 활동에서 사용되고 감각자극을 만들어내기 때문에 이들은 의식하는(겉질) 수준에서 수의적으로 조

상자 글 12.2 물이 들어간 유리컵을 잡기 위한 운동은 어떻게 조절되는가?

인간이 어떻게 손을 유리컵에 뻗어 닿아 잡는가에 대한 운동 프로그램의 설명은 다음과 같이 진행된다. 손을 뻗어 닿아 잡는 것을 위한 복잡한 명령은 뇌 안에 부호화되어 있다. 유리컵을 잡기 위해 요구되는 미세하게 조정된 운동에 대해서 필요한 모든 정보를 포함하는 이들의 명령은 매우 특정의 근육수축을 자극하기 위해 척수를 하강하여 말초신경을 통과하는 생화학적 작동신호를 보내기 위해 검색되고 사용된다. 근육을 수축하기 위한 이 정밀한 자극은 유리컵에 손을 뻗어 닿아 잡는 데에 필요한 정확한 운동을 가져오기 위해 각각의 관절에 걸쳐서 정확한 양과 조합을 가진 긴장을 만들어낸다. 따라서 생화학적 신호가 근육수축을 일으키고 근육긴장이 적절한 정렬로 몸을 움직이는 뼈의 운동을 야기한다는 엄격한 인과관계 고리가 전개된다.

그러나 유리컵을 잡는다는 것은 유리컵을 효과적으로 유지하기 위해 손가락을 어떠한 형태로 하는가의 명령에 완전히 의존하는 것은 아니다. 유리컵의 윤곽에 맞추어 잡기 위하여 손가락의 형태를 만드는 것은 부분적으로는 손가락이 유리컵에 접촉하였을 때에 달성된다. 일단 손이 물건을 잡기 위한 위치가 되면 CNS는 근육긴장을 증가시킬 뿐이다. 손가락은 유리컵 표면에 닿을 때까지 굽고 적절한 위치에서 멈춘다. 사실상 가장 정교한 조정은 유리컵의 형태를 따라가는 고무와 같은 손가락의 배쪽 부분(pads of fingers)에서 이루어진다. 이 잡기의 미세조정의 모두는 모든 세부사항을 명시해야 하는 뇌에 의존하지 않고 달성된다. 그 결과, 유리컵을 잡기 위해 뇌에 필요로 하는 정보는 운동 프로그램의 설명에 의해서 추측되는 것보다 훨씬 적다.

행동의 세부사항은 사람과 잡을 물건 사이의 상호작용에 의해서 진행된다(Clark, 1977; Thelen & Ulrich, 1991; Turvey, 1990). 잡기의 미세조정은 손과 유리컵의 상호작용에 좌우된다. 정확한 운동은 상호작용을 하는 동안에 발생한다.

그래서, 유리컵에 뻗어 닿아 잡는 문제에 비계층(heterarchy)과 출현(emergence)의 개념을 적용해보자. 다음의 요소의 각각이 무언가의 역할을 하고 있다.

- 물을 마시기 위해 유리컵을 들어 올리려고 하는 의도
- 근육군을 움직이기 위해 뇌의 명령을 작용시키는 것
- 어깨와 팔의 생체역학적 조직으로부터 일어나는 운동역학(즉, 뼈와 근육이 어떻게 연결되어

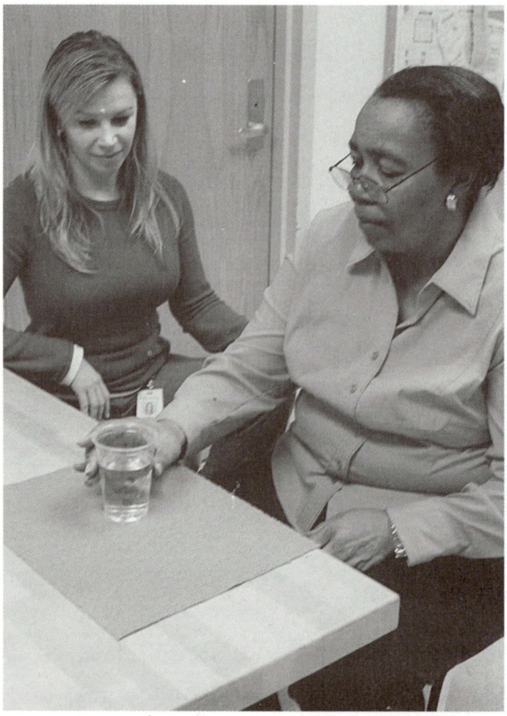

Tunde Koncz는 뇌졸중을 경험한 자기의 환자가 환부 쪽 팔을 사용하여 물이 들어간 유리컵에 뻗어 닿는 것을 관찰하고 있다.

상자 글 12.2 물이 들어간 유리컵을 잡기 위한 운동은 어떻게 조절되는가? (계속)

있고 그리고 그들이 제공하는 운동의 가능성)

- 유리컵의 크기, 형태, 중량 그리고 질감 (texture)

의도, 신경학적 조직, 생체역학, 잡을 대상물은 뻗어 닿기와 잡기에서 결부된 기능적 비계층(functional heterarchy)이 된다. 손을 뻗어 닿음으로써 잡는 것에 대한 실제의 운동은 그들의 전체적인 역학으로부터 출현한다. 이 비계층 안에서 개개의 요소는 무엇이 이루어지고 어떻게 이루어지는가의 양쪽에 영향을 미치게 된다. 어느 요소도 단독으로는 일어나는 것을 완전히 조절하거나 결정하는 일은 없다. 오히려, 인간과 환경이라는 요소가 전체의 역학과 성과에 대해서 역할을 수행하면서 서로 협력하는 것이다(Kelso & Tuller, 1984).

출현하는 전체적인 역학이 출현하는 동작의 원인이 되기 때문에 전체의 역학을 바꾸는 이들 요소의 하나가 출현하는 동작을 바꿀 수 있다. 예를 들면, 유리컵에 손을 뻗어 닿아 잡는 방법은 다음에 열거하는 각각의 상황으로 바뀐다.

- 공식적인 리셉션에서 신경질적으로 음료에 손을 뻗어 닿는 것과 집에서 긴장을 풀고 유리컵의 차를 마시는 것
- 유리컵이 크고 무겁고 음료수가 가득 찬 것과 유리컵이 작고 가볍고 음료수가 조금만 들어 있는 것
- 유리컵이 테이블 위에 놓여 있는 것과 누군가가 유리컵을 건네주는 것

요약하면, 현대의 운동조절 이론은 물이 들어간 유리컵에 뻗어 닿는 것과 같은 단순한 운동이 어떻게 달성되는가에 대한 이해하기 쉬운 설명을 제공한다.

절된다. 그러나 반사패턴은 무의식(겉질밑)의 조절 하에 머무른다. 따라서, 기본적인 운동패턴은 의식적인 주의를 필요로 하지 않고 대신에 과제의 목표 또는 목적으로 유도된다. 이 운동조절의 잠재의식적인 조직화는 운동과제의 효율성을 만들어낸다.

추가적인 관찰 결과는 이 접근법은 근육이 다르면 신체에서의 책임도 다르다는 것이다. 즉, 근육군은 상이한 종류의 일을 수행한다는 것이다. 이에 따라서 Rood는 경노동근(light-work muscles)(그 기능이 주로 운동을 관장하는 근육)과 중노동근(heavy-work muscle)(그 기능이 주로 자세의 안정을 관장하는 근육)으로 분류하였다. 이들 두 가지 유형의 근육은 상이한 종류의 신경계의 조절 하에 있고(즉, 중노동근은 더 반사적으로 조절되는 경향이 있는 것에 반해서 경노동근은 더 수의적으로 조절되는 경향에 있다) 또한 이들은 감각자극에 대해서 다르게 반응한다.

[운동문제에 대한 Rood의 관점]

Rood(1956)는 CNS가 손상되면 반사발달의 정상적인 순서와 학습된 수의적 운동의 조절이 일어나지 않는다는 것을 관찰하였다. 게다가 비정상적인 근육긴장이 자주 있었다. **근육긴장**이란 근육이 뻣뻣해지는 상태 또는 긴장상태를 가리킨다. 근육긴장은 자세의 유지를 위해 필요하다. 근육이 충분이 뻣뻣해지면 수축

이 필요할 때에 적절히 대응할 수 있다. 근육긴장은 진행 중인 감각정보에 반응하여 CNS에 의해서 유지된다. CNS에 장애가 있으면 근육은 적절히 긴장할 수 없게 되거나(낮은 긴장 상태), 지나치게 긴장하는 일이 있다(과다 긴장 상태).

[치료적 중재에 대한 Rood의 접근법]

이 접근법의 근저에는 적절한 감각자극이 특정의 운동반응을 끌어낼 수 있다는 가설이 있다(McCormack & Feuchter, 1996). 치료적 접근법에는 다음의 네 가지 전략이 포함된다.

- 적절한 반응을 불러일으키기 위해 감각자극을 사용함으로써 근육긴장을 정상화하는 것
- 그 사람의 현재의 발달수준에서부터 시작하여 정상적인 운동발달의 순서를 통하여 진행시키는 것
- 어떤 활동의 목표 또는 목적에 주의를 집중시키는 것
- 학습을 강화하기 위한 반복의 기회를 제공하는 것

Rood의 기법의 대부분은 근육반응을 유발하기 위해 적절한 감각입력을 제공하는 것에 집중하고 있다(Rood, 1956). 근육을 촉진하기 위해서 감각자극(예를 들면, 근육 위 영역에 얼음찜질을 하거나 쓰다듬거나 가볍게 문지르는 것)과 고유수용각 자극(예를 들면, 도수에 의한 관절의 압축, 빠른 스트레칭, 두드리기(tapping), 치료사가 가하는 압력, 운동에의 저항)이 사용된다. 느린 율동적인 운동, 알맞은 따뜻함, 지속적인 스트레칭 등과 같은 감각자극은 치료사가 근육을 억제하기 위하여 사용된다. 후각, 미각, 청각, 시각의 자극도 반응을 촉진하거나 억제하기 위하여 사용된다. 후자의 감각자극은 수의적인 조절이 극히 적을 때와 비정상적인 근육긴장이나 반사가 존재하는 경우에 사용된다.

치료는 감각자극으로 근육의 반응을 야기하는 것부터 시작하여 활동에서 운동의 목적의식이 있는 사용에 운동의 발달상의 적절한 패턴에서 얻어진 반응을 사용하는 것까지 순차적으로 진행된다. Rood는 치료에서 따라야 할 운동행동의 정상적인 발달상의 순서를 확인하고 있다. 이상적으로는 환자가 수의적으로 움직이는 것을 지원하기 위해, 또한 목적의식이 있는 활동에의 환자의 자발적인 참여를 준비하기 위해 작업치료에서는 다양한 감각자극의 기법이 사용된다(McCormark & Feuchter, 1996).

[Rood의 접근법의 실행 자원]

Rood의 접근법에서는 작업치료사는 먼저 그 사람이 용이하게 시행할 수 있는 최고 수준의 발달적 운동패턴을 확인한다. 그 다음에 치료는 그 사람이 노력해야 할 다음 단계의 수준으로 시작한다. 그 사람이 만족스러운 수의적 운동조절을 달성할 수 있을 때까지 감각자극과 도수에 의한 보조가 그 사람이 운동을 수행하는 것을 돕는 데에 사용될지도 모른다.

Rood의 과업은 운동조절의 회복에서의 감각자극의 역할에 관한 작업치료에 대한 관심부터 시작되었다. 그러나 신경과학으로부터의 정보는 감각자극이 운동반응에 영향을 주는 방법은 그 접근법이 제시하는 것보다 더 복잡하다는 것을 시사하고 있다(Brunnstrom, 1970). 예를 들면, 감각자극에 대한 신체반응은 개인의 정서적 상태나 감각자극의 지각된

의미(예를 들면, 만지다)와 같은 심리적 요인에 의해서 중재되고 조정된다는 증거가 있다. 이와 같이 감각자극과 운동반응 사이의 관계는 감각자극의 전통적인 치료적 사용에서 가정되어 있는 것 같이 단순하고 직선모양의 것은 아니다.

보바스의 신경발달학적 치료
Bobaths' Neurodevelopmental Treatment

신경학자와 물리치료사의 하나의 팀인 보바스 부부는 원래 뇌성마비를 가진 사람들을 위해 신경발달학적 치료(neurodevelopmental treatment: NDT) 접근법을 개발하였다(Bobath, 1978). 이 접근법은 또한 CNS의 장애에 의해서 비정상적인 운동을 가진 온갖 사람에 대해서도 효과적이라고 생각되고 있고 성인 편마비의 치료에도 빈번히 사용되고 있다(Trombly & Radomski, 2002).

NDT는 다음의 전제에 기초하고 있다.

- 운동조절은 운동감각의 학습을 포함한다(운동 그 자체가 아니다).
- 기본적 자세운동이 먼저 학습되고 면밀히 검토되고 그리고 기능적 기술(functional skills)로 통합된다.
- 모든 활동에는 그 근저를 이루는 기초로서 자세조절이 있다.

[운동문제에 대한 보바스의 관점]

뇌손상 후의 운동의 문제에는 일상의 기능적 활동을 방해하는 비정상적인 근육긴장(예: 경직; spasticity)과 비정상적인 자세와 운동의 패턴이 있다. 게다가 자세와 운동이 비정상적일 때는 그 사람의 감각은 이들의 비정상 패턴을 반영하여 CNS에 잘못된 정보를 제공한다. 따라서 그 사람은 정상적인 운동을 경험하고 학습하고 또는 재학습을 할 수 없다.

[치료 중재에 대한 보바스의 접근법]

치료에서는 비정상적인 패턴을 억제하고 운동학습을 위한 적절한 감각정보를 제공하는 정상적인 운동패턴으로 대체할 것을 필요로 한다. 적절한 감각정보를 제공함으로써 비정상적인 패턴은 억제되고 정상적인 패턴이 유발된다. 사람이 바른 운동패턴을 수행할 수 있게 하였을 때는 자기 스스로가 만들어내는 운동에 관한 감각정보는 운동조절의 학습을 가능케 한다. 이와 같이 이 접근법의 기본은 환자에게 적절한 운동이란 어떻게 느껴지는가를 학습시키는 것이다.

[보바스 접근법의 실행 자원]

평가는 그 사람이 일관되게 수행할 수 있는 최고의 발달수준을 결정하는 것으로 구성된다. 평가는 또한 신체가 다양한 발달 상태에 있을 때의 근육긴장을 서술하고 외부자극 또는 수의적 노력에 반응하여 근육긴장이 어떻게 변화하는가를 서술하는 것을 목적으로 하고 있다. 예를 들면, 평가에서는 환자가 운동조절의 특정 발달수준에 머물러 있는지, 또는 운동능력이 발달수준에 걸쳐 중간에 틈새를 두고 흩어져 있는지를 확인해준다. 이와 같이 평가는 운동조절의 발달에 관한 그 사람의 개별화된 모습을 제공한다.

다음의 발달상의 수준에서 활발한 운동 수행을 자극하고 촉진하는 동안, 치료는 발달상의 진행으로 이어지고 근육긴장 또는 자세의 비정상적인 분포를 억제하기 위해 그 사람을 바르게 **다루는 것(handling)**을 강조한다. 다루기는 운동조절의 요점(항상 그런 것은 아니지만 보통은 팔이음뼈와 같은 몸쪽 영역)이 있다는 원리에 기초하고 있다. 작업치료사는 비정상적인 운동을 억제하고 정상적인 운동을 촉진하기 위해 이들의 요점을 다룬다(Trombly & Radomski, 2002). 다루기(handling)는 환자의 자발적 노력과 연관하여 일어날 수 있다. 그 목적은 더 정상적인 운동을 촉진하는 것에 있다.

근육을 물리적으로 가볍게 두드리는 것(tapping) 같은 감각자극도 사용할 수 있다. 일단 정상적인 반응이 끌어내어지면 이들은 반복되고 그 사람은 목적의식이 있는 과제에서의 운동을 실행하는 기회가 주어진다. 작업치료의 요지는 정상적인 반응에 대한 수의조절을 조장하는 것이다. NDT 접근법의 근저를 이루는 신념은 어떤 사람이 일단 특정의 발달적 운동패턴을 수의적으로 조절할 수 있게 되면 그것을 숙련된 활동으로 통합하는 것도 가능하다는 것이다. 치료목표는 그 사람에게 기능적 수행의 준비를 시키는 것이다. 그러나 그 사람으로서 상당히 높은 수준의 능력을 필요로 한다고 생각되는 과제에 직접적으로 관여시키는 것은 적응성이 없는 근육긴장과 운동패턴을 유발하고 강화할지도 모르기 때문에 금기이다.

NDT 접근법은 목적의식이 있는 상황 속에서 정상적인 운동을 지원하고 촉진하기 위해 작업치료에서 사용되고 있다(Trombly & Radomski, 2002). 치료적 활동은 이 접근법의 원리를 따르는 편마비 환자에게 적응시킬 수 있다. 이에 더해서 이 원리는 편마비가 있는 성인의 일상생활 활동을 수행하는 훈련에 도입할 수 있다(예를 들면, 비정상적인 근육긴장이 옷을 입는 것을 방해하는 경우에 그 사람이 자기 자신의 신체의 비정상적인 근육긴장을 억제하는 것을 가르치는 것)(Trombly & Radomski, 2002).

Brunnstrom의 운동치료
Brunstrom's Movement Therapy

Brunnstrom은 뇌혈관 장애 후의 편마비 환자의 운동조절 문제의 치료적 접근법으로서 운동치료를 개발하였다(Brunnstrom, 1970).

조직화의 관점은 정상적인 발달은 반사의 발달의 진행을 포함한다는 관찰에 기초하고 있다. 게다가, 반사는 수정되고 그 구성요소는 목적의식이 있는 운동으로 재편성된다. 이것은 뇌의 고차 중추가 우위가 됨에 따라 달성된다.

[운동문제의 Brunnstrom의 관점]

Brunnstrom은 뇌혈관 장애를 경험한 사람은 낮은 수준의 운동기능(즉, 반사행동)을 나타낸다는 것을 관찰하였다(Brunnstrom, 1970). 그녀는 편마비의 회복과정에서 연속적으로 관찰되는 팔다리의 운동에는 일정한 패턴이 있다는 것을 확인하여 분류하고 이들 패턴을 팔다리의 협동작용(limb synergies)이라 불렀다. 협동작용이란 팔다리를 수의적으로 움직이려고 하는 것, 건전한 쪽의 팔다리를 움직이려고 하는 노력, 다른 감각자극 등에 의해서 개별적으로 또는 일체가 되어 일으키는 팔다리 전체의 패턴화가 된 굽힘(flexion) 또는 폄(extension) 운동이다. Brunnstrom은 이들의 반사패턴의 각각이 발달단계의 바른 단계에 일어날 때에는 정상이라 할 수 있기 때문에 이들이 뇌손상에 의한 편마비 환자에게 관찰되는 것은 정상이라 생각된다고 추론하였다. 이러한 패턴의 발생은 손상을 받은 CNS의 기능이 발달단계의 초기로 되돌아갔다는 단순한 증거이다.

[치료적 중재에의 Brunnstrom의 접근법]

Brunnstrom의 치료적 접근법은 비록 그것이 정상발달에서 학습되지만, 반사적인 협동작용을 유발하여 더 성숙한 수의운동을 점진적으로 학습하기 위한 기초로서 이들을 이용하는 것으로 시작된다. 이 접근법은 회복단계를 통해서 진행하기 위해 환자가 이용 가능한 운동 패턴을 사용하는 것을 강조하고 있다(Pedretti & Zoltan, 2001).

[Brunnstrom의 접근법의 실행 자원]

이 접근법에서는 평가는 (운동패턴을 감지하고 인식하는 능력은 치료에서 중요하기 때문에) 그 사람의 감각상태, 어느 반사가 존재하는가, 그리고 현재의 회복단계를 결정하는 것이 포함된다. Brunnstrom(1970)은 편마비로부터의 6개 수준의 회복을 확인하고 있다.

1. 수의운동이 없는 이완(flaccidity)
2. 나타나기 시작하는 운동의 협동작용
3. 협동작용의 수의조절
4. 협동작용으로부터 일탈하는 수의운동
5. 기본적인 협동작용으로부터 독립된 수의운동
6. 정상에 가까운 협동성을 가진 개별적인 관절의 수의운동

또한 치료는 다음의 원칙에 기초하고 있다.

- 발달적 회복의 순서를 사용하는 것
- 수의운동이 출현하고 있지 않는 경우, 감각자극을 통해서 운동을 촉진하는 것
- 자극된 운동에 대해서 의지적 조절을 조장하는 것
- 환자에게 자세를 유지하고 수의적으로 움직이도록 요구함으로써 출현하고 있는 협동작용을 강화하는 것
- 기능적인 활동에서 조절 하에 협동작용을 이용하는 것

이 접근법을 작업치료에 응용하는 것은 목적의식이 있는 활동에서의 조절된 운동의 이용에 초점을 맞추는 것이다. 회복의 제3 및 제4 단계에서 환자가 어느 정도의 수의조절이 있을 때, 활동은 이들의 운동을 이용하는 데에 적응시킬 수 있다. 때로는, 이것에는 건전한 쪽 팔을 과제에서 사용하는 한편, 환부 쪽 팔은 대상이 되는 물건을 안정시키는 데에 사용하는 것이 수반된다. 활동은 기존의 협동운동의 사용을 촉진하기 위해, 협동운동을 분리하거나 결합시키거나 하는 운동행동을 끌어내기 위해, 또한 더 큰 의지적인 운동조절을 달성하기 위해서 조정될 수 있다(Pedretti & Zoltan, 2001).

Brunnstrom의 접근법은 Bobath의 접근법과는 다르다. Bobath의 접근법은 뇌손상 후에 출현하는 운동패턴은 운동조절을 재훈련하기 위해 사용해서는 안 된다고 주장하고 있다. 그러나 Brunnstrom은 반사활동 밖에는 출현하지 않는 것 같은 회복단계의 초기에서는 그러한 활동을 이용해야 한다고 주장하였다. 그러나 Brunnstrom은 반사활동은 회복단계의 후기에서는 억제해야 한다는 것에는 동의하였다.

고유수용성신경근육촉진법
Proprioceptive Neuromuscular Facilitation

고유수용성신경근육촉진법(PNF)은 "고유수용기(proprioceptor)의 자극을 통해서 신경근육의 기전의 반응을 촉진하고 앞당기는 방법"이라 정의된다(Voss, Ionta, Meyers, 1985, p. xvii). 이 접근법은 이제까지의 세 가지 접근법보다도 광범위한 것이고 더 다방면에 걸친 것이다.

이 접근법에 따르는 조식화를 정의하는 몇 가지 원칙이 있다(Meyers, 1995). 이 관점에 따르면 정상적인 운동발달은 머리 쪽에서부터 꼬리 쪽으로, 몸쪽에서부터 먼쪽으로 진행된다는 것이다. 반사는 초기의 운동행동을 지배하고 성숙해짐에 따라 수의적인 운동행동으로 통합된다. 운동행동은 순환적이다(굽힘 난계와 폄 단계가 번갈아 일어난다). 정상적인 목표 지향적 운동은 반대방향의 운동(예를 들면, 굽히고 그 다음에 펴는 것)에 의해서 형성되어 있고 길항근군(예를 들면, 굽힘근과 폄근) 사이의 균형에 의존하고 있다. 운동행동은 전체적인 운동패턴의 질서 있는 순서 속에서 발달한다. 이 발달은 순차적으로 진행되는 것이 아니라 그 대신에 운동발달의 연속적인 단계에는 겹침(공통부분)이 있다.

운동능력의 증진에는 학습을 필요로 한다. 이 학습에는 많은 경우, 연쇄적 또는 연속적인 단계의 획득 그리고 후에 이들을 과제에 통합하는 것이 포함된다. 빈번한 자극과 운동의 반복은 학습된 운동능력의 유지를 지원한다. 마지막 중요한 원칙은 운동학습은 다중감각 정보를 필요로 한다는 것이다. 청각, 시각, 촉각 계통은 고유수용성 정보와 함께 운동의 학습 프로그램을 짜기 위해 감각 데이터를 제공한다.

[운동문제에 대한 PNF의 관점]

이 접근법에 관해서는 장애가 있으면 운동조절에 어떤 어려움이 있다. PNF는 원래 뇌성마비와 다발성경화증의 치료를 위해 개발된 것이지만, 운동제한이 CNS에 기인한 것이 아닌 사람을 포함하는 광범위한 환자에게 적용된다는 것을 알게 되었다.

[치료중재에 대한 PNF의 접근법]

PNF의 치료적 접근법은 다중 감각적이다. 사용하는 감각자극에는 치료사의 신체적 접촉, 시각적 단서, 언어적 명령이 있다. 치료의 중심적 특징은 운동기능의 회복을 위해 운동의 대각선적 패턴(즉, 신체의 정중선에 대해서 대각선적인 면에서 팔다리를 움직이는 것)을 사용하는 것이다. 대각선적 패턴은 정상적인 발달의 부분이 자연스런 운동이 수반되고 신체 양쪽의 통합을 필요로 하기 때문에 선택되는 치료라 생각된다.

[PNF의 실행 자원]

평가는 광범위하고 발달적 자세와 개인이 할 수 있는 운동패턴 그리고 기능적 활동에서 사람이 이들 능력을 사용할 수 있는 능력을 결정할지도 모른다. 이 평가의 목표는 운동을 위한 환자의 능력의 강점과 문제점에 대한 포괄적인 모습을 수집하는 것과 중재를 위한 적절한 기법을 선택할 수 있도록 이들을 매우 상세하게 확인하는 것이다.

환자가 자연스런 대각선적 운동 패턴을 시행하는 것을 조장하기 위해 사용되는 몇 가지의 기법이 있다. 하나의 방법은 방산(irradiation)인데 이것은 약한 근육의 활동을 자극하기 위해 더 강한 근육군을 사용함으로써 특정 근육의 작용을 촉진하도록 시도하는 것이다. 두 번째 방법인 연속적인 유도(successive induction)는 하나의 수의운동을 사용하여 또 다른 수의운동을 촉진하는 것이다. 세 번째 기법인 상반신경 지배(reciprocal innervation)는 반사를 억제하기 위하여 수의운동을 사용한다. 기타의 기법에는 적절한 자세잡기(positioning), 또는 자극을 위한 도수접촉의 사용, 그리고 운동을 위한 구두 명령 또는 지시 등이 포함된다. 근육의 스트레칭, 그리고 운동에 저항을 주는 것 같은 감각자극의 방법도 사용된다. 촉진기법과 조합한 목표 지향적 운동은 치료의 가장 효과적인 수단이라 생각된다.

신경발달적 접근법의 요약

Summary of the Neurodevelopmental Approaches

이전의 논의에서는 네 가지 신경발달적 접근법의 상이한 강조점을 설명해왔지만 이들은 다음과 같은 운동조절에 대한 관점을 공유하고 있다(Mathiowetz & Bass-Haugen, 1994, 2002). 그들은 CNS가 계층적으로 조직화되어 있고(즉, 고차 중추가 저차 중추를 조절한다)운동은 저차 중추의 감각입력에 의해서, 그리고 고차 중추에서 부호화된 운동 프로그램을 통해서 조절된다고 주장하고 있다. 그들은 발달과 학습이 CNS에서의 성숙이나 경험적으로 주도되는 변화 때문에 일어난다고 주장하고 있다.

신경발달적 접근법에 따르면 운동조절은 인간이 운동에 숙달하고 그 다음에 과제를 성취하기 위해 이들 운동을 사용하기 때문에 일어난다고 한다. 운동학습과 발달의 고정된 순서를 가지는 것은 시스템이 계층적으로 어떻게 구축되고 저차 수준의 운동패턴이 어떻게 수정되는가의 필연적인 결과라 여겨진다(예를 들면, 수의운동은 반사로 작동되는 자세조절을 기반으로 하고 있다).

운동 문제에 대한 이해

Understanding Motor Problems

신경발달적 접근법에 따르면 비정상적인 운동패턴은 CNS의 혼란에서부터 직접 기인한다. CNS의 손상은 감각/지각의 입력, 운동 프로그램, 운동조절의 정상적인 계층적 조직화를 혼란시키거나 방해한다. 이것은 결과적으로 비정상적인 근육긴장, 반사, 운동패턴을 만들어 낸다.

치료적 중재

Therapeutic Intervention

신경발달적 접근법은 오로지 CNS에서의 손상이나 혼란에서부터 직접 기인한다고 생각되는 운동조절의 장애에 대한 이해와 치료에 초점을 맞추고 있다. 중재를 위한 접근법의 근저를 이루는 가장 기본적인 개념은 다음의 것에 초점을 맞추고 있다:

- 감각자극에 의한 비정상적인 근육긴장, 반사, 운동패턴의 억제
- 감각자극에 의한 정상적인 근육긴장, 반사, 운동패턴의 촉진

이 초점의 기초에 있는 것은 근육과 운동의 역학(dynamics)에서 관찰되는 모든 변화

는 CNS의 조직화에서 달성된 변화와 직접적으로 관계가 있다는 가정이다.

신경발달적 접근법은 치료사로부터의 끊임없는 지원(예를 들면, 다루는 것, 자세잡기, 지시)과 피드백으로 과제의 반복을 통해서 학습하는 것을 강조한다. 이들은 또한 어떤 과제의 일부분을 학습하는 것에서부터 부분을 전체로 통합하는 것까지의 발달상의 진행도 강조하고 있다.

회복과 치료는 반사에서부터 수의조절로, 투박하고 큰 운동에서부터 분리된 운동으로, 그리고 몸쪽 부분 조절에서부터 먼쪽 부분 조절로의 정상적인 발달순서를 따르는 것으로 예상된다. 따라서 이들 접근법은 정상적인 운동 또는 회복순서를 따르는 운동을 사용할 것을 강조하고 있다. 이들의 순서에 대한 지각된 중요성은 이들이 CNS 안에 선천적으로 갖추어져 있다는 가정에 기초하고 있다.

실행의 자원
Practice Resources

신경발달적 접근법에서는 평가는 다음의 것에 초점을 맞추고 있다:

- 근육긴장, 감각과 지각, 자세조절의 상태를 결정하는 것
- 비정상적인 반사와 운동패턴을 확인하는 것
- 기존의 운동조절 패턴의 발달수준을 확인하는 것

치료를 위한 기술은 바른 운동패턴을 끌어내기 위해 외부의 감각자극과 다루기(handling)의 이용에 크게 의존하고 있다. 게다가 이들 접근법은 일단 정상적인 운동패턴

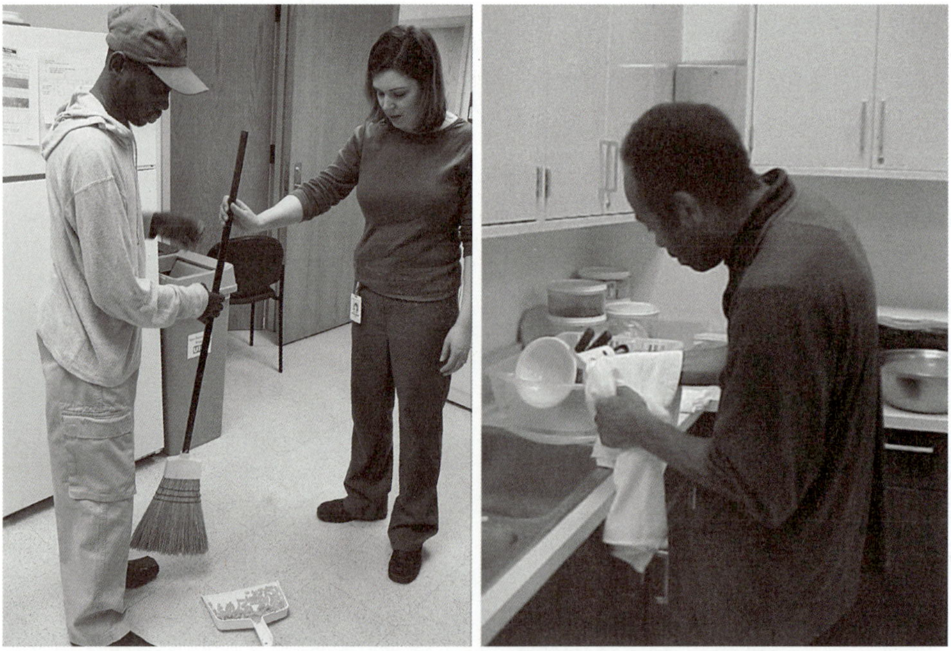

운동조절 모델에서의 평가와 중재를 위한 맥락으로서 매일의 과제를 사용한다.

에 숙달되면 작업수행에서의 기능적인 운동조절로 일반화될 것이라는 가정 하에 운동패턴의 실행과 숙달을 강조하고 있다.

작업에 참여하는 것은 강조되고 있지 않다. 작업은 그것이 적절한 운동패턴을 끌어낸다고 생각될 때에만 선택된다. 때로는 작업 활동의 사용은 고립하여 발달한 단편적 기술로 간주되기 때문에 반대되어왔다. 이러한 단편적 기술은 수행된 과제에 특유한 것으로 간주되고 이런 이유로 수행의 다른 영역에는 일반화되지 않는다. 일반적으로 작업은 신경발달적 접근법에서 운동조절 장애의 치료에 중심적 역할을 수행하지 않는다.

현대의 운동조절 접근법의 이론과 실행의 자원

Theory and Practice Resources of Contemporary Motor Control Approach

현대의 운동조절 접근법은 작업치료에서 명확히 설명되어왔다(Bass-Haugen, Mathiowetz, Flinn, 2008; Mathiowetz & Bass-Haugen, 1994, 1995, 2002; Radomski & Trombly Latham, 2008).

이론

Theory

운동조절은 인간(동기부여, 인지, CNS, 근골격계의 구성요소)과 환경 및 과제와의 상호작용으로부터 출현한다고 간주되고 있다. 운동은 이 역동적인 상호작용에 좌우되는 자기 조직화하는 현상이라 이해되고 있다. 중요한 것은 이 접근법에서 운동은 오로지 CNS에만 의존하고 있는 것은 아니라고 이해되고 있다는 것이다. 오히려, 운동에는 많은 변수가 관여하고 있다. 즉, 인간, 과제, 환경의 각 요인의 상호작용에 의해서 조절된다는 것이다. 이 운동조절에 대한 관념은 앞에서 논의된 비계층적 조직체계(heterarchy)와 출현(emergence)의 개념을 반영하고 있다.

현대의 운동조절 접근법에서는 CNS는 고차 중추와 저차 중추가 서로 협력적으로 상호작용을 하고 또한 근골격계와 서로 상호작용을 하는 비계층적으로 조직화된 시스템이라 간주되고 있다. 게다가 운동패턴은 CNS에 "미리 연결된(pre-wired)" 불변의 순서로서가 아니라 인간의 독특한 특징과 환경조건을 고려해볼 때 작업수행을 성취하는 안정된(또는 선호하는) 방법으로서 이해되고 있다. 이 관점은 이전에 논의된 "어트랙터 상태(attractor states)"의 개념을 반영하고 있다. 이들 선호하는 운동패턴은 어떤 참여 시스템이나 환경에서의 변화에 의해서(즉, 조절 파라미터가 되는 변수에 의해서) 교란될 수 있다.

현대의 운동조절 접근법에 따르면, 운동조절은 인간이 어떤 작업을 성취하기 위한 가장 좋은 해결책을 추구하는 과정을 통해서 학습된다. 따라서 학습은 수행하는 인간, 상황, 수행되는 과제 등의 특성에 좌우된다. 운동패턴이 실행될 때에 이들은 어트랙터 상태(attractor states)가 된다. 그리고 이들을 광범위한 조건하에서 실행할 때 좁은 조건하에서 학습한 때보다 더 안정된다.

인간, 과제, 환경의 변화는 어느 것도 선호하는 운동패턴에 붕괴, 또는 질적인 전환을 초래할 가능성이 있다. 이와 같이 운동행동을 변화시키는 조절 파라미터는 CNS나 근골격계, 과제, 환경 속에 있는 것이 아닌가라고 생각된다. 예를 들면, 세기, CNS의 성숙, 다루는 물건의 크기나 무게, 또는 과제에 필요로 하는 운동속도 등의 변화는 운동행동의 패턴을 변화시키는 조절 파라미터가 될 수 있다.

작업치료에서의 현대의 운동조절 모델은 시행하는 작업의 역할과 그것을 수행하는 작업의 상황을 강조하고 있다. 수행하는 과제는 온갖 운동조절에 중요한 영향을 미치는 것으로 인식되고 있다. 이 모델에서 운동조절은 특히 주어진 과제를 수행한다는 상황 속에서 자기조직화를 하는 행동이라 간주되고 있다(Lin, Wu, Trombly, 1998; Trombly, 1995; Wu, Trombly, Lin, 1994).

마지막으로 현대의 운동조절 모델은 고정된 발달적 또는 운동학습의 순서를 강조하지 않는다. 오히려 운동의 변화 또는 학습의 순서는 개인에 특유한 특성과 운동조절이 학습되는 환경에서의 변화의 양자에 의존하고 있다.

현대의 운동조절 접근법은 개별화된 부분보다는 과제 전체의 학습을 강조한다.

운동문제에 대한 이해
Understanding Motor Problems

CNS가 손상되었을 때, 운동행동의 문제는 어떤 정해진 상황 속에서 특정의 작업형태를 수행하는 동안 손상을 보상하려는 시도의 결과로서 초래된다. 만일 그 사람이 수행하고 있는 작업 또는 환경이 변화하면 그 사람이 나타내는 운동행동의 종류가 변화할지도 모른다(Mathowetz & Bass-Haugen, 1994, 1995; Trombly, 1995). 이런 이유로 운동의 장애가 CNS의 결손과 연관성이 있기는 하지만 이들 결손에 의해서 직접 야기되는 것은 아니다. 오히려 운동패턴은 특정의 능력과 제한(CNS와 근골격계의 양자에서 보여주는 것 같은)을 가진 인간, 수행되는 과제 그리고 수행이 일어나는 환경조건과의 사이에서 일어나는 역학(dynamics)의 결과이다. 이와 같이, 예를 들면, 어떤 비정상적 운동패턴은 CNS의 손상과 근력약화의 양쪽에 의해서 영향을 받을지 모르지만 어떤 특정의 작업과 환경의 조건하에서만 존재할지도 모른다.

치료적 중재
Therapeutic Intervention

과제 지향적 집근법의 중심적 전제는 "기능적 과제가 행동의 조직화를 지원한다"라는 것이다(Mathiowetz & Bass-Haugen, 2002, p.139). Mathiowetz와 Bass-Haugen에 따르면 작업치료는 수행하기 어려운 과제를 확인하는 것으로, 그리고 그 사람이 이들 과제를 위해서 사용하는 선호하는 운동패턴에 주목하는 것으로 시작한다. 작업치료사는 다음으로 최적의 수행을 지원하거나 또는 효과적이지 못한 수행의 원인이 되는 인간과 환경의 시스템을 결정한다. 이것은 운동조절에서의 지지와 제한 요인을 확인해주고 중재를 결정하는 기초로서의 역할을 한다.

작업치료사는 또한 작업적 조건이나 환경적 조건에서 운동행동의 안정성과 불안정성을 결정하려고 한다. 이와 같이하여 기능적 그리고 장애적 운동패턴이 분명히 나타나는 조건의 범위가 확정될 수 있다. 이것은 어떤 특정의 운동패턴이 얼마나 강력한 어트랙터 상태(attractor states)인가, 그래서 그것이 다른 패턴을 얼마나 용이하게 방해하거나 전환할 수 있는가를 드러내 보인다.

평가가 무엇을 드러내어 보이는가에 따라서 중재는 달라질 수 있다. 예를 들면, 어떤 사람의 운동행동이 불안정할 때, 작업치료사는 그 사람이 최적의 운동의 해결방법을 찾아서 보다 안정되도록 실행하는 것을 지원할 것이다. 만일 그 환자가 과제의 목표를 달성하는 운동조절 전략을 사용하고 있지만 그것이 가장 효율적이지 못하거나 안전하지 않다면 작업치료사는 환자가 운동의 다른 전략을 찾아서 안정시키는 것을 지원할 것이다.

현대의 운동조절 접근법은 개별화된 부분보다는 과제 전체의 학습을 강조한다. 이 접근법은 또한 지시나 끊임없는 피드백에 의존하기보다는 운동문제에 대한 그들 자신의 최적의 해결방법을 찾도록 지원하는 것을 강조한다. 사람은 작업수행의 상황 속에서 실험을 하고 문제해결을 하는 것이 허용된다. 수행의 전체적인 결과에 대한 피드백은 수행의 부분에 대한 개별적 피드백보다 유용하다고 생각된다.

이 접근법에서의 치료목표는 다음의 것에 초점을 맞추고 있다.

- 환자의 특징을 고려하여 가장 효율적인 방법으로 필요하고 동시에 바람직한 과제를 달성하는 것
- 학습된 운동행동이 더 안정되도록 다양하게 변화하는 자연스런 상확 속에서 그 사람이 실행할 수 있게 하는 것
- 수행을 강화하는 사람과 환경의 특성을 최대화하는 것
- 치료 장면을 넘어선 새로운 환경에서 조우하는 도전에 대한 해결방법을 더 간단하게 찾을 수 있도록 환자의 문제해결 능력을 높이는 것

전체적으로 이 접근법은 환자의 역할과 동기부여를 고려하는 공동의 그리고 환자 중심의 접근법을 강조하고 있다.

실행의 자원
Practice Resources

평가를 위한 이 접근법은 환자 중심적이고 과제 지향적이며, 뇌졸중을 체험한 젊은 여성인 Mariela를 특징으로 삼는 예에서 설명하는 것 같은 맥락에서(상자 글 12.4 참조) 대상자가 의미 있는 과제의 수행을 시도하는 것에 대한 관찰을 강조하고 있다. 평가방법에는 상이한 작업형태와 상황 속에서 운동조절이 어떻게 변화하는지를 검토하는 양적 및 질적인 데이터 수집을 포함하고 있다(Mathowetz & Bass-Haugen, 2002; Trombly, 1995). 평가는 작업수행의 관찰로부터 시작되고 다음으로 이들 시스템이 어떻게 수행을 제약하고 있는가에 대한 더 깊은 이해가 필요할 때에만 근저를 이루는 시스템을 검토하는 것으로 진행한다.

예를 들면, 작업치료사는 반사나 근육긴장의 평가로 시작하지는 않을 것이다. 그 보다는 오히려 그 사람이 필요한 작업형태를 수행하는지 아닌지, 그리고 어떻게 수행하는지를 검토하는 것으로 시작할 것이다. 그래서 수행의 어려움을 인지할 때는 근육긴장이나 비정상 반사가 수행의 어려움의 원인이 되고 있는지 아닌

상자 글 12.3 과제 지향적 치료

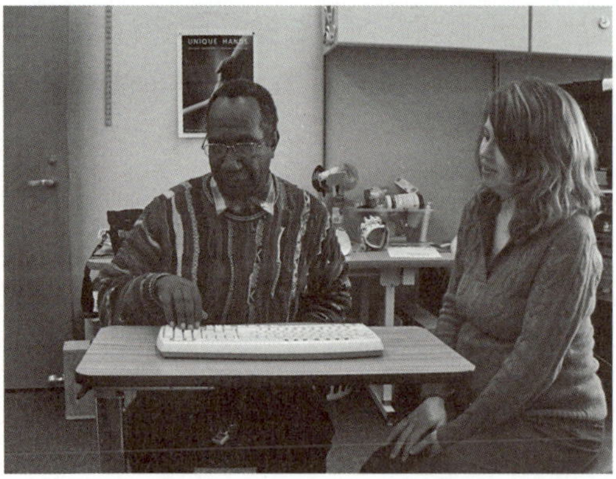

위의 사진에서는 Heidi Fischer와 환자가 과제지향적인 상황 속에서 운동의 집중훈련에 초점을 맞춘 운동조절 치료를 하고 있다. 이 사진의 환자는 뇌졸중이 되기 전에 빈번히 컴퓨터를 사용하고 또한 피아노를 치던 기술자였다. 그는 키보드 과제에서 손가락의 폄(extension)과 벌림(abduction)을 반복해서 훈련하고 있다. 이 밖에도 운동조절의 전략으로서 예를 들면, 컵을 잡기 전에 여러 번 반복해서 손목을 펴고 컵을 잡기 위해 손가락을 벌리는 연습과 같은 운동의 강화가 시행되고 있다.

지, 또한 어떻게 그 원인이 되고 있는지(작업형태 및 환경과 함께)를 확인하는 것으로 진행해 갈 것이다. 따라서 평가의 초점은 그 근저를 이루는 일반적인 운동능력이 아니라 작업수행에 맞춰진다.

이러한 것은 또한 작업치료사가 환자의 역할수행을 위해서 어떠한 과제가 필요한가를 학습하는 것으로 시작한다. 작업치료사는 인간 시스템이 어떻게 수행의 어려움의 원인이 되는가를 결정하는지를 검토할 때에는 CNS가 중요하다고 인식되지만 수행을 공동으로 결정하는 몇 가지 요인 중의 하나로서만 인식되고 있다. 현재로서는 아직도 입증된 평가방법은 없다. 그러나 평가의 원칙과 기존의 평가를 이 접근법에 포함시키는 방법이 확인되어 있다(Mathowetz & Bass-Haugen, 2002).

이 모델은 환자중심의 작업형태, 자연스런 환경, 최적의 운동의 해결방법을 위한 적극적인 실험의 이용을 강조하고 있기 때문에 그 기법은 신경발달적 기법처럼 용이하게 명시될 수는 없다. 이들 전통적인 접근법은 운동조절이 단일 시스템인 CNS에 의해서 이루어진다고 추정하였다. 따라서 기법은 매우 특정한 것이었다.

현대의 접근법은 운동조절에 영향을 주는 복합적인 요인을 확인하고 이들의 상대적인 중요성과 환자의 수행에 미치는 영향은 상황에 좌우된다고 주장하고 있다. 따라서 작업치료에서 사용되는 실제의 기법은 많은 측면에 걸치는 환자의 상황의 개별적인 이해를 필요로 한다. 신경발달학적 접근법의 더 표준화된 방법에 익숙해져 있으면 운동조절 접근법은 우선은 그다지 규범적이지도 독특한 것도 아닌 것처럼 생각된다. Bass-Haugen(2008)은 이 접근법의 다양한 원칙을 개괄적으로 설명하고 있다. 예를 들면, 작업치료사는 작업에 기초한 초점을 사용한 일반적인 접근법 하에서 다음의 것을 시행해야 한다고 지적하고 있다.

- 치료에서의 초점으로서 기능적 과제를 사용한다.
- 환자의 역할에서 의미가 있고 중요한 과제를 선택한다.
- 치료를 위해서 선택된 과제의 특성을 분석한다.
- 과제수행에 사용되는 운동을 기술한다.

상자 글 12.4

사례: 현대의 운동조절 접근법의 사용

Tunde Koncz는 신경학적 손상을 경험하였고 그 결과 작업수행에 어려움이 있는 환자와 함께 일하고 있다. Tunde는 거의 1년 동안 뇌졸중으로부터 회복 중인 21세의 여성인 Mariela와 함께 일하고 있다. Mariela는 20세 때에 뇌출혈을 일으켜 그 후유증으로서 오른팔은 거의 움직임이 없었다. Mariela가 작업치료를 시작하였을 때, Mariela의 오른쪽 손과 팔은 완전히 기능을 하지 않아 그녀는 일상생활에서는 이들을 사용하지 않았다. Mariela는 뇌졸중 이후 건전한 쪽인 왼쪽을 사용하는 것을 선호하고 그녀의 일상생활에서도 왼쪽에 맞춰서 조정하였다.

Tunde는 Mariela의 중추신경계의 손상과 그녀의 편마비 쪽 움직임의 어려움과 사용제한 때문에 운동조절 관점에서 Mariela의 사례를 생각하기로 결정하였다. Tunde는 Mariela의 작업수행을 관찰하고 그녀가 어떠한 활동에서도 오른손을 사용하지 않는다는 것에 주목하는 것에 의해서 평가를 시작하였다. Tunde는 Mariela의 웃옷 갈아입기, 자기 스스로 식사하기, 머리를 빗는 것 같은 몸 단정히 하기 활동을 관찰하였다. Mariela가 오른쪽을 과제에 관여시키는 데에 어려움이 있다는 것은 근력과 가동범위의 감소가 마비 쪽 팔과 손의 어떤 의미 있는 사용을 방해하는 조절 파라미터라는 것을 나타내어 보여주었다.

Mariela는 이전에 잘 쓰는 손인 오른손을 사용해서 옷 갈아입기, 자기 스스로 식사하기, 욕조에의 이동과 같은 활동을 하는 것을 희망하여 작업치료를 받으러 왔다. 그녀는 오른쪽을 사용해서 일상생활에서의 자립도를 높이는 것을 희망하고 있었다. 또한 이전에 하고 있었던 것처럼 개(dog)와 놀 수 있게 되기를 원하고 있었다.

Tunde는 근력과 능동 가동범위를 개선하는 단기목표를 설정하기 위해 Mariela와 협력하였다. 그들은 또한 Mariela가 ADL(일상생활활동)에서 자립하게 되고 양손 과제를 보조하기 위해 그녀의 오른손을 사용하는 장기목표에 합의하였다. 초기의 치료에서 Tunde는 마비 쪽의 가동범위 확대와 근력강화를 위해 다양한 훈련을 도입하였다.

일단 Mariela의 근력과 가동범위가 어느 정도의 기능까지 개선되면 Tunde는 Mariela의 운동기술을 향상시키기 위한 작업치료 중재에 더 과제지향적인 접근법을 포함시키기 시작하였다. 예를 들면, 머리를 빗기 위해 빗에 오른손을 뻗어 닿는 것 그리고 물을 마시기 위해 물이 들어간 병에 오른손을 뻗어 닿는 것 등이다. 이들의 운동과제의 재학습을 돕기 위해 적절한 운동의 반복이 사용되었다. Mariela에게 상이한 상황 속에서 손을 뻗어 닿는 연습을 하도록 요청함으로써 마비 쪽으로 학습한 운동이 장차 더욱 응용할 수 있을 것이다.

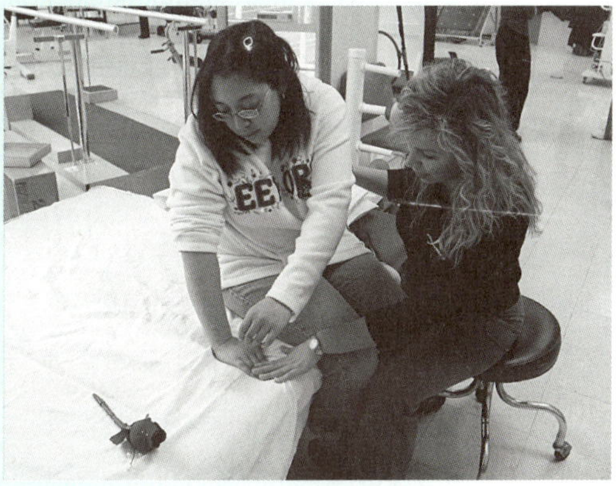

Mariela는 자기 이름의 서명을 할 펜에 손을 뻗히고 있다.

상자 글 12.4 (계속)

Tunde와 Mariela가 작업치료에서 빈번하게 시행한 기타의 활동은 요리, 청소, 전등을 켜고 끄는 일, 금전관리, 목욕, 착탈의, 식사 등이다. Tunde는 Mariela의 기능을 개선하기 위해 마비 쪽을 보조함으로써 이들의 활동 모두를 완성시켰다. 이들의 기능적 접근법은 Mariela가 다양한 상황 속에서 반복을 통해서 운동을 재훈련한다는 의사에 의해서 선택되었다.

그녀의 작업치료 개시 이래, Mariela의 많은 가동범위 측정은 정상범위 안에 들어갔고 그녀의 악력(grip strength)은 개선되었다. 그녀는 일상의 과제에서 오른손을 보조적으로 사용할 수 있게 되었다. Mariela는 개선이 되었고 장기목표를 향해서 계속해서 노력하였다. Tunde는 Mariela와 함께 ADL이 완전히 자립을 하게 되는 것과 일상과제에서 오른손을 사용하는 능력을 개선하는 목표를 향해서 계속 노력하고 있다.

- 운동패턴이 안정하여 있는지 또는 이행단계에 있는지를 결정한다.
- 과제수행의 운동패턴과 기능적 성과를 분석한다.

Mastos, Miller, Eliasson Imms(2007)는 현대의 운동조절 이론에 기초하는 목표 지향적인 훈련 접근법을 도입하였다. 그들은 의미 있는 과제목표가 선정되는 것을 확실히 하는 목표설정의 중요성을 강조하고 있다. 이 중재는 또한 기능적 능력을 최대로 하는 전략을 달성하기 위해 환자를 문제해결 과정에 포함시킴과 함께 수행을 지원하기 위해 이 과제와 환경을 어떻게 수정할 수 있는가를 분석하는 것을 강조하고 있다.

Davis(2006)는 현대의 운동조절 모델을 사용하는 뇌졸중이 있는 사람을 위한 과제 선택과 환경 강화의 중재에 대해서 서술하고 있다. 이 접근법은 환자에게 동기부여를 하는 것과 가장 바람직한 운동을 끌어내는, 그리고 기능을 증가시키는 환경요인의 신중한 선택인 실생활 과제의 사용을 강조한다. 이 접근법은 사람과 과제 대상물의 신중한 자세잡기(positioning), 관련된 팔다리를 모든 과제에 관여시키는 것, 그 사람의 기능장애에 잘 어울리는 과제를 선택하는 것 등의 많은 원칙을 포함하고 있다.

Flinn(1995, 1999), Saban (1991), Tse와 Spaulding(1998)은 편마비나 파킨슨병과 같은 특정의 기능장애를 가진 사람의 치료를 위해 이 접근법의 의미를 설명하였다. 마지막으로 현대의 운동조절 접근법에서 나온 가장 최근의 치료 접근법의 하나는 제약으로 유도된 치료(constraint-induced therapy; CI치료)이다. 이 접근법은 비마비 쪽 또는 더 경증의 마비 쪽의 팔다리의 사용을 억제하는 것과 마비 또는 중증의 마비가 있는 쪽의 팔다리를 기능적 과제로 사용하는 연습을 조합시키고 있다(Morris, Crago, DeLuca, Pidikiti, Taub, 1997; Roberts, Veger, Gilewski, Bender, Riggs, 2005; Stevenson & Thalman, 2007).

신경발달적 접근법과 현대의 운동조절 접근법의 요약과 비교
Summary and Comparison of the Neurodevelopmental and the Contemporary Motor Control Approaches

이전의 절에서는 전통적인 신경발달적 접근법과 현대의 운동조절 접근법을 개략적으로 살펴보았다. 일반적으로 현대의 운동조절 접근법은 전통적인 신경발달적 접근법보다 더 역동적이고 전체론적인 운동의 해석을 하고 있다. 운동조절과 운동조절 장애의 치료에서의 환경과 과제의 역할에 별로 중점을 두지 않는 신경발달적 접근법과는 대조적으로 현대의 모델은 이들 두 가지 요소에 많은 역점을 두고 있다.

연구와 증거
Research and Evidence Base

Bobath의 NDT 접근법은 그 연구가 비록 방법론적으로 약점이 있는 경향에 있음에도 불구하고 4개의 신경발달적 접근법 중에서 가장 연구가 되어 있다(Levit, 2002). 연구에서는 NDT가 효과적인 치료법이라는 것을 명확히 보여주지 못하고 있다. 예를 들면, 특이하지 않은 놀이 활동이 운동행동 이득을 만들어내는 데에 NDT와 같은 효과가 있다는 것을 보여주는 연구가 있다(Levit, 2002). 편마비 환자에 대한 NDT의 효과에 대한 연구는 출판되어 있지 않다. PNF 접근법에 관한 연구는 한정되어 있고 주로 정상적인 모집단에 초점이 맞춰지고 있다(Trombly & Radomski, 2002). 일반적으로 이들 각각의 연구는 PNF의 단편적 측면을 검증한 것이어서 그 결과는 다양하다. 전체적으로 신경발달적 접근법에 관해서는 작업치료의 체계적 연구는 축적되어 있지 않다.

현대의 운동조절 접근법은 상대적으로 새로운 것이기는 하지만, 다양한 연구(Eastridge & Rice, 2004; Fasoli, Trombly, Tickle-Degnen, Verfaellie, 2002; Mathiowetz & Bass-Haugen, 1994; Wu, et al, 1994)로부터 이 이론과 모델의 효과가 지지되기 시작하고 있다. 연구의 요약으로서는 Ma와 Trombly(2002) 및 Trombly와 Ma(2002)가 이제까지 15개의 연구가 협동적 운동에 대해서 작업치료가 미치는 영향을 검증하여왔다고 언급하고 있다. 이들의 연구는 의미가 있는 목적과 목표 지향적 활동의 사용이 긍정적인 성과와 결부된 요인이라고 결론을 내렸다. 이들 연구는 새로운 운동조절 모델을 위한 지원을 제공하고 있으나 더 많은 연구가 필요하다고 지적하고 있다. Dickson(2002)은 또한 뇌졸중의 사람들에 대한 운동조절의 중재에 관한 증거를 검토하고 전통적인 신경발달적 접근법에는 증거가 거의 없다고 결론을 내렸다. 그녀는 또한 현대의 운동조절 접근법은 더 많은 증거가 있지만 향후 더욱 많은 증거가 필요하다고 언급하고 있다.

전통적인 신경발달적 접근법과 현대의 운동조절 접근법의 양자는 운동과학적인 연구를 기반에 두고 있다. 많은 전통적인 운동조절의 개념은 분명히 모순되어 있다는 강력한 증거가 있다. 더욱이 견실한 문헌연구가 현대의 접근법을 지지하고 있다. 따라서 대다수의 연구는 전통적인 신경발달적 접근법을 재검토하고 현대의 운동조절 접근법에 통합할 필요가 있다고 강력히 제안하고 있다.

논고
Discussion

전통적인 신경발달상의 접근법에서부터 현대의 운동조절 접근법으로 옮겨감에 있어서는 전통적인 접근법으로부터의 어느 개념과 기법이 현대의 틀 속에서 여전히 유효하고 유용한가에 대해서 고려할 필요가 있을 것이다. 게다가, 현대의 운동조절 모델의 응용을 위한 자원을 개발하는 거듭나는 연구가 필요하다.

전통적인 신경발달적 접근법은 아직도 폭넓게 사용되고 있고 작업치료사는 하나 또는 그 이상의 접근법에 전념하고 있다는 특징이 있다. 전통적인 신경발달적 접근법을 지지하는 사람들과 현대의 운동조절 접근법을 촉진하는 사람들 사이에는 불일치가 있고 따라서 전통적인 신경발달적 접근법에 대한 솔직한 비평이 나오고 있다(Cammisa, et al, 1995; Mathiowetz & Bass-Haugen, 1995). 그럼에도 불구하고, 현대의 운동조절 접근법이 필요로 하는 개념화와 응용에서의 변화는 매우 유망한 것이다. 이들은 운동기술의 학습과 운동능력의 회복에서의 작업의 중요성을 강조하는 많은 전통적 작업치료의 관념을 재차 확인하고 있다.

신경발달적 접근법은 제4장에서 언급한 내적 메커니즘의 패러다임에서 알게 된 것이다. 이들의 접근법을 현대의 운동조절 모델로 재편성하는 것은 작업치료의 낡은 패러다임에서부터 나오는 실행이 현대의 패러다임과 일치하는 실행으로 전환한다는 것을 시사하고 있다.

상자 글 12.5

운동조절 모델의 사례: JIM

71세의 Jim은 10년 전에 뇌졸중이 발병하여 왼쪽 편마비가 되었다. Jim의 작업치료사인 Heidi Fischer는 Jim의 치료목표, 그가 즐겁거나 의미 있다고 생각하는 것, 그에게 동기부여를 하는 것에 대해서 더 알기 위해 Jim과 비공식 면담을 시행하였다. 평가에는 또한 운동수행의 포괄적인 평가도 포함되었다.

Jim은 지팡이를 사용하지 않고 보행하는 능력을 다시 획득하였다. 그는 셀프케어는 자립하고 있으나 왼쪽 손의 기능저하와 근력약화 때문에 어떤 두 손을 쓰는 과제는 지원을 필요로 하고 있다. 특히 손가락의 폄, 미세한 운동협동, 악력 및 엄지와 다른 손가락으로 집는 힘(pinch strength)이 저하하고 있었다. 그는 왼손으로 잡을 수가 없고 개개의 손가락을 사용할 필요가 있는 과제의 수행이 어려웠다. 또한 왼쪽 전체에 근육긴장이 높아졌기 때문에 팔꿈치의 완전 폄과 어깨의 운동수행능력이 제한되어 있었다. 게다가 왼쪽 팔에 고유수용감각이 없었다(즉, 공간에서의 팔의 위치감각이 없다). 과제를 수행할 때, 특히 힘이 많이 드는 움직임을 할 때에는 근육긴장이 고조되어 과제의 수행을 한층 더 어렵게 하고 있다.

Jim은 전체적으로는 매우 자립하여 있고 하고 싶은 일을 시간을 연장하여서도 시행할 수 있

상자 글 12.5 (계속)

었다. 그가 관심을 갖고 있는 것은 단추 채우기, 끈을 매기, 넥타이 매기, 장갑 끼기, 그리고 목공이나 집에서의 목공일을 위해 도구를 사용하는 것 등에 불만스럽거나 어려움을 느끼는 일 없이 효과적으로 손을 사용할 수 있게 되는 것이었다.

Jim은 전기기사의 직장에서 퇴직하고 아내와 함께 생활하고 있다. 그는 두 채의 집의 잔디나 기타의 계획의 관리에 관여하고 있다. 또한 낚시, 요리, 목공일, 자기의 컨버티블 승용차(convertible)의 운전, 영화감상, 트럼프 놀이, 외식을 하는 일, 그리고 가족과 시간을 보내는 일 등을 즐기고 있다. 그리고 자기 기능을 개선하는 것은 물론 뇌졸중의 연구자를 원조하는 자원봉사를 하고 있다(현재 참여하고 있는 것의 하나). 그는 노력가이고 경쟁심이 강하다.

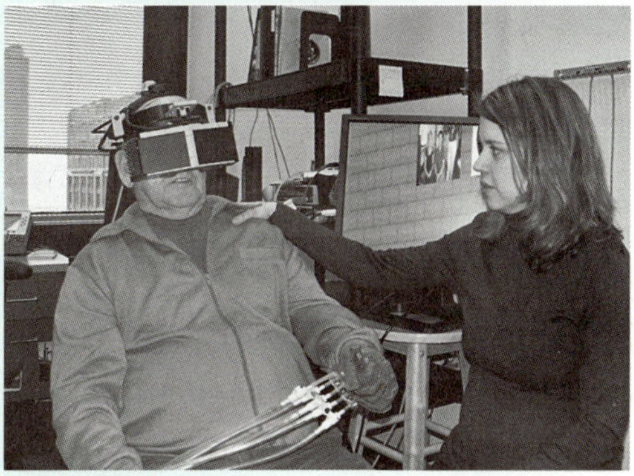

Jim은 가상적인 물건의 잡기와 놓아주기의 연습을 하고 있다.

Jim의 주된 목표는 손가락의 폄을 확대하는 것과 손의 전체적인 기능의 개선에 의해서 과제를 보다 용이하게 달성하는 것이다. Jim은 작업치료 중에 게임과 경쟁을 즐기고 이 도전에 동기부여를 찾아내고 있다. Jim의 치료는 가상현실(virtual reality)과 손가락의 폄을 보조하는 압축공기에 의한 보조기구(pneumatic orthosis)를 사용해서 손의 기능을 개선하기 위한 연구 프로토콜의 일부이다.

Jim은 1일에 1시간, 1주일에 3회 시행하는 6주간의 작업치료에 참여하였다. 그는 각각의 세션에서 게임을 하는 동안에 30분간, 합계 120회 반복하여 압축공기에 의한 장갑을 끼고 가상의 물건을 잡거나 놓아주거나 하는 연습을 하였다. 그 다음에는 압축공기에 의한 장갑을 끼고 실제의 대상 물건으로 기능과제를 연습하였다. 그는 어떠한 목표가 자기에게 의미가 있는지를 고려하여 이들의 과제를 선택할 수 있었다. 예를 들면, 그는 왼손으로 도구를 사용하고 못과 나사를 다루는 능력의 개선을 원하였기 때문에 그의 일부 세션은 이들 기술의 개선에 초점이 맞춰졌다. 카드놀이와 같은 과제를 수행하는 동안의 협응성과 손가락을 펴는 능력을 증가시키는 것에 초점을 맞추는 세션도 수많이 시행되었다. 그는 또한, 과제와 과제 사이에 이완을 함으로써 왼쪽 팔의 조절을 높이도록 하고

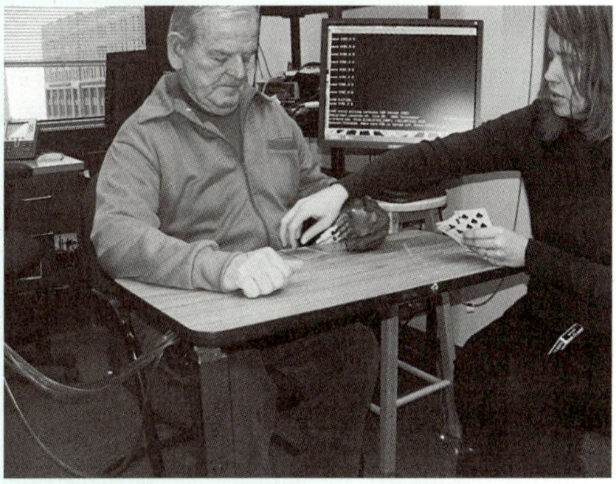

Heidi와 Jim은 손가락 폄의 연습을 하기 위해 카드놀이를 하고 있다.

상자 글 12.5 (계속)

효율을 높이기 위해 어려운 과제를 하는 동안에는 근육의 과도한 사용을 줄이도록 노력하였다.

Jim은 치료의 첫 몇 주 동안에 근육조절의 증가와 힘을 보정하는 것을 학습함으로써 잡기와 놓아주기 과제에서 개선을 보였다. 또한 기능적 과제에서 손가락을 펴는 반복되는 연습과 운동의 형성에 의해서 성공할 수 있었다. Jim은 치료를 시작하였을 때에는 가상의 물건의 잡기와 놓아주기에 성공한 것은 5개뿐이었으나 치료가 끝날 때에는 60개의 가상의 물건을 잡고 놓아 줄 수 있었다. 그의 악력 및 엄지와 다른 손가락으로 집는 힘이 개선되어 이제는 손바닥으로 잡기를 하는 것을 수행할 수 있게 되었다. 그는 팔의 원활한 운동이 개선된 것은 물론, 어깨의 벌림(외전), 어깨의 굽힘, 아래팔의 엎침(회내), 손목관절의 폄, 휘돌림(circumduction), 그리고 손가락 끝으로 잡기(pincer grasp)의 개선을 나타내어 보여주었다. 예를 들면, 손가락 끝으로 잡기가 가능해짐에 따라 현재는 목공일을 하기 위해 망치질을 할 때에 못을 잡을 수 있게 되었다.

표 12.1 모델의 용어

용어	정의
어트랙터 상태 Attractor states	중추의 명령 없이 인간의 환경과의 역동적인 상호관계에서부터 출현하는 선호되는 운동패턴
머리 쪽에서부터 꼬리 쪽으로 Cephalocaudal	머리에서부터 아래쪽으로의 운동발달의 순서를 가리킨다.
조절 파라미터 Control parameter	어떤 운동행동의 패턴을 다른 패턴으로 전환할 수 있는 변수
출현 Emergence	어떤 운동 프로그램에 의해서 하향식으로 조절되기보다는 인간, 과제, 환경의 상호작용으로부터 나오는 복잡한 운동행위의 자발적인 출현
다루기 Handling	작업치료사에 의한 환자의 신체의 도수조작
비계층적 조절 Heterarchial control	운동이 중추의 실행의 조절 없이 운동을 만들어내는 것으로 향해서 협동하는 시스템에 의해서 조절된다고 주장하는 개념화
계층적 조절 Hierarchial control	운동이 하향식으로 조절된다고 주장하는 개념화(즉, 고차 뇌 중추가 저차 뇌 중추를 조절한다.)
운동조절 Motor control	환경과의 상호작용에서 자기의 몸을 효과적으로 사용하는 능력

표 12.1 모델의 용어(계속)

운동 프로그램 Motor program	복잡한 운동을 달성하기 위한 일련의 신경학적으로 연결된 명령 [때로는 중추 패턴 발생기(central pattern generator)라 불린다.]
근육긴장 Muscle tone	근육의 뻣뻣함이나 긴장의 상태
가소성 Plasticity	경험의 결과로서 조직화와 재조직화의 신경계의 잠재능력
몸 쪽에서부터 먼 쪽으로 Proximodistal	몸의 중심에서부터 팔다리의 말단으로의 운동발달의 순서를 가리킨다.
반사 Reflex	의지적인 조절 하에 있지 않은 생물학적으로 결정된 운동패턴

표 12.2 운동조절 모델

초점

- 뇌손상 후의 운동 문제에 관심을 갖는다.
- 4개의 전통적인 치료 접근법과 현대의 운동조절 모델로 구성된다.

학제적 기초

- 신경생리학, 신경심리학, 인지심리학, 운동학의 여러 개념

각각의 운동조절 접근법의 비교

Rood의 접근법	Bobath의 신경발달학적 치료	Brunnstrom의 운동치료	고유수용성신경근육 촉진법
조직화(Organization)			
• 정상적인 운동조절은 출생 시에 존재하는 겉질 밑에서 조절된 반사패턴을 사용하는 것으로부터 출현한다. • 이들은 의식적(겉질적) 수준에서 수의적으로 조절을 지원한다. • 경노작근(light-work muscle)은 주로 운동을 제공하고 보다 수의적으로 조절되어 있다.	• 운동조절은 운동감각의 학습을 포함한다. • 기초적인 자세운동이 먼저 학습되고 후에 정교하게 만들어지고 기능적 기술로 통합된다.	• 정상적인 발달은 뇌의 고차 중추가 우세해짐에 따라 수정되는 반사와 목적의식이 있는 운동으로 재편성되는 구성요소의 진전을 수반한다.	• 운동행동의 발달은 순환적이다. 즉, 역(반대)의 운동으로 구성되고(예를 들면, 굽히고 그 다음에 편다) "길항"근군(예를 들면, 굽힘근과 폄근군) 사이의 균형에 의존하고 있다. • 운동행동은 전체적인 운동패턴의 질서 있는 순서 속에서 운동발달의 연속적 단계사이에서 중복하여 발달한다.

표 12.2 운동조절 모델(계속)

Rood의 접근법	Bobath의 신경발달학적 치료	Brunnstrom의 운동치료	고유수용성신경근육 촉진법
• 중노작근(heavy-work muscle)은 주로 자세를 안정시키고 보다 반사적으로 조절되어 있다.			• 운동학습은 단계의 연쇄 또는 연속의 획득과, 후에 이들이 자극과 운동의 반복을 통해서 과제로 통합하는 것을 포함한다. • 운동학습은 다중감각(즉, 청각, 시각, 촉각, 고유수용감각)의 정보를 필요로 한다.
문제와 도전(Problems and Challenges)			
• CNS 손상에 수반하여 반사발달의 정상적인 순서와 수의운동 조절의 학습이 장애를 받고 자주 비정상적인 근육긴장이 관찰된다.	• 뇌손상은 일상의 기능적 활동을 방해하는 경직과 자세 및 운동의 비정상적인 패턴을 초래한다. • 자세와 운동이 비정상적일 때 감각은 CNS에 잘못된 정보를 제공하여 정상적인 운동의 학습 또는 재학습을 방해한다.	• 뇌혈관장애(그리고 다른 뇌손상)는 낮은 수준의 운동기능으로의 퇴행(즉, 반사적 행동)을 초래한다. • 정형화된 팔다리의 굽힘과 폄의 운동패턴이 편마비로부터의 회복과정에서 연속적으로 일어난다(팔다리의 협동운동).	• CNS의 손상과 정형외과적 문제가 정상적인 운동패턴을 방해하고 기능적 활동을 위한 능력을 저하시킨다.
치료 중재(Therapeutic Intervention)			
• 수의적 조절이 거의 관찰되지 않고 비정상적인 근육긴장과 반사가 출현하여 있는 경우, 근육의 반응을 유발하기 위한 적절한 감각입력에서부터 발달적으로 적절한 운동패턴 속에서 획득된 행동을 사용하는 것으로, 나아가서는 활동 속에서의 운동의 목적의식이 있는 이용으로 진행한다.	• 감각자극에 의해서 비정상적인 패턴은 억제되고 정상적인 패턴을 끌어낸다. • 사람이 정상적인 운동패턴을 수행할 때, 운동에 관한 감각정보가 운동조절의 학습을 가능케 한다.	• 뇌손상에 의해서 야기된 반사패턴(발달과정의 다양한 단계에서는 정상이다)은 운동조절의 재학습을 위해 재건될 수 있다(즉, 반사는 처음에는 촉진되고 후에는 억제된다).	• 다중감각 자극(신체접촉, 언어적 명령, 시각적 단서를 포함한다). • 자연스런 대각선 운동패턴(즉, 신체의 정중선에 대해서 대각선적인 면으로 팔다리를 움직이는 것)의 이용.

표 12.2 운동조절 모델(계속)

Rood의 접근법	Bobath의 신경발달학적 치료	Brunnstrom의 운동치료	고유수용성신경근육 촉진법
응용을 위한 기술(Technology for Application)			
• 그 사람이 용이하게 시행할 수 있는 최고의 발달수준의 운동패턴을 확인한다. • 근육긴장을 정상화하기 위해 감각자극을 사용한다. • 현재의 발달수준에서부터 시작하고 정상적인 운동발달의 순서를 통해서 진행한다. • 어떤 활동의 목표 또는 목적에 주의를 집중한다. • 학습을 강화하기 위해 반복의 기회를 제공한다.	• 그 사람이 일관되게 수행할 수 있는 최고의 발달수준, 신체가 다양한 발달수준에 있을 때의 근육긴장의 분포, 외적 자극이나 수의적 노력에 반응하여 근육긴장이 어떻게 변화하는가를 결정한다. • 발달순서에서 운동학습을 위한 적절한 감각자극을 제공하기 위해 비정상 패턴을 중지시키고(감각자극을 통해서 억제한다) 정상운동 패턴으로 대체한다(감각자극을 통해서 끌어낸다). • 다음의 발달수준에서의 능동운동 수행을 자극하여 촉진하면서 비정상적인 근육긴장의 분포나 자세를 억제하기 위해 그 사람을 다룬다.	• 그 사람의 감각상태를 확인한다(운동패턴을 인식하는 감각은 치료에 중요하다). • 어떤 반사가 출현하여 있는지를 확인하고 운동의 반사적 협동운동에 나타나는 것으로서의 회복수준을 결정한다. • 운동의 반사적 협동운동을 끌어내고 이들을 더 성숙된 수의적 운동을 순서적으로 학습하는 기초로서 사용한다. • 발달적 회복의 다음의 순서를 이용한다: ◦ 감각자극을 통해서 운동을 촉진한다. ◦ 자극을 받아서 하는 운동에 대한 의지적 조절을 조장한다. ◦ 기능적 활동 속에서의 수의적인 사용을 통해서 출현하고 있는 협동운동을 강화한다. ◦ 운동의 더 큰 의지적 조절을 위해 협동운동에서 벗어나거나 결합하는 목적의식이 있는 과제 속에서의 운동 행동을 끌어낸다.	• 운동을 위한 능력의 포괄적인 모습을 만들어 내기 위해 이용 가능한 발달적 자세 및 운동패턴과 이들을 기능적 활동 속에서 사용하는 능력을 결정한다. • 운동기능의 회복을 위해 아래의 것을 통해서 대각선적 패턴을 자극한다. ◦ 보다 약한 근육군의 활동을 자극하기 위해 보다 강한 근육군을 사용해서 특정의 근육활동을 촉진한다(방산). ◦ 다른 수의운동을 사용해서 몇몇 수의운동을 촉진하고(연속적 유도) 또한 수의운동에 의해서 반사를 억제한다(상반신경 지배). ◦ 그 사람을 자세잡기를 하거나 자극하기 위해 도수에 의한 접촉을 사용하여 적절한 자세잡기를 한다. ◦ 운동을 위한 언어적 명령과 지시를 내린다. ◦ 근육의 스트레칭을 하거나 운동에 저항을 주는 것 같은 감각자극. ◦ 촉진기법과 결합된 목표지향적 활동.

표 12.2 운동조절 모델(계속)

신경발달적 접근법과 운동조절 접근법의 비교

전통적인 신경발달적 접근법 (일반적인 특징)	현대의 운동조절 접근법
조직화(Organization)	
• CNS는 계층적으로 조직화된다(즉, 고차중추가 저차중추를 조절한다). • 저차 중추로의 감각입력과 고차 중추의 부호화된 운동 프로그램에 의해서 조절된다. • 발달과 학습은 CNS의 변화로부터 야기된다. • 운동학습과 발달의 고정된 순서	• 운동조절은 인간 시스템(CNS와 근골격계의 구성요소)의 환경적, 작업적 변화와의 상호작용으로부터 출현하는 자기조직화 현상이다. • CNS는 협력적으로 상호작용을 하는 고차 및 저차 중추와 근골격계와 비계층적으로 조직화된 시스템이다. • 운동패턴은 인간과 환경조건의 독특한 특징을 고려해볼 때, 작업수행을 달성하기 위한 안정되고/선호되는 방법(어트랙터 상태)이다. • 운동조절은 사람이 작업을 수행하기 위한 최적의 해결방법을 추구할 때에 학습되고 수행하는 사람, 그 상황, 그리고 수행되는 작업의 목표의 특성에 좌우된다. • 발달의 경로는 개개인에 특유한 특성과 환경의 치이(variation)에 좌우된다.
문제와 도전(Problems and Challenges)	
• 비정상적인 근육긴장, 반사, 및 운동패턴은 CNS의 해체(disorganization)로부터 직접 야기된다.	• 운동장애는 어떤 특정의 능력과 제한을 가진 사람(CNS와 근골격계의 양자로 대표되는 것으로서)과 수행하려고 시도하는 가운데 직면하는 작업적 및 환경적인 요구와의 사이에 일어나는 역학(dynamics)의 결과이다.
치료 중재(Therapeutic Intervention)	
• 감각자극에 의한 비정상적인 근육긴장, 반사, 운동패턴의 억제 • 감각자극에 의한 정상적인 근육긴장과 운동패턴의 촉진 • 작업치료사로부터의 끊임없는 지원(예를 들면, 조작, 자세잡기, 언어지시)과 피드백을 수반하는 과제의 반복을 통한 학습 • 과제의 부분의 학습에서부터 부분을 전체로 통합하는 것으로의 진행	• 사람이 상황 속에서 의미 있는 작업과제를 수행하려고 하는 시도를 강조한다. • 중재는 다음의 것에 의존한다. ◦ 수행하는 것이 어려운 이들 과제를 확인하고 이들 과제를 시행하기 위해 선호되는 운동패턴과 그 안정성이나 불안정성의 정도에 주의하는 것. ◦ 최적의 수행을 지원하거나 비효율적인 수행의 원인이 되는 개인적이고 환경적인 시스템을 결정한다. • 다음의 것을 강조한다. ◦ 개별화된 부분보다는 작업 전체를 학습한다. ◦ 사람이 자기 스스로가 운동문제에 대한 최적의 해결방법을 찾는 것을 가능케 한다.

표 12.2 운동조절 모델(계속)

- 발달의 순서(반사에서부터 수의적 조절로, 투박하고 큰 운동에서부터 개별적인 운동으로, 몸쪽에서부터 먼쪽으로의 조절)를 통한 회복과 치료의 진행
- 정상이거나 또는 회복의 순서에 따르는 운동의 사용

응용을 위한 기술(Technology for Application)

- 근육긴장, 감각과 지각, 그리고 자세조절의 상태를 결정한다.
- 비정상적인 반사와 운동패턴을 확인한다.
- 기존의 운동조절 패턴의 발달적 수준을 확인한다.
- 올바른 운동패턴을 끌어내기 위해 외부 감각자극과 다루기(handling)를 한다.
- 운동패턴을 실행하고 숙달한다.
- 작업형태에의 참여는 강조되지 않는다.

- 작업수행을 검토하고 근저를 이루는 시스템이 수행을 어떻게 제한하고 있는가에 과한 더 한 층의 이해가 필요할 때에는 이들 시스템의 검토로 진행한다.
- 환자중심의 작업형태의 사용, 자연스런 환경, 운동의 최적의 해결방법을 위한 적극적인 실험과정을 강조한다.
- 작업치료에 사용되는 기법은 많은 측면에 걸치는 환자의 상황에 대한 개별화된 이해를 필요로 한다.

연구(Research)

신경발달적 접근법에 관한 연구는 한정되어 있다.

- 현대의 운동조절 접근법의 이론을 위한 지지를 제공하기 위해 예비적 연구가 시작되었다.

현대의 운동조절 모델의 요약(Summary of the Contemporary Motor Control Model)

이론(Theory)

- 운동조절은 인간(동기부여, 인지, CNS, 근골격의 요소를 포함한다)과 환경 및 과제의 변수와의 상호작용에서부터 출현한다고 간주되고 있다.
- 이 접근법에서는 운동은 오로지 CNS에만 의존하고 있지는 않다고 이해되고 있다.
- CNS는 상위중추와 하위중추 서로가 그리고 근골격계와 협조적으로 상호작용을 가진 비계층적으로 조직화된 시스템으로 간주되고 있다.
- 운동패턴은 CNS에 "미리 연결된(pre-wired)" 불변의 순서로서가 아니라 인간의 독특한 특징과 환경조건을 고려해볼 때 작업수행을 성취하는 안정된 방법으로서 이해되고 있다.
- 운동조절은 사람이 작업을 달성하기 위해 최적의 해결방법을 추구하는 과정을 통해서

학습된다.

- 운동패턴이 실행될 때에는 어트랙터 상태(attractor states)가 된다.
- 환경조건, 과제 또는 사람의 변화는 선호된 운동패턴에서의 붕괴 또는 질적인 전환을 야기할 수 있다.
- 작업치료에서의 현대의 운동조절 모델은 수행되고 있는 작업의 역할과 수행되는 작업 상황을 강조한다.
- 이 모델 안에서 운동조절은 어떤 과제를 수행하는 상황에서 특별히 자기조직화를 하는 행동으로 간주되고 있다.
- 운동의 변화 또는 학습의 순서는 개인의 독특한 특성과 운동조절이 학습되는 환경의 다양성의 양자에 의존하고 있다.

운동문제에 대한 이해 (Understanding Motor Problems)

- 사람이 CNS에 손상을 가질 때, 주어진 상황 속에서 특정의 작업형태를 수행하는 동안 그 손상을 보상하려고 하는 시도로부터 운동행동의 문제가 발생한다.
- 운동패턴은 특정의 능력과 제한을 가진 사람, 수행되는 과제, 수행이 일어나는 환경조건 사이에서 일어나는 역학(dynamics)의 결과이다.

치료중재(Therapeutic Intervention)

- 치료는 수행하기 어려운 이들 과제를 확인하는 것과 이들 과제를 위해서 사람이 사용하는 선호되는 운동패턴에 주목하는 것으로 시작된다.
- 그 다음에 작업치료사는 개인적 시스템과 환경적 시스템이 최적의 수행을 돕고 있는지, 또는 비효율적인 수행의 하나의 원인으로 되어있는지를 결정한다.
- 작업치료사는 또한 작업과 환경의 조건에서 운동행동의 안정성 또는 불안정성을 결정하려고 시도한다.
- 이것은 어떤 특정의 패턴의 어트랙터 상태가 얼마나 강한가, 따라서 그것이 얼마만큼 용이하게 방해를 받거나 또는 또 다른 패턴으로 전환되는가를 드러내어 보여준다.
- 현대의 운동조절 접근법은 개별화된 부분보다는 과제 전체를 학습하는 것을 강조한다.
- 이 접근법은 또한 지지와 끊임없는 피드백에 의존하기보다는 사람이 자기 자신의 운동문제에 대한 최적의 해결방법을 찾아내는 것을 강조한다.
- 이 접근법에서 치료목표는 다음의 것에 초점을 맞춘다.
  - 환자의 특성을 고려하여 가장 효율적인 방법으로 필요하고 동시에 바람직한 과제를 달성하는 것.
  - 학습된 운동행동이 더 안정되도록 다양하게 변화하는 자연스런 상황 속에서 그 사람이 실행할 수 있도록 하는 것.
  - 수행을 향상시키는 사람과 환경의 특성을 최대화하는 것.
  - 치료 장면을 넘어서 새로운 환경에 조우한 도전에 대한 해결방법을 더 쉽게 찾아낼 수 있도록 환자의 문제해결 능력을 향상시키는 것.

실행의 자원(Practice Resources)

- 평가에 대한 접근법은 환자 중심적이고 과제지향적이며 이것은 상황 속에서 의미 있는 과제를 수행하려고 시도하는 것에 대한 관찰을 강조하고 있다.

- 평가방법은 양적 및 질적 자료수집의 양쪽을 포함한다.
- 평가는 수행의 관찰에서부터 시작하고 근저를 이루는 시스템이 수행을 어떻게 억제하는가에 관해서 더 한 층의 이해가 필요할 때에만 이들 시스템의 검토로 진행한다.
- 작업치료사는 환자의 역할 수행을 위해서 어떠한 과제가 필요한가를 학습하는 것부터 시작한다.
- 아직은 입증된 표준 평가방법은 없다. 그러나 평가의 원칙과 기존의 평가를 이 접근법에 포함시키는 방법은 확인되어왔다.
- 이 모델은 환자중심의 작업형태의 사용, 자연스런 환경, 운동의 최적의 해결방법을 위한 적극적인 실험과정을 강조하기 때문에 그 기법은 신경발달적인 접근법의 기법처럼 용이하게 특정될 수는 없다.
- 현대의 접근법은 운동조절에 영향을 주는 다중 인자를 확인하고 있고 환자의 수행에 대한 이들의 상대적인 중요성과 영향은 상황 의존적이라 주장하고 있다.
- 작업치료에서 사용되는 실제의 기법은 많은 측면에 걸치는 환자의 상황의 개별적인 이해를 필요로 한다. 작업치료사는 다음의 것을 해야 한다고 시사하고 있다.
    - 치료에서의 초점으로서 기능적 과제를 사용한다.
    - 환자의 역할에서 의미 있고 중요한 과제를 선정한다.
    - 치료를 위해서 선정된 과제의 특성을 분석한다.
    - 작업수행을 위해서 사용된 운동을 서술한다.
    - 운동패턴이 안정기에 있는지 이행기에 있는지를 결정한다.
    - 과제수행의 운동패턴과 기능적 성과를 분석한다.

참 고 문 헌

Bass-Haugen, J., Mathiowetz, V., & Flinn, F. (2008). Optimizing motor behavior using the occupational therapy task-oriented approach. In M.V. Radomski & C.A. Trombly Latham (Eds.), *Occupational therapy for physical dysfunction* (6th ed., pp. 598–617). Philadelphia: Lippincott Williams & Wilkins.

Bobath, B. (1978). *Adult hemiplegia: Evaluation and treatment* (2nd ed.). London: William Heinnemann Medical Books.

Brunnstrom, S. (1970). *Movement therapy in hemiplegia.* New York: Harper & Row.

Cammisa, K., Calabrese, D., Myers, M., Tupper, G., Moser, K., Crawford, K., et al. (1995). NDT theory has been updated. *American Journal of Occupational Therapy, 49*, 176.

Clark, A. (1997). *Being there: Putting brain, body and world together again.* Cambridge, MA: MIT Press.

Davis, J.Z. (2006). Task selection and enriched environments: A functional upper extremity training program for stroke survivors. *Topics in Stroke Rehabilitation, Summer,* 1–11.

Dickson, M. (2002). Rehabilitation of motor control following stroke: Searching the evidence. *British Journal of Occupational Therapy, 65,* 269–274.

Eastridge, K.M., & Rice, M.S. (2004). The effect of task goal on cross-transfer in a supination and pronation task. *Scandinavian Journal of Occupational Therapy, 11,* 128–135.

Fasoli, S.E., Trombly, C.A., Tickle-Degnen, L., & Verfaellie, M.H. (2002). Context and goal-directed movement: The effect of materials-based occupation. *Occupational Therapy Journal of Research: Occupation, Participation and Health, 22,* 119–128.

Flinn, N. (1995). A task-oriented approach to the treatment of a client with hemiplegia. *American Journal of Occupational Therapy, 49,* 560–569.

Flinn, N. (1999). Clinical interpretation of "Effect of rehabilitation tasks on organization of movement after stroke." *American Journal of Occupational Therapy, 53,* 345–347.

Giuffrida, C. (2003). Motor control theories and models guiding occupational performance interventions: Principles and assumptions. In

E.B. Crepeau, E.S. Cohn, & B.A.B. Schell (Eds.), *Willard and Spackman's occupational therapy* (10th ed., pp. 587–594). Philadelphia: Lippincott Williams & Wilkins.

Haken, H. (1987). Synergetics: An approach to self-organization. In F.E. Yates (Ed.), *Self-organizing systems: The emergence of order*. New York: Plenum.

Kamm, K., Thelen, E., & Jensen, J.L. (1990). A dynamical systems approach to motor development. *Physical Therapy, 70,* 763–775.

Kelso, J.A.S., & Tuller, B. (1984). A dynamical basis for action systems. In M.S. Gazzaniga (Ed.), *Handbook of cognitive neuroscience*. New York: Plenum.

Levit, K. (2002). Optimizing motor behavior using the Bobath approach. In C.A. Trombly & M.V. Radomski (Eds.), *Occupational therapy for physical dysfunction,* (5th ed., pp. 521–541). Philadelphia: Lippincott Williams & Wilkins.

Lin, K., Wu, C., & Trombly, C.A. (1998). Effects of task goal on movement kinematics and line bisection performance in adults without disabilities. *American Journal of Occupational Therapy, 52,* 179–187.

Ma, H., & Trombly, C.A. (2002). A synthesis of the effects of occupational therapy for persons with stroke, part II: Remediation of impairments. *American Journal of Occupational Therapy, 56,* 260–274.

Mastos, M., Miller, K., Elliasson, A.C., & Imms, C. (2007). Goal-directed training: Linking theories of treatment to clinical practice for improved functional activities in daily life. *Clinical Rehabilitation, 21,* 47–55.

Mathiowetz, V., & Bass-Haugen, J. (1994). Motor behavior research: Implications for therapeutic approaches to central nervous system dysfunction. *American Journal of Occupational Therapy, 48,* 733–745.

Mathiowetz, V., & Bass-Haugen, J. (1995). Authors' response (to NDT theory has been updated). *American Journal of Occupational Therapy, 49,* 176.

Mathiowetz, V., & Bass-Haugen, J. (2002). Assessing abilities and capacities: Motor behavior. In C.A. Trombly & M.V. Radomski (Eds.), *Occupational therapy for physical dysfunction* (5th ed., pp. 137–159). Philadelphia: Lippincott Williams & Wilkins.

McCormack, G.L., & Feuchter, F. (1996). Neurophysiology of sensorimotor approaches to treatment. In L.W. Pedretti (Ed.), *Occupational therapy: Practice skills for physical dysfunction* (4th ed., pp. 351–376). St. Louis: C.V. Mosby.

Meyers, B.J. (1995). Proprioceptive neuromuscular facilitation (PNF) approach. In K. Trombly (Ed.), *Occupational therapy for physical dysfunction* (4th ed., pp. 474–498). Baltimore: Williams & Wilkins.

Morris, D.M., Crago, J.E., DeLuca, S.C., Pidikiti, R.D., & Taub, E. (1997). Constraint-induced movement therapy for motor recovery after stroke. *Neurorehabilitation, 9,* 29–43.

Pedretti, L.W., & Zoltan, B. (Eds.). (2001). *Occupational therapy practice skills for physical dysfunction* (5th ed.). St Louis: C.V. Mosby.

Radomski, M.V., & Trombly Latham, C.A. (Eds.). (2008). *Occupation therapy for physical dysfunction* (6th ed.). Philadelphia: Lippincott Williams & Wilkins.

Roberts, P.S., Vegher, J.A., Gilewski, M., Bender A., & Riggs, R.V. (2005). Client-centered occupational therapy using constraint-induced therapy. *Journal of Stroke and Cerebrovascular Diseases, 14*(3), 115–121.

Rood, M. (1956). Neurophysiological mechanisms utilized in the treatment of neuromuscular dysfunction. *American Journal of Occupational Therapy, 10,* 220–224.

Sabari, J.S. (1991). Motor learning concepts applied to activity-based intervention with adults with hemiplegia. *American Journal of Occupational Therapy, 45,* 523–530.

Shumway-Cook, A., & Woollacott, M.H. (2007). *Motor control: Translating research into clinical practice* (3rd ed.). Philadelphia: Lippincott Williams & Wilkins.

Stevenson, T., & Thalman, L. (2007). A modified constraint-induced movement therapy regimen for individuals with upper extremity hemiplegia. *Canadian Journal of Occupational Therapy, 74,* 115–124.

Thelen, E., & Ulrich, B.D. (1991). Hidden skills: A dynamic systems analysis of treadmill stepping during the first year. *Monographs of the Society for Research in Child Development, 56* (1, Serial No. 223).

Trombly, C.A. (1989). Motor control therapy. In C.A. Trombly (Ed.), *Occupational therapy for physical dysfunction* (3rd ed., pp. 72–95). Baltimore: Williams & Wilkins.

Trombly, C.A. (1995). Occupation: Purposefulness and meaningfulness as therapeutic mechanisms. *American Journal of Occupational Therapy, 49,* 960–972.

Trombly, C.A., & Ma, H. (2002). A synthesis of the effects of occupational therapy for persons with stroke, part I: Restoration of roles, tasks, and activities. *American Journal of Occupational Therapy, 56,* 250–259.

Trombly, C.A., & Radomski, M. (Eds.). (2002). *Occupation therapy for physical dysfunction* (5th ed.). Philadelphia: Lippincott Williams & Wilkins.

Tse, D., & Spaulding, S. (1998). Review of motor control and motor learning: Implications for occupational therapy with individuals with Parkinson's disease. *Physical & Occupational Therapy in Geriatrics, 15*(3), 19–38.

Turvey, M.T. (1990). Coordination. *American Psychologist*, *45*, 938–953.

Voss, D.E., Ionta, M.K., & Meyers, B.J. (1985). *Proprioceptive neuromuscular facilitation: Patterns and techniques* (3rd ed.). New York: Harper & Row.

Wu, C-Y., Trombly, C., & Lin, K-C. (1994). The relationship between occupational form and occupational performance: A kinematic perspective. *American Journal of Occupational Therapy, 48*, 679–687.

CHAPTER 13

감각통합 모델

(The Sensory Integration Model)

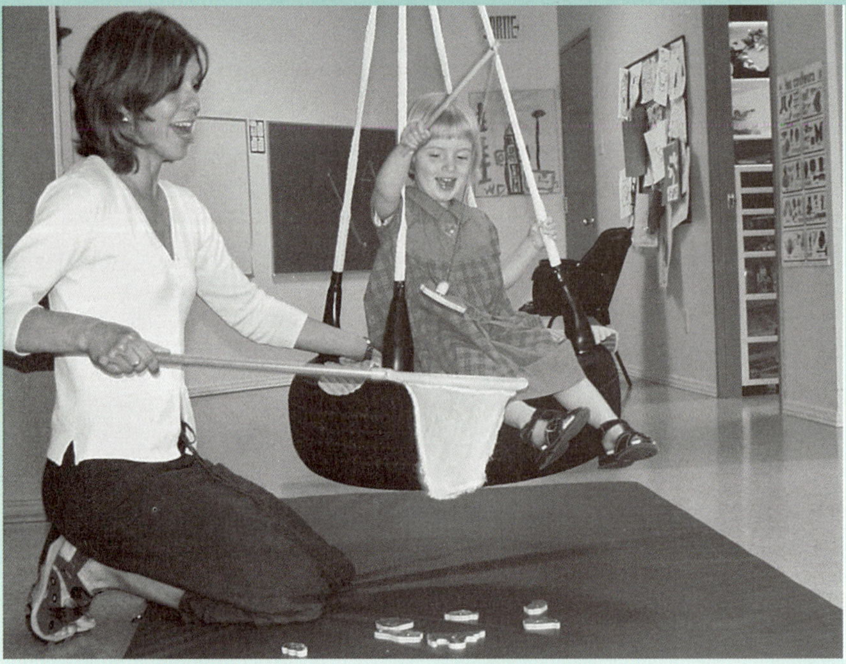

작업치료사는 어린 환자를 그네에 태워서 낚시놀이에 집중시키고 있다. 이 활동은 겉보기에는 놀이처럼 보이지만, 신체를 움직이고 그네의 흔들림을 느끼며 표적을 응시한다는 다양한 감각에 대처하면서 자세와 팔의 운동의 양호한 조절을 발달시키는 것이다. 작업치료사는 이러한 기회를 주기 위해 주의 깊게 활동을 선택하였다. 의미가 있고 즐길 수 있는 과제를 수행하는 가운데 어린이가 복수의 감각정보 소스를 사용하여 통합하는 것을 지원하는 것을 강조하는 이러한 종류의 경험은 감각통합 모델의 전형이다.

감각통합 모델은 A. Jean Ayres가 어린이의 학습장애와 신체와 환경으로부터의 감각을 해석하는 데에 있어서의 문제 사이의 관계를 연구할 때에 그녀에 의해서 고안된 것이다. Ayres는 "감각통합과 학습장애(Sensory Integration and Learning Disabilities)" (Ayres, 1972)와 "감각통합과 어린이(Sensory Integration and the Child)"(Ayres, 1979)의 2권의 책을 출판하였다. 이 실행 모델과 관련된 임상응용과 연구가 수많은 저자에 의해서 다수 간행되어 있다. 이 모델에 관한 가장 최근의 교과서는 "감각통합; 이론과 실행(Sensory Integration: Theory and Practice)"의 제1판과 제2판이다(Fisher, Murray, Bundy, 1991: Bundy, Lane, Murray, 2002)이다. 이들 교과서는 이 모델의 개념, 연구, 임상응용의 포괄적인 검토가 게재되어 있다. 또 다른 최근의 교과서인 "영유아에서의 감각통합과 자기조정(Sensory Integration and Self-Regulation in Infants and Toddlers)" (Williamson & Anzalone, 2001)도 이 모델을 1~3세의 어린이에게 적용하기 위한 자원을 게재하고 있다.

이 모델은 Ayres가 학습장애가 있는 어린이의 하위집단(subgroup)이 그들의 신체와 환경으로부터의 **감각정보**를 해석하는 데에 어려움이 있다는 것을 관찰한 것에서부터 발전하였다. 그녀는 또한 감각처리의 문제가 운동과 학업의 학습의 장애와 관계가 있다는 것을 관찰하였다. 감각통합은 뇌가 감각정보의 조직자와 해석자로서 어떻게 기능을 하는가에 대한 개념화에 기초하고 있다. 감각통합 장애는 뇌가 감각정보의 처리와 통합을 적절하게 조직화할 수 없게 되었을 때에 일어난다.

감각통합 모델은 일반적으로 분명한 신경학적 손상이 없고 학습이나 행동에 경~중등도의 문제를 가진 어린이에게 가장 적절하다고 생각되고 있다. 이 모델은 뇌에서의 감각의 조직화의 장애를 다루지만 뇌졸중, 뇌성마비, 이분척추 등에서 일어나는 중추신경계에의 명백한 신체손상은 다루지 않는다. 즉, 감각통합 장애는 CNS 또는 말초의 감각경로에의 명백한 신경학적 손상이 없으나 뇌가 적절하게 조직화할 수 없을 때에 인지된다. 이 모델은 원래는 어린이들에 대한 적용을 목적으로 계획되었으나 아동기에 출현한 문제를 계속해서 나타내는 성인에게도 적용되고 있다(Bundy & Murray, 2002).

Ayres는 학습장애와 감각 문제를 가진 어린이들이 동질의 집단이 아니라고 믿었다. 오히려 그녀는 그들이 감각통합 문제의 다른 유형을 나타낼 것이라고 의심하였다. 이 선에서의 추리를 추구하기 위해 그녀는 감각처리 문제의 행동상의 징후를 연구하기 위한 검사방법을 구축하였다. 그리고 감각통합 장애의 패턴을 확인하기 위해 일반적인 어린이들과 감각통합의 문제를 나타내는 어린이들을 비교한 일련의 조사결과를 분석하였다. 여기서 확인된 패턴은 당시의 기능적 신경학과 신경심리학의 식견에 비추어 해석되었다. 이와 같이 이 모델에 의해서 문제의 무리(cluster)의 존재와 이들 문제 각각의 신경학적 설명이 경험적으로 지지되었다.

이론
Theory

감각통합 모델은 실험신경과학(Bundy &

Murray, 2002), 정상발달의 연구, 학습장애를 가진 어린이들에 대한 조사(Clark, Mailloux, Parham, Bissell, 1989)에 기초하고 있다. 그 발전의 초기단계에는 신경발달적 접근법(제12장 참조)의 영향을 받고 있다. 이 모델은 뇌에 대한 이해가 중심이 되기 때문에 신경과학으로부터의 새로운 정보가 이 모델에 편입되어 그 이론의 개정에 사용되고 있다. 가장 최근의 교과서(Bundy, et al. 2002; Fisher, et al, 1991)에서는 시스템 개념, 심리학, 사회과학으로부터의 놀이(play)에 관한 개념을 도입하고 있다. 감각통합 이론이란 "뇌가 감각을 어떻게 처리하고 그 결과로서의 운동, 행동, 감정, 주의가 어떻게 반응하는가를 논하는 구성개념"(Miller, Anzalone, Lane, Cermak, Osten, 2007)을 가리킨다.

Ayres(1972)는 **감각통합**을 "그 사람이 신체와 환경으로부터 받는 감각을 조직화하고 그 환경 속에서 신체를 효과적으로 사용하도록 시키는 신경학적 과정"(p.11)이라 정의하였다. 감각통합 이론은 다음의 다섯 가지 가설에 기초하고 있다(Bundy, et al, 2002). 첫 번째 가설은 **신경가소성**이고 진행 중인 경험을 감각처리를 한 결과 뇌의 능력이 변화하거나 또는 수정된다는 것이다. 두 번째의 가설은 감각통합 능력에는 발달의 순서가 있다는 것이다. 이 순서는 뇌의 정상적인 성숙과 감각경험의 축적과의 상호작용의 결과로서 전개된다. 뇌의 발달적 순서가 생물학적으로 결정된다고 생각되지만 뇌는 또한 발달의 과정에서 그 생물학적 가능성을 조직화하기 위해 감각처리에 의존하고 있다. 세 번째 가설은 뇌는 통합된 전체로서 기능을 한다는 것이다. 네 번째 가설은 뇌의 조직화와 적응행동이 상호작용을 한다는 것이다. 즉, 뇌의 조직화가 적응행동을 가능케 하고 적응행동(감각정보 처리를 포함한다)이 뇌의 조직화에 영향을 준다는 것이다. 다섯 번째 가설은 사람은 감각운동 활동에 참여하기 위한 내적 욕구를 갖는다는 것이다. 이들의 가설은 이 모델의 이론에 반영되어 있다.

이 모델은 감각처리와 관련된 많은 구성개념을 제창하고 있고 또한 이들의 구성개념 사이의 관계를 확인하고 가정을 하고 있다.

조직화와 감각정보의 이용
Organization and Use of Sensory Information

사람이 일반적으로 감각정보를 어떻게 조직화하여 사용하는가에 관한 감각통합의 기본적 관점은 다음의 신념에 초점을 맞추고 있다.

> 학습은 운동과 환경으로부터 감각을 받아들여 처리하고 그것을 행동을 계획하고 조직화하기 위해 사용하는 능력에 좌우된다(*Bundy, et al, 2002, p.5*).

이 모델은 어린이가 정상적인 환경의 도전과 상호작용을 함에 따라 감각정보를 조직화하고 그것을 학습과 수행에 사용하는 능력이 발달한다고 제창하고 있다. 뇌 안에서의 감각정보의 처리는 감각정보가 적절한 경로를 통해서 흐르도록 하고 다른 감각 데이터와 밀접한 연관성을 갖게 하는신경의 새로운 상호접속을 야기한다. 감각통합은 자기 자신과 세계에 관한 의미 있는 모습의 형성을 가져오고 이것은 수행으로 유도한다. 예를 들면, 자전거를 탄다는 새로운 운동기술의 학습에는 자전거, 중력 그리고 변화하는 환경과 관련된 신체운동의 감각은 물론 자기 자신의 신체에 대한 이미지의 생성도 포함된다. 자전거를 탈 수 있다는 것은 이들 모든 요인을 공감한다는 것이며 이들을 수행으로 통합하기 위해서는 그것이 어떻게 느껴지는가를 아는 것이다. 이와 같이 감각 데이터의 통합은 또한 그 정보를 해석하여 이해하는 것도 포함된다(Bundy, et al, 2002; Pratt, Florey, Clark, 1989).

감각통합이란 **감각의 받아들임(sensory intake)**, 감각의 통합과 조직화, 적응적인 작업행동이 결과적으로 발달의 나선형을 이루는 과정이다(Bundy & Murray, 2002). 감각운동 활동의 상황 속에서 어린이가 감각정보를 적응적으로 사용하는 것은 뇌의 감각통합 능력을 더 한 층 발달시킨다. 이 강화된 능력은 미래의 감각운동 활동에서 감각정보를 더 한 층 받아들이기 위한 기초를 제공한다. 이와 같이 나선은 어린이가 이전의 적응행동으로서 성취한 뇌의 조직화의 각각의 수준을 기반으로 하여 계속된다. 이 모델에 따르면 놀이는 감각운동 행동이 일어나는 주된 무대이다. 왜냐하면, 이 놀이가 어린이가 자기의 신체와 세계에 대해서 적응하고 학습하는 전형적인 방법이기 때문이다.

이 모델은 어린이가 정상적인 환경의 도전과 상호작용을 함에 따라 감각정보를 조직화하고 그것을 학습과 수행에 사용하는 능력이 발달한다고 제안하고 있다.

감각통합 모델은 원래 뇌의 진화론적 관점에 기초하고 있다. 그것은 "뇌가 진화함에 따라 대뇌겉질과 같은 고차의 더 새로운 구조가 생기지만 이들은 오래된 구조의 적절한 기능 상태에 의존한 채로 남아있다는 것을 강조하고 있다"(Pratt, et al, 1989, p.45). 더 최근에 이 모델은 겉질 기능과 겉질밑 기능과의 사이에 중요한 연결이 있고 뇌가 전체로서 기능을 한다는 것을 강조하고 있다. 고차의 겉질 과정은 감각통합이 저차의 겉질밑 수준에서 일어나는 것을 필요로 한다. 낮은 겉질밑 수준은 감각정보를 처리하기 위해 겉질 기능에 의존하고 있다(Bundy & Murray, 2002). 그럼에도 불구하고 감각통합은 주로 겉질밑에 있고 고차의 겉질 과정에 심각하게 영향을 주는 이들 감각과정에 초점을 맞추고 있다. 이들 감각통합 과정은 기본적인 것이기 때문에 어린이의 학업 기술을 학습하는 능력은 물론 어린이의 수행에 대한 매우 다양한 정서적, 행동적 측면에 영향을 준다고 생각된다.

감각기능 상태의 영역
Area of Sensory Functioning

감각통합 모델은 다중양식의 감각처리(즉, 적어도 2개의 소스로부터의 감각정보를 통합하는 것)와 연관성이 있다. 촉각, 안뜰감각, 고유수용감각의 감각정보에 대부분의 주의가 기울여져 왔으나 청각 및 시각의 감각정보도 고려되고 있다(Bundy & Murray, 2002). Ayres는 특히 뇌에서의 감각의 조직화의 기초로서 **안뜰감각**(중력과의 관계 속에서 자세와 머리의 운동의 감각적 의식)을 강조하고 있다. 그녀는 중력의 체험과 중력과의 관계 속에서 신체를 사용하는 것이 어디에서나 관찰되는 인간행동의 특징이라는 것을 보여주었다(Ayres, 1972). 예를 들면, 영아가 운동에서 직면하는 광범위한 도전은 중력에 거슬러 일어나려고 몸부림치는 것이다.

고유수용감각은 관절과 신체 운동을 지각하는 것과 신체의 위치와 공간에서의 그 분절을 지각하는 것이다. 고유수용감각은 신체 의식의 발달의 기저를 이루는 근육과 관절로부터의 감각정보에 의존하고 있다. 고유수용감각은 또한 중요한 원심성 피드백 루프(feedback loop)를 통한 정보를 포함하고 있다. 운동계획과 연관된 이 루프는 신체부위의 위치에 관한 감각적 데이터와 신체부위의 위치나 운동에 효과를 발휘하는 운동노력에 관한 데이터와의 통합을 가져온다. 이 피드백은 사람에게 능동적(자발적) 운동과 수동적(비자발적) 운동 사이를 식별하고 또한 신체부위의 위치결정이나 이동에서의 그 사람의 노력의 효과에 대한 이미지를 형성하는 것을 가능케 한다(Fisher, 1991).

안뜰과 고유수용(안뜰-고유수용)의 감각은 "그 사람 자신의 신체의 능동운동으로부터 파생된 입력"으로 구성된다(Fisher, 1991, p.71). 안뜰수용기(속귀에 위치한다)는 머리의 움직임을 감지하고 중력에 거슬러 직립하는 것을 돕기 위해 머리 · 몸통 · 팔다리의 운동을 수정하고 머리 · 몸통 · 팔다리의 보상을 이끌어낸다. 이들의 수용기는 또한 눈의 근육과 연결되어 있어 머리의 운동을 보상하는 안구의 움직임을 가능케 한다.

안뜰-고유수용계통은 다른 감각 데이터가 해석되는 일관된 기준틀(frame of reference)을 제공한다. 즉, 사람의 공간에서의 위치와 신체부위의 위치에 대한 인식은 다른 감각 데이터가 이해될 수 있는 의식에 대해서 끊임없는 배경을 제공한다. 특히 안뜰-고유수용기의 감각 데이터는 운동을 모니터하고 조절하기 위한 기준점으로서의 역할을 수행하고 있다. 촉각 데이터는 사람에게 외부환경과의 신체접촉에 관한 정보를 제공한다. 시각이나 청각의 데이터도 또한 외부환경으로부터 발산되는 시공간 정보를 제공한다. 감각통합은 모든 감각 데이터가 뇌 안에서 조직화되어 처리되어 의미 있는 정보로 변환되고 그리고 운동행동을 계획하여 실행하기 위해 사용되는 과정이다.

이 과정은 즉각적 의식수준 이하에서 항상 계속되고 있다. 이 과정이 순간적으로 의식될 때의 예로서 다음과 같은 것을 열거할 수 있다. 정차 중인 자동차 안에 있으면 사실은 마치 옆에 있는 자동차가 움직이고 있는 데도 자기의 자동차가 움직이고 있는 것처럼 착각하는 일이 때때로 있다. 이러한 상황에서 현재 일어나고 있는 것을 지각하기 위해, 사람은 고유수용감각과 촉각의 입력(핸들을 잡고 브레이크를 밟는다)을 시각정보와 통합한다. 감각통합은 다양한 감각입력을 의미 있는 전체로 통합하는 일관된 과정이다.

내면적 욕망, 놀이, 정신-뇌-신체의 관계
Inner Drive, Play, and Mind-Brain-Body Relations

Ayres(1979)는 어린이들이 감각의 조직화를 찾아내기 위해 내적 욕구를 가진다고 주장하고 있다. 이 욕구는 감각운동 활동과 놀이 활동에서 분명하고 이들의 활동은 어린이의 감각통합의 발달에 있어서 매우 중요하다(Bundy, 2002b). 이것은 뇌의 자기조직화 경향으로 시작되는데 이것은 감각정보의 처리를 필요로 하고 탐색과 숙달을 위한 주관적인 충동(urge)이라는 형태로 명백히 드러난다(Pratt, et al, 1989).

이 모델은 또한 마음과 뇌가 밀접한 연관

성이 있다고 제창한다(Kielhofner & Fisher, 1991). 이 상호의존성은 감각정보를 받아들여 조직화하는 것을 적절히 방향부여를 하는 뇌를 위해 어린이들이 신체를 사용함에 있어서 긍정적인 경험을 가질 것을 필요로 한다. 이에 더해서 어린이는 적절한 감각경험을 추구하도록 동기부여가 되어있음에 틀림없다. 이와 같이 경험과 동기부여는 감각통합 과정의 필요한 요소라 생각되고 있다.

놀이를 하는 동안에, 어린이들은 행동에 대한 욕구(needs)를 충족시킨다. Bundy와 Koomar(2002)가 지적하는 것처럼 놀이는 감각통합 경험의 주된 매개체이다. 놀이라는 작업 속에서 어린이는 감각정보를 만들어내고 처리하도록 적절히 방향부여가 된다.

자아실현의 나선과정
The Spiral Process of Self-Actualization

질서에 대한 관점의 다양한 구성요소가 전체적인 도식으로 결합되는데 저자 등(Bundy et al, 2002)은 이것을 자아실현의 나선과정이라 언급하고 있다. 이 개념화는 감각통합 모델 내에서 오랜 세월에 걸쳐서 개발된 많은 생각의 통합을 반영하고 있다. Bundy 등(2002)이 언급하고 있는 것처럼 이것은 또한 감각통합의 개념을 인간작업 모델(제11장 참조)로부터의 동기부여에 대한 개념화를 합성하려는 시도를 반영하고 있다. 전통적으로, 감각통합 이론은 어린이의 동기부여는 중요하지만 개념과 논쟁에서의 주된 강조점을 감각처리와 조직화에 수반되는 신경학적인 구조와 과정에 두었다. 이 개념은 감각통합에서의 동기부여의 특성과 역할에 더 명확한 설명을 제공한다. 그림 13.1에

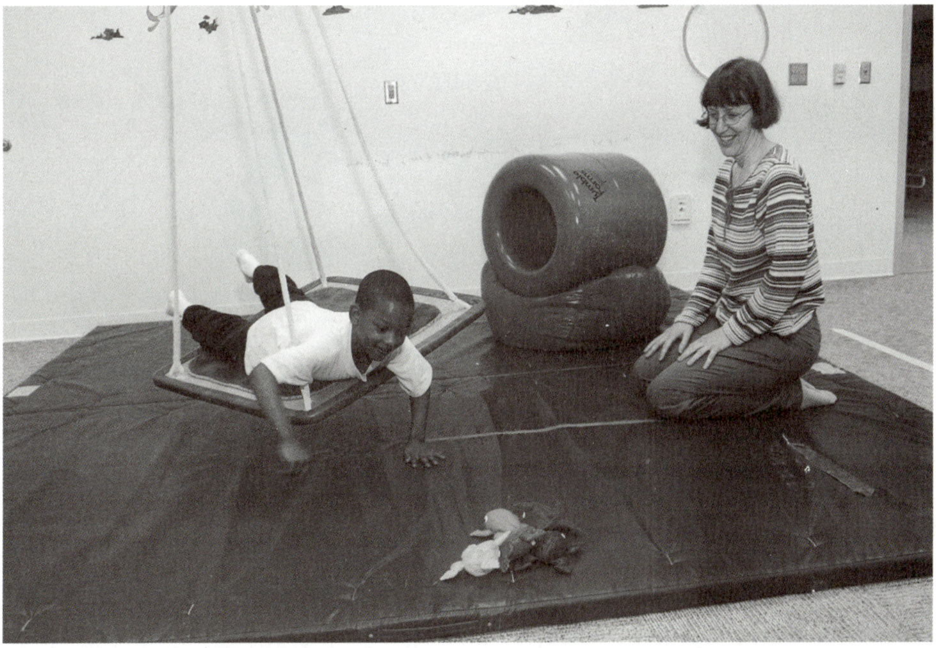

남자아이가 오자미로 만든 동물(beanbag animals)에 손을 뻗어 닿고 통(barrel) 안에서 "자기 집을 찾는" 것을 돕기 위해 고유수용감각과 안뜰감각 입력을 사용하고 있다.

이 과정을 묘사하고 있다.

나선 하부에 나타낸 것처럼 회색 띠인 내면적 욕망(inner drive)은 사람이 감각을 받아들이는 기회를 제공하는 감각운동 활동을 찾아내어 관여하도록 유도한다(Bundy & Murray, 2002). 감각통합의 과정을 통해서 중추신경계(CNS)는 신체와 환경으로부터의 감각을 받아들이는 것의 처리 · 조직화 · 조정을 해야 한다

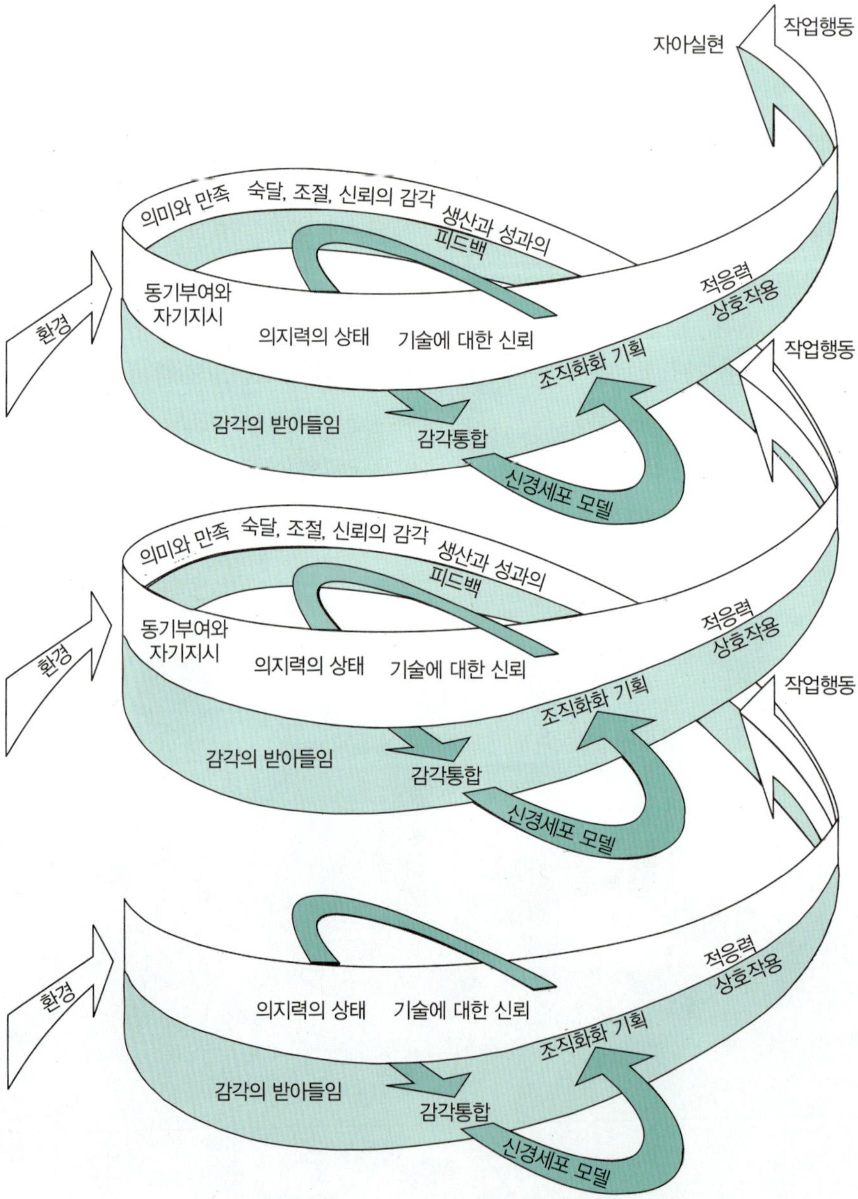

그림 13.1 감각통합의 나선과정. *Bundy, A.C., Lane, S. J. & Murray, E. A.(Eds) (2002): Sensory integration: Theory and practice(2nd edition). Philadelphia; F. A. Davis의 허가를 받아 게재.*

(Bundy & Murray, 2002). 게다가 사람은 적응행동(이것은 자세기술과 운동기술의 양자를 포함한다)을 조직화하고 기획하여야 한다. 신경세포 모델(neuronal model)(즉, 무엇을 어떻게 해야 하는가에 대한 신경학적으로 부호화된 기억)은 새롭고 보다 복잡한 행동을 계획하기 위해 사용된다. 이것은 감각통합의 경험으로부터 발생되고 새로운 적응행동의 조직화와 계획으로 유도하는 신경세포 모델을 나타내는 제2의 루프(진한 회색의 화살표)로 나타내어지고 있다. 이와 같이 신경세포 모델은 적응행동의 계획, 적극적인 수행, 결과에 따라서 만들어지는 감각적 피드백에서부터 발달한다(Bundy & Murray, 2002).

나선 상부의 백색 띠는 감각통합이 어떻게 어린이의 작업행동의 일부로 되어있는가를 보여주고 있다. 의지력의 상태(작업에 참여하기 위한 타고난 욕구와 기술에 대한 신뢰)는 또한 감각운동 행위의 선택에 영향을 준다. 어린이의 작업행동은 행위의 생성과 성과의 피드백을 만들어낸다. 이 피드백은 행동의 의미와 만족의 경험과 마찬가지로 어린이의 숙달, 조절, 신뢰에 영향을 준다. 이것이 한층 더 동기부여와 자기지시(self-direction)를 위한 기초가 되고 순차로 적응행동, 감각통합, 작업행동과 같은 진행 중인 과정에도 영향을 준다.

감각통합의 문제와 도전

Sensory Integrative Problems and Challenges

이미 언급한 것처럼 이 모델의 중요한 구성요소는 연구를 통한 감각통합장애 유형의 확인과 신경계 기능에 관한 기존의 지식에 비추어

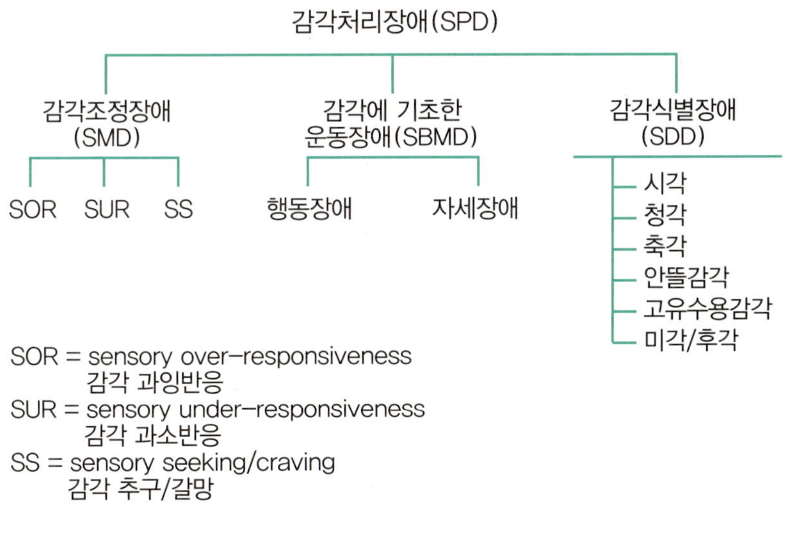

그림 13. 2 감각처리장애에 대한 새로운 질병분류의 제안. *Miller, L.J., Anzalone, M.E., Lane, S.J., Cermak, S.A., & Osten, E.T.(2007). Concept evolution in sensory integration : A proposed nosology for diagnosis. American Journal of Occupational Therapy, 61, 135–140 에서 허가를 받아 게재.*

하는 설명이었다. 감각통합 모델에서의 장애에 대한 기본적 관점은 다음과 같다. 사람이 감각입력의 처리와 통합에 장애를 가지면 행동을 계획하고 만들어내는 데에 어려움을 경험하고 이것은 순차로 개념과 운동의 학습을 방해한다(Bundy et al., 2002). 원래 Ayres는 이 감각통합장애를 6개의 증후로서 제창하였고 그 다음에 이를 가다듬었다(Ayres, 1972, 1979). 이 감각통합장애의 묘사는 새로운 식견에 비추어 논의되어왔다. 예를 들면, Bundy와 Murray(2002, p.6)는 "감각통합장애는 두 가지의 주된 방법 즉, 좋지 못한 조정과 좋지 못한 행동(praxis)으로 나타난다고 주장하였다.

사람이 감각입력의 처리와 통합에 장애를 가지면 행동을 계획하고 만들어내는 데에 어려움을 경험하고 이것은 순차로 개념과 운동의 학습을 방해한다.

최근에 Miller, Anzalone 등(2007)은 다음의 세가지의 주된 감가처리장애를 확인하는 새로운 분류(그림 13.2)를 제안하였다.

- 감각조절장애(sensory modulation disorder : SMD)
- 감각에 기초하는 운동장애(sensory-based motor disorder: SBD)
- 감각식별장애(sensory discrimination disorder: SDD)

감각조절장애
Sensory Modulation Disorder

감각조절장애는 "감각정보의 정도, 특성, 강도에 대해서 상대적으로 단계부여가 되는 행동에 수반하는 감각입력에 대한 반응의 어려움"(Miller, Anzalone, et al., 2007, p.136)으로서 존재한다. 이 장애에는 다음의 세 가지 하위분류가 있다.

- **감각과잉반응**(sensory over-responsiveness : SOR)은 하나의 유형 이상의 정보에 대해서 보통보다도 더 빠르게, 더 강력하게 또는 더 지속적으로 반응하는 것이다.
- **감각과소반응**(sensory underresponsive-ness: SUR)은 무관심(apathy) 또는 무기력(lethargy)으로 유도하는 감각정보를 무시하거나 반응하지 않는 것이다.
- **감각 추구/갈망**(sensory seeking/craving : SS)은 과도한 양의 감각정보 또는 특정 유형의 감각정보를 끝없이 갈망하고 추구하는 것이다.

감각에 기초하는 운동장애
Sensory-based Motor Disorder

감각에 기초하는 운동장애는 자세나 의지적 운동의 장애로서 나타난다(Miller, Anzalone, et al., 2007). 이것에는 다음의 것이 포함된다.

- 자세장애
- 행동장애

자세장애는 휴식할 때나 동작을 할 때에 자세를 안정시키는 것에 대한 장애를 말한다. 그 특징은 근육긴장이 지나치게 강하거나 지나치게 약하다는 것과 운동이나 힘의 조절이 부적절하다는 것에 있다. 이 장애는 보통 하나 이상의 하위 장애와 결합하여 일어난다.

행동(praxis)이란 새로운 행동을 기획하

는 능력을 가리킨다. **행동장애**(dyspraxia)란 "새로운 행동을 상상하고 계획하고 차례로 배열하고 또는 실행하는 능력의 장애"(Miller, Anzalone, et al., 2007, p.138)이다. 이것은 공간에서의 신체의 어색함, 신체와의 잘못된 협응 또는 잘못된 타이밍으로서 분명히 나타난다. 이 장애를 가진 사람은 새로운 운동기획에의 접근법에서 사고를 잘 당하고 혼란에 빠질지도 모르고 운동과제를 학습하기 위해 여분의 시간과 연습을 필요로 할지도 모른다.

감각식별장애
Sensory Discrimination Disorder

감각식별장애란 감각정보의 해석의 장애를 가리킨다. 이 장애를 가진 사람은 "자극이 같은지 다른지"를 지각하는 것이 곤란하다(Miller, Anzalone, et al., 2007, p.138). 이 장애는 시각, 청각, 촉각, 안뜰감각 또는 고유수용감각, 그리고 미각이나 후각의 문제를 수반하고 있다. 이 장애는 관계되는 감각의 유형에 따라서 운동수행의 어색함이나 느림으로서, 또는 학습이나 언어과정의 장애로서 나타난다.

감각처리 장애의 패턴과 이들과 자주 결부되는 행동이나 감정을 기록하고 보고하고 설명하기 위해 많은 노력과 임상상의 관찰이 이루어지고 있다.

치료중재에 대한 이론적 근거
Rationale for Therapeutic Intervention

앞에서도 언급한 것처럼 저자들은 감각통합을 적응행동에 관여한다는 진행 중인 경험이 더 한 층의 뇌의 조직화를 야기하고 더 복잡한 적응행동을 가능케 하는 과정으로 보고 있다. 사람의 뇌가 감각정보를 적절히 조직화하고 처리하지 못하면 감각통합이라는 이 정상적인 순환의 붕괴가 인지된다.

감각통합 모델에 기초하는 작업치료는 전통적으로 감각통합 문제의 개선을 지향하고 있다. 따라서 감각통합 치료의 목표는 감각정보를 통합하는 능력을 개선하는 것이었다. 이것은 뇌의 조직화의 변화를 수반한다. 감각통합 접근법은 의미 있는 활동과 적응행동을 계획하고 조직화하는 상황 속에서라면 향상된 감각의 받아들임을 위한 기회를 제공하는 것이 감각입력을 처리하고 통합하는 CNS의 능력을 개선할 것이고 이 과정을 통해서 개념이나 운동의 학습을 향상시킨다는 논의에 기초하고 있다(Fisher & Murray, 1991).

실행의 자원
Practice Resources

감각통합 모델은 적용을 위해 잘 다듬어진 기술을 누려왔다. 평가와 중재의 절차는 철저히 개발되어 왔고 알기 쉽게 그 개요를 설명하고 있다. 그럼에도 감각통합 치료의 효험, 시간의 제한, 그리고 신경운동 재활에 대한 새로운 관점은 물론 서비스가 주어질 수 있는 기타의 조건에 관한 의문들을 포함하는 수많은 요인이 감각통합을 최선의 실행이라고 생각되는 개선에 이르게 하였다.

평가
Assessment

이 모델에서의 평가절차에는 공식화된 일련의

검사의 사용, 수행의 비공식적인 관찰, 그리고 간병인과 기타의 소스에서 수집한 데이터를 전통적으로 포함하고 있었다. 공식적인 일련의 검사결과와 함께 비공식적 데이터는 그 사람이 감각통합 장애가 있는지 아닌지, 그리고 가능하다면 그 장애의 특성을 특정하기 위해 사용된다. Bundy(2002a)는 처음에 일상생활 과제를 수행하는 환자의 능력을 검사한다는 하향식 접근법으로 평가를 시작할 필요성을 강조하는 평가의 포괄적인 논의를 제안하고 있다. 그녀의 논의는 또한 전통적으로 감각통합 평가의 부분이었던 더 시간이 걸리는 공식적인 검사에 대신하는 것을 권장하고 있다.

감각통합과 행동검사(Sensory Integration and Praxis Tests; SIPT)는 작업치료사가 4~8세의 어린이의 감각통합 장애를 확인하고 이해하는 것을 돕기 위해 만들어진 일련의 검사이다(Ayres, 1989). 이 일련의 검사는 촉각계의 처리, 안뜰-고유수용감각계의 처리, 시지각, 실행(기획)의 능력 사이의 관계를 검사한다. 이 검사는 감각통합 장애의 주된 행동 징후를 평가하는 것으로 개념화된다. 이 검사들은 다음의 4개의 중복되는 영역으로 나뉜다(Bundy, 2002a).

- 형태와 공간, 시각-운동의 협응, 구성능력
- 촉각식별
- 행동
- 안뜰감각과 고유수용감각의 처리

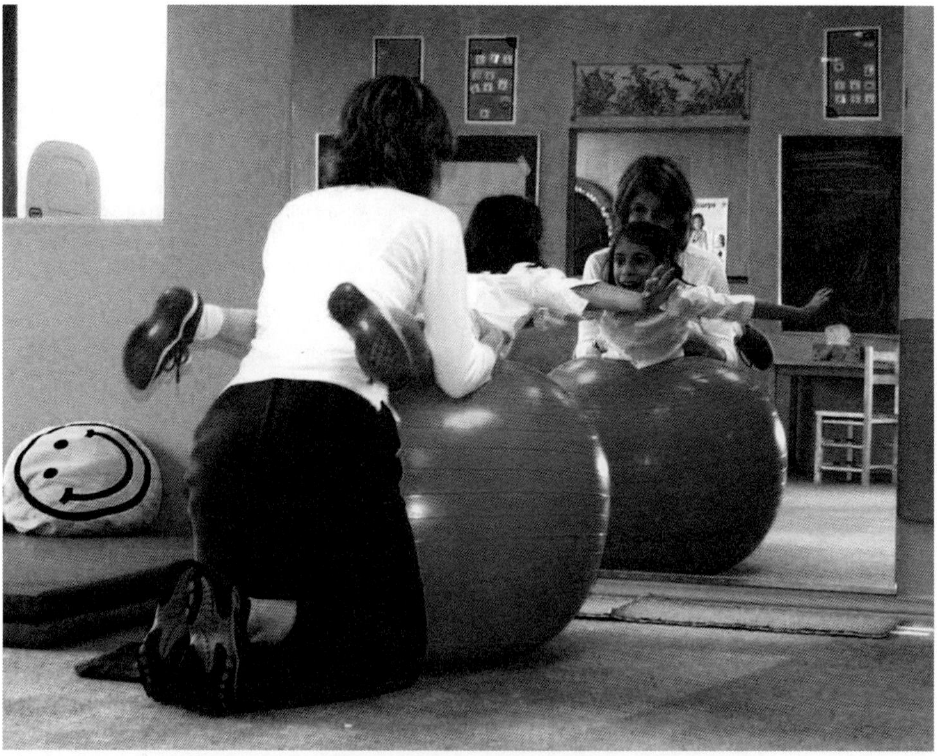

여자 아이가 근육긴장과 안뜰감각의 처리에 노력하고 있는 동안에 비행기 흉내를 내고 있다. 이 활동은 중력에 거슬러 자세를 취하고 유지하는 능력을 평가하는 데 사용된다.

SIPT는 17개의 개별적으로 실시되는 검사를 포함하고 있고 약 90분에 완료할 수 있다. 검사에 대한 모든 과제는 수행 지향적이다. 검사는 검사인이 이전에 만진 손가락을 가리키도록 어린이에게 요청하는 손가락 확인검사(Finger Identification Test)에서부터 선 자세와 보행균형 검사(Standing and Walking Balance Test), 그리고 어린이가 도안을 모사하도록 요청하는 도안 모사하기(Design Copying)까지에 이른다.

이 검사는 컴퓨터로 채점된다. 채점은 사업자가 시행하고 이 사업자는 검사를 받은 어린이와 이 검사를 개발하기 위해 사용된 보통의 어린이와 장애가 있는 어린이의 표본과의 사이의 통계적 비교를 포함하는 보고서를 만든다. SIPT는 약 30년에 걸쳐서 개발이 계속되었고, 그 기간 동안에 어느 검사절차가 포함시키기에 가장 의미가 있는지를 결정하기 위해 임상경험과 연구가 이용되어왔다. 장애를 확인하는 데에 가장 유용한 항목의 통계분석이 검사항목과 검사절차를 개발하고 개선하는 데에 사용되었다. 장애의 유형을 나타내는 득점 패턴을 확인한 통계적 연구는 검사결과의 해석을 위한 기초이다.

SIPT 득점의 해석은 득점의 의미 있는 무리에 기초하고 있다. 연구에서는 특정 패턴의 낮은 득점은 특정 종류의 문제를 암시한다는 것을 보여주었다. 이와 같이 해석은 그러한 어떤 패턴이 존재하는지를 보기 위한 검사득점의 검토부터 시작한다(Bundy, 2002a).

SIPT는 감각통합의 서비스를 받고 있는 많은 환자에게는 사용할 수 없기 때문에(Miller, Anzalone, et al., 2007), 그리고 SIPT를 학습하여 실시하는 것에 수반되는 훈련과 시간이 필요하기 때문에 다른 평가 전략이 차츰 사용되고 있다. Bundy(2002a)는 SIPT에 의한 평가가 이루어진 경우에도 다음의 종류의 정보로 보완되어야 한다고 언급하고 있다.

- 발달의 패턴, 지적 능력, 진단
- 일상생활 활동에서의 기능적 문제
- 관찰, 특히 자세반응의 관찰, 신체와 눈의 사용(눈과 손의 협응, 눈과 발의 협응), 양쪽 협응, 기획의 효율성
- 관찰과 내력 청취 또는 감각 프로필(Sensory Profile)(Dunn, 1999)과 같은 새로운 평가법의 이용을 통한 감각조정의 평가

또한 다음과 같은 새로운 평가가 이 모델을 위해 개발되어 있다.

- 감각 프로필(Dunn, 1999): 3~10세의 어린이들을 위해 만들어지고 일반적으로 존재하는 감각경험에 대한 반응의 척도이다. 또한, 자기 보고인 청소년/성인용 감각 프로필이 있다(Brown, Tollefson, Dunn, Cromwell, Filion, 2001).
- 중력불안 평가(The Gravitational Insecurity Assessment)(May-Benson & Koomar, 2007): 중력불안을 가진 어린이들을 위해 공포를 야기하는 상황을 만드는 15개의 활동으로 구성되어 있고, 이 문제가 있는 어린이를 확인하기 위해 사용된다.
- 관념행위검사(The test of ideational praxis)(May-Benson, 2001; May-Benson & Cermak, 2007): 어린이들에게 6개의 표준적인 목표를 시행하는 것에 대해서 생각할 수 있는 모든 것을 검사인에게

보여주도록 요구하는 것이다.

- 감각처리 척도-학교판(The Sensory Processing Measure-School)(Miller-Kuhaneck, Henry, Glennon, Mu, 2007): 감각처리, 행위, 학교에의 참여에 대한 정보를 포착하는 평정척도이다.

감각통합의 치료는 행동에 폭넓은 영향을 미친다고 여겨지기 때문에 신경운동의 상태와 행동의 조직화의 관찰은 또한 개선을 모니터하는 것과 연관성이 있다(Clark, et al., 1989).

치료 접근법
Treatment Approach

이 모델의 실행에서의 적용에 대한 어떠한 논의도 감각통합 절차가 원래 학습장애를 가진 어린이들을 위해 개발된 것 이상으로 광범위한 집단에게 적용되고 있다는 인식으로부터 시작되어야 한다. 예를 들면, 이 모델은 성인, 명백한 뇌손상이 있는 사람, 정신분열증(schizophrenia) 환자, 정신지체가 있는 사람에게 적용되어 왔다(Arendt, MacLean, Baumeister, 1988; King, 1974). 이러한 사람들이 감각통합 접근법을 위한 적절한 후보자인지에 대해서는 상당한 논란이 있었다. 이에 더해서 많은 사람들이 감각통합 원칙의 체계적인 적용 없이 감각통합으로부터의 기법을 사용하는 것에 대해서 비판을 받아왔다. 그들은 결과적으로 초래된 치료를 감각통합이라 언급할지도 모르지만 사실은 그렇지 않다. 교과서 "감각통합: 이론과 실행(Sensory Integration: Theory and Practice)"(Bundy, et al., 2002)에서는 보수적인 접근법을 취하고 감각통합을 사용하기 전에 감각통합의 문제가 존재한다는 것을 명백히 확인할 것을 주장하고 있다. 이 교과서의 저자들은 성인에게 적용이 된다는 것과 그리고 학습장애 이외의 문제를 가진 사람들에게도 가능성이 있을지도 모른다고 생각하고 있다. 이 교과서에서는 이 모델의 적용을 위한 저자의 이론적 근거의 개요를 설명하고 있다.

전통적 치료 가이드라인
Traditional Treatment Guidelines

감각통합 모델은 어린이에게 최대의 이익이라고 생각되는 감각통합의 경험의 가이드라인을 제공하고 있다. 중재 계획은 어린이의 문제와 이들의 문제 즉, 감각정보 처리에 특별한 어려움이 있는 것에 대한 그 근저에 있는 이유를 확인하는 것에 기초하고 있다. 그 장애를 이해하기 위해서는 감각계의 구조와 기능, 그리고 이것이 감각통합의 문제에 어떻게 관계하고 있는가를 이해하는 것이 필요하다(Lane, 2002).

안뜰-고유수용계통은 중재의 논리에 대한 좋은 예이다. 안뜰-고유수용계통의 해부학과 생리학에 대한 지식은 어떠한 종류의 감각경험이 안뜰기관과 고유수용기를 가장 효과적으로 자극하고 특정 **자세반응**을 끌어내는가를 결정하는 데에 사용된다. 이 경우, 신경학적 구조를 이해하는 것은 어느 치료절차가 감각계에 특정의 영향을 미쳐야 하는지를 결정하기 위한 논리를 제공한다. Steven이라는 어린이에 대한 치료계획의 논의에서 인용한 다음의 글은 적절한 감각통합 치료의 선택에서 이룰 수 있는 특수성을 거듭 설명하고 있다.

상자 글 13.1

South Shore Therapies: 감각통합에 초점을 맞춘 개인이 개업한 진료소의 한 예

감각통합 서비스는 개인이 개업한 진료소에서 자주 제공된다. South Shore Therapies가 최신의 감각통합 진료소의 한 예이다. 이러한 환경에서는 다양성과 계획을 위한 기회를 제공함과 동시에 매력적이고 안전하도록 설계되어 있다. 마룻바닥은 매트리스가 깔려 있어 안전하게 착지할 수 있을 뿐만 아니라 어린이가 그 곳을 가로질러 움직일 때에 능동적 자세 반응을 촉진하는 추가적인 감각 피드백을 제공한다. 실내에는 계단, 보루, 미끄럼틀이 만들어져 있고 어린이를 초대하여 기능적 이동성과 놀이의 기술을 위해 공들이고 있다. 방의 이름은 환자가 붙이고 상상적인 놀이를 촉진하도록 테마가 붙여져 있다. 놀이터 방에는 미끄럼틀과 활강 줄(zip line)이 있고 한편, 스페이스 마운틴(space mountain)의 방에는 벽에 행성(planet)의 표적과 공기로 부풀린 달의 표면 보행(moon walk)이 있다.

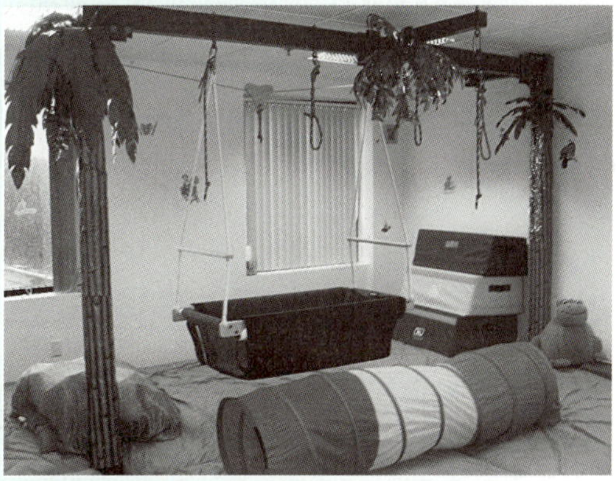

South Shore Therapies의 정글의 방

이 진료소의 목표는 풍요로운 환경을 제공함으로써 환자가 더 큰 자립을 위해 필요한 기술을 발달시키는 것이다. 작업치료사들은 어린이나 청년을 그들 자신의 중재과정에 참여시키고 끌어들이게 될 수 있도록 그들이 이해할 수 있는 수준에서 함께 일하고 있다. 작업치료사들은 또한 중재를 계획하고 가정 프로그램을 만들며 상담을 하는 데에 가족들과 함께 일하고 있다. 전체 가족이 중재의 필수적인 존재가 되도록 교육함으로써 작업치료사는 어린이를 거듭 도울 수 있다.

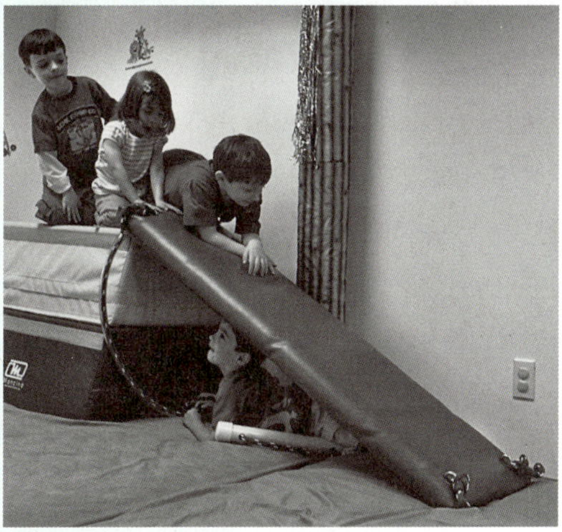

South Shore Therapies에서 "사파리 여행놀이"를 하고 있는 어린이들

South Shore Therapies에 걸어서 들어가면 어린이들이 열심히 노는 것을 볼 수 있다. 웃음소리가 들리고 장난기가 있다. 감각 체육관은 어린이들에게 그 안에서 탐험할 안전하고 매력적인 환경을 제공한다. 작업치료사는 어린이들의 현재의 감각 욕구를 지원하는 것과 더 복잡한 적응을 촉진하는 것의 양쪽의 활동을 만들어낸다. 어린이들에게 적절하고 의미 있는 활동이 변화의 기초를 제공한다. 이것

상자 글 13.1 (계속)

은 달에 탐험하러 가는 것과 같은 단순한 가상 놀이(pretended play)에서부터 방의 구석에서 다른 구석으로 건너가는 공중의 도로를 계획하고 만드는 것 같은 더 복잡한 공간설계까지를 포함하고 있다. 부모와 함께 세운 목표는 잠이 드는 것, 다양한 음식을 먹는 것, 옷을 입는 것, 안전하게 운동장을 이동하는 것, 자전거를 타는 것, 생일잔치와 같은 사회적 행사에 참석하는 것 등의 능력과 같은 일상생활에 영향을 주는 일상의 기능적 관심사에 대처하는 것이다. 감각통합 세션 중에 작업치료사가 알맞은 도전의 수준이라고 찾아낸 발판을 기초로 하여 어린이들의 감각 욕구와 기술적 능력에 의해서 활동이 유도된다. 이 접근법은 숙달과 개인적인 조절의 감각을 촉진한다. 자기의 기교가 있는 치료적 사용과 조합시킨 감각이 풍부하고 장난기가 많고 그리고 창조적인 치료공간의 조합이 자신감, 유능성 및 협응의 발달을 크게 지원한다.

> 감각통합 이론은 자세의 안정성과 양쪽 통합 그리고 계획된 팔다리 운동의 순서 정하기에 대한 Steven의 장애가 강화된 안뜰-고유수용감각의 정보를 받아들일 기회를 제공하는 활동에 의해서 대처해야 한다는 것을 시사하고 있다. 더 구체적으로 말하면 이 이론은 (다양한 위치에서의) 지속된 자세조절과 신체 양쪽의 협응적인 사용이 요구되는 활동의 상황 속에서 직선모양의 안뜰-고유수용감각의 정보를 받아들이는 기회가 가장 적절할 것이라는 것을 시사하고 있다.(p.342)

감각통합 이론은 어린이들이 나타내는 다양한 문제에 대한 완전한 모습을 제시하지 않고 있고, 또한 그 근저에 있는 모든 기전(mechanism)을 설명하고 있지 않다. 이와 같이 작업치료를 어떻게 진행시키는 것이 최선인가에 대한 정보에는 얼마간의 공백이 있다. 이러한 경우, 작업치료사는 신중한 치료과정을 결정하기 위해 어린이에 대해서 이용 가능한 모든 정보를 사용한다.

매체로서의 놀이
Play as the Media

이 모델은 어린이가 작업에서 일어나는 행위를 능동적으로 선택하고 참여해야 한다는 것을 강조하고 있다. 놀이에서 어린이에게는 적절한 감각운동 행동을 선택하도록 조절과 유혹이 주어진다. Bundy(2002b)는 감각통합 모델에 기초하는 작업치료의 견인차로서의 놀이의 중요성을 강조하고 있다. 그녀는 중재에의 놀이의 접근법을 유지하기 위해 중요한 세 가지 요인을 지적하고 있다.

- 내적 조절의 지각
- 내재적 동기부여
- 현실의 제약으로부터의 해방

Bundy(2002b)는 또한 "놀이다움 평정척도(Test of Playfulness)"와 같은 도구를 사용해서 놀이를 주의 깊게 평가하는 것도 권장하고 있다(Bundy, 2000). 그녀는 놀이가 감각통합의 개선을 가져올 수 있다는 것, 그리고 작업치료의 가장 중요한 부산물은 어린의의 놀이 능력의 개선일지도 모른다고 언급하고 있다.

기구
Equipment

감각경험(특히, 안뜰계통)에 대한 특별한 욕구 때문에 감각통합 치료는 특별히 고안된 다양한 매다는 기구(공중 그네, 해먹, 그네 등)와 스쿠터 보드(scooter board)에 대한 연관성을 갖게 되었다. 시중에서 판매되는 이러한 기구는 놀이의 상황 속에서 요망되는 감각경험을 성취하는 수단을 제공하고 있다.

이 모델의 적용을 위한 현대의 가이드라인
Contemporary Guidelines for Application of This Model

이 단원의 첫머리에서 언급한 것처럼 어떻게 하여 최상의 감각통합 치료를 제공하는가를 재고하게 만드는 많은 요인이 있다. Bundy와 Murray(2002)는 이 모델의 실행에서의 이용에 관한 현재의 사고방법을 반영한 수많은 원칙을 제안하고 있다. 이 가이드라인에는 치료에 시간적인 제약이 있다는 것을 고려하여 단기간에 해낼 수 있는 목표를 설정하는 접근법이 있다. 이들의 목표는 환자와 부양자(caregivers)의 양쪽에 이해하기 쉬운 것이야 하고 중재의 실행 측면에 환자와 부양자를 포함시켜야 한다는 것이다. 또한 가족 구성원이나 전문가의 상담가로서의 작업치료사의 역할도 서비스의 상황에서의 변화와도 연관성이 있다. 이 역할의 중요한 요소의 하나는 이들 사람들이 감각통합의 문제를 가진 어린이에 대한 이해의 틀을 다시 만드는 것을 지원하는 것이다(예를 들면, 조용히 앉아 있는 것은 교실에서의 어린이의 집중력을 개선하기보다는 오히려 방해할지도 모른다는 것을 교사가 이해하도록 지원한다).

이 밖에 과제지향적인 접근법(제12장 참조)에서부터 나온 새로운 발상을 반영한 가이드라인이 있다. 이것은 과제와 환경이 수행에서 관찰된 장애에 어떻게 원인을 제공하고 있는가에 주의를 기울이는 것을 강조하고 있고, 그리고 이들의 문제를 겨냥한 적절한 중재를 포함하고 있다. 전체로서는 환자의 근저에 있는 문제를 재조정하는 것에 오로지 초점을 맞추는 것에서부터 이 문제가 일상의 수행을 방해하는 외부 조건과 어떻게 상호작용을 하는가에 초점을 맞추고 가장 효과적인 중재전략을 결정하는 것까지 방향성의 변화가 있다.

> **이 모델은 어린이가 작업에서 일어나는 행위를 능동적으로 선택하고 참여해야 한다는 것을 강조하고 있다.**

감각통합 중재의 핵심이 되는 요소는 무엇이라고 생각하는가를 개괄적으로 설명한 최근의 논문이 있다(Parham, et al., 2007). 이들은 표 13.1에서 보여주고 있다. 이들 가이드라인은 전문가 논평(expert review)과 명목집단 기법(nominal group technique)의 과정을 통해서 개발되었다. 이 가이드라인의 목적은 치료의 적합도를 평가하는 것이지만, 감각통합의 지도자들이 합의한 감각통합 중재의 핵심적인 요소가 되는 것을 제시하고 있다.

상자 글 13.2

실행에서의 감각통합: SAM

Sam은 반일 보육의 유치원에 다니고 있는 4세 반의 남자아이이다. 그는 부모와 두 사람의 형과 함께 생활하고 있다. Sam은 움직임이 빠르고 언제나 "뛰어다닌다." 집에서는 뛰어다니고 뛰어오르고 부딪치는 것을 볼 수 있다. 또한 장난감이나 가구, 사람에게 자주 부딪치는데 이것은 그가 빨리 움직인다는 것과 공간 속에서 신체의 위치를 인식하는 것이 결여되었다는 것의 양쪽에 원인이 있다. Sam의 식사시간은 짧고, 편식이 심하여 몇 가지 음식으로 제한하여 먹는다. 그는 태그(tag)가 붙어있지 않은 부드러운 옷만을 좋아하고, 어머니가 다른 상표의 속옷을 사오면 속상해 한다. 보통 Sam이 잠이 드는 시간은 1시간에서 1시간 반이 걸린다. 그는 잠자리에 드는 시간에 마음을 가라앉히고 진정시키는 것이 어려워 잠이 드는 데에 큰 어려움을 경험한다. 유치원에서는 Sam은 정신이 산만해지기 쉬워 주의를 집중할 수 있는 시간은 매우 짧다. 그는 이야기나누기 활동(circle time)을 하는 동안에 양탄자 위에 앉아서 안절부절 못하고 흔히 정보를 불쑥 말해버린다. 그는 테이블에서의 섬세한 운동을 즐거워하지 않고 특히 어린이의 공작용 점토나 달 모래(moon sand)를 다룰 때에 즐길 수 없었다. Sam의 섬세한 운동기술은 또래보다 뒤떨어져 Sam은 자기 친구가 하는 것처럼 자기의 이름을 적을 수 없다는 것에 좌절감을 느꼈다. Sam은 친구가 하나에서 두 사람이 있었으나 교실에서 또래들이 보내는 비언어적 신호를 알아차리는 데에 어려움이 있었다.

Sam은 그의 작업치료사인 Rebecca Schatz에 의해서 운동기술의 발달과 감각처리를 위한 다양한 도구를 사용하여 평가되었다. Winnie Dunn의 감각 프로필 보호자용 질문용지(Sensory Profile Care-giver Questionnaire)(Dunn, 1999)와 감각 프로필 학교교사판(Sensory Profile School Companion)(Dunn, 2006)의 양쪽을 Sam의 감각처리의 정보를 수집하기 위해 사용하였다. 이들의 질문용지는 부모와 교사에 의해서 기입되고 연속적으로 감각처리의 장애를 분류하는 데에 도움이 되었다. 그 어린이의 행동이 다른 어린이와 유사한지 아닌지, 그 어린이의 행동과 다른 어린이들의 행동 사이에 차이가 있을 개연성이 있는지 아닌지, 또는 그 어린이의 행동과 전형 사례와의 명확한 차이가 있는지 아닌지에 대한 정보를 제공하는 등록, 추구, 감수성, 회피의 네 가지로 분류되어 있다. 이 틀을 염두에 두면 Sam은 등록, 추구, 감수성 부분에 명확한 차이가 있는 득점을 하였다. 종합하면 이들 결과는 Sam은 그의 일상생활을 방해하는 현저한 감각처리의 도전을 경험하고 있었다는 것을 보여주었다.

Rebecca는 Sam이 작업치료의 형태로서 감각통합을 이용하는 세션을 1주일에 2회 받도록 그의 부모에게 권유하였다. 감각통합은 그 당시에는 Sam이 처리하는 것이 극단적으로 혼란스럽고 어려운 환경 속에서 감각정보를 효과적으로 해석하고 조직화하는 것을 지원할 것이라 생각되었다. Sam에게는 촉각, 안뜰감각, 고유수용감각을 포함하는 다중 감각계통의 통합에 초점을 맞추는 작업치료가 필요하였다. 이 통합은 즐겁고 놀이처럼 경험할 필요가 있었다.

작업치료의 목표는 Sam이 즐길 수 있고 의미 있는 감각경험의 복합적인 기회에 효과적으로 참여할 수 있게 되는 것이었다. Rebecca는 감각입력의 조직화의 뒤를 이어 Sam의 전체적인 기술수준을 개선하기 위한 섬세한 운동 활동이나 시각운동 활동에 그를 참여시켰다. Sam은

상자 글 13.2 (계속)

참여하여 평판그네(platform swing) 위에서 "우주선처럼 날기 위해" 매다는 기구를 이용할 것이다. 여기서 Sam은 작업치료사와 상호작용을 하면서 의미가 있고 적응적인 반응을 하기 위해 신경계를 조절하는 것을 돕기 위해 조직화하는 감각입력을 받았다. Sam이 우주공간으로 날아가 버릴 때, 내적 동기부여와 흥분이 효과적인 신경계의 반응을 가져왔다. Sam의 신체는 차분하고 주의 깊고 잘 조직화된 것이 되어 섬세한 운동 활동이나 시각운동 활동의 개선을 향안 다음 단계의 테이블 위 활동에 참여해도 이 수준을 유지할 수 있었다.

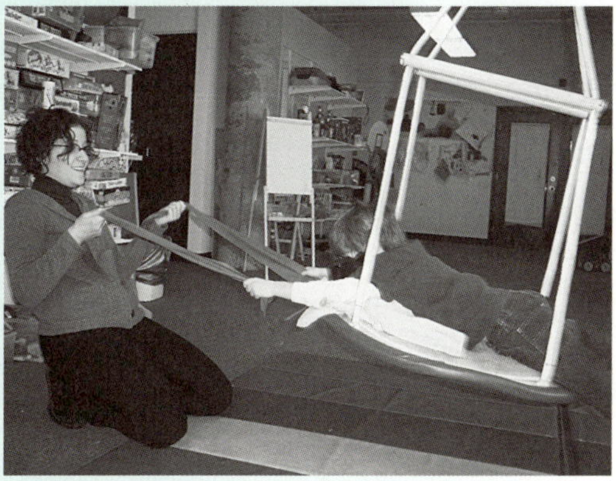

Rebecca는 Sam이 우주선처럼 나는 것을 돕고 있다.

감각통합치료의 전체 과정을 통해서, Sam은 학교와 집의 한경 속에서 감각경험에 효과적이고 긍정적으로 견디고 또한 반응할 수 있게 되었다. Sam의 주의와 초점을 맞추는 시간은 길어지고 이야기나누기 활동(circle time)에도 능동적으로 참여할 수 있게 되었다.

옷감의 감촉, 소리, 일상적인 변동은 더 이상 Sam의 신경계가 혼란스러워지거나 그 조절을 상실하게 하지는 않았다. 궁극적으로 Sam은 가정에서도 학교에서도 더 성공적인 경험을 할 수 있게 되었기 때문에 행복한 어린이가 되었다.

연구와 증거
Research and Evidence Base

감각통합 모델은 상당히 많은 연구의 대상이 되어왔다. 현재 진행 중인 연구는 SIPT의 개발(Bundy, 2002a)과 이에 병행하여 감각통합의 근저를 이루는 구성개념의 검증에 공헌하여왔다. 이 영역의 중심이 되는 연구는 인자분석 연구(factor analytic studies)인데 검사득점의 의미 있는 무리(cluster)를 확인하였다(Bundy, 2002a). 이들의 연구는 특정의 감각통합의 문제를 가진 어린이에서는 검사의 어떤 특정의 무리의 수행에 치졸함이 전형적으로 관찰된다는 것을 나타내어 보였다. 이 연구에 기초하여 그 사람이 감각통합의 문제를 갖고 있는지 아닌지, 그리고 어떠한 유형의 장애를 갖고 있는지를 검사득점으로 알 수 있다고 생각되었다. 최근의 연구에서는 감각처리의 장애라 진단된 어린이들이 뇌 활동에서 차이를 보인다는 것을 나타내어 보여주기 위해 뇌파검사를 사용하여왔다(Davies & Gavin, 2007).

연구의 두 번째 영역은 감각통합치료의 효과성에 관한 연구를 포함하고 있다. Ottenbacher(1991)는 1972~1981년 사이에 연구를 검토하여 메타분석(치료효과의 증거

표 13.1 감각통합 중재과정의 핵심적 요소

과정의 핵심적 요소	작업치료사의 행동과 태도
감각의 기회를 제공하다	어린이에게 다양한 감각을 경험할 기회를 준다. 이것에는 촉각, 안뜰감각, 고유수용감각의 경험이 포함된다. 중재는 하나 이상의 감각양식을 포함한다.
딱 알맞은 도전을 제공하다	어린이에게 너무 어렵지도 않고 너무 쉽지도 않은 도전을 주고 감각과 행동의 장애에 대한 어린이의 적응반응을 끌어낼 수 있도록 활동을 조정한다.
활동선택에 대해 협동하다	어린이를 작업치료 과정의 적극적인 협동자로서 다루어 어린이가 운동선택을 적극적으로 조절할 수 있게 한다. 어린이의 참여 없이 활동 스케줄을 미리 결정하지 않는다.
자기조직화로 유도하다	어린이가 할 수 있는 범위에서 자기의 행동을 선택하고 계획하도록 하기 위해 어린이의 행동의 자기조직화를 지원하고 유도한다. 어린이가 활동의 아이디어와 계획을 개시하고 전개하도록 격려한다.
최적의 각성을 유지하다	어린이의 주의, 참여, 편안함을 지원하는 환경 또는 활동으로 변화시킴으로써 작업치료의 상황이 어린이의 최적의 각성수준을 달성 또는 지속에 도움이 되는 것을 보장한다.
놀이의 상황을 만들어내다	어린이의 활동의 내재적 동기부여와 즐거움을 기반으로 함으로써 놀이의 상황을 만들어낸다. 사회적 놀이, 운동적 놀이, 상상적인 놀이, 대상물에 의한 놀이를 촉진하거나 또는 놀이의 폭을 넓힌다.
어린이의 성공을 최대로 하다	어린이가 도전에 대한 반응을 수반하는 활동의 일부 또는 전부를 시행하는 데에 성공을 경험할 수 있도록 활동을 제공하거나 수정한다.
신체의 안전을 보장하다	보호적 장비와 치료적 장비의 설치를 통해서 또는 작업치료사의 신체적 근접성이나 행위를 통해서 어린이가 신체적으로 안전하도록 보장한다.
어린이의 관심을 끌 방을 마련하다	어린이가 활동을 선택하고 참여하는 것에 동기부여를 하기 위해 방에 공간과 장비를 마련한다.
치료적 협력을 조성하다	어린이의 정서를 존중하고 긍정적인 관심을 전달하며 어린이와 친한 것처럼 보이게 하고 그리고 신뢰와 정서적인 안전의 분위기를 만들어낸다.

Parham, L. D., Cohn, E. S., Spitzer, S., J. A. Miller, L. J., Burke, J. P., et al., (2007) : Fidelity in sensory integration intervention research. American Journal of Occupational Therapy, 61, 216–227에서 허가를 받아 게재.

가 있는지 아닌지를 결정하기 위해 복수의 연구 데이터를 검토하는 방법)을 실시하고 치료효과의 증거가 있다고 결론지었다. Hoehn과 Baumeister(1994)는 Ottenbacher가 다룬 연구의 일부가 충분한 엄밀성이 결여되었다고 비판하였다. Vargas와 Camilli((1999)는 후에 1983~1993년 사이에 보고된 연구를 검토하기 위해 메타분석을 시행한 결과, 치료효과는 극히 약간밖에는 증거를 발견하지 못하였다고 하였으나 이것은 과거 20년간에 실시된 연구의 대부분이 측정된 특정의 변수에 대한 치료의 긍정적인 성과를 보여주는 데에 실패하고 있기 때문에 놀랄만한 일은 아니라고 하였다.

Bundy 등(2002)은 감각통합에 기초하는 치료의 효과성에 관한 증거는 "기껏해야 긍정적인 것과 부정적인 것이 뒤섞였고 최악의 경우는 완전히 부정적"이라고 결론지었다 (p.22). 그들은 또한 치료의 효과성에 대한 증거가 결핍되어 있음에도 불구하고 부모와 작업치료사는 감각통합치료를 직접 경험하는 것에 열중하고 있다고 언급하고 있다. 하나의 가능성으로서는 이 치료가 긍정적인 성과를 만들어내고는 있으나 이것은 감각통합이론에 의해서 명시되거나 연구에서 평가되었기 때문은 아니다(Kaplan, Polatajko, Wilson, Faris, 1993). 예를 들면, 작업치료사와 어린이 사이의 관계가 성과의 이유가 될지도 모르고 또는 감각통합 원리가 그 어린이의 주변 환경에 있는 다른 사람들이 문제를 어떻게 인식하는가를 재구성하기 위해 사용되고 이것이 긍정적인 성과로 이어질지도 모른다고 가정되고 있다. 이 설은 Cohn과 Cermak(1998)이 지지하고 있다. 그들의 연구는 감각통합치료에서의 부모의 인식의 변화에 초점을 맞춘 것이다. 부모들은 중재의 중요한 성과 측정의 하나는 어린이를 지원하고 옹호하는 방법으로서 어린이들의 행동을 이해하고 재구성하는 능력을 신장시키는 것이라 보고하였다.

Tickle-Degnen(1988)은 감각통합에 기초하는 치료가 어떠한 때에, 어떻게 효과가 있고 어떠한 유형의 어린이에게 효과적인지를 잘 설명할 것인 중재요인이 연구에서는 아직 검토되어 있지 않다고 언급하고 있다. 최근에 감각통합의 중재의 효과성에 대한 연구의 엄밀성에 더 주의를 기울이게 되었다. 예를 들면, Parham 등(2007)은 감각통합 성과 연구의 대부분은 감각통합치료 가이드라인에 충실하지 않기 때문에 그 신뢰성이 위협을 받아왔다고 결론지었다.

감각통합 연구에서 실시된 치료의 변동성은 부분적으로는 감각통합 중재가 개별화되고 자주 어린이의 변화하는 욕구에 기초하여 조정되었다는 사실에 기인할지도 모른다. 치료를 표준화할 수 없는 것은 민감한 결과조치(sensitive outcome measures)의 선택과 이용을 어렵게 하고 있다. 감각통합 치료를 받고 있는 어린이들의 모집단(그리고 연구에서 포함되어온 모집단)은 불균일하고 폭넓은 진단명과 기능상의 문제를 망라하고 있다. 앞에서 언급한 이유로 인해서 많은 감각통합 연구에서 사용되어온 결과조치가 참여하는 어린이들의 변화를 파악하기에는 이상적이지 않다는 것이 사실일지도 모른다(Szklut & Philibert, 2006).

감각통합에 대한 연구가 너무나도 광범위하게 논의되고 비판되어온 사실은 의미 있는 논의와 비평에 기초하는 실질적인 연구의 모체가 있다는 것을 반영하고 있다. 고품질이고 무작위로 추출한 연구에 중점을 두는 것이 증가하고 있다는 것은 미래에 있어서의 감각통합의 중재 결과에 대한 더 활발한 평가를 만들어낼 것이다(Miller, Coll, Schoen, 2007).

논고
Discussion

감각통합 모델은 널리 연구되고 실행 모델을 체계적으로 개발하였다. 그럼에도 불구하고, 실행에서의 이 모델의 사용은 비판과 논란의 대상이 되어왔다. 또한 작업치료 이외의 몇몇 전문가는 감각통합 이론과 중재에 회의적이었다. 이러한 회의론(skepticism)은 증거[특히 감각처리 장애의 존재를 나타내는 뇌파도(electroencephalogram)와 같은 보다 기초과학적 방법을 사용한 증거]의 증가와 함께 줄어든 것처럼 생각된다. 게다가 감각처리 장애는 현재는 학제적인 진단의 틀로 되어있다(Miller, Anzalone, et al., 2007).

작업치료사는 다른 직종이 감각통합 치료에는 부적절하다고 생각하는 모집단에 이 모델을 적용하여왔다. 다른 직종에 의한 이 모델의 개념이나 기술을 사용하는 방법은 불완전하며, 그 결과 임상실행이 그 이론에 의해서 정당화되어 있지 않다. 더욱이 감각통합은 다른 연관성이 있는 접근법과 혼동되는 일이 적지 않다. 예를 들면, Bundy 등(2002)은 감각통합 치료는 감각운동적인 접근법과 구별되어야 한다고 언급하였는데, 전자의 관심사는 특히 어린이가 어떻게 감각을 처리하는가의 것인 반면, 후자는 특정의 운동반응에 주목하고 있는 것이다. 그들은 또한 감각통합을 감각자극 프로그램과 구분하고 있는데 감각통합 접근법에서는 어린이가 감각을 찾아내는 반면, 후자는 감각을 어린이에게 적용한다.

매우 복잡하고 잘 발달된 이 모델은 작업치료사에게 매력적이고 숙달하는 데에는 어려움이 있다. 그러나 이미 언급한 것처럼 그 모델의 적용은 항상 체계적인 것은 아니었다. Clark 등(1989)은 "초보자 수준의 작업치료사는 졸업 후 바로 감각통합의 절차를 제공할 수 있다고 기대해서는 안 된다"(p.484)라고 언급하고 있다. 그들은 이 실행 모델을 사용하기 위해서는 상당한 기술(skill)이 필요하다고 지적하고 있다. SIPT를 사용하고 싶다고 생각하는 작업치료사는 인가된 대학원이나 평생교육 코스에서 자격을 획득하고 검사 데이터를 처리해야 한다. 이 모델은 일반적인 훈련을 받은 작업치료사의 수준을 넘어선 훈련과 경험이 필요한 특수한 작업치료의 실행영역을 대표하고 있다.

상자 글 13.3

감각통합 모델의 사례 : LAURA

Laura는 2001년 5월 31일에 태어났다. 그녀는 쌍둥이였고 그녀의 자매는 임신 14주에서 사망하였다. 이러한 것이 Laura의 발달에 영향을 미친 것은 아닌가라고 추측된다. Laura는 무사히 태어나고 처음부터 온순하고 키우기 쉬운 갓난아기였다. 그녀는 미소를 짓는 일도 눈

상자 글 13.3 (계속)

을 맞추는 일도 할 수 있었다. 그녀는 소리가 나는 장난감으로 놀거나 흔들리는 것을 좋아하여 이것을 반복해서 하고 있었다.

Laura의 어머니는 Laura가 6개월 때에 처음으로 걱정을 하게 되었다고 말하고 있다. 그녀는 Laura를 무릎에 앉히고 스프를 마시고 있을 때에 Laura가 "지나치게 온순하다"는 것을 알아차렸다. 이 나이라면 발버둥치거나 스푼과 스프를 가지려고 할 것이지만, 그녀는 손을 쉽게 움직일 수 없었고 꿈틀거리거나, 손을 뻗어 닿거나, 엉망으로 만들거나 하지 않았다. 또한 아직도 혼자서 앉거나 몸 구르기도 하지 않았다. Laura의 어머니에게는 한 명의 훌륭한 소아과의사가 있었는데 그녀에게 신경과전문의의 진찰을 받도록 권장하였다. Laura가 1세 때에 그녀를 진찰한 처음의 신경과전문의는 그렇게 일찍 진단을 내리지 않아도 될 것이라고 말하였다. 그래서 그 소아과의사는 평가할 수 있는 전문가 팀이 있고 발달소아과의사가 있는 New England Medical Center에 Laura를 의뢰하였다. 이 평가과정에서 Laura는 약 15개월 때에 처음으로 뇌성마비의 진단을 받고 2세가 되지 전에 PDD-NOS(Pervasive Developmental Disorder-Not otherwise Specified, 특정 불능의 광범위성 발달장애)의 진단을 받았다.

이들의 진단에 의해서 조기 중재를 통한 서비스의 폭이 넓어졌고 Laura는 가정을 방문하는 교사에 더하여 물리치료, 작업치료 그리고 언어치료를 받았다. Laura의 어머니는 이들의 서비스 제공자들이 그녀가 동정과 유머로 그녀의 복잡한 딸을 이해하는 것의 미로를 뚫고 길을 찾는 것을 도왔다고 회상하고 있다. 그녀는 그들의 조언을 주의 깊게 경청하고 가정 프로그램을 완수하였다. 이 중재에 의해서 Laura는 손을 뻗어 닿고 몸 구르기를 하고 앉아있기 시작하였다.

Laura가 3세가 되었을 때 학교에 기초한 서비스를 받을 자격을 갖게 되었다. Laura는 여름의 유치원 전 프로그램에 참여하였다. 캠프의 첫날, Laura의 어머니는 학교의 직원이 Laura의 능력 이상이라고 생각되는 다양한 기대와 요구를 하고 있는 것을 보았다. 어머니는 교사가 Laura를 싱크대에서 발판 위에 세워서 자기 자신이 손을 씻도록 말하는 것에서부터 하루가 시작된 것을 기억하고 있다. Laura의 어머니는 그녀가 혼자서 발판 위에 서서 손을 씻을 수 없다는 말참견을 하지 않을 수 없었다. 이 혼란스러운 약 45분간의 프로그램 후 Laura는 이제까지 결코 하지 않았던 반응을 보였다. 그것은 멍해지고 "접근할 수 없는" 상황이 된 것이다. 이것은 Laura의 어머니를 대단히 걱정스럽게 만들어 Laura를 집으로 데리고 갔다.

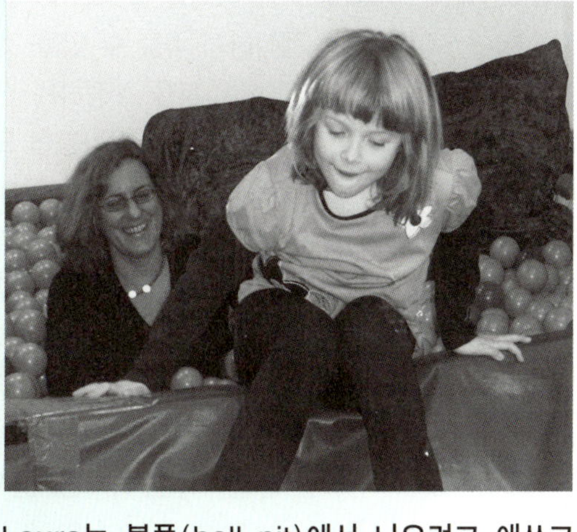

Laura는 볼풀(ball pit)에서 나오려고 애쓰고 있다.

그 날의 나머지도 Laura는 마음을 닫고 접근할 수 없는 상황처럼 보였다. 그날 밤 아기침대에 들어갔을 때, Laura는 침대가 벽에 부딪칠 정도로 머리를 침대 난간에

상자 글 13.3 (계속)

부딪치기 시작하였다. 다음 주에도 Laura는 침대나 소파에서 떠나려 하지 않고 자기 자신을 때리기 시작하였다. 이 행동은 Laura의 어머니를 놀라게 하고 Laura가 학교 프로그램에 복귀할 수 없다고 결정하였다. 이 결정은 Laura의 신경과의사에 의해서 입증되었는데 그 의사는 Laura의 감각처리 문제가 너무나도 커서 Laura는 보통의 학급으로 옮겨가려면 장기 목표와 함께 1대 1의 서비스가 필요하다고 언급하였다.

Laura는 공립학교의 환경을 이용할 수 없었기 때문에 조기교육은 가정을 기반으로 한 프로그램을 통해서 받았다. 2주일 내에 가정교육에 의해서 Laura는 자기 이름에 반응하고 누군가가 방에 걸어서 들어오면 그 사람을 쳐다보게 되었다. 그녀는 Laura의 잠재능력을 드러나게 한 것 같고 Laura는 학습에 대한 구조화되고 순차적인 접근법을 이용하여 교육적으로 잘 해냈다. 이에 더해서 Laura는 학교에서 물리치료, 작업치료, 언어치료를 받았다. Laura의 중증의 감각 문제를 어머니에게 설명하고 Laura를 진정시키는 것을 돕기 위한 전략을 논의하기 시작한 것은 학교의 작업치료사였다. 그 당시에 Laura는 작은 흔들의자를 방의 저쪽으로 이동할 정도의 세기로 흔들고 있었다. Laura의 어머니는 이전에 Laura의 감각처리의 문제가 중증이라는 설명을 들은 적이 있기 때문에 작업치료가 최상의 서비스라고 느꼈다. 이때에 Laura의 어머니는 South Shore Therapies에서의 감각통합의 세션을 찾아냈다.

2004년 11월, 작업치료사인 Stacey Szklut가 Laura를 만났을 때에 Laura는 3세였다. Laura의 어머니는 Stacey에게 110%의 노력을 하지만 항상 위태위태한 아이라고 말하였다. 머리 감기, 머리 빗기, 칫솔질하기, 옷 입기 등 매일 하는 많은 일들은 Laura에게는 매우 견디기 어려운 것이었다. Laura와 그녀의 가족은 맥도날드, 박물관, 운동장에 가거나 또는 생일 파티에 참가하는 것과 같은 집밖에서의 사회적 행사에 참여할 수 없었다. Laura와 그녀의 어머니는 모두 취약한 것처럼 보였다. 그 이유는 감각 경험 또는 요구가 너무나도 압도적인 상황에서 너무나도 빨리 그리고 쉽사리 마음이 무너진다는 사실 때문이다. 첫 면담에서 Stacey는 Laura의 어머니에게 Laura를 위한 목표를 물었고 어머니는 "내가 그녀의 머리를 빗어주거나 칫솔질을 해줄 수 있다면 나는 행복하게 죽을 수 있을 것이다"라고 대답하였다.

Laura가 외계로부터의 감각입력을 조정하는 데에 심각한 어려움이 있다는 것을 고려하여, Stacey는 주요 개념적 실행 모델로서 감각통합 모델을 선택하였다. Laura로서는 자기를 에워싸는 세계를 이해하는 능력은 들어오는 감각에 대해서 방어적인 것(과잉반응)에 의해서 방해를 받았다. Laura는 많은 일상생활의 청각, 시각, 촉각의 경험에 의해서 압도되었다. Laura는 머리감기를 너무나도 싫어해서 머리를 감는 동안과 감은 후 30분간 계속해서 울었다. 새로운 신발을 신기거나 옷을 입히려고 하면 발로 걷어차거나 비명을 질러 대개는 성공하지 못하였다.

Stacey가 Laura를 처음으로 만났을 때 머리카락이 머리에서 흘러내려 Laura의 손가락에 휘감기자마자 Laura는 허둥지둥하고 과호흡을 하기 시작하였다. 그러나 어머니는 Laura의 마음이 완전히 무너지기 전에 싫어하는 촉각을 신속하게 제거하고 그녀를 꼭 껴안았다. 이것을 관찰한 Stacey는 Laura가 자신의 신체에 일어난 일을 변별하고 효과적인 적응반응을 계획하는 능력이 너무나도 비효율적이기 때문에 Laura의 방어반응이 일어나고 있다는 것을 이해할

상자 글 13.3 (계속)

수 있었다. Laura는 자기 손가락 위에 머리카락이 있어 그것을제거하려면 다른 손을 사용한다는 것을 신속하게 이해하고 생각할 수 있기보다는 패닉(두려움)의 모드로 들어가 버린 것이다.

Laura는 도피, 두려움, 투쟁이라는 패턴에 과잉반응을 하는 많은 전형적인 징후를 나타내고 있었다. 사람이 위협을 느꼈을 때에 전형적인 반응을 하는 것이지만 Laura로서는 이들의 반응은 혐오로서 인식될 리도 없는 단순한 일상의 사건으로 일어나고 있었다. 이러한 것은 누군가가 칠판을 손톱으로 긁어내렸을 때에 귀를 막는 것 같은 유해한 사건으로부터 신속하게 도망치고 싶을 때에 어떤 상황을 도피하려는 욕구가 일어난다.

두려움의 단계는 사람의 몸에 위협을 느꼈을 때에 일어난다. 이것은 심박수의 증가, 얕고 빠른 호흡, 동공확대, 근육긴장의 항진, 발한, 구역질 등의 특징이 있다. 감각경험은 자동차에 거의 치일 것 같은 사고가 날 뻔했었을 때의 직후에 느끼는 것과 유사한 것이다. Laura는 이동할 수 없기 때문에 많은 저항할 수 없는 상황으로부터 스스로 도망칠 능력을 갖고 있지 않았다. 이리하여 그녀는 대부분의 시간을 두려움과 패닉의 모드로 지내고 있었다.

최종적인 방어 자세는 외향적 또는 내향적 공격(예를 들면, 고함을 치다, 걷어차다, 다른 사람이나 자기 자신을 물어뜯다)에 반영된 싸움이다. Laura는 새 옷을 입을 때, 머리카락을 자를 때, 또는 대항할 수 없는 하루가 끝날 때 전투반응을 나타냈다. 이러한 경우에 Laura는 자기의 머리를 어딘가에 부딪치고 있었다.

이러한 감각에 기초하는 반응은 Laura와 어머니의 상호작용의 모든 측면에 영향을 주었기 때문에 즉각 대처하는 것이 중요하였다. 더욱이, Laura의 제한된 이동성과 졸렬한 운동기획은 세계 속에서 안전하게 느끼고 힘을 실어주는 능력을 좌절시켰다. 3세가 되어서 Laura는 그녀가 안전하게 느끼고 기본적인 일상생활 활동에 참여하는 것을 돕는 것을 완전히 가족에게 의존하였다. Laura는 몸 단정히 하기, 착탈의, 놀이터나 학교교실에서의 사회참여와 같은 일상의 작업에의 더 성공적인 참여를 위한 기반을 마련하기 위해 대처해야할 요소가 많이 있었다. 이들의 기반에는 감각처리, 자세조절, 호흡의 지원, 운동기획, 관념화(ideation)와 개시(initiation), 운동수행(motor execution), 양쪽의 협응, 눈과 손의 협응, 시공간적 적응(temporal-spatial adaptation), 타이밍, 순서배열(sequencing)이 포함되어 있었다. 이들에는 또한 자신감과 자립심도 포함되었다. 이와 같이 감각통합이 Laura의 작업치료를 위한 중심이 되는 개념 모델이긴 하지만 Stacey는 또한 운동조절 이론과 인간작업 모델로부터의 개념과 접근법도 사용하였다.

작업치료의 첫 단계는 Laura의 다음과 같은 것을 발달시키는 것이었다.

- 감각입력을 조정하고 이해하는 능력
- 그녀를 에워싸는 세계에 효과적으로 작용하는 능력
- 효과성의 감각

이들은 감각입력을 조직화하고 발달적으로 적절한 적응반응을 나타내는 것을 포함하는 놀이에 기초하는 활동을 통해서 시행되었다. Laura는 최초의 활동의 대부분에서 수동자극에 반응

상자 글 13.3 (계속)

하는 것 또는 그대로 기다리고 있는 등과 같은 단순한 수준의 적응반응으로 잘 참여할 수 있었다. 최초의 감각에 기초하는 활동은 항상 가장 조직화되는 것으로 알려진 감각을 포함하고 있었다(예를 들면, 촉압각, 굽힘 자세, 팔다리 운동에 대한 저항, 흔들거나 깡충깡충 뛰는 것, 구강운동의 입력, 율동적 청각자극). Laura에게 과부하의 징후가 있는지를 주의 깊게 관찰하는 것과 집에서의 활동에 포함시킬 수 있도록 어떠한 감각의 조합과 리듬이 Laura에게 조직화되고 있는지를 어머니를 위해서 확인하기 시작하는 것은 중요하다. 촉압각과 움직임이 수반되는 활동은 신속하게 Laura의 관심을 끌 수 있었다. 그녀는 조용한 노랫소리와 함께 스판덱스 해먹에서 율동적으로 흔들리거나 튀어 오르는 것을 좋아하였다. 그녀의 첫 적응적 반응은 더 해주기를 원한다는 것을 나타내기 위해 Stacey를 쳐다보는 것이었다. 그 후 그녀는 더 해달라고 신호를 보낼 수 있게 되었다. 마침내, 그녀는 더 해달라고 말로 표현할 수 있었다. 이 활동은 Laura에게 동기부여가 되었기 때문에 운동기획과 숙달된 운동반응을 향상시키는 기회가 되었다. Stacey는 해먹을 바닥에 가깝게 위치시킴으로써 Laura가 스스로 해먹 안에 올라가도록 격려하였다.

Laura의 기술이 향상됨에 따라 Stacey는 그녀가 해먹 안으로 들어가는 동안에 견고한 발판 위에 서서 움직이는 것을 지원하였다. 말에 의한 입력(oral imput)과 기억 활동이 Laura를 위해서 준비되고 있었기 때문에 Stacey는 Laura가 원하는 행동의 유형을 가리키도록 호루라기를 도입하였다. Laura가 좋아하는 동작은 뛰어오르는 것이었고 그녀의 가장 힘든 호흡패턴은 지속적으로 부는 것(blowing)이었다. 이와 같이 상하의 운동에 대해서는 단숨에 오래 불어야 했다. 그녀가 두 번째로 좋아하는 동작은 좌우의 운동이었다. 이를 위해서는 세 번을 짧게 불어야 했다.

시간이 흐르면서 Laura가 좋아하는 활동을 사용하고 그녀의 능력범위 안에서 새로운 행동을 요구하는 이 접근법은 점점 더 어려운 활동을 도입하는 데에 사용되었다. Laura의 진전을 위한 하나의 중요한 요소는 Laura가 위협감을 덜 느끼고 감각경험의 조절을 더 느끼며 어떻게 반응하는가를 느끼는 것을 가능케 하는 하나의 접근법이었다. 예를 들면, Stacey는 Laura의 입에서 군침을 닦아 내거나 손가락 사이에 낀 머리카락을 제거하는 행위 이전에 그 과정에 Laura가 관심을 끌게 하는 것이 중요하다고 Laura의 어머니에게 지도하였다.

Stacey는 또한 이 접근법을 작업치료에도 이용하였다. 그녀는 Laura에게 일어나는 것을 이름을 붙여서 그녀에게 보여주었다. Stacey는 거울을 제시하여 Laura에게 얼굴에 군침이 묻어있는 것을 보여주고 종이 수건을 주어 자기가 닦아 내도록 하였다. 이러한 것은 Laura의 자신감과 자립심에 두드러진 변화를 가져오게 하였다.

Stacey는 이 과정을 논평하면서 다음과 같이 언급하였다.

> *나는 Laura가 자기의 몸이 볼풀(ball pit) 안에 있는 것을 처음으로 발견하였을 때의 일을 상기한다. 나는 그녀와 함께 앉아서 우리는 내가 감춘 커다란 동물의 봉제인형을 찾고 있었다(촉각 식별, 시각 스캐닝, 회전운동 패턴을 촉진하는 과제). 나는 "우연*

상자 글 13.3 (계속)

히" Laura의 발을 발견하고 소리쳤다. "이것이 무엇일까?" 라고. 그녀는 예기치 않게 만져진 것에 대해서 이전의 공황상태나 압도된 반응을 보이는 것이 아니라 미소를 지으면서 발을 끌어올리고 "Laura의 발이에요"라고 말하였다.

시간이 흐르면서 Laura는 이 개선된 그녀의 신체감각을 사용하여 공간에서의 더 복잡한 운동을 기획할 수 있게 되었다. Laura는 이 치료과정에 적극적인 참여를 통해서 행위의 개시와 계획에 유능감과 성공감을 갖기 시작하였다.

Laura는 움직이는 시각입력에 매우 강한 반응을 하고 있었다. 예를 들면, 어떤 물건이나 사람이 그녀를 향해서 다가오면 깜짝 놀라서 움츠렸다. Laura는 또한 계단, 불안정한 지면 위를 걷는 것, 침대에 올라가는 것, 또는 그녀의 발이 바닥에 닿지 않는 의자에 앉는 것조차 두려워했다. 이들의 문제에 대처하기 위해 작업치료는 시각계통과 안뜰-고유수용기의 입력과 협응하는 능력에 초점을 맞췄다.

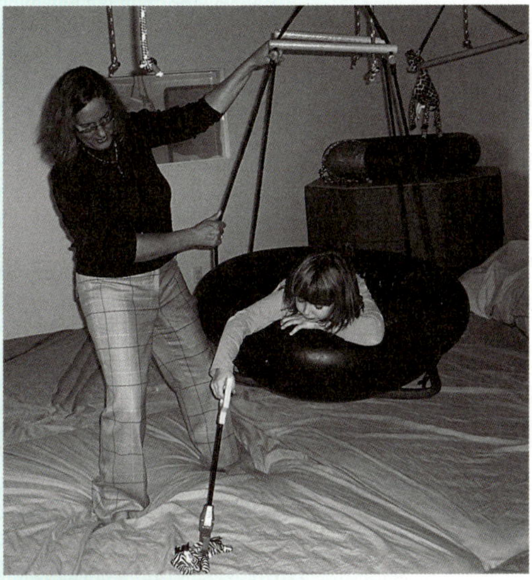

Laura는 움직이는 그네에 타고 동물을 "구조하고" 있다.

작업 세션에서 Stacey는 플랫폼 그네에 Laura의 자세를 완전히 지지하기 위한 타이어를 올려놓는 것부터 시작하였다. Stacey는 시공간적 발달의 정상적인 진행을 따랐다. Laura는 그녀가 움직이지 않고 가만히 있으면서, 다양한 시각 평면에 제시된 동기부여를 위한 물건(동물의 봉제인형)에 손을 뻗어 닿는 것에 노력하였다. Laura는 이 기술을 빨리 해내어 그 다음에는 그녀와 Stacey는 그네가 움직이는 상태에서 손을 뻗어 닿는 단계로 옮겨갔다. 다음으로 그들은 그네가 움직이지 않고 가만히 있는 동안에 이들 물건을 큰 표적에 던지고 후에 그네가 움직이는 상태에서 던지는 단계로 옮겨갔다. 이들의 더 도전의식을 북돋우기 위한 내면적 욕망(inner drive)을 끌어내고 상상적인 놀이를 촉진하기 위하여 과제를 더욱더 도전의식을 북돋우는 것으로 해가고 동물의 봉제인형을 풀 안으로 던지거나 크리스마스 선물을 배달하는 활동을 설정하였다.

Laura의 능력이 향상됨에 따라 예측할 수 있는 환경 속에서 신체를 움직이는 것에 더욱 자신감을 갖게 되었다. 이 단계에서는 Stacey는 경사로를 올라가서 벽에 붙은 스티커를 떼어내거나 물건의 위, 아래, 뒤 또는 꼭대기에 숨긴 달걀을 찾아내는 것 같은 정지 상태의 시각적인 표적을 찾으면서 새롭고 바뀔 수도 있는 방법으로 Laura가 자기의 신체를 기획하고 움직이는 것을 필요로 하는 기술을 추가하였다.

상자 글 13.3 (계속)

이에 더해서 Laura가 현실세계의 환경 속에서 일어날지도 모르는 예기치 않은 사물에 대처하기 시작하는 것을 돕는 것은 중요한 일이었다. Laura는 놀이터나 학교에서 움직이고 변화하는 환경을 통해서 자기의 몸을 움직일 수 있을 필요가 있었다. Stacey는 이 과정에 대해서 다음과 같이 언급하고 있다.

> *무엇인가가 어린이의 시스템에 도전할 때 재편성하기 위한 조정능력과 어린이가 대응기전(coping mechanism)을 발달시키고 있는지를 보기 위해서 나는 흥미진진하고 바뀔 수도 있는 활동을 만들어내고 있는데, 나는 이것을 "한계를 초월한다(pushing the envelope)"라고 부른다. 만일 그들이 할 수 없다면 나는 더 예측이 가능하고 진정시키는 활동으로 되돌린다. 만일 할 수 있다면 그들이 놀이나 학교 또는 생활이라는 현실세계에서 성공의 길로 가고 있다는 것을 알 수 있다.*

Stacey가 처음에 예측이 불가능하고 바뀔 수 있는 활동을 만들어 냈을 때에 Laura의 어머니도 방 안에서 보고 있었다. Laura와 그녀의 오빠는 배 모양의 큰 그네에 타고 있었다. 그녀의 오빠가 고리를 당기고 있었기 때문에 흔들림은 율동적이고 예측 가능한 움직임을 하고 있었다. Stacey는 기상예보관 흉내를 내어 다가오는 폭풍에 대해서 말함으로써 상상적 놀이에서의 예측 불가능성을 추가하였다. 폭풍이 다가옴에 따라 Stacey는 그네를 조금씩 움직여서 바다생물의 봉제 인형을 배 안에 던졌다.

이 수준의 자극은 Laura도 그녀의 오빠도 쉽사리 받아들였기 때문에 Stacey는 크고 부드러운 베개를 사용하여 파도가 배 안으로 밀려드는 흉내를 내는 더 강력한 요소를 추가하였다. 이것은 Stacey가 아직도 Laura의 가장 민감한 영역인 머리와 얼굴에 부드러운 베개로 촉압각을 가하는 기회가 되었다. 처음에 Laura는 놀랐고 이 활동의 혼란스러움에 불안해하였다.

Stacey는 이러한 때에는 활동이 효과적으로 통합되는 것을 보장하기 위해 "어린이가 유도하는 대로 따르는" 것이 중요하다는 것을 알고 있었다. 이러한 상황에서는 안전하고 작업치료사의 관리 하에 있다고 느끼도록 시간이 흐르면서 신뢰관계를 만들어가는 것을 필요로 한다. Laura는 Stacey, 어머니, 오빠를 쳐다보고 그들이 모두 웃고 있다는 것을 알았다. 그 때, Laura도 웃었고 필요에 따라 파도를 멈추면서 폭풍은 계속되었다. 그날 밤 Laura의 어머니는 Laura가 우는 일이 없이 처음으로 그녀의 머리를 감겨줄 수 있었다.

적극적인 참여를 촉진하기 위한 감각에 기초하는 놀이를 사용한 또 하나의 예는 늦가을에 최초의 눈보라가 칠 때에 일어난 일이다. Laura는 매우 불안해하고 작업치료를 위해 외출하는 것을 싫어했다. 작업치료 세션에서는 Laura와 Stacey는 큰 베개로 눈싸움을 하였다. 그들은 "눈"을 자꾸만 모아서 부드러운 베개를 서로 던졌다. 그리고 눈의 산더미인 것처럼 하여 큰 베개 밑에서 서로 장난을 쳤다. 그 후 모자와 장갑을 착용하고 오빠와 함께 밖으로 놀러나갔다.

Laura는 현재 6세가 되고 많은 지원을 받으면서 1학년의 보통교육에 잘 참여하고 있다. 학교에서는 상근하는 보조원이 있어 지원을 아끼지 않는 물리치료와 함께 작업치료와 언어치료를 받고 있다. Laura는 감각조절의 새로운 전략을 발달시키는 것과 높은 수준에서의 운동기획

상자 글 13.3 (계속)

의 기술에 초점을 맞추기 위해 필요에 따라서 South Shore Therapies에 계속 다니고 있다.

Laura의 일상생활의 스트레스와 요구는 여전히 너무나도 엄청난 것이며 병이 나면 많은 옛날의 행동패턴이 나타난다. 한편, Laura는 다양한 적절한 일상생활 과제에 참여할 수 있는 자신감이 붙은 1학년생이다. 그녀는 작업치료에서 가위질과 글씨쓰기 기술을 개선하기 위해 노력하고 있고 물리치료에서는 자전거 타기를, 언어치료에서는 명료한 말투를 위해서 노력하고 있다. 그녀는 체육, 미술, 음악의 학급, 집회, 운동장에서의 놀이에 참여하고 있다. 다른 아이들과도 친구가 되어 생일파티와 같은 사회활동에도 참여할 수 있게 되었다.

표 13.2 모델의 용어

용어	정의
행동장애 Dyspraxia	새로운 행동을 생각하고 계획하고 순서를 배열하며 또는 실행하는 능력의 장애.
신경 가소성 Neural plasticity	변화시키거나 수정하거나 하는 뇌의 능력.
자세장애 Postural disorder	휴식을 취하거나 움직이는 동안에 자세를 안정시키는 것이 곤란한 것을 특징으로 하는 장애.
자세반응 Postural reactions	평형을 유지하기 위해 자기 신체의 위치를 바꾸는 것.
행동 Praxis	운동행동을 계획하는 것. 행동을 시행하는 방법을 아는 것을 포함한다.
고유수용감각 Proprioception	관절과 신체운동을 지각하는 것과 공간에서의 신체와 그 분절의 위치를 지각하는 것.
감각식별장애 sensory discrimination disorder	감각정보를 식별하는 것의 어려움.
감각정보 Sensory information	감각(예를 들면, 접촉과 움직임으로부터의 감각).
감각의 받아들임 Sensory intake	환경이나 신체 내부로부터의 감각을 받아들이는 것.

표 13.2 모델의 용어

용어	정의
감각통합 Sensory integration	자기 자신의 신체와 환경으로부터의 감각을 조직화하고 그 환경 안에서 신체를 효과적으로 사용하는 것을 가능케 하는 신경학적 과정.
감각조절장애 Sensory modulation disorder	감각정보의 정도, 특성 또는 강도에 적절한 행동으로 감각입력에 반응하는 것에 어려움이 있는 것을 수반하는 장애.
감각과잉반응 Sensory over-responsiveness	하나 또는 많은 유형의 감각정보에 전형적인 것보다 더 빠르고 강하게 그리고 지속적으로 반응하는 것.
감각의 추구/갈망 Sensory seeking/craving	과도한 양의 감각정보 또는 특정 유형의 감각정보를 끝없이 갈망하거나 추구하는 것.
감각과소반응 Sensory under-responsiveness	무관심 또는 무기력으로 유도하는 감각정보를 무시하거나 반응하지 않는 것.
감각에 기초하는 운동장애 Sensory-based motor disorder	자세나 의지적 운동의 어려움으로서 나타내어 보이는 장애.
안뜰감각 Vestibular sensation	중력과의 관계에서 자기의 신체위치를 인식하는 감각.

요약: 감각통합 모델(Sensory Integration Model)

이론(Theory)

조직화(Organization)

- 감각통합은 자기 자신의 신체와 환경으로부터의 감각을 조직화하고 그 환경 안에서 신체를 효과적으로 사용하는 것을 가능케 하는 신경학적 과정이다.
- 감각통합 이론은 다음의 다섯 가지 가설에 기초하고 있다.
  - 뇌는 신경 가소성이 있고 이것은 진행 중인 감각처리의 경험의 결과로서 변화하거나 수정하거나 하는 능력이다.
  - 감각통합 능력에는 발달적 순서가 있다.
  - 뇌는 하나의 통합된 계층적 전체로서 기능을 한다.
  - 뇌의 조직화와 적응행동은 적응적이다.
  - 사람은 감각운동 활동에 참여하기 위한 내면적 욕망(inner drive)을 갖는다.
- 감각통합은 감각의 받아들임, 감각의 통합과 조직화 그리고 적응적 작업행동이 결과적으로 발달의 나선이 되는 과정이다.
- 감각통합은 감각 데이터가 뇌 안에서 조직화되어 처리되고, 의미 있는 정보로 전환되며 운동행동을 계획하고 실행하는 다중 형식의

감각처리(즉, 적어도 2개의 감각정보 소스를 통합하는 것)와 관계가 있다.
- 안뜰감각과 고유수용감각은 능동적인 신체 운동에서부터 유래된 입력들로 구성된다.
- 어린이는 감각을 조직화하는 것을 추구하는 내면적 욕망을 갖고 있다.
- 정신과 뇌는 서로 관계가 있다. 주관적인 경험은 감각통합의 적응적 나선의 필요한 부분이다.

문제와 도전(Problems and Challenges)

- 감각입력을 처리하여 통합하는 것에 장애가 있으면 행동을 계획하고 만들어내는 데에 있어서의 어려움이 개념학습이나 운동학습을 방해한다.
- 최근에 다음 세 가지의 주요 감각통합 장애를 확인하는 새로운 분류가 제안되었다.
  - 감각조정장애(SMD)
    - 감각과잉반응(SOR)
    - 감각과소반응(SUR)
    - 각각 추구/갈망(SS)
  - 감각에 기초하는 운동장애(SBMD)
    - 자세장애
    - 행동장애
  - 감각식별장애(SDD)

치료적 중재(Therapeutic Intervention)

- 감각통합 문제의 개선(변화)을 지향한다.
- 목표는 뇌의 조직화를 바꿈으로써 감각정보를 통합하는 능력을 개선하는 것이다.
- 어린이가 의미 있는 활동에서 적응적 행동을 계획하고 조직화할 때에 일어나는 강화된 감각의 받아들임은 감각입력을 처리하고 통합하는 CNS의 능력을 개선한다.

실행의 자원(Practice Resources)

평가(Assessment)

- 평가절차에는 공식화된 일련의 검사(battery of tests)(감각통합 및 행동검사)의 사용, 수행의 비공식적인 관찰, 그리고 간병인과 기타의 소스에서 수집한 데이터를 전통적으로 포함하고 있었다.
- 데이터는 어떤 사람이 감각통합 장애를 갖고 있는지 아닌지에 대한 평가에 도달하기 위하여, 가능하다면 장애의 특성을 특정화하기 위하여 사용된다.
- 감각통합 및 행동검사(SIPT)는 작업치료사가 4~8세의 어린이들의 감각통합 장애를 확인하여 이해하는 것을 돕도록 만들어진 일련의 검사이다.
- SIPT는 감각통합 서비스를 받는 많은 환자에게 사용할 수 없다는 것과, SIPT를 학습하고 실행하기 위한 훈련과 시간이 필요하다는 것 때문에 다른 평가방법을 사용하는 일이 증가하고 있다.

치료 접근법(Treatment Approach)

- 어린이에게 유익하도록 선정된 감각통합의 경험은 어린이 장애를 확인하는 것과 이들 문제의 근저에 있는 이유(즉, 감각정보를 처리하는 특정의 어려움)에 관한 이론으로부터 얻어진다.
- 놀이는 치료를 위한 견인차이다. 놀이 안에서 어린이는 적절한 감각운동 행동을 선택하기 위한 조절과 매력이 주어진다.

- 다음의 세 가지 요인이 중재를 위한 놀이의 접근법을 유지하는 데에 중요하다.
  - 내적인 조절의 인식
  - 내재적 동기부여
  - 현실의 제약에서부터 벗어난 상태
- 전체로서 오로지 환자의 근본적인 문제를 개선하는 것에 초점을 맞추는 것에서부터 이 문제가 어떻게 매일의 수행을 방해하는 외적인 상황과 상호작용을 하고 있고 가장 효과적인 중재 전략을 결정하는 것에 초점을 맞추는 것으로의 방향성의 변화가 있다.

참 고 문 헌

Arendt, R.E., MacLean, W.E., & Baumeister, A. (1988). Critique of sensory integration therapy and its application in mental retardation. *American Journal on Mental Retardation, 92,* 401–411.

Ayres, A.J. (1972). *Sensory integration and learning disorders.* Los Angeles: Western Psychological Services.

Ayres, A.J. (1979). *Sensory integration and the child.* Los Angeles: Western Psychological Services.

Ayres, A.J. (1989). *Sensory integration and praxis texts.* Los Angeles: Western Psychological Services.

Brown, C., Tolefson, N., Dunn, W., Cromwell, R., & Filion, D. (2001). The Adult Sensory Profile: Measuring patterns of sensory processing. *American Journal of Occupational Therapy, 55,* 75–82.

Bundy, A.C. (1991). The process of planning and implementing intervention. In A.G. Fisher, E.A. Murray, & A.C. Bundy (Eds.), *Sensory integration: Theory and practice* (pp. 333–353). Philadelphia: F.A. Davis.

Bundy, A.C. (2000). *Test of playfulness manual* (version 3). Ft. Collins, CO: Colorado State University.

Bundy, A.C. (2002a). Assessing sensory integrative dysfunction. In A.C. Bundy, S.J. Lane, & E.A. Murray (Eds.), *Sensory integration: Theory and practice* (2nd ed., pp. 169–198). Philadelphia: F.A. Davis.

Bundy, A.C. (2002b). Play theory and sensory integration. In A.C. Bundy, S.J. Lane, & E.A. Murray (Eds.), *Sensory integration: Theory and practice,* (2nd ed., pp. 227–240). Philadelphia: F.A. Davis.

Bundy, A.C., & Koomar, J.A. (2002). Orchestrating intervention: The art of practice. In A.C. Bundy, S.J. Lane, & E.A. Murray (Eds.), *Sensory integration: Theory and practice* (2nd ed., pp. 241–260). Philadelphia: F.A. Davis.

Bundy, A.C., Lane, S.J., & Murray, E.A. (Eds.) (2002). *Sensory integration: Theory and practice* (2nd ed.). Philadelphia: F.A. Davis.

Bundy, A.C., & Murray, E.A. (2002). Introduction to sensory integration theory. In A.C. Bundy, S.J. Lane, & E.A. Murray (Eds.), *Sensory integration: Theory and practice* (2nd ed., pp. 3–33). Philadelphia: F.A. Davis.

Clark, F., Mailloux, Z., Parham, D., & Bissell, J.C. (1989). Sensory integration and children with learning disabilities. In P.N. Clark & A.S. Allen (Eds.), *Occupational therapy for children* (2nd ed., pp. 457–509). St. Louis: C.V. Mosby.

Cohn, E.S., & Cermak, S.A. (1998). Including the family perspective in sensory integration outcomes research. *American Journal of Occupational Therapy, 52,* 540–546.

Davies, P.L., & Gavin, W.J. (2007). Validating the diagnosis of sensory processing disorders using EEG technology. *American Journal of Occupational Therapy, 61,* 176–189.

Dunn, W. (1999). *Sensory profile: User's manual.* San Antonio: Psychological Corporation.

Dunn, W. (2006). *Sensory profile school companion.* San Antonio, TX: Pearson Education.

Fisher, A.G. (1991). Vestibular-proprioceptive processing and bilateral integration and sequencing deficits. In A.C. Bundy, S.J. Lane, & E.A. Murray (Eds.), *Sensory integration: Theory and practice* (pp. 71–107). Philadelphia: F.A. Davis.

Fisher, A.G., & Murray, E.A. (1991). Introduction to sensory integration theory. In A.G. Fisher, E.A. Murray, & A.C. Bundy (Eds.), *Sensory integration: Theory and practice* (pp. 3–26). Philadelphia: F.A. Davis.

Fisher, A.G., Murray, E.A., & Bundy, A.C. (Eds.) (1991). *Sensory integration: Theory and practice.* Philadelphia: F.A. Davis.

Hoehn, T.P., & Baumeister, A. (1994). A critique of the application of sensory integration therapy to children with learning disabilities. *Journal of Learning Disabilities, 27,* 338–350.

Kaplan, B.J., Polatajko, H.J., Wilson, B.N., & Faris, P.D. (1993). Reexamination of sensory integration treatment: A combination of two efficacy studies. *Journal of Learning Disabilities, 26,* 342–347.

Kielhofner, G., & Fisher, A.G. (1991). Mind-brain-body relationships. In A.G. Fisher, E.A. Murray, & A.C. Bundy (Eds.), *Sensory integration: Theory and practice* (pp. 27–45). Philadelphia: F.A. Davis.

King, L.J. (1974). A sensory-integrative approach to schizophrenia. *American Journal of Occupational Therapy, 28,* 529–536.

Lane, S.J. (2002). Sensory modulation. In P.N. Pratt & A.S. Allen (Eds.), *Occupational therapy for children* (2nd ed., pp 101–122). St Louis: C.V. Mosby.

May-Benson, T.A. (2001) A theoretical model of ideation. In E. Blanche, R. Schaaf, & S. Smith Roley (Eds.), *Understanding the nature of sensory integration with diverse populations* (pp. 163–181). San Antonio, TX: Therapy Skill Builders.

May-Benson, T.A., & Cermak, S.A. (2007). Development of an assessment for ideational praxis. *American Journal of Occupational Therapy, 61,* 148–153.

May-Benson, T.A., & Koomar, J.A. (2007). Identifying gravitational insecurity in children: A pilot study. *American Journal of Occupational Therapy, 61,* 142–147.

Miller-Kuhaneck, H., Henry, D.A., Glennon, T.J., & Mu, K. (2007). Development of the Sensory Processing Measure—School: Initial studies of reliability and validity. *American Journal of Occupational Therapy, 61,* 170–175.

Miller, L.J., Anzalone, M.E., Lane, S.J., Cermak, S.A., & Osten, E.T. (2007). Concept evolution in sensory integration: A proposed nosology for diagnosis. *American Journal of Occupational Therapy, 61,* 135–140.

Miller, L.J., Coll, J.R., & Schoen, S.A. (2007). A randomized controlled pilot study of the effectiveness of occupational therapy for children with sensory modulation disorder. *American Journal of Occupational Therapy, 61,* 228–238.

Ottenbacher, K. (1991). Research in sensory integration: Empirical perceptions and progress. In A.G. Fisher, E.A. Murray, & A.C. Bundy (Eds.), *Sensory integration: Theory and practice* (pp. 388–389). Philadelphia: F.A. Davis.

Parham, L.D., Cohn, E.S., Spitzer, S., Koomar, J.A., Miller, L.J., Burke, J.P., et al. (2007). Fidelity in sensory integration intervention research. *American Journal of Occupational Therapy, 61*, 216–227.

Parham, L.D., & Mailloux, Z. (2001). Sensory integration. In J. Case-Smith, A.S. Allen, & P.N. Pratt (Eds.), *Occupational therapy for children* (4th ed., pp. 329–351). St. Louis: Mosby.

Pratt, P.N., Florey, L.A., & Clark, F. (1989). Developmental principles and theories. In P.N. Pratt & A.S. Allen (Eds.), *Occupational therapy for children* (2nd ed., pp. 19–47). St Louis: C.V. Mosby.

Szklut, S., & Philibert, D. (2006). Learning disabilities. In D. Umphred, G. Burton, & R. Lazaro (Eds.), *Neurological rehabilitation* (5th ed., pp. 418–461). St. Louis: Mosby Elsevier Health Services.

Tickle-Degnen, L. (1988). Perspectives on the status of sensory integration theory. *American Journal of Occupational Therapy, 42*, 427–433.

Vargas, S., & Camilli, G. (1999). A meta-analysis of research on sensory integration treatment. *American Journal of Occupational Therapy, 53*, 189–198.

Williamson, G.G., & Anzalone, M.E. (2001). *Sensory integration and self-regulation in infants and toddlers: Helping very young children interact with their environment.* Washington, DC: Zero to Three.

SECTION 3

관련지식
Related Knowledge

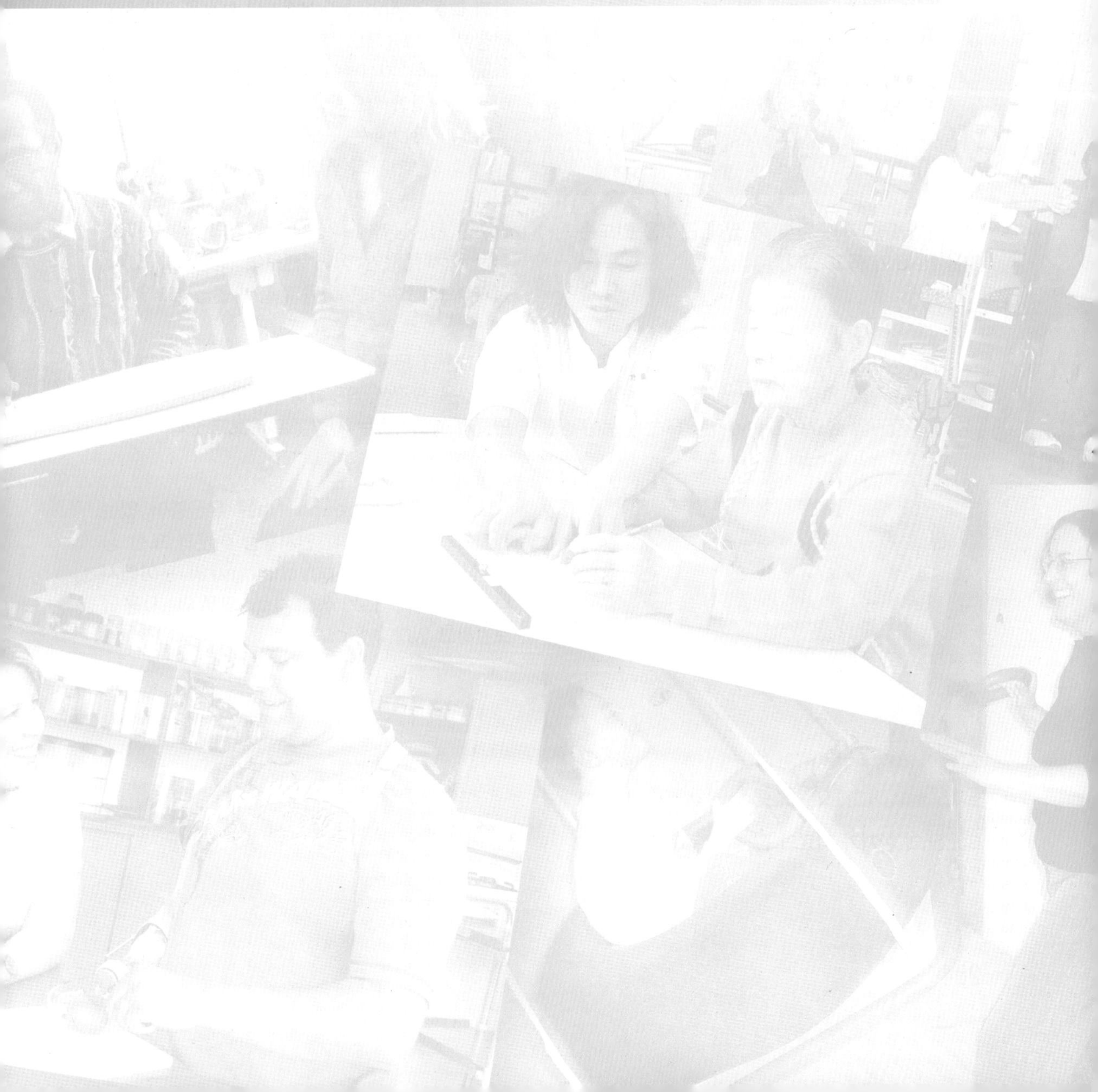

CHAPTER 14

관련지식의 특성과 사용

(The Nature and Use of Related Knowledge)

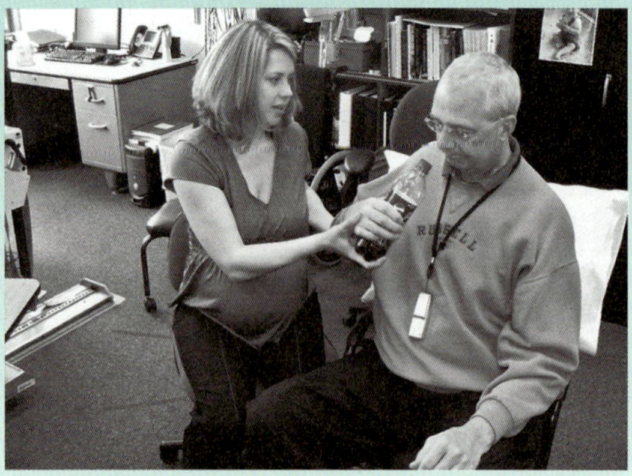

환자가 뇌졸중 후에 환부 쪽 팔에 근력을 만드는 것을 Heidi가 돕고 있다.

Heidi Fischer, Bacon Fung Leung Ng, 및 Karen Roberts는 세 사람 모두가 제2부에서 논의한 적절한 개념적 실행 모델을 사용하고 있다. 이들 작업치료 모델은 이 분야의 패러다임과 함께 그들의 작업치료 서비스의 특성을 정의하고 형성한다. 그럼에도 불구하고 이들 각각의 치료사들은 다른 지식분야에서부터 나온 관련지식을 이용하는 것이 필요하다는 것을 알고 있다.

Heidi Fischer는 뇌졸중이 있는 사람에 대한 실행에 몇 가지의 작업치료 모델을 사용하고 있다. 그녀는 또한 능력 장애의 요인으로서의 단순한 기능장애에 대신하여 환경의 장벽을 강조하는 학제분야인 장애 연구에 의존하고 있다. 결과적으로 Heidi는 다음과 같이 언급하고 있다.

나는 나의 환자를 기능장애의 목록 또는 기능적 제한의 목록 이상의 것으로서 보고 있다. 나는 환자를 언제나 힘이 되어주거나 접근이 가능하지 않은 환경에 직면하여 능력 장애에 적응하고 자기의 생활로 돌아가거나 또는 새로운 생활을 만들려고 노력하는 사람들로서 보고 있다.

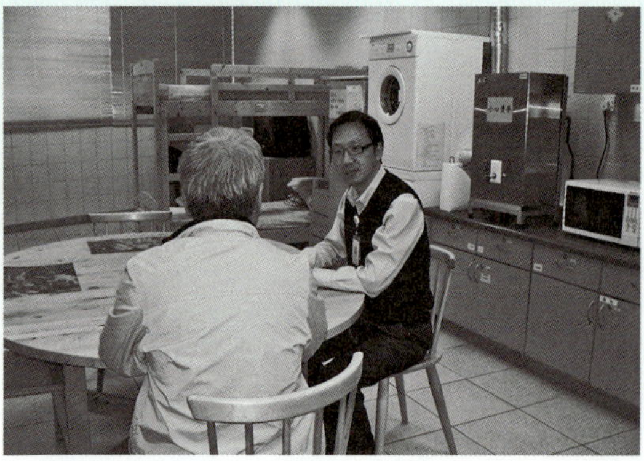

Bacon과 환자가 치료의 진전에 대해서 논의하고 있다.

Bacon Fung Leung Ng는 우울증이 있는 환자와 함께 일할 때, 인지행동 이론과 또한 긍정 심리학(positiv psychology)의 분야에서 나온 아이디어로 작업치료 모델의 사용을 보완하고 있다.

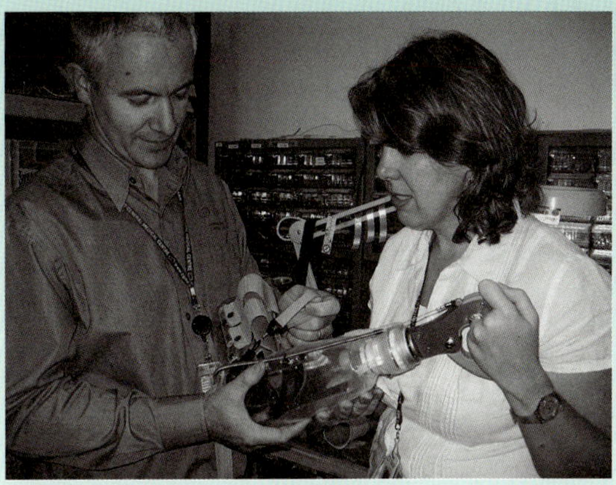

Karen이 의지 장구사와 환자의 의수에 관해서 상담을 하고 있다.

Karen Roberts는 팔다리의 절단수술을 받은 사람과 함께 일할 때에 의학모델로부터의 정보를 얻는 것이 자기로서는 중요하다고 언급하고 있다. 이것에는 다음의 것이 포함된다.

> *부종의 관리, 상처 치유, 그리고 흉터에 내재하는 인장강도와 흉터를 형성하는 데에 걸리는 시간 또는 상처가 치유되는 데에 걸리는 시간의 길이를 알아차리는 것과 함께 흉터의 성숙에 대한 지식이 포함된다. 이들의 모두가 보장구(prosthesis)를 장착할 때에 영향을 미치고 또한 마사지, 부종의 관리와 같은 작업치료 중재의 기법을 위한 적응증을 제공한다.*

이들의 예가 보여주는 것처럼 작업치료사는 일상적으로 전문직의 패러다임과 개념적 실행 모델에 의해서 제공되는 것 이상의 지식을 이용하고 있다. 다른 분야에서 개발된 이 관련 지식은 작업치료에 속하는 것이 아니지만, 전문직의 관심과 실행에 관계하고 있다.

관련지식의 유형

Types of Related Knowledge

개념적 실행 모델을 보완하기 위해 다음의 두 가지 유형의 관련지식이 자주 사용된다.

- 이 모델의 학제적 기초와 관련된 기본적인 지식
- 이 모델에서 다루지 않는 문제에 대처하는 응용지식

기본적인 지식은 일반적으로 기초과학 또는 기초적 학문분야와 연관성이 있는 지식이다. 예를 들면, 생체역학 모델은 해부학(특히 근골격 해부)과 생리학의 지식을 기반으로 하고 있고 감각통합 모델과 인지-지각 모델은 신경과학의 지식을 기반으로 하고 있다. 인간작업 모델과 같은 다른 모델은 심리학과 사회과학의 지식을 기반으로 하고 있다. 실제로 많은 독자는 이들의 지식이 작업치료의 개념적 실행 모델의 수업을 받을 때의 전제조건으로서 필요한 지식이라고 인식할 것이다.

응용지식은 다른 전문직에서의 응용을 위해 개발된 지식이다. 예로서 심리학에서 개발된 행동주의(behaviorism)가 있다. 이 이론은 행동 패턴의 획득 또는 포기를 설명하거나 관리하기 위하여 강화라는 개념(즉, 행동의 긍정적인 결과와 부정적인 결과)을 이용하고 있다. 이 단원의 상자 글 14.1에 작업치료 모델과 결부된 관련지식을 이용하는 예를 나타냈다.

> **상자 글 14.1 작업치료의 개념적 실행 모델과 결부된 관련지식의 이용**
>
> 작업치료사가 작업치료 모델과 결부된 관련지식을 이용한 하나의 예를 든다. 행동상의 문제를 가진 청년기의 환자는 인간작업 모델에 기초하여 탐구하고 흥미를 추구하며 효능감을 기를 수 있도록 계획된 작업에 종사할 수도 있다. 이들 마찬가지의 청소년들은 만일 그들이 언어적으로 또는 신체적으로 공격적으로 된다면 토큰 이코노미(token economy)(즉, 사용권 또는 원하는 상품을 위해서 현금으로 바꿀 수 있는 포인트를 벌거나 잃거나 할지도 모른다는 행동학적 접근법)에서의 포인트를 잃을지도 모른다는 것을 알려줘도 된다. 이 경우, 작업치료 모델은 작업치료의 주요 측면을 분명히 밝히지만 행동주의에서부터 끌어낸 지식이나 기법은 작업치료에의 참여를 방해하는 행동에 잘 대처하기 위해 사용된다.

관련지식의 세 가지 예

Three Exemplary Bodies of Related Knowledge

작업치료를 위한 가능성이 있는 관련지식에는 많은 학문분야와 전문직으로부터의 광범위한 이론과 모델이 포함되어 있다. 이 지식의 모두를 다룬다는 것은 이 교과서의 범위를 넘어선 것이다. 그러나 작업치료에서 자주 사용되는 다음의 세 가지의 응용적 지식은 이 절에서 다룰 것이다.

- 의학 모델
- 인지행동치료
- 장애 연구

의학 모델은 의학에서 개발되고 사용되고 있다. 이것은 항상 작업치료에서 중요한 관련지식의 역할을 해왔다. 인지행동 치료의 기법은 환자가 질병이나 능력 장애의 스트레스에 대해서 가지는 특정의 정서적 및 행동적 반응에 대처하는 데에 사용되고 있다. 장애 연구라는 학제적 분야는 능력 장애를 가진 사람들의 관점에서부터 능력 장애를 이해하는 것을 강조하고 있다(Albrecht, Fitzpatrick, & Scrimshaw, 2000; Longmore, 1995; Oliver, 1996, Scotch, 2001; Shapiro, 1993). 신체적 장벽에서부터 명백한 차별을 비난하는 태도에 이르기까지의 모든 것에서 이 관점에 중심이 되는 것은 능력 장애를 가진 사람들이 직면하는 문제의 대부분이 환경에 적절히 위치할 수 있다는 논쟁이다. 작업치료 환자의 대부분은 능력 장애를 갖고 있기 때문에 장애 연구로부터의 아이디어는 실행가에게 수많은 교훈을 주고 있다. 이 지식은 어떠한 종류의 재활 서비스가 어떻게 제공되는가에 대해서 점점 더 영향을 주고 있다. 작업치료사는 작업치료의 주된 요소를 규정하고 유도하는 개념적 실행 모델을 보완하기 위해 관련지식을 사용한다.

작업치료사는 작업치료의 주된 요소를 규정하고 유도하는 개념적 실행 모델을 보완하기 위해 관련지식을 사용한다.

제3부에서 논의될 세 가지의 관련지식은 능력 장애의 상태와 그것을 어떻게 바꿔 가는가에 대한 세 가지의 다른, 때로는 대립하는 그리고 잠재적으로 보완적인 견해를 나타낸다. 의학 모델은 문제를 개인에서의 상태로서 자리매김하지만 그것을 제거하거나 약화시키기 위한 권위주의적인 의학 전문가의 원조를 필요로 한다. 인지행동요법은 스트레스가 많은 사건과 환경에 대한 환자 자신의 정서와 행동의 반응을 이해하고 관리하려는 환자를 지도한다. 장애 연구는 기능장애를 능력 장애로 변환시키는 사회적 상황에서의 문제를 자리매김한다. 즉, 이것은 사회적 변화와 능력 장애인을 집단으로서 권한을 부여하는 것을 마음에 그리고 있다. 이들의 각각의 관점은 만성질환과 능력 장애를 가진 환자가 직면하는 복잡한 상황의 일부를 확인하고 있다.

논고
Discussion

일반적으로, 작업치료사는 관련지식의 자원 없이는 효과적인 실행가가 될 수 없었다. 따라서 좋은 실행의 기본적인 특징은 관련지식을 이용하는 것이다. 그러나 관련지식은 작업치료에 있어서 특유한 것이 아니라는 것을 기억하는 것은 중요하다. 이와 같이, 이것은 전문직의 정체성의 원천으로서 또는 작업치료사의 유능성의 구성요소를 규정하는 것으로서의 역할을 할 수 없다. 오히려 관련지식은 이 분야의 패러다임과 개념적 실행 모델에 대해서 부수적이고 보완적인 것으로서 역할을 한다.

참 고 문 헌

Albrecht, G.L., Fitzpatrick, R., & Scrimshaw, S.C. (Eds.). (2000). *Handbook of social studies in health and medicine*. London: Sage.

Longmore, P.K. (1995). The second phase: From disability rights to disability culture. *The Disability Rag and ReSource, 16*, 4–11.

Oliver, M. (1996). *Understanding disability: From theory to practice*. New York: St. Martin's Press.

Scotch, R.K. (2001). *From good will to civil rights: Transforming federal disability policy* (2nd ed.). Philadelphia: Temple University Press.

Shapiro, J.P. (1993). *No pity: People with disabilities forging a new civil rights movement*. New York: Random House.

CHAPTER 15

의학 모델

(The Medical Model)

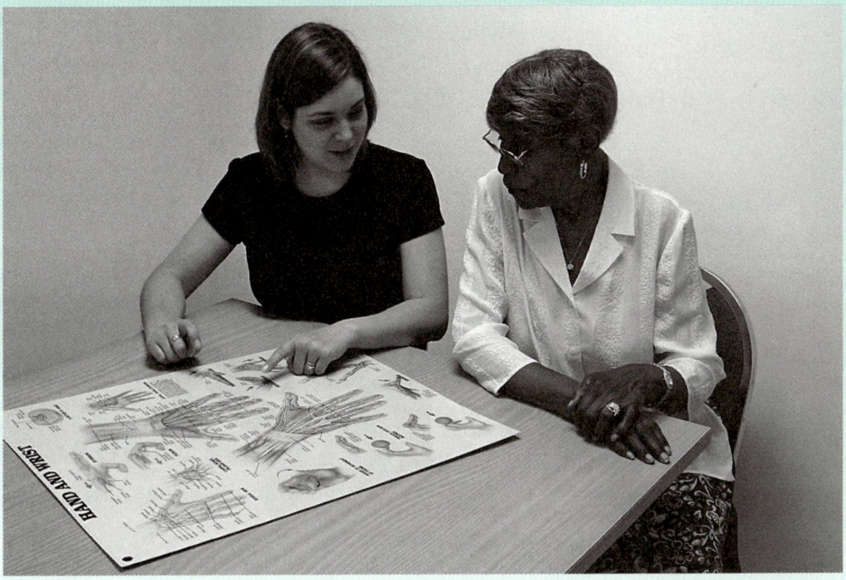

작업치료사가 팔의 손상 후에 수술을 필요로 하는 환자를 다루고 있다. 치료사는 자기의 접근법의 하나로 수술 후의 치유과정과 안전하게 작업에 종사하는 것의 의미를 환자에게 설명하고 있다. 광범위한 상황 속에서 작업치료사는 환자의 질병과정과 예후, 예측되는 약물치료의 부작용, 외상과 수술처치의 회복과정에 대해서 이해하여야 한다. 이 경우, 작업치료사는 의학모델로부터 관련지식에 의존하게 된다.

의학 모델은 비록 작업치료를 포함하는 건강관련 학문분야에서 사용되고 있는 측면이 있지만 원래는 의료의 실행 속에서 또한 의료의 실행을 위해 개발된 것이다. 의학 모델은 일상적인 신체기능을 방해하는 질병과 외상에 대처하고 있다. 이 모델은 다음의 과학적 지식의 꾸준한 성장을 가져왔다.

- 인체의 생화학적 구성요소와 인과관계
- 질병과 외상의 특성, 원인, 관리(Dubos, 1959)

이 모델을 사용하는 실행가는 신체의 구조와 기능의 조작이나 변경을 통해서 질병과 외상의 영향을 제거하거나 억제하는 것을 겨냥하고 있다.

> **건강을 단순히 질병이 없는 것 이상의 것이라고 정의하기 위해 많은 노력이 이루어져 왔지만[예를 들면, 건강함(wellness)의 개념], 이들 노력의 대부분은 전통적인 의학 모델의 바깥쪽에 있었다.**

이론
Theory

의학 모델은 고대 그리스의 의학체계에 기원을 가지는 치유에 관한 일련의 신념을 방영한 것이다(Dubos, 1959). 그리스 신화에 따르면, 아스클레피오스(Asclepius)는 약용 식물과 수술로 병을 고치는 치료사(healer)였다. 아스클레오피스는 치료술(healing art)의 일부로서 비밀리에 전해 내려온 지식을 사용하고 있었다. 그는 절대적인 권위를 가지고 수동적이고 순종하는 치료를 받는 사람에게 치료를 시술하였다. 권위자로서의 의사와 순종하는 케어를 받은 사람으로서의 환자라는 사고방법은 이 신화에 기초하는 신성한 치료사에서 유래되고 있다(Stiegler & Osmond, 1974).

20세기가 되면서 의학은 그 과학적 기반을 극적으로 높였다. 과학자는 자연의 기초 요소와 이들의 상호관계 대한 주의 깊은 검토를 통해서 신체계통을 이해하는 데에 큰 진전이 있었다(Capra, 1982). 의학은 초기의 자연과학의 지적 모델을 모방하였고(Capra, 1982; Riley, 1977) 다음과 같은 관점을 채택하였다.

- 신체를 복잡한 기계로 간주하였다.
- 의학의 과제는 그 기계의 고장(즉, 질병과 외상)을 수리하는 것으로 간주하였다(Capra, 1982).

의학모델에 기초가 되는 지식과 의학모델에 통합된 지식은 유전학, 생화학, 해부학, 생리학 등의 기초과학과 약리학, 영양학, 생체공학과 같은 응용과학을 포함하는 많은 학문분야에 의해서 만들어져 왔다(Bertalanffy, 1966; Capra, 1982).

의학은 인체의 구조에서의 조직화를 규정하기 위해 때로는 명시적으로, 때로는 암묵적으로 건강의 개념을 채택하고 있다. 의학모델에서는 일반적으로 다음의 세 가지 테마에 의해서 규정된다.

- 질병이 없는 것(the absence of disease)
- 항상성(homeostasis)
- 규범적인 상태(normative states)

의학모델의 접근법은 질병에 그 초점을 맞추고 있기 때문에 이 접근법에서는 질병의 정의를 주로 "[질병의] 예를 열거하고 그 다음에 건강이란 이들 질병 모두가 없는 상태라고 함으로써 귀납적으로" 진행하는 것으로 되어왔다(Brody, 1973, p.75). 건강을 단순히 질병이 없는 것 이상의 것이라고 정의하기 위해 많은 노력이 이루어져 왔지만[예를 들면, 건강함(wellness)의 개념](Berliner & Salmon, 19801), 이들 노력의 대부분은 전통적인 의학 모델의 바깥쪽에 있었다.

항상성이란 생물계(living system)가 미리 정해진 일정한 상태를 유지하려고 하는 것이다(Bertalanffy, 1966). 항상성의 예로서 혈압과 체온의 유지를 열거할 수 있다. 항상성이라는 발상의 확장은 신체가 질병 또는 외상에 의해서 장애를 받을 때, 신체가 어떻게 질서를 회복하려고 시도하는가이다. 이와 같이 예를 들면, 돌발적인 또는 수술에 의한 외상 후에 신체가 감염을 막아내는 것 또는 치유과정에 의한 면역학적 과정을 이해한다는 것은 의학에 있어서 중요하다.

마지막으로 인체의 해부학적 · 생리학적 차원의 연구에 의해서 무엇이 규범적인가를 알게 되었다. 예를 들면, 근골격계 조직의 이해에 의해서 평균적인 인체는 무엇으로 구성되어 있는지를 알게 되었다. 마찬가지로 생리학적 과정의 설명에 의해서 전형적인 생리적 상태를 알게 되었다. 이들의 표준은 건강의 기준으로서 받아들여지고 표준에서부터의 일탈이 문제를 확인하는 기초라고 하였다.

의학 모델은 다음의 것에 의해서 문제를 확인한다.

- 질병과 외상
- 항상성의 장애
- 신체의 규범적인 상태로부터의 일탈

질병, 항상성의 장애, 신체의 비정상은 바꾸거나 근절할 필요가 있는 부정적인 상태라 간주되었다. 질병은 규범적인 한계를 넘어서는 신체기능을 강요하기 때문에 생물학적 과정의 항상성의 질서를 와해하는 것으로 간주되었다.

질병을 이해하기 위해 매우 중요한 것은 다음의 것이다.

- 질병의 징후와 증상
- 병인
- 예후

질병의 **징후**(**signs**)란 신체적인 규범으로부터의 일탈을 나타내는 신체적 지표(예를 들면, 종창, 발열, 비정상적인 생리적 수치)를 가리킨다. **증상**(**symptoms**)이란 개인의 체험과 호소(예를 들면, 통증, 피로, 신체적 과정과 기능의 장애)를 가리킨다. 어떤 질병 또는 외상을 이해함에 있어서 중요한 단계는 수반되는 징후와 증상을 확인하는 것이다.

병인(**etiology**)이란 질병과정의 근본적인 원인을 가리킨다. 근본적인 원인과 각각의 질병과정을 구성하는 신체적 사건의 전개에 대한 상세한 서술을 하는 것은 의학 모델에서는 기본이다. 질병의 전형적인 원인은 다음의 것을 포함한다.

- 신체에 들어오는 감염원(infectious agent) 또는 유해한 약물(예를 들면, 바이러스 감염, 납중독, 아스베스토스에의 노출)
- 유전성 장애(예를 들면, 다운증후군)
- 외부에서 가해진 물리적 외상(예를 들면, 척수손상), 또는 일상적인 사용에 따른 마모에 의한 신체의 고장(예를 들면, 손목굴증후군

또는 뇌혈관장애)

의학 연구자는 원래 질병의 단일 원인을 확인하려고 하였다. 그러나 현재는 모두는 아니지만 대부분의 질병은 많은 기여 인자(contributing factors)와 상호작용 인자(interacting factors)의 결과라 인식되고 있다. 또한 의학 모델은 원래 질병의 상태에 기여하는 생물학적 요인에만 관심을 갖고 있었다(Blaney, 1975; Ludwig & Othmer, 1977; Siegler & Osmond, 1974). 그러나 현재는 생물학적 요인이 질병의 유일한 원인일 필요는 없다는 것, 그리고 심리적 스트레스와 같은 인자가 몇 가지의 질병과정에 기여한다는 것이 알려져 있다.

예후(prognosis)란 질병이 거치는 자연스런 경과를 가리킨다. 예후에는 생리적 과정의 근저를 이루는 전개와 결과(예를 들면, 기능장애, 통증, 또는 죽음)의 양자에 대한 이해가 포함된다. 예후는 중재를 할 것인지 아닌지, 그것은 언제 그리고 어떻게 중재할 것인지에 대한 의사결정을 하는 데에 중요하다. 예를 들면, 질병이 자연의 경과를 따라가게 하는가, 그렇지 않으면 의학적 처치에 수반하는 부작용의 위험성을 감수할 것인가의 결과는 때로는 잘 따져보아야 할 것이다. 또한 질병이 그 자연의 경과를 따라서 어디까지 진행되었는가를 확인하는 것은 의학적 중재의 종류를 선택하는 것에 영향을 줄 것이다.

예후의 정보는 기능장애가 어떻게 변화하는 경향에 있는가에 대한 이해를 제공하기 때문에 작업치료에 있어서는 중요하다. 예를 들면, 일부의 질병은 진행성이고 시간이 흐르면서 기능저하를 야기한다. 또 다른 질병은 시간이 흐르면서 악화(징후와 기능장애가 증가하는 기간)와 완화(징후와 기능장애가 감소하는 기간)를 반복하는 것으로 특징지어진다. 다른 사례에서는 뇌졸중과 같은 문제가 시작된 후에 기능회복 기간이 계속된다. 작업치료사는 질병의 미래의 경과와 그 기능적 의미를 예상함으로써 환자를 위한 목표와 치료의 우선순위를 더 잘 설정할 수 있다.

의학은 매우 많은 질병과 외상의 상태에 대해서 그 증후, 병인, 예후를 조사하는 기본적 접근법을 응용해왔다. 이들의 대부분은 현재 잘 이해되고 있으나 아직도 부분적으로, 또는 불충분하게 이해되고 있다. 새로운 질병(AIDS는 그 하나의 예이다)의 출현 때문에 의학은 끊임없이 새로운 문제를 조사하고 그 문제에 대한 이해를 만들어내고 있다.

행위에 대한 이론적 근거
Rationale for Action

의학의 목적은 질병과정을 근절하거나 저지하는 데에 응용할 수 있는 적절한 치료수단을 확인하는 것이다(Brody, 1973). 질병의 조절은 원인물질(causative agent)을 공격하거나 질병에 의해서 영향을 받은 신체 국소를 집중적으로 치료함으로써 달성된다(Dubos, 1959). 치료수단에는 질병을 공격하거나 질병의 구성요소를 제거하거나 수복하는 약제나 처치(예를 들면, 수술, 방사선)가 포함된다(Ludwig & Othmer, 1997). 이러한 것은 의사가 정확한 진단에 도달하기 위하여 환자에게 나타난 징후나 증상에 관한 데이터를 신중하게 모으는 것을 필요로 한다. 환자의 질병이 바르게 진단되었을 때에는 의사는 그 질병에 관한 기존의 지식에 의해서 환자의 예후를 예상하여 조절할 수 있다. 의학 모델에서 진단은 질병의 경과를 예측하고 적절한 치료 또는 치료의 선택지를 나타내어 보여주기 때문에 매우 중요하다.

그럼에도 불구하고 의학이 이러한 방식으로 계속하기 위한 충분한 지식이 있는 것은 한정된 수의 질병에서 뿐이다(Brody, 1973). 실제로 병인 · 경과 · 치료에 일정한 지식이 있는 질병에서부터 아무것도 알려지지 않은 질병까지 있다. 그 결과, 의사의 일은 질병과 그 치료에 대한 부분적인 지식만으로 이루어지는 경우가 많다. 의학적 중재의 효과에 관한 상당히 양호한 지식이 있었다 해도 개개의 환자가 그 치료에 어떻게 반응하는가는 상당한 다양성이 있을 것이다. 예를 들면, 약물의 최적의 투여와 부작용의 경험은 각각의 상황과 치료에 따라서 환자 사이에서 크게 변동하는 것이다. 이와 같이 투약에서는 올바른 처방을 달성하기 위해 바람직한 결과와 부작용의 쌍방을 모니터하는 동안은 시행착오의 기간을 필요로 하게 된다.

빈번하게, 치료는 그 근저에 있는 원인(이것은 알려져 있지 않을지도 모른다)을 겨냥할 수 있는 것이 아니고 대신에 그 근저에 있는 문제에 영향을 미치지 않고 증상을 관리하는 것에 초점을 맞추는 일이 있다(Ludwig & Othmer, 1997). 이것은 의학 모델의 치료가 치유력이 있고 보상적이며 증후적이고 또는 증상적이라는 것을 의미한다(Mechanic, 1978). 치유적인 치료에서는 원인물질을 공격하고 상황을 역전하려고 한다. 보상적 치료는 문제를 최소화하고 기능을 유지하려고 한다. 증후적 치료는 치유 없이 그 질병과 관련된 주요 문제를 관리한다. 마지막으로 증상적 치료는 질병의 기본적 원인이나 영향을 바꿈이 없이 문제를 단순히 경감한다. 의학적 치료에서 치유적인 비율은 극히 약간이다(Ludwig & Othmer, 1997).

많은 사례에서 의학적 치료는 기능장애를 제한하거나 감소시키는 것을 지향하고 작업치료 중재는 의학의 노력을 보완한다. 예를 들면, 의사는 기능장애를 줄이기 위해 약물치료를 계획하고 처방하거나, 외과적 처치를 시행한다. 환자에 대해서 작업치료는 잔존능력을 최대로 하거나 의학적 중재에 의해서 야기된 강화된 기능에 대해서 잠재능력을 이용하는 것을 지향한다. 이러한 예에서는 작업치료사는 의학적 중재의 성질, 그 목적, 그 결과의 특성에 주의를 기울여야 한다. 예를 들면, 의사가 약물치료를 처방할 때, 작업치료사는 부작용의 가능성과 마찬가지로 약물치료가 의도한 긍정적인 성과에 주의를 기울여야 한다. 게다가, 외과적 처치가 이루어질 때, 작업치료사는 수술에 수반하는 주의사항, 회복의 과정, 외과적 처치 후의 치유에 대해서 이해하여야 한다. 이와 같이 작업치료사는 일상적으로 의학 모델의 지식을 이용하고 있다.

연구와 증거
Research and Evidence Base

의학의 연구에는 신체의 기본적인 생리학적 과정의 계속 진행 중인 연구, 질병의 특성 · 원인 · 경과의 조사, 다양한 질병에 대한 치료를 개발하고 검사하는 조사가 포함된다. 생물의학의 연구에 의해서 현대사회에 이용 가능한 가장 큰 과학적 지식체계가 만들어졌다. 20세기에서의 위대한 진보는 인체에 대한 이해, 특히 가장 중요한 것은 인간 게놈의 해독이었다. 다양한 질병과정과 이들이 어떻게 치유하거나 완화하는가에 대한 연구를 위해 거액의 자금이 투입되었다. 그 결과, 의학 모델의 지식은 계속해서 상당한 진보를 이룩하고 있다. 그럼에도 불구하고 질병에 관한 지식은 여전히 극히 약간의 것밖에 알려져 있지 않거나 거의 할 것이 없는 것에서부터 더 완전히 이해되어 있는 것과 용이하게 근절시키거나 관리할 수 있는 것까지 다양하다. 이러한 상황은 항상 새로운 문제가 출현한다는 사실을 반영하고 있고 또한 지속적으로 조사되어야 할 많은 의학적 문제를 시사하고 있다.

의학 모델은 이와 같이 의사를 권위 있는 치료자로서 정의하고 신체적 상태의 징후의 인식과 수정을 통해서 질병의 치유·개선·억제를 가능케 한다는 신념과 지식으로서 정의될 수 있다.

논고
Discussion

의학 모델은 분명히 현대의 헬스 케어에서 가장 영향력이 있고 성공한 세력이다. 이 모델의 지식은 질병과 외상에 대한 광범위한 효과적인 관리의 기초를 이룬다. 이 모델에 의한 응용의 대부분은 구명 및 통증과 고통의 감소를 가져오는 참으로 주목해야 할 성과를 나타내고 있다. 기술적 성취로서 의학 모델은 주목할 만한 가치가 있다.

의학 모델은 관념적 구성요소와 지식의 구성요소의 양쪽을 가지고 있다. 의학 모델의 관념적 구성요소에는 환자에 대해서 권위 있는 치료자로서의 의사의 역할에 관한 일련의 신념이 포함된다. 지식의 구성요소는 질병을 정상적인 생리적 과정을 방해하는 것이라 설명하고 그리고 도수조작 또는 신체의 구조와 과정의 수정을 통해서 질병을 제거하기 위한 절차를 만들어내는 생화학 정보의 집합체이다.

의학 모델은 이와 같이 의사를 권위 있는 치료자로서 정의하고 신체적 상태의 징후의 인식과 수정을 통해서 질병의 치유·개선·억제를 가능케 한다는 신념과 지식으로서 정의될 수 있다. 그 중요한 성과에도 불구하고 의학 모델에는 많은 제한과 결점이 확인되어 있다.

권위 있는 치료자로서의 의사와 의학적 케어를 수동적이고 순종하면서 받는 사람으로서의 환자라는 사고방법은 비판을 받아왔다. 저자들은 환자가 질병과 회복의 관리과정을 공유하는 더 평등하고 협동적인 모델을 필요로 하고 있다. 이것은 의학이 의학적인 문제를 치유 또는 원래대로 되돌릴 수 없어 환자가 진행되는 질병과정의 관리에 적극적인 역할을 갖지 않으면 안 되는 경우에 특히 그러하다.

Engel(1962, 1977)은 생물의학 이외의 요인에 대한 관심이 결여되었다는 이유로 의학 모델을 비판하고 있다. 그는 의학 모델이 외과적 처치나 약물의 남용과 부적절한 진단 절차의 사용과 같은 바람직하지 않은 치료 실행을 초래하였다고 주장하고 있다. 진단 절차(방법)의 가치는 진단의 병인적, 치료적인 의미의 확실성에 직접 연관성이 있다. 이것에는 질병, 그 경과, 그 변경 가능성, 그리고 질병과정을 조절하는 힘을 가진 약물에 대해서 많은 것을 알 필요가 있다. 지식이 별로 확실하지 않은 곳에서는 의학 모델을 효과적으로 적용하려는 의사의 능력은 제한된다. 예를 들면, 많은 진단이 병인, 경과(예후), 치료를 효과적으로 묘사하는 데에 필요로 하는 지식과 확실성이 충분하지 않은 정신의학에서는 많은 사람들이 의학 모델의 이용을 비판하고 있다(Goffman, 1961; Leifer, 1970; Szasz, 1961).

의학 모델에 대한 또 하나의 비판은 질병은 부정적인 상태라고 하는 그 태도이다. 질병을 확인할 수 있고 근절할 수 있는 경우에는 그것은 대체로 문제가 되지 않는다. 그러나 질병과정이 만성이 되고 기능장애가 발생하여 의학적 처치로는 근절할 수 없는 경우는, 의학 모델의 이 태도는 흔들린다(불안정해진다). 이러한 경우에는 질병과 기능장애를 부정적인 것으로 하는 의학 모델의 태도는 사람의 가치를 끌어내리는 결과를 초래할 수 있다(Gill, 2001; Leifer, 1970). 게다가, 질병을 부정적으로 보는 것은 정신질환 환자를 사회적 조절 하에 둔다는 행위를 정당화하기 위해 사용하게 된다(Leifer, 1970; Szasz, 1961).

의학 모델에 대한 어떤 논의에서도 많은

표 15.1 모델의 용어

보상적 치료 Compensatory treatment	문제의 진행을 최소화하고 기능을 유지하는 것을 지향하는 치료
치유적 치료 Curative treatment	원인이 되는 물질을 공격하여 상태를 역전시키는 치료.
병인 Etiology	질병과정의 근본적인 원인
항상성 Homeostasis	생체가 미리 정해진 일정한 상태를 유지하려고 하는 것
예후 Prognosis	질병이 취할 것인 자연스런 경과
징후 Sign	신체적 규범으로부터의 일탈을 나타내는 신체적 지표 중의 하나
증상 Symptom	개인의 체험이나 호소
증상적 치료 Symptomatic treatment	몇 가지의 문제가 완화되지만 질병의 근본 원인 또는 영향이 바뀌지 않는 치료
증후적 치료 Syndromatic treatment	치유 없이 그 질병에 관련된 주요 문제를 관리하는 치료

경우, 작업치료사가 의학 모델에 그 지위와 전문지식을 담당하는 의사와 함께 일하고 있다는 것을 인정해야 한다. Rogers(1982)는 문제를 확인하고 작업치료를 시행하는 접근법과 의학 모델의 접근법 사이에는 큰 차이가 있다는 것을 지적하고 있다. 의학은 주로 질병을 근절하는 것에 관심을 갖는다. Siegler와 Osmond(1974)는 의사의 역할에는 기능장애에 대처하는 것은 포함되어 있지 않다고 조차 언급하고 있다. 작업치료는 주로 사람들이 영속적인 기능장애에 직면하는 가운데, 어떻게 자기의 생활을 영위하는가에 영향을 미치려고 한다(Reilly, 1962). 이러한 의미에서 의학 모델과 작업치료의 각각의 공헌은 상호보완적이다. 작업치료사는 의학 모델의 이점과 결점을 알 필요가 있다. 작업치료사가 실행 속에서 관련지식으로서 의학 모델에 의한 정보를 이용하면서 작업치료의 종합적 접근법과 공헌이 의학 모델과는 다르다는 것을 인식하는 것도 또한 중요하다.

요약(Summary)

- 의학 모델은 아래의 것에 관여한다.
  - 인체의 생화학적 구성요소와 그 인과관계
  - 질병과 외상의 특성, 원인, 관리
  - 도수조작 또는 신체의 구조와 과정의 수정을 통해서 질병 또는 외상의 효과를 제거하거나 억제하는 것

이론(Theory)

- 의사를 권위자, 환자를 종순한 케어를 받는 사람이라 정의하는 치료에 관한 신념은 그리스 신화의 성직자이고 치료자인 아스클레오피스로부터 유래되었다.
- 초기의 물리학(physical science)의 지적 모델은 다음의 것을 야기하였다.
  - 신체를 복잡한 기계로 간주한다.
  - 의학의 과제는 기계의 고장을 수리하는 것이라 상상한다.
  - 유전학, 생화학, 해부학, 생리학과 같은 기초과학
  - 약리학, 영양학, 생체공학과 같은 응용과학
- 건강은 다음의 세 가지 테마에 의해서 정의된다.
  - 질병이 없는 것
  - 항상성(생체가 미리 정해진 일정한 상태를 유지하려고 하는 것)
  - 규범적인 생리학적 상태

문제와 도전(Problems and Challenges)

- 의학 모델은 다음의 것에 관하여 확인한다.
  - 질병과 외상
  - 항상성의 혼란
  - 신체의 규범적 상태에서부터의 일탈
- 질병은 신체기능에 규범적 한도를 넘어서는 것을 강요하기 때문에 생물학적 과정의 항상성의 질서를 붕괴시키는 것으로 간주된다.
- 질병을 이해하기 위해 결정적인 것은 다음과 같다.
  - 질병의 징후(신체적 지표)와 증상(개인의 체험, 호소)

- 병인(질병과정의 근본적인 원인)
- 예후(질병이 취하는 자연의 경과)

행위의 이론적 근거(Rationale for Action)

◆ 의학 모델에서 나온 행위는 신체적 또는 미생물학적인 질병의 이론에 의해서 유도된다 (원인이 되는 물질을 공격하는 것, 또는 질병에 의해서 영향을 받은 신체부위의 치료에 초점을 맞추는 것).

◆ 진단은 질병의 경로를 예측하고 적절한 치료 또는 치료의 선택지를 보여주기 때문에 의학 모델에서는 매우 중요하다.

참 고 문 헌

Berliner, H.S., & Salmon, J.W. (1980). The holistic alternative to scientific medicine: History and analysis. *International Journal of Health Services, 10,* 133–147.

Bertalanffy, L. von (1966). General systems theory and psychiatry. In S.R. Arieti (Ed.), *American handbook of psychiatry* (vol. 3). New York: Basic Books.

Blaney, P.H. (1975). Implications of the medical model and its alternatives. *American Journal of Psychiatry, 132,* 911–914.

Brody, H. (1973). The systems view of man: Implications for medicine, science, and ethics. *Perspectives in Biology and Medicine, 17,* 71–92.

Capra, F. (1982). *The turning point: Science, society, and the rising culture.* New York: Simon & Schuster.

Dubos, R. (1959). *The mirage of health.* New York: Harper & Row.

Engel, G.L. (1962). The nature of disease and the care of the patient: The challenge of humanism and science in medicine. *Rhode Island Medical Journal, 65,* 245–252.

Engel, G.L. (1977). The need for a new medical model: A challenge for bio-medicine. *Science, 196,* 129-135.

Gill, C.J. (2001). Divided understandings: The social experience of disability. In G. Albrecht, K. Seelman, & M. Bury (Eds.), *Handbook of disability studies* (pp. 351–372). Thousand Oaks, CA: Sage.

Goffman, E. (1961). *Asylums.* New York: Doubleday.

Leifer, R. (1970). Medical model as ideology. *International Journal of Psychiatry, 9,* 13–34.

Ludwig, A.M., & Othmer, E. (1977). The medical basis of psychiatry. *American Journal of Psychiatry, 134,* 1087–1092.

Mechanic, D. (1978). The doctor's view of disease and the patient. In D. Mechanic (Ed.), *Medical sociology* (2nd ed.). New York: Free Press.

Reilly, M. (1962). Occupational therapy can be one of the great ideas of 20th century medicine. *American Journal of Occupational Therapy, 76,* 1–9.

Riley, J.N. (1977). Western medicine's attempt to become more scientific: Examples from the United States and Thailand. *Social Science and Medicine, 11,* 549–560.

Rogers, J. (1982). Order and disorder in medicine and occupational therapy. *American Journal of Occupational Therapy, 36,* 29–35.

Siegler, M., & Osmond, H. (1974). *Models of madness, models of medicine.* New York: Harper & Row.

Szasz, T. (1961). *The myth of mental illness: Foundations of a theory of personal conduct.* New York: Harper & Row.

CHAPTER 16

인지행동치료

(Cognitive Behavioral Therapy)

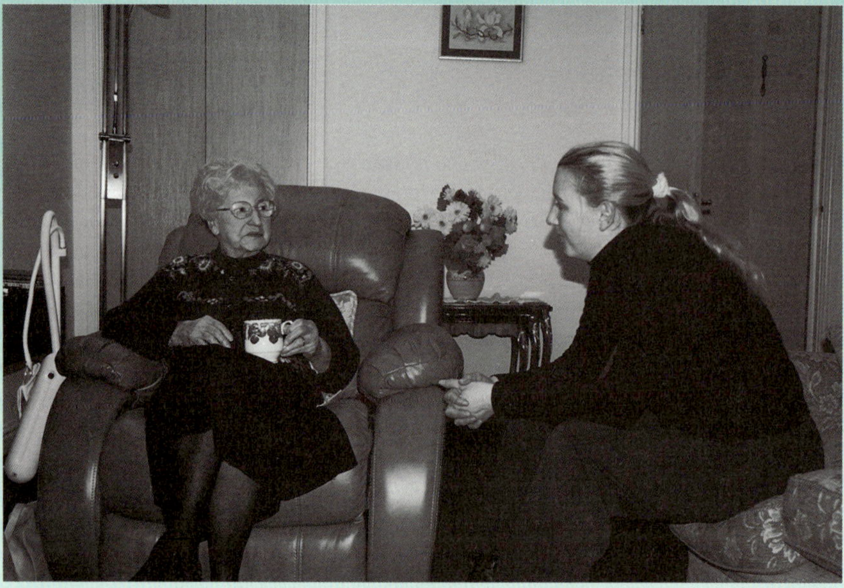

Alice Moody는 인지행동치료의 지식을 이용하는 여러 직종 팀의 일원으로서 통증관리 프로그램에서 일하고 있다. Alice는 다음과 같이 언급하고 있다.

> *기억 클리닉에 들어오는 많은 사람들은 단어 찾기 장애에 기인하는, 또는 넘어진 후에 사회적으로 난처한 상황(social embarrassment)을 두려워하여 스스로를 고립시키고 있는 것처럼 보인다. 내가 인지행동치료를 사용함으로써 사람들은 특정의 작업에 대한 두려움을 고려할 수 있게 하고 아마도 새로운 전략, 지원, 불안의 관리기법을 이용하는 것을 가능케 하고 있다.*

인지행동치료(Cognitive Behavioral Therapy; CBT)는 환자의 관련되는 정서와 행동과 함께 인지에 대처하기 위해 정신치료사(psychotherapist)와 다른 의료전문직 및 재활전문직에 의해서 사용되는 하나의 접근법이다. CBT는 환자가 자기 자신과 자기의 기능장애에 대해서 생각하는 방법을 재구성하는 것을 돕고 관련 행동을 바꾸기 위해 사용된다. CBT는 광범위한 환자에게 적용 가능하다. 작업치료사는 Allice와 마찬가지로(이전 페이지) 환자에게 제공하는 서비스의 하나로서 CBT를 자주 사용한다.

CBT는 주로 심리학자에 의해서 심리치료 특유의 수법으로서 개발되었다. 그러나 CBT와 CBT의 개념은 많은 상황 속에서 광범위한 환자에게 적용되어왔다. 작업치료사가 능력 장애를 가진 사람들에 대해서 CBT를 적용하기 위해 도움이 되는 자원은 "만성질환과 능력 장애에 대한 인지행동치료"(Taylor, 2006)이다. 이 책에서는 CBT의 포괄적 치료, 증거, 그리고 그 방법론을 제공하는 것에 더하여 이 이론이 작업치료사나 능력 장애를 가진 사람들에 대한 관련되는 다른 지식과 어떻게 통합되는가를 논하고 있다.

이론
Theory

CBT는 인지 모델에 의해서 유도된 것이다. 이 모델은 생활상의 사건에 대한 역기능적 사고와 비현실적인 평가가 정서와 행동에 부정적으로 영향을 줄 수 있다(Beck, 1995, 1999). 이지 모델(Beck, 1991, 1995, 1999)은 다음의 세 가지 수준의 인지를 확인하고 있다.

- 핵심 신념(core beliefs)
- 중간 신념(intermediate beliefs)
- 자동적 사고와 이미지(automatic thoughts and images)

인지이론에 따르면, 핵심 신념이 중간 신념을 초래하고 그것은 다시 자동적 사고에 영향을 준다.

핵심 신념은 신념의 가장 깊은 수준이다. 신념은 들어오는 정보를 어떻게 해석하고 처리하는가를 체계화한다(Beck, 1996). 적응적인 핵심 신념은 생활의 사건을 현실적으로 해석하고 평가하고 반응하는 것을 가능케 한다. 역기능적 신념은 특성상 현실을 왜곡하고 포괄적이고 융통성이 없으며 지나치게 일반화하고 있다(Beck, 1995). Taylor(2006)에 따르면, 능력 장애를 가진 사람들과 함께 일할 때의 주된 관심사인 다음의 네 가지 유형의 핵심 신념이 있다.

- 자기 자신에 대한 핵심 신념
- 다른 사람에 대한 핵심 신념
- 헬스 케어 시스템에 대한 핵심 신념
- 기능장애 또는 능력 장애에 대한 핵심 신념

다음은 앞에서 언급한 네 가지 유형의 핵심 신념에 상응하는 역기능적 핵심 신념의 예이다.

- "나는 나의 기능장애에 맞설 힘이 없다"
- "가족은 지금 내가 능력 장애를 갖고 있다는 것 때문에 나를 부담으로 여기고 있다."
- "재활 전문직은 그들 자신은 능력 장애가 없기 때문에 낙관적이다."

- "나와 같은 능력 장애를 가진 사람은 결코 행복을 찾아낼 수 없다."

중간 신념은 사람의 사고에 반영되어 있는 불분명한 태도, 규칙, 기대 또는 가정(assumption)이다. 다음은 중간 신념의 예이다.

- "나는 통증을 호소해서는 안 된다."
- "오늘 나를 면담한 고용주는 능력 장애가 있는 사람의 고용을 원하지 않고 있다는 것을 알 수 있다."
- "나의 자식들은 내가 우울증이 있다는 것을 알게 되면 내가 좋은 부모라고 생각하지 않을 것이다."

중간 신념은 사람들이 이들의 상황에 대해서 그들이 어떻게 행동하는가와 함께 상황의 관점(생각과 느낌)에 영향을 미친다. 이 신념이 제대로 기능을 하지 않을 때, 불필요한 정서적 고통이 발생하고 수행 자체와 수행의 즐거움과 만족감을 방해할지도 모른다.

자동적 사고는 인지의 가장 표면적인 층에서 일어난다. 이것은 즉각적인 상황에 관한 어떤 사람의 마음을 살펴보는 생각이나 이미지이다. 부정적인 자동적 사고는 다음의 것에 의해서 특징지어지는 언어에 의한 자기 진술 또는 심상(mental image)이다.

- 현실의 왜곡
- 정서적 고통
- 인생 목표의 추구와 성취의 방해

부정적인 자동적 사고의 몇 가지 예는 다음과 같다.

- "나는 많은 도움이 없이는 이 과제를 해낼 수 없기 때문에 나는 정말로 무능해지는 것 같다."
- "만일 내가 계속해서 하지 않으면 작업치료사는 내가 아주 열심히 하려하지 않는다고 생각할 것이다."
- "통증은 나의 병상이 악화되고 있다는 것을 의미한다."

강렬한 감정의 경험이라는 특징을 가진 반복적인 자동적 사고가 **격정적 사고(hot thought)**이다. 이것은 가장 고통이 되는 원인이고 기능 상태를 방해하기 때문에 심리치료에서 작용을 하는 가장 중요한 자동적 사고라 생각되고 있다(Beck, 1995; Greenberger & Padesky, 1995).

자동적 사고는 전형적으로 **상황적 유발(situational trigger)**과 연관하여 일어나는데, 이것은 특정의 환자에게 어떤 생각이나 감정을 상기시키는 사건이나 상황이다. 상황적 유발에는, 예를 들면, 어려운 과제, 다른 사람의 논평이나 얼굴의 표정, 피로나 고통과 같은 신체감각이 포함된다.

요약하면, 인지 모델에서는 세 가지 인지 수준이 있다고 주장한다. 가장 안쪽의 핵심 신념은 발달과정을 통해서 형성되어 사람의 인지 시스템에 고정되는 경향이 있다. 이들의 핵심 신념은 사람이 생활의 상태나 상황에 대해서 가지는 중간적인 사고에 영향을 준다. 중간적인 사고는 사람이 어떻게 다양한 상황적 유발에 반응하는가에 영향을 주고, 그리고 이리하여 이들의 유발에 반응하여 일어나는 이 같은 자동적 사고에 순차적으로 영향을 준다. 이들 인지의 각각의 수준은 적응적으로도 부적응적으로도 될 수 있다.

부적응적 인지
Maladaptive Cognition

부적응적 인지는 현실적으로도 비현실적으로도 될 수 있다. 인지가 인간의 감정이나 행동에 어떻게 영향을 주는지가 그 사람의 적응 상태를 결정한다. CBT는 원래 장애의 주된 원인이 인지에 있는 사람들에게 대처하기 위해 개발된 것이었다. 이와 같이 CBT는 정신적 문제에서 핵심적인 부분이었던 장애가 있는 사고에 대처하기 위한 하나의 방법이었다.

심각한 기능장애를 가진 사람들은 수행의 어려움이나 실패와 결부된 능력의 상실을 경험하는 일이 많다. 게다가, 다른 사람으로부터의 거절, 소외, 배제, 차별을 경험할지도 모른다. 그 결과, 이러한 사람들은 -기능장애성 인지의 내력이 없는 사람조차도- 기능장애성 사고와 신념을 발전시킬 위험성이 있다. 부적응적 인지가 이전부터 있었거나 그러한 경향이 있는 사람들은 더 높은 위험성조차 있다. 부적응적 인지를 가진 사람들은 부정적인 정서, 생리학적 결과를 경험한다. 그들은 중립적인 사건을 잘못 해석하거나 질병 또는 기능장애의 결과를 악화시켜 건강과 기능 상태에 관한 과장된 우려로 발전시키는 경향이 있다. 이러한 부정적인 결말의 중요한 측면은 스트레스의 증가, 염려, 불안, 그리고 생리학적 과정에 대한 다른 부정적인 정서 경험의 결과이다. Taylor(2006)는 부정적인 정서 경험(인지의 왜곡 또는 선입관에서 나오는 것 같은)이 내분비와 면역 시스템의 기능 상태에 어떻게 변화를 초래하는지를 서술한 광범위한 문헌을 검토하고 있다.

> **부적응적 인지를 가진 사람들은 부정적인 정서, 생리학적 결과를 경험한다.**

부적응적 인지에는 다음의 두 가지 유형이 있다.

- 사고의 오류(Errors in thinking)
- 선입관(preoccupations)

사고의 오류
Errors in thinking

사고의 오류는 부정확한 논리를 반영하거나 또는 현실을 방영하지 않는 인지의 왜곡이다. 자동적 사고, 중간 신념 그리고 핵심 신념은 모두 전형적으로 사고의 오류를 반영하는 패턴과 같은 부류에 속한다. 그래서 예를 들면, 압박감을 견딜 수 없는 핵심 신념을 가진 환자는 감정을 주체하지 못하고 만일 그 사람의 작업치료사가 다음 세션에서는 수행을 증가시키도록 요구를 한다면 울부짖을 중간 신념을 가질지도 모른다. 이러한 환자는 다음과 같은 자동적 사고를 가질지도 모른다. 즉, "나는 결코 다음의 작업 세션을 잘 해낼 수 없을 것이다." 결과적으로 초래된 자동적 사고는 어떠한 사건, 사물, 상황이 작업치료에 대한 사고를 유발할 때는 언제라도 불안과 두려움의 감정을 끌어낼지도 모른다. 이 경우에는 작업치료에 대한 자동적 사고는 자기 자신에 대한 근저에 있는 왜곡된 신념(압박감을 견딜 수 없다는 신념)에서 나온다. 이것은 그가 수행에 대한 높아진 기대를 처리할 수 없다는 왜곡된 예상을 야기하는데 이것은 결국 다음의 치료 세션에 대한 두려움을 낳는다.

일반적으로 환자의 인지의 왜곡은 양립하는 사고의 독특한 유사 집단과 패턴으로서 나타날 것이다. 예를 들면, 이전에 논의된 환자가 다른 사람이 그를 허약자로서 보고 있다는 또 다른 핵심 신념을 유지한다면 그가 다음의 작업치료 세션의 동안에 자제심을 상실한 경우, 그의 작업치료사는 그를 하찮게 생각할 것이라는 중간적 사고가 그에게는 있을지도 모른다. 이것은 결국 그가 다음의 작업치료 세션으로 간다면, 그 결과는 그의 작업치료사가 더 이상 그와 함께 일하기를 원하지 않을 것이라는 자동적 사고를 야기할 수 있다. 이것은 결국 그의 다음 작업치료 세션을 회피하는 것이 될지도 모른다. 이 예가 분명히 보여주는 것처럼 인지의 왜곡은 환자에게 정서적 고통을 만들어내고 부정적 행동으로 유도하는 사고의 패턴을 야기할 수 있다. 환자는 같은 종류의 고통을 여러 번 반복해서 나타내는 경향이 있기 때문에 부정적인 행동결과가 쌓이는 경향이 있다.

선입관
Preoccupations

환자가 비논리적 사고방식을 갖고 있지 않은 경우에도 자기의 기능장애나 기능 상태에 대해서 부정적인 인지에 사로잡히게 될 수 있다. 비록 이러한 인지가 현실에 기초하고 있다 해도 사고에 대한 선입관은 문제가 된다. 선입관은 보통, 어려운 정서, 문제가 있는 행동 또는 회피하려고 하는 생리학적 반응을 수반한다. 그러므로 선입관은 기능 상태 또는 삶의 질을 저하시킨다. 다음은 기능장애적인 선입관을 가진 환자의 세 가지 예이다.

- 환자는 그 활동이 통증을 일으킬 것이라는 염려 때문에 활동을 즐길 수 없다.
- 환자는 자기의 기능장애에 대한 다른 사람의 판단이나 반응을 너무나도 염려하고 있기 때문에 다른 사람과의 상호작용을 회피한다.
- 넘어짐의 위험성이 있는 고령의 환자는 넘어짐의 가능성을 예견함으로써 넘어짐을 회피하기 위해 불필요한 활동을 축소시키려고 한다. 이러한 환자는 활동제한에 의한 몸 상태의 변화에 의해서 넘어짐의 위험성이 실제로 높아질 것이다.

이들의 예가 보여주는 것처럼 작업적 만족이나 적응적 행동을 방해하기 때문에 선입관은 환자에 있어서 문제가 된다.

중재에 대한 이론적 근거
Rationale for Intervention

CBT에 따르면 환자가 상황에 대해서 지니는 신념은, 상황 자체보다는 오히려, 부정적인 정서의 경험, 행동의 반응과 생리적 반응을 결정하는 것이다(Beck, 1995; Rush, Shaw, Emerry, 1979). CBT의 중재에는 일반적으로 세 가지의 가설이 있다(Dobson & Dozois, 2001).

- 인지는 행동에 영향을 준다.
- 인지는 추적 관찰될 수 있고 바뀔 수 있다.
- 행동변화는 인지변화의 영향을 받는다.

이와 같이 CBT의 초점은 인지에 맞춰져 있으나 한편, 행동의 변화도 또한 이 접근법의 중요한 요소라고 인식되어 있다.

CBT는 환자에게 왜곡된 사고를 더 현실적이고 적응적인 인지로 치환하도록 깨닫게 하고 있다. 작업치료를 하는 동안에 이들의 왜곡은 일반적으로 환자의 자동적 사고에 귀를 기울이고 환자가 만들 것 같은 특정 유형의 오류를 확인하려고 시도함으로써 확인된다(Taylor, 2006). 환자는 흔히 자주적으로 자기의 사고에서의 오류를 확인하고 시정하도록 교육을 받는다. 선입관을 가진 환자는 스트레스 대처법, 기능장애의 관리법, 문제해결 등의 접근법을 통해서 이들의 관심사를 관리하는 것을 지원받는다.

실행의 자원
Practice Resources

평가
Assessment

CBT 평가의 주된 요점은 환자의 부적응적인 인지를 확인하는 것이다(Taylor, 2006). 인지의 왜곡과 선입관은 전형적으로는 작업치료에서 환자와 면담하고 그들이 이야기하는 것에 귀를 기울임으로써 확인된다. 환자가 이야기하는 것에 집중하는 것은 자동적 사고를 확인하는 데에 도움이 된다. 환자와 면담을 하고 환자의 조건과 상황에 관한 객관적 지식을 사용함으로써 인지의 왜곡과 선입관은 구별할 수 있다. 환자가 인지의 왜곡을 갖고 있으면 작업치료사는 환자가 만들어내는 특정 유형의 오류를 확인할 수 있다(Beck, 1995).

왜곡된 사고(부정확한 사고)와 선입관을 구성하는 정확한 사고를 구별하는 것은 평가에서는 중요하다. 이들의 상이한 사고 패턴의 각각은 이들에 대처하기 위한 인지행동기법의 유형에 대해서 상이한 의미를 갖는다(Taylor, 2006). 왜곡된 사고는 사고 패턴을 교정하려고 하는 인지기법을 통해서 가장 잘 대처할 수 있는 것에 반해서 현실적인 선입관은 대처 기술, 증후와 기능장애의 관리훈련, 문제해결을 통해서 가장 잘 대처할 수 있다.

CBT에 따르면 환자가 상황에 대해서 지니는 신념은, 상황 자체보다는 오히려, 부정적인 정서의 경험, 행동의 반응과 생리적 반응을 결정하는 것이다.

그들의 경험에 기초하여 타당하고 현실에서 충분히 근거가 있는 부정적 사고를 이야기하는 환자의 신념에 이의제기를 하거나 또는 시정하려고 하는 것은 적절하지 않다(White, 2001). 만성의 기능장애를 가진 환자와 함께 일할 경우, 환자의 사고가 현실적으로 부정적일 때와 사고의 오류를 반영할 때를 대비하여 인식하는 것은 특히 중요하다.

환자가 주로 하나의 사고 패턴을 가지는 경향에 있는가, 두 가지 사고 패턴을 가지는 경향에 있는가를 확인하는 것도 또한 중요하다(즉, 왜곡 또는 선입관). 환자의 두 가지 유형의 부적응적인 인식을 가지는 상황에서는 사고를 현실과 비현실의 범주로 분류하는 과정에 환자를 참여시키는 것은 유용하다.

중재
Intervention

앞에서 언급한 것처럼 CBT의 중재는 일반적으로 왜곡된 사고를 가진 환자가 자기의 사고 패턴을 교정하는 것을 돕는 것 또는 현실적으로 부적응적인 인지를 가진 환자가 더 효과적으로 대처하는 것을 지원하는 것에 초점을 맞춘다. 사고 패턴을 교정하는 것 또는 인지를 재구축하는 것은 환자가 어떻게 생각하는가를 재검토하거나 재구축하는 것을 지원하기 위한 주의 깊고 체계적인 접근법을 필요로 한다. 환자의 인식이 이러한 부정적 상황의 결과를 악화시키기 때문에 대처 기술은 이들의 문제나 상황을 환자가 어떻게 생각하는가를 바꾸는 것에 초점을 맞춘다. 중재에 대한 이들 양쪽의 접근법을 여기서 논의한다.

인지의 재구축
Cognitive Restructuring

왜곡된 사고를 교정하는 인지 재구축 기법은 인지의 변화에 대한 포괄적이고 다원적인 접근법을 필요로 한다. 부적응적인 자동적 사고는 이들을 확인하고 이들에 어떻게 반응하는가를 환자에게 가르치는 것에 의해서 대처된다[전형적으로는 사고기록(thought records)을 사용하는 것을 통해서 한다]. 중간 신념과 핵심 신념은 이들을 확인하고 환자에게 이들을 수정하는 것을 가르치는 것에 의해서 대처된다. 이 두 가지 기법이 아래에서 논의된다.

사고기록의 사용
Use of Thought Records

CBT는 환자가 능동적으로 자기의 자동적 사고를 탐색하여 반응할 수 있도록 자기의 자동적 사고를 확인하는 방법을 가르친다. 이것을 달성하는 주된 수단은 환자가 자동적 사고를 확인하고 반응할 수 있는 양식인 **사고기록**을 완성하는 것이다. 사고기록은 환자가 부적응적인 사고를 반성하고 이러한 사고를 대신하

상자 글 16.1 능력 장애가 있는 사람을 위한 사고기록

Taylor(2006)는 왜곡된 인지를 가진 능력 장애가 있는 사람에게 사용되는 사고기록의 한 유형인 "응답기록(response record)"을 개발하였다. 아래에 보여주는 이 응답기록은 환자가 부정적인 자동적 사고를 기록하고 그것에 반응하는 것을 돕도록 만들어졌다.

<table>
<tr><th colspan="5">응답기록</th></tr>
<tr><td>날짜</td><td colspan="4">유발이 되는 건강성의 사건(또는 다른 유발이 되는 사건)</td></tr>
<tr><td rowspan="2">지금 나는 어떻게 느끼고 있을까요?
(해당되는 것 모두에 ○표를 한다)</td><td>공황 상태</td><td>무감각</td><td>슬픔</td><td>분노</td></tr>
<tr><td>절망</td><td>걱정스러움</td><td colspan="2">기타</td></tr>
<tr><td colspan="5">나의 마음속을 스쳐가는 것은 어떠한 생각 또는 모습일까요?</td></tr>
<tr><td colspan="5">나의 기분을 최악으로 만드는 것은 이들 생각 또는 모습의 어느 것일까요?(위의 하나에 ○표를 한다).</td></tr>
<tr><td colspan="5">이와 같이 생각하는 것에 대한 정서적, 행동적, 신체적 결과는 어떠한 것입니까?</td></tr>
<tr><td colspan="2">정서적 :</td><td colspan="2">행동적 :</td><td>신체적 :</td></tr>
<tr><td colspan="5">• 나는 무엇이 이 신념을 지지한다는 것을 이미 알고 있습니까?
• 나는 무엇이 이 신념을 지지하지 않는다는 것을 이미 알고 있습니까?
• 누군가 다른 사람이 이 상황에 대해서 어떻게 생각할까요?
• 만일 친구가 이 상황에 있었다면 나는 그 친구에게 어떠한 조언을 했을까요?
• 이 상황의 가능한 최선의 결과는 어떠한 것일까요?
• 이 상황의 가능한 최악의 결과는 어떠한 것일까요?
• 만일 (최악의 결과가) 일어났다고 하면 그 영향을 최소화하기 위해 나는 무엇을 할 수 있었을까요?
• 내가 이제까지 알고 있는 것을 고려해볼 때, (최악의 결과가) 일어날 확률은 얼마나 될까요?
• 나는 이 신념을 계속 유지함으로써 얼마나 이익을 얻을까요?
• 이 신념을 계속 유지함으로써 어떠한 부정적인 결과가 수반됩니까?
• 이 상황을 설명할 수 있는 또 다른 것이 있습니까?</td></tr>
</table>

응답기록은 Taylor R. R. (2006): Cognitive behavioral therapy for chronic illness and disability. New York : Springer Science & Business Media에서 허가를 받아 게재.

는 것의 개발을 가능케 하는 다중 목표의 질문이 포함된다. 기존의 사고기록에는 많은 유형이 있다. 이 단원의 상자 글 16.1에는 능력 장애가 있는 환자에게 도움이 되는 사고기록을 분명히 보여주고 있다. 보통, 작업치료사는 환자가 자립하여 이 도구를 사용하는 것을 쾌적하게 느낄 때까지 1회 이상 **사고기록**을 완성하도록 노력한다. 다음으로 사고기록을 작업치료의 시간 밖에서 하게 하는 숙제를 낸다. 이어지는 작업치료 동안에 작업치료사는 환자와 함께 환자가 자동적 사고에 잘 대처하기 위해 사고기록을 효과적으로 사용하는 방법을 확인한다.

중간 신념과 핵심 신념을 확인하고 수정하는 것

Identifying and Modifying Intermediate and Core Beliefs

중간 신념과 핵심 신념을 바꾸는 과정은 복잡하고 CBT의 이론과 기법의 완벽한 지식을 필요로 한다. 환자가 점진적으로 보다 심도 있는 자각활동을 하게 하는 일련의 매우 구체적인 질문을 통해 중간 및 핵심 신념을 일깨울 수 있다(Burns, 1980).

일단 격정의 사고(hot thought)가 확인되면 작업치료사는 일시적으로 그것이 진실이라고 가정하고 중간 신념을 확인하는 질문을 사용해서 그 의미를 환자에게 묻는다(예를 들면, 특정한 사고, 상황 또는 행동이 그들의 세계관, 가치체계, 또는 세계가 작용하는 방법에 대해서 의미하는 것). 작업치료사가 환자의 사고를 다시 진술하는 것과 결부된 이 질문의 차례는 환자의 중간 신념을 확인하고 다음으로 핵심 신념을 찾는 데에 사용된다.

일단 중간 신념 또는 핵심 신념이 확인되면 환자가 그 신념을 수정 또는 재구축하는 것을 지원하기 위해 다수의 방법을 이용할 수 있다. 소크라테스식의 질문(환자가 자기의 사고에서의 비논리(illogic)를 찾아내는 것을 가능케 하는 질문의 전략)은 어떤 환자에게는 보다 적응적인 신념을 이야기하는 것을 가능케 할 것이다. 다른 사례에서는 다음과 같은 다른 기법을 필요로 한다.

- 과거를 재구성하는 것. 이것은 부정적 핵심 신념을 반증하는 개인적인 사례를 생각하기 위해 시간을 거슬러 올라가도록 유도하는 것을 수반한다.
- 보다 적정한 방법으로 그들의 상황을 살펴보도록 환자를 돕는 것.
- 자기의 상황이 원래 생각했던 것처럼 극단적이지 않다는 것을 인식하기 위하여 극단적인 상황을 상상한다.
- 부정적인 사고를 반박하는 긍정적인 사례를 찾는 것.

이들 각각의 절차에는 작업치료사 쪽의 특정의 전략이 수반된다(Taylor, 2006). 이들은 자주 작업치료에서 시행되고 작업치료 시간 외에는 과제를 제공한다.

CBT에서의 행동적 접근법

Behavioral Approaches in CBT

부적응적인 인지에 대처하기 위한 인지 지향적 접근법에 더하여 사실상 보다 행동적인 몇 가지 기법이 있다. 이것에는 체계적 탈민감화(systematic desensitization), 명상(meditation) 및 이완기법과 같은 기법, 그리고 활동의 수정에 초점을 맞추는 접근법이 포함된다. 더 복잡한 행동적 접근법의 하나가 행동실험(behavioral experiment)이다.

행동실험이란 환자가 자기의 신념의 타당성을 직접 검증할 수 있도록 하는 활동이다(Taylor, 2006). 이 실험은 비현실적인 인지(예를 들면, 사고의 체계적 오류 또는 과도한 두려움)를 가진 사람에 의해서 사용되는 것이 가장 적절하다. 행동적 실험은 환자의 사고의 타당성의 "최종적인 검사"이기 때문에 주의가 필요하다(예를 들면, 실험의 성과가 긍정적이고 환자의 잘못된 신념을 입증하는 것에 작업치료사는 거의 100%의 확신을 가져야 한다). 그럼에도 불구하고 작업치료사는 항상 행동실험이 환자의 두려움이나 염려의 확인으로 유도될지도 모른다는 가능성에 대해서 환자에게 알려야 한다. 행동실험은 다른 인지 접근법이 잘 작동되지 않는 경우와 환자가 그 절차를 받아들일 때에 가장 적합하다. 이들은 회피적인 환자 또는 상황에 대처하는 것에 어려움이 있는 환자에게 사용된다(White, 2001).

다음은 행동실험의 예이다. 어떤 환자는 1일 2회 시행하고 있는 5분간의 걷기를 10분간으로 늘린다는 권고를 완수하는 것을 회피하고 있었다. 그녀가 이를 거절하는 것은 그녀의 걷기 시간을 늘리면 그녀가 즐기는 다른 일을 하는 에너지를 제한할 것이라는 신념 때문이다. 작업치료사는 권고하였던 대로 10분간의 걷기를 1일 2회 시행하는 것과 자기의 에너지 수준의 일지를 작성하고 그 하루의 나머지 시간을 다른 활동에 참여하는 것을 실험적으로 시행해보도록 권고하였다. 이 경우에 작업치료사는 걷기의 증가가 환자의 에너지 수준을 감소시키지 않는다는 것을 아주 확신하여야 한다.

인지행동치료의 순서
The Sequence of Cognitive Behavioral Therapy

CBT는 일반적으로 매우 특정한 순서를 따른다(Taylor, 2006). 먼저 환자는 자기의 인지에 대해서 상황적 유발(situational triggers), 자동적 사고, 그리고 정서적 · 행동적 · 생리적 반응 사이의 관계에 대해서 가르침을 받는다. 작업치료의 다음 단계에는 이들 활동에 참여하는 환자의 욕구와 능력에 따라서 숙제의 작성, 행동실험, 학습경험이 포함된다. 이들 활동은 환자에게 그들의 자동적 사고의 타당성을 확인하고 모니터하고 평가하는 것을 배우게 하고 이들은 환자의 어려운 감정을 경감시킨다.

작업치료의 그 후의 단계는 일반적으로 자동적 사고의 기저를 이루고 있고 환자가 다양한 상황에 걸쳐서 기능장애적인 사고에 관여하도록 만드는 중간 신념과 핵심 신념을 확인하고 수정하는 것이 수반된다. 작업치료의 마지막 단계는 일반적으로 재발방지와 환자가 그들 자신의 인지와 행동을 모니터하고 관리하는 것을 조장하는 것에 초점을 맞추고 있다.

다수의 인지행동 기법은 인지의 왜곡(즉, 선입관)을 수반하지 않는 부적응적인 인지에 도움이 될 수 있다. Taylor(2006)는 통증을 수반하는 인지 또는 방해하는 인지를 어떻게 대처하는가를 강조하는 하나의 사고의 기록인 "역전 기록(reversal record)"을 개발하였다. 인지에 도전하는 것에 초점을 맞추는 대신에 역전 기록은 그 결과의 인지와 역전 활동(reversal activity)[즉, 부적응적인 사고의 분위기, 행동적 또는 생리적 결과를 역전시키는 것을 지향하는 활동]을 선택하는 것을 강조한다. 역전 활동은 다음의 활동범주 중의 어느 하나로 구성된다(Taylor, 2006).

- 대응 기전(coping mechanism)
- 셀프케어 활동
- 즐겁거나 기쁘게 하는 활동
- 기분전환 체조
- 동기부여를 하는 활동
- 목표지향적인 활동

기록의 완성은 일반적으로 숙제로서 내주기 때문에 숙제를 점검하고 환자의 역전 활동을 완수함에 있어서 가지는 어려움을 확인하는 것은 작업치료 세션을 구성하는 한 부분이다.

다른 접근법은 다음의 것을 포함한다(Taylor, 2006).

- 이익의 발견(Benefit-finding)(즉, 기능장애와 같은 생활의 사건이 자기 인생의 긍정적 변화 또는 긍정적 성과와 어떻게 연관되어 있는가의 예를 발견하는 것)
- 빨리 감기(Fast-forwarding)(즉, 환자가 현재와는 근본적으로 다른 미래의 시점에서 자기 자신을 생각하거나 상상하는 것으로 유도하는 것)
- 긍정적인 상상(Positive imagery)(즉, 어려운 사건을 상상하고 그 다음에 자기 자신이 그 사건에 효과적으로 대응하는 것을 상상하는 것 같은 간단하거나 더 복잡한 명상훈련)
- 책임의 그림조각 맞추기(The responsibility jigsaw)(이것은 자기의 기능장애에서 나오는 모든 결과에 대해서 책임이 없다는 것을 보기 위해 분노, 죄책감, 수치심을 느끼는 환자를 원조하는 것)
- 미래를 위한 계획(Planning for the future)(이것은 환자가 자기의 건강상태의 기대되는 변화를 예상하고 이들의 변화에 어떻게 대처하는가를 계획하는 것)
- 치료의 의사결정(이것은 어려운 치료결정에 직면한 환자가 의사결정 과정에 대처하는 것을 지원하는 것)
- 능력 장애가 원인인 실제적 문제에 대처하는 것에 초점을 맞추는 문제해결.
- 헬스 케어 전문직, 고용주, 친구, 가족, 파트너 그리고 기타의 사람과 상호작용을 할 때, 그들 자신의 최대의 이익으로 시행하기 위해 환자를 가르치고 자율권을 주는 것이 필요한 자기옹호 훈련.
- 환자가 부정적이거나 고통스러운 구두 메시지 또는 시각적 이미지를 그들의 마음으로부터 적극적으로 떨쳐 버리도록 가르치는 것을 필요로 하는 사고정지(thought stopping).
- 고통스러운 감정을 만들어내는 사고에 대처하기 위한 기분전환과 명상의 기법.
- 상황, 사람들 그리고 스트레스를 감소시키거나 촉진하는 환경을 관찰하고 그 리스트를 작성하기 위해 환자를 지도하고 미래에 이들의 상황, 사람들 또는 환경과 상호작용을 하는 것을 증가 또는 감소시키는 것.
- 작업치료에 파트너 또는 가족을 관여시키는 것.

연구와 증거
Research and Evidence Base

CBT는 폭넓은 연구가 시행되고 있는 접근법이다. 조사연구의 수는 증가하고 있고 징후의 중증도의 감소와 자기효능감, 신체기능, 삶의 질의 개선을 수반하는 인지행동 접근법의 긍정적인 성과를 시사하고 있다(Antoni, et al., 2001; Haddock, et al., 2003; Manzonson & Holman, 1993).

논고
Discussion

기능장애에 직면하고 있는 환자는 보통 사고의 오류와 선입관을 경험하고 있기 때문에 CBT는 작업치료에서 사용되는 일이 증가하고 있다. 이들의 부적응적인 인지는 때로는 작업치료의 과정과 환자의 작업 적응을 방해한다. 인지의 왜곡은 자주 환자의 의지력의 한 부분(제11장에서 논의된 인간작업 모델의 핵심 개념)이라는 것도 주목해야 한다. 예를 들면, 환자의 개인적인 인과관계는 자기의 능력에 관한 부정확한 신념을 반영하고 있거나 능력의 한계에 대한 현실적인 선입관을 반영할지도 모른다. 더욱이 환자의 가치체계는 그것을 어떻게 수행할 필요가 있는지에 관한 왜곡된 생각을 반영할지도 모른다. 이와 같이 CBT는 부적응적인 인지를 반영하는 환자의 의지력의 문제에 대처할 때에 하나의 중요한 부속적인 도구가 될 수 있다.

그러나 모든 접근법과 마찬가지로 인지행동 접근법도 일반적으로 한계가 있다(Beck, 1996). 이들의 한계는 복잡한 상태를 수반하는 일이 많은 만성의 기능장애를 생각해볼 때에 더 확연하다. 예를 들면, 능력 장애를 야기하는 많은 조건은 본질적으로 불안정하다. 즉, 이들은 악화와 완화, 점진적인 감소, 또는 회복에 의해서 특징지어질지도 모른다. 이들의 예에서는 환자는 참의 인지의 왜곡을 반영하고 있지 않지만 단순히 그들의 변화하는 상황과 결부되어 있는 그들 자신의 능력과 한계를 마음속에 그리는 것이 어려울지도 모른다. 다른 예에서는 환자는 새로이 얻은 기능장애에 직면하고 있어 정확히 머릿속에 그리기 위해서는 아직 적절한 경험을 갖지 못하였다. 이와 같이 그러한 환자의 인지를 부적응적이라고 딱지를 붙이지 않는 것은 중요하지만, 시간을 들여서 그들의 사고와 대처를 주의 깊게 추석하는 것과 그리고 환자가 자기의 상황을 발견할 수 있는 경험을 제공하는 것을 통해서 그것을 지원하는 것은 중요하다.

CBT를 사용함에 있어서 또 다른 주의할 점은 방법이 본질적으로 복잡하여 광범위한 훈련이 필요하다는 것이다. 이와 같이 작업치료사가 CBT를 착수하기 전에 그들은 자기들이 그 개념과 방법에 대해서 적절히 교육을 받았는지를 확인해야 한다. 게다가 모든 환자가 CBT의 혜택을 받는 것은 아니다. 환자가 CBT의 좋은 후보자가 되기 위해서는 그 과정에 참여하는 충분한 인지적, 정서적 능력을 갖고 있을 것이 필요하다(즉, 기능장애에 대한 자기의 사고를 반영하고 평가하는 것). 이와 같이 작업치료사는 환자에게 CBT를 사용하기 전에 그 환자가 CBT의 좋은 후보자인지 아닌지를 평가해야 한다.

표 16.1 모델의 용어

용어	정의
자동적 사고 Automatic thought	임박한 상황에 대해서 그 사람의 마음을 살펴보는 생각 또는 이미지.
행동실험 Behavioral experiment	환자가 자기의 신념의 타당성을 직접 테스트할 수 있게 하는 활동.
핵심 신념 Core belief	가장 깊은 수준의 신념. 이것은 들어오는 정보를 사람들이 어떻게 해석하고 대처하는지를 체계화한다.
격정적 사고 Hot thought	강렬한 감정적 경험에 의해서 특징지어지는 되풀이하여 발생하는 자동적 사고.
중간 신념 Intermediate belief	어떤 사람의 사고에 반영된 불분명한 태도, 규칙, 기대, 가정.
역전 활동 Reversal activity	부적응적인 사고의 분위기, 행동, 생리적 결과를 반전(역전)시키려고 하는 활동.
상황적 유발 Situational trigger	어떤 특정한 사람에서 일정한 생각이나 감정을 불러일으키는 사건 또는 상황.
사고기록 Thought record	환자가 자동적 사고를 확인하고 그것에 반응할 수 있게 하는 양식.

요약(Summary)

◆ CBT는 환자가 자기와 자기의 기능장애에 대해서 생각하는 방법을 재구성하는 것을 지원하고 관련되는 행동을 바꾸기 위해 사용된다.

이론(Theory)

◆ 인지행동 치료는 인지 모델에 의해서 유도된다. 이것은 기능장애적인 사고와 생활상의 사건의 비현실적인 인지의 평가가 감정과 행동에 부정적으로 영향을 줄 수 있다고 제안하고 있다.

◆ 인지 모델은 인지의 세 가지 수준을 확인한다.

- 핵심 신념: 이것은 신념의 가장 깊은 수준이다. 이것은 들어오는 정보를 사람들이 어떻게 해석하고 대처하는지를 체계화한다.
- 중간 신념: 어떤 사람의 사고에 반영된 불분명한 태도, 규칙, 기대, 가정이다.
- 자동적 사고와 이미지: 임박한 상황에 대

해서 그 사람의 마음을 살펴보는 생각 또는 이미지이다.

- 격정적 사고는 강렬한 감정적 경험에 의해서 특징지어지는 되풀이하여 발생하는 자동적 사고이고 심리치료에서 작용하는 가장 중요한 자동적 사고라 생각되고 있다.
- 자동적 사고는 전형적으로 상황적 유발과 연관하여 일어나고 이것은 특정의 환자에게 일정한 생각이나 감정을 불러일으키는 사건이나 상황이다.

◆ 부적응적인 인지는 현실적으로도 비현실적으로도 될 수 있다.

◆ 인지가 사람의 감정이나 행동에 어떻게 영향을 주는지가 사람의 적응상태를 결정한다.

◆ 부적응적인 인지에는 두 가지 종류가 있다.

- 사고의 오류: 이것은 부정확한 논리는 반영하고 현실은 반영하고 있지 않은 인지의 왜곡이다.
- 선입관: 이것은 보통 어려운 감정, 문제가 있는 행동, 유해한 생리적 반응을 수반한다.

중재의 이론적 근거
(Rationale for Intervention)

◆ CBT의 중재에는 일반적으로 다음의 세 가지 가정이 있다.

- 인지는 행동에 영향을 준다.
- 인지는 추적관찰이 되고 바뀔 수 있다.
- 행동의 변화는 인지의 변화에 의해서 영향을 받는다.

◆ CBT는 환자가 왜곡된 사고를 더 현실적이고 적응적인 인지로 대체하도록 가르친다.

◆ 작업치료를 하는 동안에 이들의 왜곡은 환자의 자동적 사고를 경청하고 그 환자가 하고 있는 것 같은 오류의 특정 유형을 확인하려고 시도하는 것에 의해서 일반적으로 확인된다.

실행의 자원(Practice Resources

평가(Assessment)

◆ 인지의 왜곡과 선입관은 일반적으로는 작업치료 세션 동안에 환자를 면담하고 그들의 말을 경청하는 것에 의해서 확인된다.

◆ 환자가 말하는 것에 세심한 주의를 기울이는 것은 환자의 자동적 사고를 확인하는 데에 도움이 된다.

◆ 환자를 면담하고 환자의 상태와 상황에 관한 객관적 지식을 사용하는 것을 통해서 인지의 왜곡을 선입관과 구별할 수 있다.

◆ 평가에서는 왜곡된 사고(부정확한 사고)와 선입관을 구성하는 정확한 사고를 구별하는 것은 중요하다.

◆ 왜곡된 사고는 사고 패턴을 교정하려고 하는 인지기법을 통해서 가장 잘 대처되지만, 한편 현실적인 선입관은 대응기술(coping skills), 증후와 기능장애의 관리훈련 그리고 문제해결을 통해서 가장 잘 대처된다.

◆ 환자가 대부분 사고 패턴의 하나를 갖는 경향이 있는지 또는 양쪽(즉, 왜곡 또는 선입관)을 갖는 경향이 있는지를 확인하는 것도 또한 중요하다.

중재(Intervention)

◆ 왜곡된 사고를 수정하는 인지 재구성 기법은 인지의 변화에 대한 포괄적이고 다원적인 접근법을 필요로 한다.

- 부적응적인 자동적 사고는 그것을 확인하고 그것에 어떻게 반응하는가를 환자에게 깨닫게 하는 것에 의해서 대처된다(일반적으로는 사고기록을 사용한다).
- 중간 신념과 핵심 신념은 그들을 확인하고 환자에게 그들을 수정하는 것을 가르치는 것에 의해서 대처된다.
- 사고기록은 환자가 자동적 사고를 확인하고 그것에 반응할 수 있게 하는 양식이다.
- 사고기록은 환자가 부적응적인 사고를 반성하고 그것에 대신하는 방법을 개발할 수 있게 하는 다중 목표로 하는 문제를 포함하고 있다.
- 중간 신념과 핵심 신념을 바꾸는 과정은 복잡하고 CBT의 이론과 방법의 완전한 지식을 필요로 한다.
- 환자가 점진적으로 보다 심도 있는 자각활동을 하게 하는 일련의 매우 구체적인 질문을 통해 중간 및 핵심 신념을 일깨울 수 있다
- 부적응적인 인지에 대처하기 위한 인지 지향적 접근법에 더하여 사실상 보다 행동적인 몇 가지 기법이 있다.
- 행동기법에는 체계적 탈민감화, 명상 및 이완기법과 같은 기법, 그리고 활동의 수정에 초점을 맞추는 접근법 그리고 행동실험이 포함된다.
- 행동실험은 환자가 자기의 신념의 타당성을 직접 테스트할 수 있게 하는 활동이다.
- CBT는 일반적으로 매우 특정한 순서를 따른다.
    - 먼저 환자는 자기의 인지에 대해서 상황적 유발(situational triggers), 자동적 사고, 그리고 정서적 · 행동적 · 생리적 반응 사이의 관계에 대해서 가르침을 받는다.
    - 작업치료의 다음 단계에는 이들 활동에 참여하는 환자의 욕구와 능력에 따라서 숙제의 작성, 행동실험, 학습경험이 포함된다.
    - 작업치료의 그 후의 단계는 일반적으로 자동적 사고의 기저를 이루고 있고, 환자가 다양한 상황에 걸쳐서 기능장애적인 사고에 관여하도록 만드는 중간 신념과 핵심 신념을 확인하고 수정하는 것이 수반된다.
    - 작업치료의 마지막 단계는 일반적으로 재발방지와 환자가 그들 자신의 인지와 행동을 모니터하고 관리하는 것을 조장하는 것에 초점을 맞추고 있다.
- 다수의 인지행동 기법은 인지의 왜곡을 수반하지 않는 부적응적인 인지(즉, 선입관)에 유용할 수 있다.
- 하나의 예로서 "역전 기록"이 있는데 이것은 고통스럽거나 방해하는 인지를 어떻게 관리할 것인가를 강조하는 사고 기록이다.

참 고 문 헌

Antoni, M.H., Lehman, J.M., Kilbourn, K.M., Boyers, A.E., Culver, J.L., Alferi, S.M., et al. (2001). Cognitive-behavioral stress management intervention decreases the prevalence of depression and enhances benefit finding among women under treatment for early-stage breast cancer. *Health Psychology, 20*(1), 20–32.

Beck, A.T. (1991). Cognitive therapy as the integrative therapy. *Journal of Psychotherapy Integration, 1*(3), 191–198.

Beck, A.T. (1996). Beyond belief: A theory of modes, personality, and psychopathology. In P. Salkovskis (Ed.), *Frontiers of cognitive therapy* (pp. 1–25). New York: Guilford Press.

Beck, A.T. (1999). *Prisoners of hate: The cognitive basis of anger, hostility, and violence*. New York: HarperCollins.

Beck, A.T., Rush, A.J., Shaw, B.F., & Emery, G. (1979). *Cognitive therapy of depression*. New York: Guilford Press.

Beck, J. (1995). *Cognitive therapy: Basics and beyond*. New York: Guilford Press.

Burns, D.D. (1980). *Feeling good: The new mood therapy*. New York: Signet.

Dobson, K.S., & Dozois, D.J.A. (2001). Historical and philosophical bases of the cognitive-behavioral therapies. In K.S. Dobson (Ed.), *Handbook of cognitive-behavioral therapies* (2nd ed., pp. 3–39). New York: Guilford Press.

Greenberger, D., & Padesky, C. (1995). *Mind over mood: A cognitive therapy treatment manual for clients*. New York: Guilford Press.

Haddock, G., Barrowclough, C., Tarrier, N., Moring, J., O'Brien, R., Schofield, N., et al. (2003). Cognitive-behavioural therapy and motivational intervention for schizophrenia and substance misuse: 18-month outcomes of a randomised controlled trial. *British Journal of Psychiatry, 183*, 418–426.

Lorig, K., Mazonson, P.D., & Holman, H.R. (1993). Evidence suggesting that health education for self-management in patients with chronic arthritis has sustained health benefits while reducing health care costs. *Arthritis and Rheumatism, 36*, 439–446.

Taylor, R.R. (2006). *Cognitive behavioral therapy for chronic illness and disability*. New York: Springer Science & Business Media.

White, C.A. (2001). *Cognitive behavior therapy for chronic medical problems: A guide to assessment and treatment in practice*. Chichester, England: John Wiley & Sons.

CHAPTER 17

장애 연구

(Disability Studies)

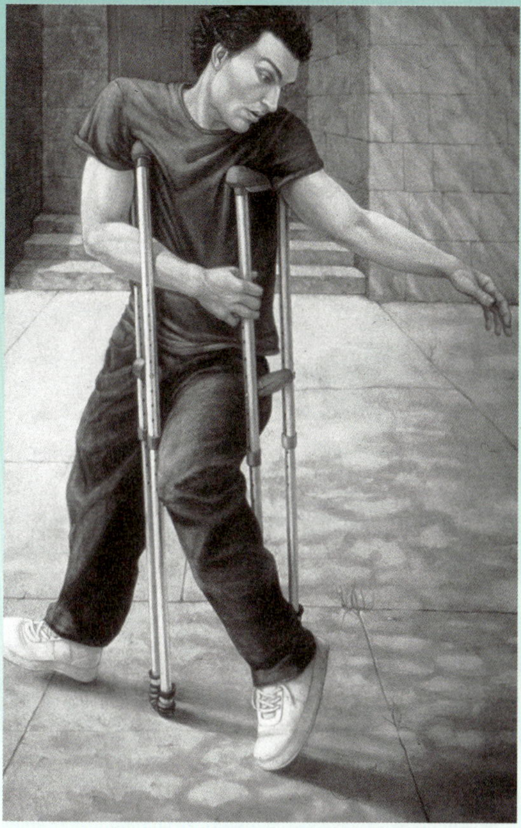

위의 그림은 Riva Lehrer가 그린 기량이 뛰어난 무용수, 안무가 그리고 비디오 예술가인 William Shannon, 별명 "목발의 달인"의 초상화이다. Shannon의 안무는 중증의 골관절염(osteoarthritis)과 페르테스병(Legg-Perthes disease)의 영향을 받은 그의 신체와 그 움직임에 기초하고 있다. Lehrer와 Shannon과 같은 시각 예술가와 무대 예술가는 비장애인의 아름다움에 대한 관념에 도전하고 판에 박힌 장애에 대한 관념에 이의를 제기하려고 노력하고 있다. 그들의 작품은 장애연구의 일부이고 우리들의 장애에 대한 이해와 그것에 반응하는 방법을 재구성하려고 추구하는 다양하고 학문적인 사려 깊은 작품이다.

장애 연구는 독특한 관점에서 장애의 문제를 다루고 있다. 이 분야는 1970년대와 1980년대에 그 당시의 지배적인 장애에 대한 관점의 대조적 요소로서 출현하였다(Scotch, 2001). 장애 연구가 반대하고 있는 일반적인 장애에 대한 관점은 세 가지의 광범위한 서로 관계가 있는 테마로 요약할 수 있다.

첫째로 장애는 의학모델에 의해서 개념화되고 전문직의 관리를 필요로 하는 비정상성이나 결손으로서 보건전문직을 관련시켰다(Linton, 1998; Nagi, 1991; Scotch, 2001; Zola, 1972). 이 틀은 장애(disability)를 개인적인 기능장애(impairment)와 동의어로서 생각하고 그 해결방법은 장애인*을 바로잡는 것이었다(Nagi, 1991; Rioux, 1997). 장애를 정의하는 두 번째의 관점은 경제모델이었다. 장애는 장애인이 경제적으로 자립하여 생산적으로 될 능력이 없다는 점에서 개념화되고 이것에 의해서 경제적 및 사회적인 지원을 필요로 하였다(Hahn, 1985; Oliver, 1990; Rioux, 1997). 세 번째의 개념은 사회의 관점이며 장애인을 악의가 있는 성격이상자에서부터 개인적 비극의 희생자에 이르기까지의 다양한 이미지로 묘사하고 기능장애를 타고난 부정적인 것이라 하였다(Asch & Fine, 1988; Gill, 2001; Snyder, Brueggeman, & Garland-Thomson, 2002; Zola, 1972).

의학적 및 경제적 관점은 장애를 부정적인 용어로 본다는 지배적이고 문화적인 관점을 반영하고 강화하였다. 더욱이 이들 직업적이고 사회적인 장애의 개념화는 장애인의 생활을 정의하고 형성하는 공공정책으로 전환되었다(Hahn, 1997; Scotch, 2001).

장애 연구는 장애의 이러한 관점에 도전하고 수정하려고 노력하였다. 가장 결정적인 목표는 장애의 원인을 기능장애로서 보다는 오히려 환경적 장벽으로서 확인하는 것과 장애를 개인 안에 존재하는 것에서부터 사회의 태도와 행위 안에 주어져 있는 것으로 재배치하는 것이었다. 장애 연구가 발전됨에 따라 장애를 둘러싼 학설도 재해석되고 있다. 즉, 장애의 원인은 물론 그 본질에 대한 기존의 가설에 반론이 제기되고 있다. 마지막으로 장애 연구는 장애를 "개인적이거나 의학적인 문제를 시민권의 문제로" 변환시키려고 추구하여왔다(Paterson & Hughes, 2000, p.30).

장애 연구가 발전됨에 따라 장애를 둘러싼 학설도 재해석되고 있다. 장애의 원인은 물론 그 본질에 대한 기존의 가설에 반론이 제기되고 있다.

이론
Theory

장애 연구는 다양한 학문분야에서부터 연구자의 마음을 끌어왔다. 이 분야를 대표하는 테마의 대부분은 사회과학에서 처음으로 명료하게

---

* 언어의 문제는 장애 연구에서 중요한 테마이다. 결과적으로 장애를 초래하는 기능장애가 있는 사람들을 가장 잘 표현하는 것은 어떠한 것인가를 생각하는 가운데 나는 "장애인"이라는 용어를 즐겨 사용하는 현대의 많은 연구자에게 이끌렸다.

표현되었다. 장애 연구는 장애인이 어떻게 억압되는가를 명료하게 표현함에 있어서 정치적 및 경제적 개념은 물론 성(gender)과 인종의 연구를 참고로 한다. 그것은 장애가 대중문화, 문학, 예술로 대표되는 다양한 방법의 검토 속에서 인문과학의 개념을 가반으로 하고 있다. 장애 연구에서 특히 중요한 것은 사회구성주의(social constructivism)이다. 이것은 일상적이고 전문화된(예컨대, 과학적인) 인식의 방법이 절대적인 것이 아니고 그 대신에 역사적, 관념적 그리고 문화적인 힘과 편견을 반영하는 논의에 대한 것을 가리킨다(Jeffreys, 2002). 이 최첨단의 관점이 장애의 지배적인 문화적 및 전문적 개념을 비판하고 해체하는 발판으로서 사용되어 왔다.

장애의 개념을 해체하고 재건하는 것
Deconstructing and Reconstructing Conceptions of Disability

장애 연구는 작업치료사가 직면하는 다른 전형적인 지식체계(bodies of knowledge)와는 근본적으로 다르다. 그 목적은 장애의 현존하는 개념을 비판하고 해체하는 것에 있기 때문에 다음과 같은 것이 있다.

- 장애에 대처하는 항시적인 사회적 및 전문적 개념과 접근법에서의 편견과 잘못된 생각을 명확하게 한다.
- 장애를 대체하는 개념과 행위의 의미를 제공한다.

이와 같이 장애와 관련하여 생각하고 조치를 취하는 다수의 근본적인 전환을 성취하려고 하였다.

다음의 절에서는 장애의 전통적이고 지배적인 세 가지 개념을 상세히 서술한다. 더욱이 이 단원은 장애 연구학자가 이들의 관점을 어떻게 비평하였고 대체 개념을 제시하였는지를 검토한다.

기능장애에 근원을 둔 의학적 문제로서의 장애
Disability as a Medical Problem Rooted in Impairment

재활전문직에 의해서 전개된 의학모델의 관점은 장애는 장애인의 신체적, 정서적, 감각적, 또는 인지적인 기능장애에 근원을 두었다는 견해를 만들어내었고 이것은 결국 어떤 질환의 과정이나 외상의 결과였다고 하였다(Longmore, 1995a; Longmore, 1995b; Wendell, 1996; Zola, 1993a). 이 접근법은 장애를 그 사람 안에 확고하게 자리매김하였다(Linton, 1998; Nagi, 1991; Rioux, 1997; Scotch, 2001). 이 관점은 장애인의 기능장애를 서술하고 측정하고, 그리고 일상생활 활동과 일의 제한과의 관계를 기록하려고 하는 노력에 의해서 강화되었다(Rioux, 1997; Zola, 1993a).

장애에 대한 재활의 기능장애 접근법은 의학모델에 기초하고 있기 때문에 기능장애와 그 근저에 있는 원인을 문제로 간주하고 있다(즉, 제거 또는 감소되어야 할 부정적 상태). 재활은 기능장애의 결과를 예방하고 최소화하며 가능한 범위까지 감소시키는 노력으로서 나타났다(Zola, 1993a). 의심할 여지가 없는 재활의 전제는 장애(기준이 되는 신체적, 심리적인 구조와 과정으로부터의 일탈이라 정의된다)가 일반적으로 장애인과 사회 모두에게 바람직하지 않다는 것이었다. 이 관점은 기능장애(그리고 기능장애 그 자체가 아니라면 공공장소에 나타나는 것)를 예방하고 감소하기 위한 노력을 합리화하였다(Linton, 1998; Nagi, 1991; Scotch, 2001; Zola, 1972). 재활이 강조하는 것은 장애인을 "정상적인" 기능과 외관에 가장 가까운 상태로 바꾸는 것이었다.

사회적 조절의 도구로서의 기능장애 모델

The Impairment Model as a Tool of Social Control

재활 서비스는 많은 긍정적인 영향이 있음에도 불구하고 장애의 연구자는 재활이 장애인에게 또한 중요한 부정적인 면이 있다고 지적하였다. 이들은 세 가지의 서로 연관된 요소를 포함하고 있다. 첫째로 재활의 실행은 (환경의 요인, 특히 사회적 환경이 어떻게 장애* 의 하나의 원인으로 되어있는가를 고려하는 상대적인 생략에 대해서) 장애가 그 장애인의 문제라는 생각을 강화한다(Linton, 1998; Nagi, 1991; Scotch, 2001; Zola, 1972). 그 결과 그들은 "논쟁은 말할 것도 없거니와 … 편견과 차별을 설명할 수 없다"(Longmore, 1995b, p.6).

둘째로, 재활 전문직은 장애의 본질 또는 의미가 장애의 전문적인 분류와 설명에 자리하고 있다는 함축성 때문에 장애인의 상태에 대한 전문가로 간주되고 있다. 더욱이 장애인은 순종하는 케어를 받는 사람일 것이 기대된다(Zola, 1972). 이들의 요소는 동시에 장애인의 "목소리"를 제거해버리는 경향이 있다.

셋째로 재활은 가능한 한 장애가 없는 사람처럼 보이고 기능을 함으로써 장애인이 적합하도록 압력을 가하는 정상 상태(normalcy)에 대한 설명을 하는 노력을 할 것을 강력히 주장하고 있다(Jeffreys, 2002; Scott, 1969; Zola, 1972). 이들 세 가지 요소의 결과는 재활이 **사회적 통제(social control)**의 형태가 된다는 것이다. 즉, 재활은 주류를 이루는 사람들의 규준의 정당성을 위협하는 환자의 특징을 제거하는 것을 지향한다.

고전적 연구에서, Scott(1969)는 사각장애인의 재활이 시각장애인을 보다 기능적으로 될 수 있게 하는 목표에 반해서 어떻게 그들이 유순하고 의존적이 되도록 그들을 체계적으로 사회화하는가를 상세히 기록하였다. 이 과정의 첫 단계는 장애인이 그들 장애에 대한 이해를 포함한다. 예를 들면, Scott(1969)는 시각장애인을 다음과 같이 적고 있다.

> 통찰(*insight*)을 나타내어 보이는 것에 대해서 보답되고 그들의 문제에 대한 이전

---

* 재활에서의 장애의 가장 최근의 개념은 환경이 기능장애와 함께 어떻게 장애를 만들어내는 한 원인이 되는지를 고려하는 것을 포함하고 있다. 재활의 현재의 패러다임이 장애의 환경적 측면을 인정한다는 점에서 이것은 장애의 연구자에 의해서 영향을 받아왔다. 장애를 이해함에 있어서 환경적 요인의 편입을 식별하는 또 다른 특징은 장애의 연구가 환경적 요인(특히 환경의 사회적, 정치적, 경제적 측면)에 강력한 역점을 둔다는(독점적이 아니라면) 것이다.

> 의 생각에 계속 집착하는 것 때문에 멍감하게 질책을 받는다. 그가 치료사에게 받아들여질 수 있는 말로 표현할 때 그가 '정말로' 과거와 현재의 경험을 이해한다고 생각하게 된다(*p.79*).

이와 같이 장애인이 자기의 장애에 대해서 이해하는 것은 무가치하게 되고 공적이고 전문적인 정의로 대체된다. 시각장애인은 맹목(blindness)이라는 문제의 전문적인 개념에 따르는 행동의 방법을 학습하도록 설득되지만, 그러나 많은 개념은 개인적 경험을 부정할지도 모른다.

재활의 노력이 장애인의 자기충족에 손상을 주는 문제에 대한 정의와 해결을 어떻게 밀어붙이는가의 또 다른 예는 선천적으로 다리가 없는(하지결손이 있는) Jeffreys(2002)의 동생인 Jim에 대한 서술에서 설명되어 있다. 그는 Jim을 "비록 그 새로 고안된 장치가 그를 구속한다 하더라도 그가 가능한 한 표준화된 것처럼 보이도록 한다는 생각으로 모든 가죽끈(straps)과 플라스틱을 느슨한 바지(slacks) 밑에 가려진 몸에 꼭 맞도록 주문제작한 버킷(bucket)의 가장 위에 최신의 듀퐁사에서 만든 의족이 있어, 불안정하게 흔들리고 있었던(p.36) 것을 상기하고 있다.

Jim의 운명과 근위축성 질환 때문에 척주를 지탱하기에는 너무나도 약해졌을 때에 무엇이 일어났는가의 McBryde Johnson(2003)의 서술과 대비하면 "15세 때에 나는 등의 보장구(back brace)를 던져버리고 나의 척주가 심하게 비틀린 S커브로 다시 형성되도록 하였다…. 나의 등뼈가 자연스런 형태로 된 것을 발견한 다음부터 나는 나 자신에 매우 만족하였다" (p.51). 이 아이러니(irony)는 그녀의 전략이 보다 편안한 신체적 존재로 만들었지만 한편, 수술과 보장구가 그녀에게 보다 "정상적인" 외관과 기능을 가져온다는 의학적 양식(medical good sense)이라 생각되는 것에는 명백히 위배되었다.

이러한 의학적 조언에 대한 McBryde Johnson의 거절과 Jim이 그 후에 의족을 포기한 것은 적절한 의학적 조언이라 생각되는 것에 반할 뿐만 아니라 부정적인 사회적 반응을 불러일으킨다. 그들이 직면하는 딜레마(dilemma)는 많은 장애인이 직면하는 것이기도 하다. 그들은 실제의 신체적 자기(physical self)에 적합하지 않은 불편한 구현방식을 선택해야 하거나 또는 (의학적 및 사회적으로 정의된 것으로서) 신체적 표준의 붕괴에 견딜 수 없는 다른 사람의 불편에 직면해야 한다. 재활의 노력이 장애인을 사회적 규범과의 일치를 향해서 이끈다는 점에서 그들은 딜레마를 강화한다(Jeffreys, 2002; Linton, 1988; Zola, 1972).

경제적 문제로서의 장애
Disability as an Economic Problem

장애의 인식된 경제적 결과(즉, 스스로 돌볼 수 없거나 일할 수 없는 사람을 위해 필요로 하는 자원)(Albrecht & Verbrugge, 2000)는 항상 공적이고 정치적인 관심사였다. 국가마다 사회철학(Albrecht & Bury, 2001)에 따라서 장애에 상이하게 대처하여 왔으나 복지정책의 개발은 세계적으로 장애인이 경제시장에서 본질적으로는 부정적 요인이라는 인식을 강조해 왔다(Longmore & Goldberger, 2000).

서비스에 대한 의존성을 감소시키고 노

동인구로 흡수되는 것을 강화하기 위해 계획된 재활 서비스의 개발은 현대사회에서 인식된 장애인의 부담을 감소시키려는 관심에 의해서 형성되어왔다(Albrecht, 1992; Albrecht & Bury, 2001; Albrecht & Verbrugge, 2000). 자립이라는 재활의 발상은 의존성이 개인의 위엄을 손상시키고 그리고 중요한 것은 다른 사람에 대한 부담을 만들어낸다는 바람직하지 않은 인간의 상태라는 숨겨진 의미를 전하고 있다. 장애의 경제적 비용에 대한 관심은 행정상의 범주로서의 장애의 생성을 강조하고 있다(Stone, 1984). 실제로 누가 장애인으로서 적절하게 분류되고 따라서 누가 장애에 대한 서비스와 공적 지원을 받을만한 가치가 있는가를 결정하기 위한 복잡한 관료제도는 대부분의 국가에 존재한다.

기능제한과 그들의 셀프케어와 일과의 관계를 문서화하는 재활사업의 노력은 생산적으로 무능하다는 장애인의 이미지를 강화하고 있다. 마지막으로 문제가 환경보다도 오히려 환자에 있다는 것이 확인되면 재활은 장애인을 압박하게 된다. 예를 들면, Abberley(1995)는 작업치료사가 작업치료에서의 실패의 원인이 시종일관하게 자원 또는 기회의 결여와 같은 경제적 문제보다도 오히려 동기부여의 결여와 같은 환자의 문제에 있다고 기록하였다. 반대로 작업치료사는 작업치료 성공의 원인이 환자의 노력보다는 그들의 전문적 지식에 있다고 생각하였다.

장애를 연구하는 학자들은 현행의 경제적 관점을 근본적으로 뒤엎으려고 하였다. 그들은 공적 자원을 고갈시키고 있는 존재로서의 장애인 대신에 그들이 사회적 억압의 희생자였다고 주장한다. 이 억압은 개인적 기능장애 또는 특성보다도 그들을 불필요하게 의존적으로 만들고 시장에의 접근과 다른 형태의 시민참여로부터 그들을 제외시켰다.

억압으로서의 장애를 다시 공식화하는 것

Reformulating Disability as Oppression

장애 연구로부터 나오는 가장 강력한 주장의 하나는 "장애가 있는 사람은 억압되고 있다"는 것이다(Charlton, 1998, p.5). 이러한 것은 장애인은 사회에 의해서 사회적, 개인적, 신체적 및 재정적으로 웰빙(well-being)을 감소시키고 사회적으로 불이익을 받는 소수집단의 구성원으로 간주하는 식으로 취급된다는 것을 의미한다(Charlton, 1998). 장애인이 억압된 소수집단을 대표한다는 주장을 지지하는 것은 주택, 교육, 수송, 고용에서 비장애인보다 상당히 열악하다는 것을 묘사하고 있는 데이터이다(Louis Harris & Associates, 1998; McNeil, 1997). 장애인은 차별과 태도상의 장벽이 그들의 경제적인 자립과 사회참여에 부정적인 영향을 미친다는 것을 시종일관하게 보고를 하고 있다(Charlton, 1998; Hahn, 1985; Oliver, 1996).

> **장애인은 사회에 의해서 사회적, 개인적, 신체적 및 재정적으로 웰빙(well-being)을 감소시키고 사회적으로 불이익을 받는 소수집단의 구성원으로 간주하는 식으로 취급된다는 것을 의미한다.**

마르크스주의자의 분석을 사용해서 Finkelstein(1980)과 Oliver(1990)는 장애가 없는 사람의 노동에 대한 자본주의 경제의 요청 때문에 장애가 의학적 관리를 위한 문제로서 확인되었다고 논하였다. Finkelstein의 역사적 분석은 장애가 봉건사회로부터 자본주의 사회로의 전환과 더불어 출현하였다고 제안한다. 이 전환 이전에는 기능장애가 있는 사람은 사회경제적 스펙트럼이 낮은 쪽의 끝에서 일하고 있었다. 현대 산업경제의 출현과 더불어 그들은 시장에는 적합하지 않다고 생각되어 고용으로부터 제외되고 가끔 제도에서의 차별을 의미하는 의학적 관리의 문제라고 일임되었다. Oliver의 분석은 개개의 의학적 문제로서 장애를 보는 관점은 보편적이 아니라고 논함으로써 사회를 비교하고 있다. 이것은 오히려 개인주의와 자본주의의 생산을 강조하는 사회의 특징이다.

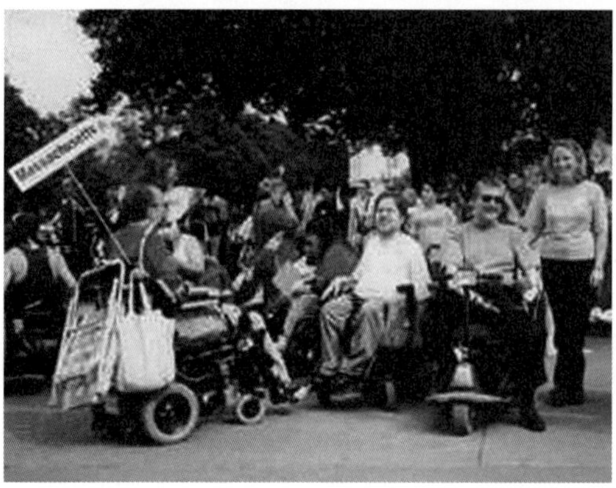

미국 대법원의 Garrett 대 Alabama 대학의 소송사건에서 미국장애인법(ADA)의 사건을 지키는 지원을 보여주기 위해 전미국의 활동가는 2000년 10월에 열린 Garrett 집회에 참가하고 있다. 장애인의 권리옹호자에 실망함으로써 대법정은 개인이 취업차별 때문에 주정부를 고소할 수 있게 하는 이 법령이 가결되었을 때 미국연방의회에는 그 권한이 없다고 판결하였다. 장애인의 공동체에 손해를 줄 만큼 이 판결은 ADA 하에서 주정부에 대해서 이들의 종업원이 제기한 소송의 결과로서 주정부에 손해배상의 소추 면제를 주고 있다. 사진은 Sharon Snyder와 Suburban Access Squad에 의해서 제공되었다.

Longmore & Goldberger(2000)는 장애를 병리학적 문제로 간주함으로써 의학적 관점은 장애를 개별화하고 개인적인 것으로 하였다고 논하고 있다(p.2). 이것은 Albrecht와 Bury(2001)가 장애용품과 서비스의 상품화라 부르게 하는 길을 텄다. 이것은 결과가 없는 것은 아니다. 예를 들면, 경제적 인센티브에 의해서 재활 제공자가 서비스에 계속적으로 의존하기보다는 환자가 사회화되도록(사회의 한 성원으로 생활하도록) 유도할 수 있다(Scott, 1969).

장애인을 위한 자선단체 역시 장애를 연구하는 학자의 비판의 대상이었다. 두 가지 점이 열거되었다. 첫째로, 다수의 몸이 건강한 사람들이 큰 기업으로서 운영되는 그러한 자선단체에서 일하고 필연적으로 개인의 이득이라는 동기를 만들어낸다. 이와 같이 이들의 단체는 장애인을 착취하고 있는 것으로 간주할 수 있다. 둘째로, 보다 중요한 것은 자선단체는 장애인의 지원이 "정부에 의해서 수행되어야 할 사회적 책임이 아니라 친절한 행위"라는 생각을 강화하고 있다(Wendell, 1996, p.53). 사실상, 자급자족을 성취하는 것으로부터 사람들을 제약하는 공적 장애정책[예를 들면, 지역사회 생활보다 요양원(nursing home)에 들어가는 것을 촉진하고 노동시장에 들어가는 것을 막는 것]은 또한 비평의 대상이 되어왔다(Longmore, 1995b; Oliver, 1990; Shapiro, 1993).

요약하면, 장애를 연구하는 학자들은 장애인은 자급자족에 제한이 있기 때문에 그들은 사회에 대한 단순한 경제적 낭비에 지나지 않는다는 오랫동안의 관점에 반대하고 있다는 것이다. 오히려 사회가 장애인을 경제적으로 불리한 입장에 놓여 있다고 주장하고 있다. 이러한 일은 장애인이 시장으로부터 차단되고 대부분이 강요되는 제품과 서비스로부터 이익을 얻는 장애산업의 표적으로 변모시켜 정책에 의해서 보다 자급자족적인 생활을 할 수 있는 것으로부터 방해될 때에 일어나는 것이다.

장애의 사회적 구조
Social Constructions of Disability

Longmore와 Goldberger(2000)에 따르면 장애인은 역사적으로 아래와 같은 존재라고 하였다.

> 대중문화에서의 희생자와 악한(*villain*), 자선자금 모금에 의존적이고 감상적으로 되는 어린이들, 시혜를 구걸하는 거지들, 공공의 장소로부터 배제되는 "꼴사납고 넌더리가 나는 대상", 사회의 잠재적으로 의존성이 있는 또는 위험한 거류민(*denizen*), 빈민구제의 가치가 있는 대상자이지만 국가로서는 가치가 없는 시민(*p.5*).

사회에 의한 장애에 대한 이해의 차이 또는 오해는 학자들로 하여금 장애에 대한 대중문화의 개념이 예술, 문학, 영화 속에서 어떻게 생성되고 영속되는가를 검토하게 하여왔다. 예를 들면, Mitchell(2002)은 비록 이야기의 줄거리가 다른 개인적 비정상이나 사회적 병을 구체적으로 표현하고 강조하는 문학의 장치로서의 장애의 비정상성을 자유로이 사용한다 해도, 그들은 장애를 좀처럼 개인적 지식의 원천으로서, 또는 사회적이거나 정치적인 불공정으로서 다루지 않는다고 지적하고 있다. 가슴 아픈 최근의 예는 책과 그 후의 영화에서의 증오의 비유로서의 신체적인 볼꼴사나움과 이동의 제한을 사용한 Hannibal(Lustig & Scott, 2001)과 The Red Dragon(Davis & Ratner, 2002)이다. 부정적이고 바람직하지 않은 장애의 이미지가 장애의 특성과 개인 또는 사회의 병과 짝을 이룸으로써 강화되고 있다.

장애에 대한 인문과학적 접근은 장애는 항상 인간의 조건의 일부분이고 다방면에 걸친 경험이라고 지적한다. 인문과학적 접근은 장애를 제거하거나, 감소시키는 것이 필요하다거나, 또는 바람직하기조차 하다는 가정에 반박하려고 한다. 오히려 이것은 장애에 대한 인식을 인간은 신체를 갖고 있다는 사실에 필요불가결한 현상이라고 주장한다. 신체는 선천적으로 취약하다. 즉, 신체는 나이를 먹고 언제나 어떤 종류의 기능장애를 경험하고 있다. 이와 같이 장애는 이상(aberration)이라기보다는 인간의 조건의 일부이다.

Goffman(1963)의 **오명(stigma)**이라는 개념은 장애에 대한 사회의 반응에 관한 현재의 논의의 많은 요소의 기초로 되어있다. 그의 기본적 논점은 주로 정신질환자에 대한 연구로부터 유도해낸 것으로 장애인은 그들의 신체적 또는 행동상의 이상이라는 점에서 문화적 규범을 침해한다는 것이다. 결과적으로 그들은 손상된 정체성(나쁘다, 바람직하지 않다, 위험하다 또는 약하다와 같은)이 부여되고 규범으로부터의 일탈을 최소로 하기 위해 (가끔 의학적 또는 재활 서비스를 가장하여) 다른 사람의 압력이나 노력의 대상이 된다. 이들의 사회적 반응은 장애인을 적합하도록 강제할 뿐만 아니라, 침해되어 있는 그야말로 사회적 규범을 강조하고 재확인하는 데에도 도움이 된다. Davis(2002)가 논하고 있는 것처럼 장애인은 기능장애가 없는 사람이 규범의 범위 안에 적합하도록 재보증이 될 수 있는 과정의 일부로서 선발되는 것이다.

Gill(2001)은 오명(stigma)을 씌운다는 과정의 결과로서 장애인이 장애가 있다는 것이 의미하는 것에 대한 다른 사람들의 잘못된 생각을 극복하기 위해서 반복해서 조우하고 싸우면서 잘못된 정체성(identity)과 맞붙고 있다고 주장한다. 그녀는 "장애에 대한 경험의 핵심 요소는 현재 자신의 상태가 보이지 않고 다른 무엇인가로 보이고 있다는 것을 깨닫는 것"이라고 결론지었다(Gill, 2001, p.365). 이 논의를 예증하는 것으로서 French(1995)는 아래와 같이 언급하고 있다.

> 우리들이 장애의 현실을 전달하려고 할 때 신체적으로 건강한 사람들의 공통된 반응은 불신이고…사람들을 인식하지 못하는, 또는 나의 주위에서 무엇이 일어나고 있는지를 모르는 것과 연관된 고립감을 전달하려고 할 때, 보통의 반응은 "꼭 알맞은 때이다" 또는 "시간이 너무 걸린다." 이다. 이러한 형태의 반응은 장애인을 "꼭 다른 모든 사람과 같이" 되도록 하고…우리들이 정말로 어떻게 다른가를 아는 것은 문제가 있고, 그리고 다른 사람이 우리들은 같다고 주장할 때 혼란스러워지기 쉽고 우리들의 신뢰를 훼손시키기 쉬워진다(*p.74*).

장애에 관한 부정적인 고정관념(stereotype)이 장애인에 의해서 내면화되어 있는 일이 많다는 것은 놀라운 일이 아니다(Fine & Asch, 1988; Gill, 1997). 장애를 연구하는 학자인 Harlan Hahn(1985)에 따르면 장애인의 정치적인 투쟁에 직면하는 가장 긴급한 문제의 하나는 긍정적인 정체성을 발달시키는 일이라 한다. 장애를 연구하는 학자가 만드는 중요한 구별은 이 정체성의 발전이 개인적인 과정이 아니라 사회적, 문화적, 정치적인 과정이라는 것이다(Longmore, 1995a; Longmore, 1995b). 즉, 일어날 필요가 있는 기본적인 변화는 우선 장애인을 평가절하하고 오명을 씌운다는 사회적 가치의 전환이다. Zola(1993a)가 언급하고 있는 것처럼 장애인은 "장애에 대한 개념의 부정적인 부담에서" 스스로를 자유롭게 하여야 한다(p.27).

요약
Summary

장애를 연구하는 학자가 전통적인 사회적이고 전문직적인 장애에 대한 관점을 비평한 다양한 방법은 장애가 사회적으로 만들어졌다는 사고방법으로 요약할 수 있다. Wendell(1996)은 장애를 규정하는 사회적 요인은 "질병, 외상 그리고 취약한 신체 기능을 직접적으로 유발하는 것에서부터 정상적인 것에 대한 기준을 정한 뒤 이에 미치지 못하는 사람들을 사회 활동으로부터 배제하는 미묘한 문화적 요인에 이르기까지"(p.36) 다양하다고 설명한다. 종합적으로 말하면, 장애 연구에 대한 다양한 논의는 장애가 기능장애의 필연적이고 비극적인 결과라고 이해하는 것에서부터 타고난 인간의 차이라고 이해하는 것으로 바꿔놓았다. 장애는 장애가 있는 사람을 평가절하하고, 배제하고 공민권을 박탈하는 사회적 정의(social definition), 태도, 실행, 정책에 의해서 부정적인 상태로 바뀌게 된다.

활동의 의미
Action Implications

앞에서 언급한 것처럼 장애의 연구는 의학과 재활에서 만난 것과는 달리 특유한 지식체계를 구성한다. 이들 연구를 구별하는 특징의 하나는 장애인을 원래의 상태로 되돌리는 것이 아니라, 오히려 다음의 것을 지향한 활동을 강조하는 것이다.

- 장애인이 자기옹호를 하고 차별과 싸울 수 있도록 능력을 부여하는 것
- 장벽과 억압을 만들어내는 사회적 조건(문화적 신념과 태도, 공공정책을 포함한다)을 바꾸는 것(Charlton, 1998; Scotch, 2001).

Longmore(1995b)는 이들을 다음의 두 가지 단계로 특징짓는다.

> 첫째의 단계는 차별이 불법화되고 접근하는 권리와 조정을 명령할 수 있도록 요구함으로써 장애인이 사회의 변두리에서부터 그 주류로 옮겨가려고 시도하였다는 것… 두 번째 단계는 자기인식(*self-*

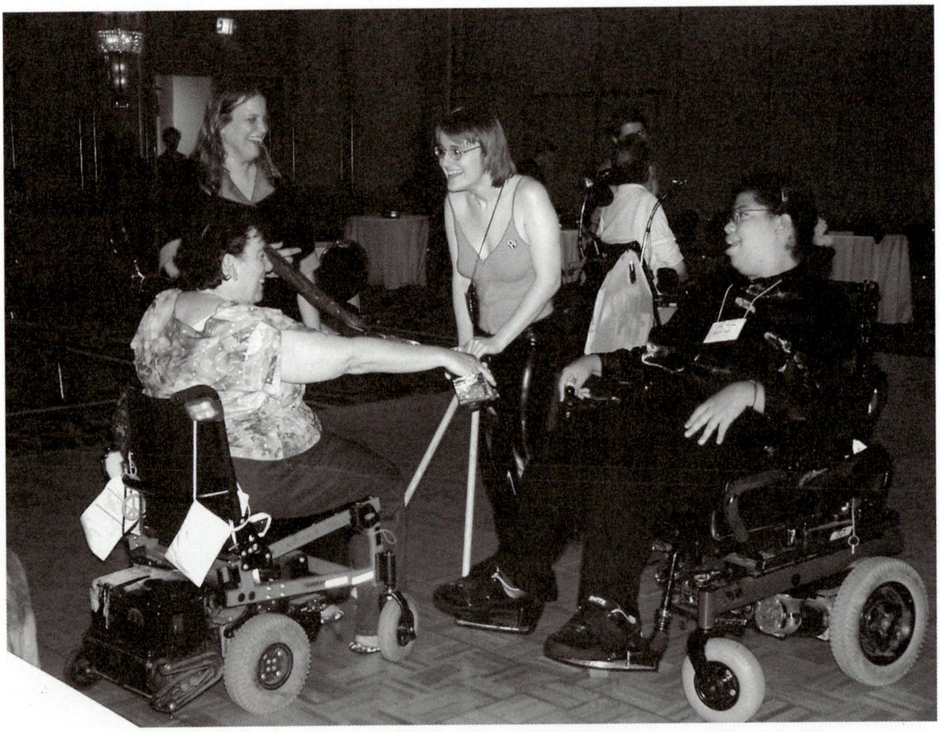

2003년의 제16회 장애연구학회 연차총회 참석자는 연례행사인 SDS 댄스로 친목을 도모하였다. 그 테마인 "장애와 의견의 차이 : 대중문화와 공공의 공간"은 21세기에서의 장애, 의견의 차이(예를 들면, 건축적, 태도에 관한, 대표적 및 경험적인) 그리고 새로운 공공의 공간의 창조라는 역할을 탐구하였다. 사진은 2003년 SDS 프로그램의 공동책임자인 Sharon Snyder에 의해서 제공되었다.

definition)의 편见성을 주장하고…[그리고] 비장애인의 다수의 규범을 거부하였다는 것이다.

능력의 부여와 공민권의 옹호
Empowerment and Civil Rights Advocacy

Charlton(1988)은 "장애인이 그들 자신의 생활을 조절하고 책임을 지는 그들의 욕구를 인식할 것을 촉구하고 그리고 장애인을 의사결정 과정에 참여시키는 정치경제적, 문화적 체계를 촉구하는 방법의 하나로서 "우리들 없이는 우리들에게는 아무것도 없다(Nothing about us without us)"(p.17) 라는 관용구를 채택하였다. 정치적 활동(Political activism)은 사회적 공평성과 공민권을 성취하는 것이 장애인이 사회적으로 억압되어 있다는 논의와 자연스럽게 연관시키는 것을 목표로 하였다(Baylies, 2002; Charlton, 1998). 그 활동은 장애인에 대한 공민권을 확립한 1990년의 미국장애인법(the Americans with Disabilities Act)을 만들게 한 미합중국에서의 정치적 변호와 같이 많은 형태를 취하고 있다. 이 스펙트럼의 또 한쪽의 끝에는 장애인은 기피하여야 한다는 부정적인 것을 의미하고 그리고 장애인의 생명을 구하거나 유지할 가치가 없다고 하는 우생학이나 안락사와 같은 운동과 싸우는 노력이 있다. 하나의 예는 "장애에 기초하는 살인과 함께 합법화된 자살방조에 반대하는" "아직 죽지 않았다(Not Dead Yet)"라는 전국조직이다(McBryde Johnson, 2003, p.53).

장애인은 점점 자기를 소수집단의 일원이라고 확인하고 장애인의 공동체라고 확인하고 있다

장애의 정체성, 문화, 자존심
Disability Identity, Culture and Pride

장애 연구는 장애의 사회적 구성을 반전시키는 중요한 단계로서 장애인 사이의 긍정적인 정체성을 발전시키는 것을 확인하고 있다(Gill, 1997; Hahn, 1985; Zola, 1993a; Zola, 1993b). 장애를 이해함에 있어서의 개념적인 전환은 장애인이 자기 자신을 어떻게 보고 있는가(예를 들면, 차이는 있으나 장애가 없는 사람보다 가치가 적은 사람으로서, 그리고 억압에 직면하고 있는 소수집단의 일원으로서)에 있어서의 변화로 자연스럽게 유도해준다. 그것은 가치에서의 변화를 가져오고 있다. 예를 들면, Longmore(1995b)는 아래와 같은 가치의 전환을 확인하고 있다. 즉, "자기충족이 아니라 자기결정, 자립이 아니라 상호의존, 기능적 분리가 아니라 개인적 결부, 신체적 자율이 아니라 인간의 공동체(p.9)". 장애인은 점점 자기를 소수집단의 일원이고 장애인의 공동체라고 확인하고 있다(Longmore, 1995a; Longmore, 1995b; Phillips, 1990). 장애가 어떻게 다시 정의되고 있는가의 하나의 예는 청각장애(deafness)의 확인과 불이익(handicap)으로서가 아니라, 언어와 문화로서 결과적으로 일어나는 손짓(sign)의 사용이다(Shapiro, 1993).

사회적 인식의 전환
Transforming Social Perception

장애 연구는 또한 장애의 지적 개념과 모집단의 개념에서의 전환을 성취하려고 한다. 장애의 원인과 본질에 대한 인식을 바꾸려는 노력은 본질상으로는 광범위하다. 학자는 장애를 구성하는 숨겨진 가정(assumption), 편견 및 실행을 명확하게 함으로써 학자, 학문분야, 전문직, 시스템, 일반사회의 사이에서 태도를 바꾸려고 한다.

장애 연구가 주로 기여한 것은 장애경험의 현상학적 설명이다. Jeffreys(2002)가 언급하고 있는 것처럼 그러한 설명은 "1인칭 이야기(first-person narratives)의 특권화를 통한 진정한 경험(p.33)"으로서 장애를 표명하는 것이다. 더욱이 Davis(2002)가 논하고 있는 것처럼 이러한 설명은 정상적인 이상(ideals)을 강화하는 것보다도 인간의 경험의 다양성을 강조한다.

이들의 연구의 대부분은 장애인이 자기의 경험을 기록한 자서전적 서적이다. 예를 들면, Zola(1982)가 장애인을 위한 네덜란드의 공동체에 머무르는 동안에 자기의 장애를 받아들이게 되는 개인사(chronicle), Williams(1992)의 자폐증 어린이로서의 그녀의 경험이 어떻게 보통이 아닌 세계에 놓였는가에 대한 서술, Jamison(1995)에 의한 조울병인 그녀의 롤러코스터와 같은 생활의 묘사, 그리고 Price(1994)의 병과 마비가 새롭고 보다 나은 생활을 가져왔다는 결론 등이다.

장애를 가진 필자들은 장애를 갖고 산다는 것은 만족스럽고 즐거운 생활을 보내는 것과 일치한다고 주장하였다. Vash(1981)가 언급하고 있는 것처럼 장애는 "전체로서 생활에 대한 긍정적인 기여자 즉, 심리적 성장에 대한 촉매"(p.124)가 될 수 있다는 것이다. 그러나 Deegan(1991)이 언급하고 있는 것처럼 하나의 특정 가치에 의해서 규범적 또는 지시적 생활을 영위하는 것과는 거의 관계가 없다.

연구와 증거
Research and Evidence Base

장애 연구가 인문과학의 개념과 방법을 도입하였기 때문에 상이한 형태의 학문(예를 들면, 문학이나 예술의 비평)은 조사와 데이터의 비판적인 분석 과정의 부분을 구성한다. 이와 같이 학문은 Finkelstein(1980)이나 Longmore(1995b)에 의한 것과 같은 역사적 분석, Toombs(1992)에 의한 것과 같은 철학적 연구, 현상학적 조사, Mitchell(2002), Snyder 등(2002)의 문학, 예술, 영화에 대한 논의와 같은 비판적 분석을 포함하였다.

장애 연구는 또한 사회과학의 전통적이고 경험적인 전통을 포함한다. 이 분야에서의 질적 연구는 장애의 "삶의 경험"에 초점을 맞추고, 그리고 양적 연구는 장애의 상태를 지적하는 데에 사용된다. 전자는 장애인의 경험의 다양한 민족지적 연구(ethnographic studies)에서부터 자서전적 연구까지에 이르는 연구를 포함하고 있다. 양적 연구는 별로 보이지 않지만 이들은 장애인의 상태와 인식을 기록하고 그 문헌의 어휘의 부분이 된다.

장애인을 공동연구자로서 참여시키는 참여행동연구(participatory action research)는 연구의 중요하고 발전하는 영역이다(Balcazar,

Keys, Kaplan, Suarez-Balcazar, 1998). 이 접근법은 장애인의 목소리가 많은 연구에는 없다는 논쟁에 의해서 조장되어왔다. 이리하여 연구는 장애인의 경험, 인식 그리고 지식을 대표하고 있지 않고 실제로 적극적으로 무시하고 있다(Kitchin, 2000; Oliver, 1992). 참여행동연구는 해방적이고(즉, 사회적 구성을 바꾸려고 하는 것) 그리고 능력을 부여하는(즉, 개인이 연구의 과정을 통해서 변화할 수 있게 하는 것) 것의 양자를 추구하는 연구에 대한 Oliver의 요청에 응답하려고 한다.

논고
Discussion

장애 연구는 새로운 지식분야이기 때문에 여전히 정의부여가 이루어지고 있는 단계이다. 장애 연구는 오늘날 어떻게 하여 생겨나게 되었는가, 어떠한 힘이 그것을 만들어내었는가, 그것은 어떻게 사람들에게 영향을 주는가, 그리고 그것은 인간의 조건에 대해서 무엇을 밝히는가를 검토하는 것에 참여하는 학구적 접근의 집적(collection)으로 이루어진다. 장애 연구는 장애에 관한 우리들의 이해를 다시 명확하게 나타내며 급속히 발전하고 있는 학문으로 구성되어 있다.

이 분야는 그 자체의 논쟁이 없는 것은 아니다. 예를 들면, Crow(1996)는 장애 연구가 장애의 환경적인 원인에만 배타적으로 초점을 맞추고 있다고 비판한다. 그녀는 장애의 상황을 성별, 성적 지향성(sexual orientation), 또는 인종에 기초한 다른 억압된 그룹의 상황과 구별한다. 후자의 그룹은 분명치 않은 차이에 기초하는 것에 반해서 기능장애(impairment)는 고통과 어려움을 만들어낸다. Crow는 장애를 초래하는 장벽이 근절될 때조차 많은 장애인이 기능장애와 싸우고 있다고 언급하고 있다. 그녀는 기능장애를 장애의 연구로 원상회복시켜 그것을 다음의 세 가지 수준에서 생각하도록 권장한다.

- 기능의 객관적인 제약 또는 제한
- 제한의 개인적 경험과 해석
- 잘못 전달하고, 배제하고, 그리고 차별할 가능성이 있는 사회적 상황

Wendell(1996)과 Jeffreys(2002)와 같은 다른 사람들은 장애 연구의 논문에 기능장애의 특성과 경험을 삽입하는 중요성을 논하고 있다. 그러므로 기능장애에 맞춘 의학과 재활의 초점과 기능장애가 결과적으로 비극이 되는 사회적 경향의 대조적인 요소로서 이해할 수 있게 강조되지 않는 것에 반해서 현재 장애 연구에서의 주제(topics)와 개념으로서 기능장애의 입장을 재고하는 운동이 커지고 있다.

장애 연구에 대한 또 다른 비판은 그것이 많은 장애인의 경험과 관점을 대표하고 있지 않다는 것이다. Devlieger와 Albrecht(2000)는 장애 연구를 하는 사람이 주로 중산층이고 백인이며 고학력이고 능력이 부여되어 있다고 언급하고 있다. 그들은 이들 사람들의 장애를 해석하는 방법이 이들 계층의 특성을 공유하고 있지 않은 사람들의 장애체험 관점과는 일치하지 않을지도 모른다고 논하고 있다. 사실상, 중요한 현실의 하나는 장애인(특히, 후천적 장애의 초기단계)이 의학모델 또는 재활의 개념(즉, 그들이 기능장애를 가능한 한 최소한으로 하기를 원한다는 것)과 훨씬 더 동조하는 태도

를 유지할지도 모른다는 것이다.

이들 그리고 다른 논쟁과 비판에도 불구하고 장애 연구는 사고와 행위를 계속 전환시킬 활기에 넘치고 새로 떠오르고 있는 학문의 영역을 대표하고 있다. 작업치료사는 문헌에서 볼 수 있는 일반적인 재활, 특히 작업치료에 대한 비평을 진지하게 고려할 필요가 있을 것이다.

예를 들면, 장애 체험의 개인사(personal chronicle)는 때로는 작업치료와의 부정적인 만남을 포함하고 있다. 예를 들면, Callahan (1990)은 자기의 척수손상 후의 재활 체험을 논의함에 있어서 작업치료를 다음과 같이 회상하여 언급하고 있다. "나는 손으로 나무 조각에 샌드페이퍼로 문지르는 반죽용 밀대(roll-pin)와 같은 장치에 손이 말려들어간 일을 오랫동안 기억하고 있다"(p.74). 다음으로 그는 적절한 풍자로 이렇게 언급하고 있다. "만일 내가 일을 바르게 처리하였다면 마무리 작업인 샌드페이퍼 문지르기를 하는 사람으로서 내 앞에 밝은 미래가 펼쳐졌을 것이다(p.74).

인류학자인 Murphy(1990)는 그의 작업치료 경험에 대해서 다음과 같이 회상한다.

> 나는 그 훈련의 몇 가지는 우스꽝스럽다고 생각하였다. 그럼에도 불구하고 우리들의 집을 방문하는 사람들은 아직도 내가 작업치료에서 만든 도어매트(*doormat*)로 발을 문지르고 있다. [나의 아내]는 그 유래 즉, 나에게 주어진 굴욕을 알고 있고 비밀로 하도록 마음을 쓰고 있는 유일한 사람이다…(*pp.54-55*).

반대로 Robert McCrum(1998)은 뇌혈관장애로부터의 재활과 회복의 설명에서 다음과 같이 회상한다.

> 내가 가장 극심하게 굴욕적이고 울적하다고 생각한 회복기의 부분은 작업치료이었다. … 나는 세 살 먹은 어린이처럼 밝은 색깔의 플라스틱으로 만든 알파벳 문자를 놓고, 그리고 바보 같은 간단한 인지 테스트에 통과해야 하는 처지가 되었다. 나는 *day-glo*사의 문자 블록을 갖고 휠체어에 앉아서 그 상황의 아이러니를 생각하는 것으로부터 벗어날 수 없었다(*p.139*).

문헌에서의 이들의 설명은 재활에서 장애인의 목소리와 지식이 일상적으로 무시된다는 초기의 논의를 강화하고 있다.

이 단원의 앞쪽에서 언급한 재활의 많은 과오를 수정하려는 작업치료에서의 노력이 확실히 있었다. 예를 들면, 작업치료사는 장애인에게 영향을 주는 환경에서의 장벽을 인식하고 대처하려고 하였다. 그러나 그 초점은 가까이에 있는 환경(예를 들면, 가족, 학교, 직장)에서의 물리적 장벽 또는 사회적 요인에 맞춰지는 경향이 있다. 일반적으로 작업치료사는 보다 광범위한 사회적 장벽(예를 들면, 정치적 또는 경제적인 장벽)의 제거를 지원하는 것에 관여하지 않았다. 이들의 문제는 실행 속에서 마지막 수단까지 다 써서 작업치료사가 환자의 옹호와 능력부여에 관여하는 것을 통해서 처리될 수 있다.

장애 연구는 조직적으로 비판하고 장애의 지배적인 패러다임을 바꿔놓으려고 한다. 이와 같이 지식체계는 작업치료의 실행에 대해서 중요한 도전을 주장하였다. 그것은 작업치료사가 실행에서의 증가하고 있는 변화를 초월하는 것, 그리고 그 대신에 장애인의 인식과 실행을 근본적으로 바꾸는 것을 추구하고 있다.

표 17.1 모델의 용어

사회구성주의 social constructivism	일상적으로 지식을 획득하는 방법과 전문적으로(예를 들면, 과학적) 지식을 획득하는 방법의 양쪽 모두가 절대적인 것은 아니고 대신에 역사적, 이념적, 문화적 힘과 편견을 반영하는 논쟁.
사회적 통제 social control	주류의 규범의 정당성을 위협하는 개인의 특징을 제거하려고 하는 노력.
사회적 억압 social oppression	사회가 장애인을 사회적, 개인적, 신체적 및 경제적으로 웰빙을 손상시키고 그리고 사회적으로 불이익을 받는 소수집단의 일원으로서 묘사하여 다루는 것.
오명 stigma	정상이라 생각되는 것에서부터 신체적, 정신적으로 벗어나는 것에 기초하여 손상된 정체성(예를 들면, 나쁜, 바람직하지 않은, 위험한, 또는 약한)을 부여하는 것.

요약(Summary)

- 장애 연구는 장애의 지배적인 관점에 도전하고 수정하려고 하였다.
- 그것은 장애의 원인과 성질 그 자체에 관한 기존의 가설에 대한 도전이다.

여러 학문분야에 걸치는 기반 (Interdisciplinary Base)

- 장애 연구는 다음의 다양한 학문분야로부터의 개념을 이용하고 있다.
  - 사회과학
  - 정치학 및 경제학
  - 성별(gender)과 인종의 연구
  - 인문과학

장애의 개념을 해체하고 재건하는 것 (Deconstructing and Reconstructing Conceptions of Disability)

- 장애 연구에는 다음의 것이 있다.
  - 사회적 및 전문적 개념과 장애에 대처하는 접근법에 비추어진 편견과 인식의 오류.
  - 장애의 대체개념과 행위의 의미의 제공.

기능장애에 뿌리박고 있는 의학적 문제로서의 장애(Disability as a Medical Problem Rooted in Impairment)

- 재활 전문직에 의해서 전개된 의학모델의 관점은 장애인의 신체적, 정서적, 감각적 또는 인지적인 기능장애에 뿌리박고 있다는 것으로서 장애의 개념을 만들어내었다.
- 장애의 연구자는 재활의 관점은 다음과 같다고 지적하였다.
  - 장애는 그 장애인의 문제라는 생각을 강화한다.
  - 장애인의 조건에 대한 전문가를 전문직으

로서 간주한다.

- 가능한 한 장애가 없는 사람처럼 보이고 기능하는 것에 의해서 장애인을 적합을 시키도록 압력을 가하는 정상상태의 개념을 강요한다.

사회적 통제의 도구로서의 기능장애 모델 (The Impairment Model as a Tool of Social Control)

- 재활 서비스의 많은 긍정적인 영향에도 불구하고 재활은 장애인에게 부정적 측면도 있다.
- 첫째로, 재활실행은 장애가 장애인의 문제라는 생각을 강화한다.
- 둘째로, 재활 전문직은 장애인의 상태에 대한 전문가라고 간주된다. 그리고 장애의 본질 또는 의미가 장애의 전문적인 분류와 설명에 위치하여야 한다는 함축성이 있다.
- 셋째로, 재활 노력은 가능한 한 장애가 없는 사람처럼 보이고 기능하는 것에 의해서 장애인을 적합을 시키도록 압력을 가하는 정상상태의 개념을 강요한다.
- 이들 세 가지 요소의 결과는 재활이 사회적 통제의 하나의 형태가 된다는 것이다.

경제적 문제로서의 장애 (Disability as an Economic Problem)

- 복지정책의 발전은 세계적으로 장애인이 경제시장에서 본질적으로 부정적인 요인이라는 인식을 강조하였다.
- 서비스에 대한 의존성을 감소시키고 노동인구로 들어가는 것을 강화하기 위해 계획된 재활 서비스의 발전은 현대사회에서의 장애인의 인식된 부담을 감소시킨다는 관심에 의해서 형성되었다.

장애를 억압으로서 재공식화하는 것 (Reformulating Disability as Oppression)

- 장애를 연구하는 학자들은 장애인이 자급자족의 제한 때문에 그들은 사회로서 단순히 경제적 낭비라는 오랫동안의 관점에 반대한다.
- 장애인이 그 시장에서 제외되고 대부분이 강매되는 제품이나 서비스로부터 이익을 얻는 장애산업의 표적으로 바뀌었다. 그리고 정책에 의해서 보다 자급자족하는 생활을 영위할수 없게 되었다.

장애의 사회적 구성 (Social Constructions of Disability)

- 장애인은 역사적으로 오해되거나 잘못 해석되어왔다.
- 장애에 대한 인문과학적 접근법은 다음과 같다.
  - 장애는 항상 인간의 조건의 일부분이 되어왔던 다방면적 경험이라고 지적한다.
  - 장애의 개선이 필요하거나 바람직하다는 가정을 반박하고 있다.
  - 인간은 상처받기 쉽고, 나이를 먹고 그리고 어떤 장애를 거의 언제나 경험하는 신체를 갖는다는 사실을 절대 필요한 현상으로서 장애를 인식한다.
- 오명을 씌우는 과정의 결과로서 다음의 것이 있다.
  - 장애인은 잘못된 정체성을 해결하려고 노력한다. 즉, 장애가 있다는 것이 의미하는 것에 대한 다른 사람의 오해에 반복에서 마주치고 이를 극복하기 위해 몸부림친다.

- 장애에 관한 부정적인 고정관념이 장애인에 의해서 내면화되어 있는 일이 많다.

활동의 의미(Action Implications)

◆ 장애 연구는 다음의 것을 강조한다.

- 장애인이 자기옹호에 관여하고 차별과 싸우도록 능력을 부여하는 것.
- 장벽과 억압을 만들어내는 사회적 조건(문화적 신념과 태도, 공공정책을 포함한다)을 전환하는 것.

참 고 문 헌

Abberley, P. (1995). Disabling ideology in health and welfare: The case of occupational therapy. *Disability and Society, 10,* 221–232.

Albrecht, G.L. (1992). *The disability business: Rehabilitation in America.* Newbury Park, CA: Sage.

Albrecht, G.L., & Bury, M. (2001). The political economy of the disability marketplace. In G.L. Albrecht, K. Seelman, & M. Bury (Eds.), *Handbook of disability studies* (pp. 585–609). Thousand Oaks, CA: Sage.

Albrecht, G.L., & Verbrugge, L.M. (2000). The global emergence of disability. In G.L. Albrecht, R. Fitzpatrick, & S.C. Scrimshaw (Eds.), *Handbook of social studies in health and medicine* (pp. 293–307). London: Sage.

Americans with Disabilities Act of 1990. Pub. L. No. 101–336, 1991.

Asch, A., & Fine, M. (1988). Disability beyond stigma: Social interaction, discrimination and activism. *Journal of Social Issues, 44*(1), 3–22.

Balcazar, F.E., Keys, C.B., Kaplan, D.L., & Suarez-Balcazar, Y. (1998). Participatory action research and people with disabilities: Principles and challenges. *Canadian Journal of Rehabilitation, 12*(2), 105–112.

Baylies, C. (2002). Disability and the notion of human development: Questions of rights and capabilities. *Disability and Society, 17*(7) 725–739.

Callahan, J. (1990). *Don't worry, he won't get far on foot.* New York: Vintage Books.

Charlton, J. (1998). *Nothing about us without us.* Berkeley, CA: University of California Press.

Crow, L. (1996). Renewing the social model of disability. In C. Barnes & G. Mercer (Eds.), *Exploring the divide: Illness and disability* (pp. 55–72). Leeds, UK: The Disability Press.

Davis, A. (Executive Producer), & Ratner, B. (Director). (2002). *The red dragon* [Motion picture]. United States: Universal.

Davis, L. (2002). Bodies of difference. In S.L. Snyder, B.J. Brueggemann, & R. Garland-Thompson (Eds.), *Disability studies: Enabling the humanities* (pp. 100–106). New York: The Modern Language Association of America.

Deegan, P.E. (1991). Recovery: The lived experience of rehabilitation. In R.P. Marinelli & A.E. Dell Orto (Eds.), *The psychological and social impact of disability* (3rd ed.). New York: Springer-Verlag.

Devlieger, P.J., & Albrecht, G.L. (2000). Your experience is not my experience: The concept and experience of disability on Chicago's near west side. *Journal of Disability Policy Studies, 11*(1), 51–60.

Fine, M., & Asch, M. (1988). Disability beyond stigma: Social interaction, discrimination and activism. *Journal of Social Issues, 44*(1), 3–19.

Finkelstein, V. (1980). *Attitudes and disabled people: Issues for discussion.* New York: World Rehabilitation Fund.

French, S. (1993). Can you see the rainbow? The roots of denial. In J. Swain, V. Finkelstein, S. French, & M. Oliver (Eds.), *Disabling barriers, enabling environments* (pp. 69–77). Thousand Oaks, CA: Sage .

Gill, C. (1997). Four types of integration in disability identity development. *Journal of Vocational Rehabilitation, 9,* 36–46.

Gill, C.J. (2001). Divided understandings: The social experience of disability. In G.L. Albrecht, K. Seelman, & M. Bury (Eds.), *Handbook of disability studies* (pp. 351–372). Thousand Oaks, CA: Sage.

Goffman, E. (1963). *Stigma: Notes on the management of spoiled identity.* New York: Simon & Schuster.

Hahn, H. (1985). Disability policy and the problem of discrimination. *American Behavioral Scientist, 28*(3), 293–318.

Hahn, H. (1997). An agenda for citizens with disabilities: Pursuing identity and empowerment. *Journal of Vocational Rehabilitation, 9,* 31–37.

Jamison, K.R. (1995). *An unquiet mind: A memoir of moods and madness.* New York: Vintage

Jeffreys, M. (2002). The visible cripple: Scars and other disfiguring displays included. In S.L. Snyder, B.J. Brueggemann, & R. Garland-Thompson (Eds.), *Disability studies: Enabling the humanities* (pp. 31–39). New York: The Modern Language Association of America.

Kitchin, R. (2000). The researched opinions on research: Disabled people and disability research *Disability and Society, 15*(1), 25–47.

Linton, S. (1998). Disability studies/not disability studies. In S. Linton, *Claiming disability: Knowledge and identity* (pp. 132–156). New York: New York University Press.

Longmore, P.K. (1995a). Medical decision making and people with disabilities: A clash of cultures. *Journal of Law, Medicine & Ethics, 23,* 82–87.

Longmore, P.K. (1995b). The second phase: From disability rights to disability culture. *The Disability Rag and ReSource, 16,* 4–11.

Longmore, P.K., & Goldberger, D. (2000). The league of the physically handicapped and the Great Depression: A case study in the new disability history [Electronic version]. *The Journal of American History, 87,* 888–922.

Louis Harris & Associates. (1998). *Highlights of the N.O.D./Harris 1998 survey of Americans with disabilities.* Washington DC: National Organization on Disability.

Lustig, B. (Executive Producer), & Scott, R. (Director). (2001). *Hannibal* [Motion picture]. United States: MGM/Universal.

McBryde Johnson, H. (2003, February 16). Unspeakable conversations or how I spent one day as a token cripple at Princeton University. *The New York Times Magazine, 152,* 50–79.

McCrum, R. (1998). *My year off: Recovering life after a stroke.* New York: W.W. Norton.

McNeil, J.M. (1997). Americans with disabilities: 1994–1995. In *U.S. Bureau of the Census current population reports* (pp. 70–61). Washington, DC: U.S. Government Printing Office.

Mitchell, D. (2002). Narrative prosthesis and the materiality of metaphor. In S.L. Snyder, B.J. Brueggemann, & R. Garland-Thompson (Eds.), *Disability studies: Enabling the humanities* (pp. 15–30). New York: The Modern Language Association of America.

Murphy, R.F. (1990). *The body silent: An anthropologist embarks on the most challenging journey of his life: Into the world of the disabled.* New York: W.W. Norton.

Nagi, S.Z. (1991). Disability concepts revisited: Implications for prevention. In A. Pope & A. Tarlou (Eds.), *Disability in America:*

(pp. 309–327). Washington, DC: National Academy Press.

Oliver, M. (1990). *The politics of disablement.* London: Macmillan.

Oliver, M. (1992). Changing the social relations of research production. *Disability, Handicap and Society, 7*(2), 101–114.

Oliver, M. (1996). *Understanding disability: From theory to practice.* New York: St. Martin's Press.

Paterson, K., & Hughes, B. (2000). Disabled bodies. In P. Hancock, B. Hughes, E. Jagger, K. Paterson, R. Russell, E. Tulle-Winton, & M. Tyler, *The body, culture and society: An introduction* (pp. 29–44). Buckingham: Open University Press.

Phillips, M.J. (1990). Damaged goods: Oral narratives of the experience of disability in American culture. *Social Science and Medicine, 30,* 849–857.

Price, R. (1994). *A whole new life.* New York: Atheneum Macmillan Press.

Rioux, M.H. (1997). Disability: The place of judgment in a world of fact. *Journal of Intellectual Disability Research, 41,* 102–111.

Scotch, R.K. (2001). *From good will to civil rights: Transforming federal disability policy* (2nd ed.). Philadelphia: Temple University Press.

Scott, R. (1969). *The making of blind men.* New York: Russell Sage.

Shapiro, J.P. (1993). *No pity: People with disabilities forging a new civil rights movement.* New York: Random House.

Snyder, S.L., Brueggemann, B.J., & Garland-Thomson, R. (Eds). (2002). *Disability studies: Enabling the humanities.* New York: The Modern Language Association of America.

Stone, D. (1984). *The disabled state.* Philadelphia: Temple University Press.

Toombs, K. (1992). *The meaning of illness: A phenomenological account of the different perspectives of physician and patient.* Dordrecht, Netherlands: Kluwer Academic.

Vash, C.L. (1981). *The psychology of disability.* New York: Springer.

Wendell, S. (1996). *The rejected body: Feminist philosophical reflections on disability.* New York: Routledge.

Williams, D. (1992). *Nobody nowhere.* New York: Times Books.

Zola, I.K. (1972). Medicine as an institution of social control. *Sociological Review, 20,* 487–503.

Zola, I.K. (1982). *Missing pieces: A chronicle of living with a disability.* Philadelphia: Temple University Press.

Zola, I.K. (1993a). Disability statistics: What we count and what it tells us: A personal and political analysis. *Journal of Disability Policy Studies, 4*(2), 9–39.

Zola, I.K. (1993b). Self, identity, and the naming question: Reflections on the language of disability. *Social Science and Medicine, 36*(2), 167–173.

SECTION 4

실행에서의 개념적 토대의 이용

Using the Conceptual Foundation in Practice

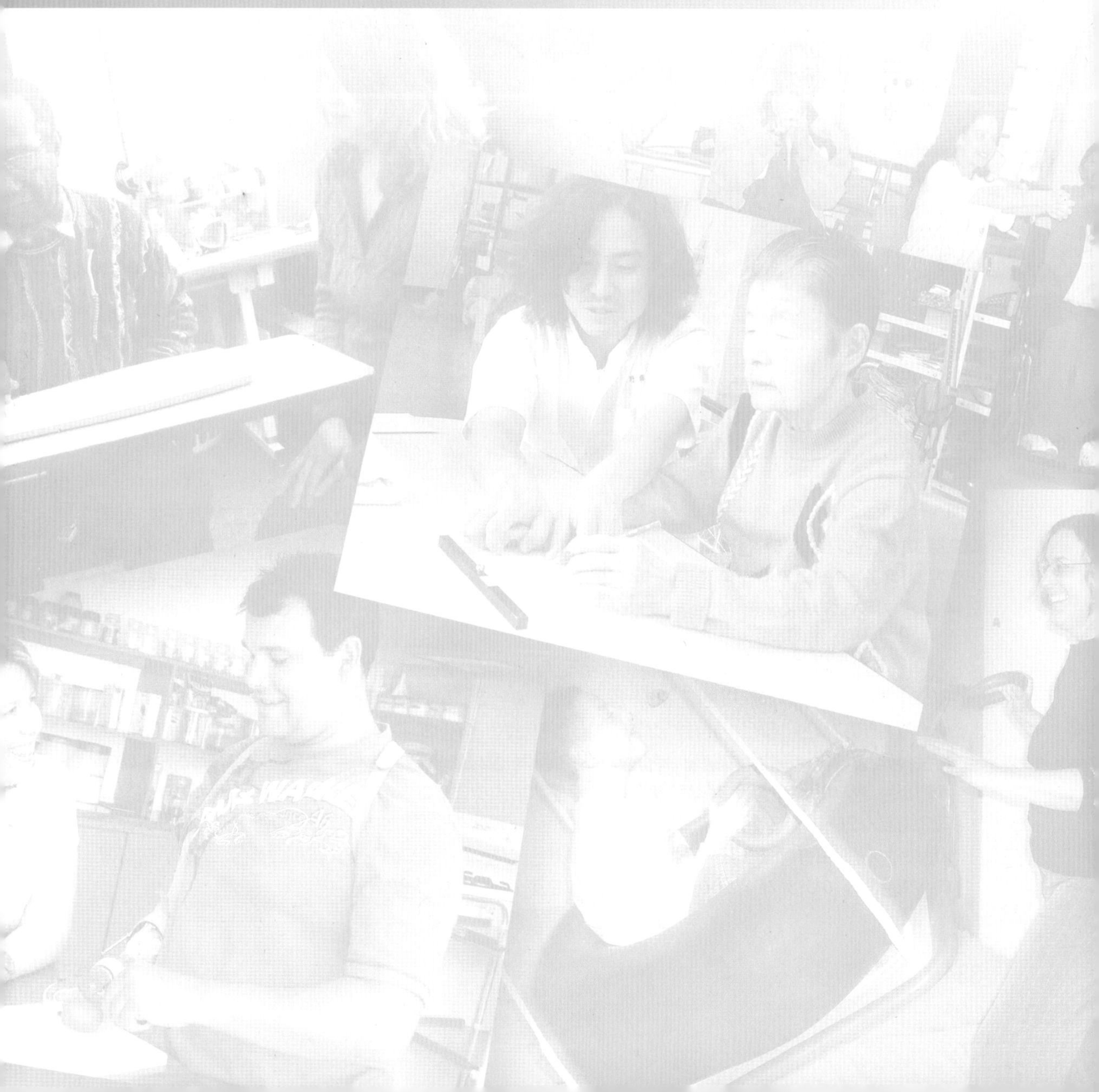

CHAPTER 18

실행에서의 개념적 토대: 자기의 포트폴리오를 만들다

(Conceptual Foundation in Practice: Creating a Personal Conceptual Portfolio)

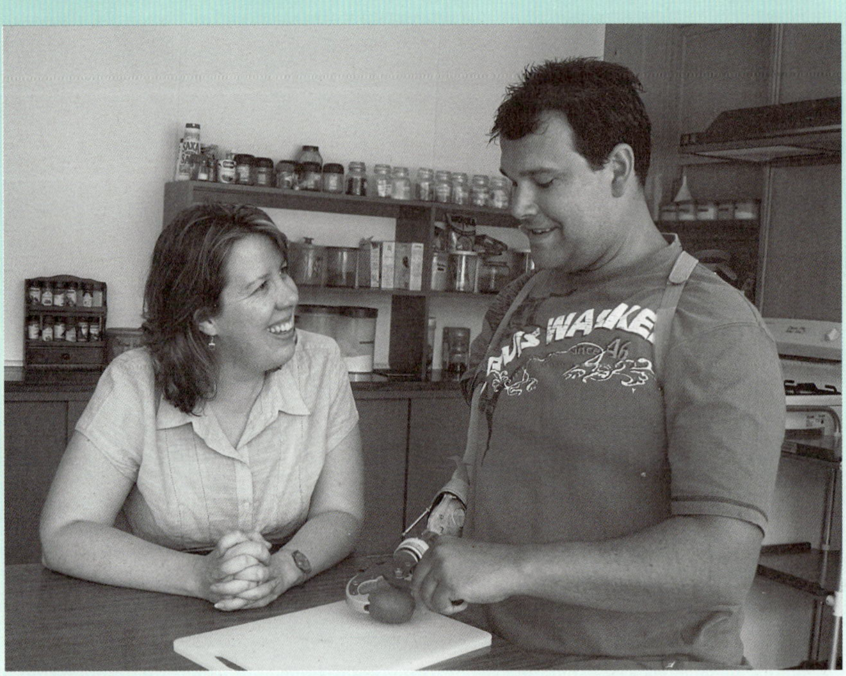

이전의 단원들을 통해서 특별히 포함한 작업치료사는 그들이 실행에서 작업치료의 개념적 토대를 적극적으로 이용하였기 때문에 선정된 것이다. 각 작업치료사는 그들이 실행에서 사용하는 개념과 그 지식을 어떻게 사용하는가에 대한 많은 질문에 응답하도록 요구되고 있다. 다음은 이 화제에 관한 많은 통찰력 있는 의견 가운데에서 Karen Roberts로부터 반영된 생각이다.

> *신참의 작업치료사로서(그리고 아마도 더 경험을 쌓은 작업치료사로서도) 어려움을 느끼는 것의 하나는 학생시대에 이론에 관한 많은 것을 배우고 그리하여 많은 개념이 "자기의 머릿속에서 바쁘게 돌아다니는" 많은 개념을 갖고 있어 어떤 것이 어디에 적합한지를 선별하는 것은 어렵다고 나는 생각합니다. 이것은 개념의 복잡성과 자기들이 실제로 작업치료사로서 일하기 시작하였을 때에 직면하는 환자의 복잡성을 생각하면 놀라운 일은 아닐 것입니다. 내가 임상현장에서 학생이나 신참의 작업치료사와 함께 일할 때에 그들은 "우리들은 대학에서 이들 모두를 배웠지만 실행에서 어떻게 사용하는지를 모릅니다."라고 말한다. 물론 이것은 실행에 적용되는 것입니다. 그들은 그것이 어디에 적용되는지를 이해하기 위해 어떠한 지도를 필요로 하고 있는 것입니다.*

이 단원의 목적은 작업치료사가 이 분야의 이론을 자기의 실행에 어떻게 통합시키는지를 지도하는 것이다.

이 교과서는 작업치료의 개념적 토대가 관련지식과 함께 이 분야의 패러다임과 개념적 실행 모델이라는 것을 나타내어 보여주어 왔다. 이 단원에서는 작업치료사가 자기의 전문직 정체성과 유능성을 알리기 위해 이들 세 가지 유형의 지식을 어떻게 선정하고 사용하는가를 생각한다. 이것은 가치, 신념, 개념과 전문지식의 개별화된 집합체인 개인의 개념상의 포트폴리오에 대한 논의와 설명으로 끝날 것이다.

작업치료사로서의 자기의 정체성을 확고히 하다
Solidifying One's Identity as an Occupational Therapist

전문직 정체성은 이 분야의 패러다임에 기반을 두고 있다. 우리는 이 교과서의 초반에서 작업치료의 정체성은 그 패러다임의 전환과 함께 변화해왔다는 것을 보았다. 이 전문직은 작업을 인간생활의 영역으로서, 또한 치료적 도구로서 인식된 패러다임에 기초하고 있었다. 이 시기에 전문직의 정체성은 장애에 의해서 야기된 어려움에 대한 적응을 가능케 하는 작업에의 종사를 통해서 환자의 작업적 웰빙(occupational well-being)을 지원하는 사명 하에 조직화하였다.

이 분야의 현대의 패러다임이 작업치료사가 되는 것이 무엇인지에 대한 풍부한 공식화된 문구를 제공한다는 점에서 오늘날의 작업치료사는 행운이다.

이것에 이어지는 기계론적 패러다임의 동안에 이 분야는 근저에 있는 기능장애를 회복하기 위한 활동의 이용으로써 작업치료의 견해를 채택하였다. 이 전환은 작업치료의 정의와 본질에 혼란을 야기하였다. 개개인의 작업치료사는 작업치료가 무엇인가를 설명할 수 없다는 것에 심리적인 불편과 좌절감으로서 이 정체성의 혼란을 경험하였다.

이 시기에 작업치료사는 때때로 다른 전문직으로부터 정체성을 빌리거나(O'Shea, 1977) 자기들이 일하는 장소 또는 전문성에 의해서 자기 자신을 정의하였다(Barris, 1984). 어떤 작업치료사는 작업치료 특유의 견해나 기술(skill)이 없는 일반 근로자가 되었다(Harrison, 2003).

이러한 전문직 정체성의 문제가 작업치료를 작업에 초점을 맞추는 것으로 되돌아가도록 하였다. 이 분야의 현대의 패러다임이 작업치료사가 되는 것이 무엇인지에 대한 풍부한 공식화된 문구를 제공한다는 점에서 오늘날의 작업치료사는 행운이다. 예로, 현재의 패러다임은 작업치료의 실행을 다음과 같이 정의한다.

- 환자의 작업적 웰빙을 지원하는 것에 주력한다.
- 작업의 문제(즉, 일, 여가와 놀이, 일상생활 활동에 참여하는 것의 어려움)에 관심을 갖는다.
- 사람, 작업/과제 그리고 환경에 대한 관심을 통합하는 전체론의 관점에 기초한다.
- 작업을 수행하고 참여한다는 환자의 문제에

대처한다.
- 작업치료의 중심적인 메커니즘으로서 작업종사를 사용한다.
- 환자 중심이고 긍정적인 치료적 관계에 기초한다.

작업치료사는 이 분야의 총괄적인 패러다임을 인지하여야 한다. 게다가, 패러다임이 어떻게 다음의 것에 반영될 것인지를 결정하는 것은 전문직의 책임이다.

- 자기 나름의 작업치료의 정의
- 자기의 서비스를 어떻게 보고 있고 자기의 환자를 위해서 무엇을 달성하는가
- 자기의 실행을 유도하는 가치

이 단원의 후반에 이들의 요소를 자기 자신과 그 실행을 위해 명료하게 표현한 작업치료사의 예를 볼 수 있을 것이다.

작업치료사는 자기의 환자가 직면하는 어려움을 조사하고 설명하는 데에 가장 적합하고 그리고 작업치료에서 무엇을 해야 할지를 다루는 이 모델로부터 주의 깊게 선택하여야 한다.

실행의 복잡성과 지식에 대한 필요성
The Complexity of Practice and the Need for Knowledge

작업치료 실행의 복잡성에 대한 Karen Roberts의 언급은 고려할만한 가치가 있다. 이 작업치료의 복잡성은 작업치료 실행을 특징 짓는 다음의 특징에 반영되어 있다.

- 작업치료사는 기능장애가 본질적으로 신체적, 정서적 또는 인지적일지도 모르는 매우 다양한 환자에게 실행한다. 작업치료사는 이들 다양한 기능장애와 이들에 대처하는 방법을 이해하여야 한다.
- 작업치료 실행은 전체론적이어야 한다는 신념에 기초하고 있다. 그러므로 실행가는 환자의 신체적, 사회적 상황은 물론 환자의 능력, 역할, 일상사, 생활양식, 동기부여, 감정 그리고 열망의 여러 측면에 주의를 기울여야 한다.
- 작업치료 실행은 주로 환자가 작업에 종사하는 것을 지원하는 것이 수반된다. 그러므로 환자의 동기부여, 관점, 협력은 모두 긍정적인 작업치료를 달성하는 데에 매우 중요하다.
- 작업치료 실행은 환자와 치료사 사이의 관계가 수반된다. 그 관계는 작업치료 성과에 매우 중요하다.
- 작업치료사는 환자를 개별적으로 볼 뿐만 아니라, 가끔 환자를 집단으로 다룬다.

이들 작업치료의 각각의 특징이 이 분야의 실행을 복잡하게 만들고 있다. 게다가 이들 실행의 각각의 특징은 전문지식이 요구된다. 이 전문지식의 양호한 부분은 개념 실행 모델과 관련지식으로 대표되는 이 같은 지식을 필요로 한다. 결과적으로 양호한 실행가가 된다는 것은 자기의 실행을 가장 잘 지원하는 이들 개념의 기초로부터 지식을 선택한다는 것을 의미한다.

개념적 실행모델의 선택
Choosing Conceptual Practice Models

앞에서 언급한 실행의 복잡성을 고려해볼 때 작업치료사는 하나 이상의 많은 개념적 실행 모델에 의존할 필요가 있다는 것을 알게 된다. 작업치료사는 자기의 환자가 직면하는 어려움을 조사하고 설명하는 데에 가장 적합하고 그리고 작업치료에서 무엇을 해야 할지를 다루는 이 모델로부터 주의 깊게 선택하여야 한다. 표 18.1은 제2부에서 논의한 각 모델을 열거한 것이고 각각의 모델이 환자의 어느 측면에 대처하는가, 또한 작업치료의 어느 측면의 지도를 하는가를 요약하고 있다. 이 표는 자기의 전문지식으로서 어느 모델을 포함시키기를 원하는지를 생각하기 위한 일종의 메모로서의 역할을 한다.

모델을 선택하는 과정은 현재 재활 중이고 동기부여가 안 되고 정서적으로 불안정한 것으로서 묘사되는 최근에 척수손상을 입은 환자를 자세히 바라봄으로써 예시할 수 있다(그림 18.1 참조). 생체역학은 근육의 무기력과 그 결과로서의 능동 · 수동 가동범위, 근력, 그리고 근육의 지구력의 상실에 미치는 척수손상 특정의 영향을 이해하는 방법의 역할을 할 것이다. 이 모델은 또한 이들의 기능장애가 작업과제에서의 개인의 운동능력에 어떻게 영향을 미치는가에 대해서 생각하는 방법을 제공한다. 생체역할 모델이 환자의 상황에 대한 정서적, 또는 동기부여의 차원에는 침묵하고 있다는 것에 주목하는 것은 중요하다. 그러므로 작업치료사가 환자가 경험한 다른 문제에 대처하고 싶을 경우에는 하나 이상의 모델이 필요하다.

예를 들면, 인간작업 모델은 환자의 동기부여 상황에 대처하기 위해 사용될 수 있다. 이 모델은 척수손상이 환자의 개인적 인과관계(유능감), 흥미, 가치에 어떻게 영향을 미쳤는가와 관계가 있다. 이 모델은 작업치료사가 환자의 능력과 조절의 상실에 대한 강렬한 감정, 미래에 대한 두려움, 과거의 관심사에 참여하거나 즐기는 능력의 붕괴, 그리고 장기 인생목표의 붕괴에 대한 환자의 모습을 그리는 것을 지향하게 한다. 이들의 요인은 전체적으로 보았을 때, 환자의 동기부여가 되지 않은 상태를 의지력의 붕괴라 이름붙이는 방법을 제공한다.

게다가, 의도적 관계모델은 생활을 바꾸는 장애와 다양한 능력의 상실에 직면하고 있는 환자의 상황적 특성을 이해하기 위한 중요한 정보를 제공한다. 이 모델은 정서적으로 심란한 환자와 어떻게 효과적으로 상호작용을 할 수 있는가, 그리고 환자의 상실한 능력을 강조하기 때문에 정서적으로 비난을 받을 가능성이 있는 치료과제를 어떻게 다루는가의 지침을 제공할 것이다.

이들 세 가지 모델은 함께 척수손상이 환자에게 미치는 영향을 더 전체론적으로 개념화하는 방법을 제공한다. 그리고 이들은 작업치료사가 보다 심도 있게 환자의 상황의 매우 상이한 측면의 본질을 보는 것을 가능케 한다. 생체역학 모델, 인간작업 모델 그리고 의도적 관계 모델은 환자의 근골격, 동기부여 및 정서적 문제를 이해하고 이들의 의미를 기능에 적합시키는 방법을 제공한다(예를 들면, 기능적 과제에 영향을 미치는 제한된 운동과 동기부여에 영향을 미치는 붕괴된 의지력). 그림 18.1에 나타낸 것처럼 이들은 또한 작업치료에서 환자에게 시행하는 것의 이론적 근거를 제공하고 있다.

표 18.1 개념적 실행 모델이 제공하는 환자의 측면과 실행의 설명

모델명	생체역학 모델	인지 모델	기능적 집단모델	의도적 관계모델	인간작업 모델	운동조절 모델	감각통합 모델
모델에 의해서 대처되는 환자의 측면	관절의 완전성, 근력, 지구력에 기초하는 운동	수행의 근저에 있는 인지능력	개인의 수행에 영향을 미치는 집단의 과정	환자의 대인관계와 관련된 특징	어떤 환경에서의 작업의 선택, 조직화, 수행	중추신경계의 구조에 기초하는 기술적인 운동의 조직화	적응적 운동을 위한 뇌 안에서의 감각정보의 조직화
모델이 실행에 대해서 설명하는 것	관절가동범위, 근력, 지구력에서의 제한을 높이거나 보상하는 방법	인지장애를 치료하거나 보상하는 방법	환자의 작업종사를 강화하기 위한 기능적 집단을 사용하는 방법	작업치료에서 작업종사를 지원하기 위해 효과적으로 환자와 상호작용을 하는 방법	동기부여, 역할, 습관, 기술을 강화하는 방법	작업수행에서 운동조절을 강화하는 방법	감각처리를 강화하고 환자가 그들의 독특한 감각처리의 어려움에 대처하는 것을 돕는 방법

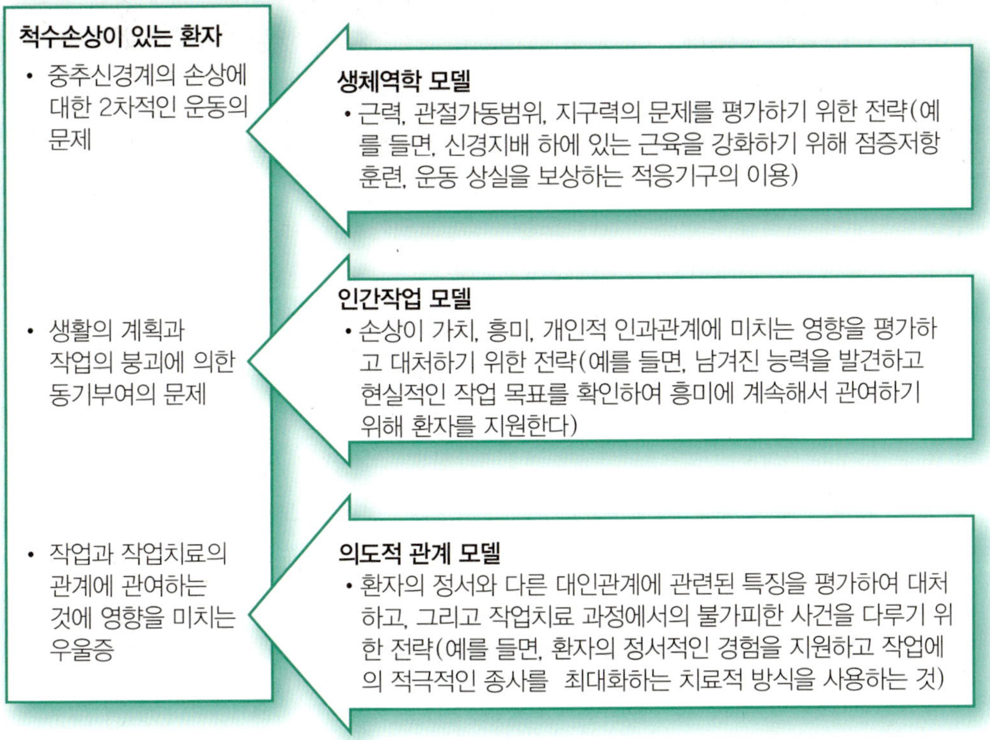

그림 18.1 복잡한 환자의 문제에 대처하기 위해 복수의 개념적 실행 모델을 이용한다.

상황이 바뀌면 또 다른 모델을 필요로 할지도 모른다. 감각통합 모델은 학동(schoolchild)의 서투름을 의미하는 데에 사용될지도 모른다. 인지 모델은 머리손상이 있는 사람의 기억과 문제해결의 어려움을 밝혀낼 것이다. 감각통합 또는 인지 서비스는 집단형식으로 환자에게 제공될 것이고, 이 경우에는 기능적 집단 모델은 이들 집단을 계획하고 시행하기 위해서 유용한 틀로서 역할을 할 것이다.

실행에서 개념적 실행 모델의 이용
The Use of Conceptional Practice Models in Practice

생체역학, 인지, 운동조절 그리고 감각통합의 각 모델은 움직임, 인지, 운동 그리고 감각의 기능장애에 대처하기 위해 만들어져 있다. 이러한 이유 때문에 이들의 모델은 환자가 이들 유형의 기능장애를 나타낼 때나 작업치료의 목적이 움직임, 인지, 운동, 감각의 능력을 개선할 때에 선택된다. 이들 유형의 환자집단 또는 중재의 목적에 따라서 이들 모델을 사용할지 아닌지를 결정한다. 작업치료사는 이들의 모델의 하나 이상과 관련되는 문제를 가지는 경향에 있는 환자에 작용하기 때문에 작업치료에서 빈번히 사용하게 된다(National Board for Certification in Occupational Therapy, 2004).

인간작업 모델은 기능장애의 작업적인 결

과에 대처한다(즉, 기능장애가 흥미, 가치, 능력의 인식, 역할, 습관, 기술에 어떻게 영향을 미치는가). 이들의 요인은 어떠한 유형의 기능장애에 의해서도 영향을 받을 개연성이 있기 때문에 작업치료사가 보고 있는 대부분의 환자는 이 모델이 대처할 수 있는 하나 또는 그 이상의 문제를 가질 것이다. 최근의 전국조사에서는 80%의 작업치료사가 당연히 이 모델을 사용하고 있다는 것을 보여주었다(Lee, Taylor, Kielhofner, 2009; Lee, Taylor, Kielhofner, Fisher, 2008).

의도적 관계모델은 항상 작업치료 과정의 일부인 작업치료사와 환자 사이의 상호작용에 대처한다. 게다가, 작업치료사의 의견에 따르면(Taylor, Lee, Kielhofner, Ketkar, 2009) 작업치료사에 의한 자기의 치료적 이용은 작업치료의 성과의 가장 중요한 단일의 결정 요인이다. 거의 틀림없이 이 모델은 치료적 상호작용과 자기의 치료적 이용에 대처할 것이기 때문에 이 모델은 항상 작업치료 실행의 일부분이어야 할 것이다.

작업치료가 집단으로 제공될 때에는 기능적 집단 모델이 작업치료 서비스를 유도하도록 고안되어 있다. 작업치료에서는 집단의 이용이 널리 퍼져있기 때문에 이 모델은 적절한 것이어야 한다.

복수의 모델을 사용할 수 있는 작업치료사가 되다

Being a Multi-Model Therapist

이전의 논의에서 설명한 것처럼 필연적으로 개념적 실행 모델 사용하는 것에 대한 결정은 작업치료사에게 실행을 유도하기 위해 모델의 조합을 선택하도록 한다. 우수한 작업치료사는 단 하나의 모델에 집착하거나 또는 그것을 강조하는 대신에 자기의 상황과 관련된 몇 가지의 모델에 의해서 주어지는 풍부한 개념과 실행 전략을 이용할 수 있는 복수의 모델을 사용하는 작업치료사일 것이다.

하나의 모델이 제시하는 전략의 효과성은 또한 다른 모델이 제공하는 통찰력을 통해서 강화될 수 있다. 생체역학 모델, 인간작업 모델, 의도적 관계모델을 조합시킨 앞에서의 사례를 고려하면 세 가지의 모든 모델로부터 유도된 중재 목표가 동시에 처리될 가능성이 있다는 것을 알 수 있다. 예를 들면, 척수손상을 입은 사람이 생활역할과의 연결 때문에 의미가 있는 치료적 작업에 참여하는 경우, 생체역학의 목표는 강화될 것이다(환자가 의미 있는 활동에는 덜 피로를 느끼고 더 많은 노력을 발휘할 가능성이 있기 때문에). 의지력의 목표도 동시에 인식될 가능성이 있다(능력의 가능성의 인식과 흥미와 의미의 재생은 활동에서부터 나타날지도 모르기 때문에). 환자의 대인관계와 관련된 특징과 치료적 방식의 의도적 이용에 대한 세심한 주의는 환자와의 생산적 관계를 지원하고 환자가 작업에 참여하는 것을 강화한다. 개념적 실행 모델을 조합하는 것에 의해서 작업치료사는 자기의 일에 대해서 더 전체론적이고 효과적인 접근법을 성취할 수 있다.

개념적 실행 모델을 조합하는 것에 의해서 작업치료사는 자기의 일에 대해서 더 전체론적이고 효과적인 접근법을 성취할 수 있다.

관련지식의 선택과 이용

Selecting and Using Related Knowledge

작업치료의 패러다임과 모델은 실행에서 사용되는 가장 기본적인 지식을 제공하지만 실행가는 항상 이 분야 밖의 지식에 의지해야 하는 상황에 있다. 이러한 경우에는 작업치료사는 관련지식을 이용한다. 예를 들면, 앞에서 언급한 환자의 예를 생각해보자.

척수손상을 가진 환자에게 서비스를 제공함에 있어서 작업치료사는 이 분야 밖으로부터의 다양한 정보를 이용할지도 모른다. 제17장에서 검토한 장애 연구의 분야를 생각해보자. 척수손상을 입은 사람은 장애인으로서의 새로운 경험과 사회적 지위를 획득하게 된다. 이 환자와 함께 일하는 작업치료사는 이 장애 연구로부터의 개념을 의식해야 하고 이들의 개념을 적절한 시점에 이용해야 한다. 마찬가지로 작업치료사가 그 환자가 정서적 대처로 고심하고 있다는 것을 인식한다면 인지행동치료는 유용한 개념과 전략을 제공할지도 모른다.

관련지식을 이용할 때, 작업치료사가 다음의 것을 시행하는 것은 중요하다.

- 자기의 개념적 실행 모델을 보완하기 위해 적절한 관련지식을 선택한다.
- 관련지식으로부터가 아니라 패러다임과 개념적 실행 모델로부터 그 사람의 정체성과 그 사람이 실행하는 주된 요소를 끌어낸다.

이와 같이작업치료사는 전문직의 역할의 범위 내에서 기능을 하고 있지만 관련지식은 작업치료사가 실행을 위해 필요한 전체 범위의 지식을 확실히 갖게 한다.

개념의 포트폴리오 개발

Developing a Conceptual Portfolio

우수한 작업치료사가 되기 위해서는 개념적 기초는 매우 중요하기 때문에 자기의 개념의 포트폴리오를 되돌아보고 개발하기 위해 시간을 들이는 것은 가치가 있다. 개념의 포트폴리오는 다음의 것이 들어가 있어야 한다.

- 작업치료의 개인적 정의
- 환자와 환자에게 제공하는 서비스의 명확한 특성
- 실행을 유도하는 개인적 가치의 설정
- 환자의 욕구에 대처하기 위해 사용하는 개념적 실행 모델을 확인하고 명확히 이해하는 것
- 실행을 알려주는 관련지식으로부터의 개념의 확인

다음의 절에서는 이 책의 첫 부분에서 소개한 작업치료사 중의 두 사람의 개념적 포트폴리오를 제시한다.

Andrea Girardi

Andrea는 정신질환, 치매, 노화와 관련된 기능의 상실, 머리의 외상과 관련된 광범위한 문제를 가진 청소년과 성인을 위해 봉사하는 지역사회의 센터에서 일하고 있다. 그녀는 자기의 일을 다음과 같이 언급하고 있다.

> 나는 작업치료사인 것을 매우 자랑스럽게 생각하고 있고 사회변혁 주도자(*change agent*)로서의 작업의 힘을 믿고 있습니다. 몇 가지의 프로그램을 시작하였는데 나의 일의 기초가 언제나 우리들의 전문직의 패

러다임과 개념적 실행 모델의 원칙에 기초하고 있다고 생각하고 있습니다. 작업치료가 독특한 것이고 효과적인 것이라는 것을 나타내어 보여줄 수 있었습니다.

Andrea의 작업치료의 정의는 다음과 같다.

작업치료는 사람들이 필요로 하는 정확한 지원을 그들에게 제공함으로써 사람들의 작업적 생활의 재건을 원조하는 예술입니다. 동시에 그것은 환자를 작업적 존재로서 알고 환자가 작업에 참여하는 것에 영향을 미치고 자율권을 주거나 또는 작업에의 참여를 제한하는 과정을 이해하는 것을 목표로 하는 과학입니다.

Andrea는 자기의 서비스에 대한 관점과 환자의 욕구를 어떻게 충족시키는가를 다음과 같이 언급하고 있다.

나는 환자가 작업적 생활을 회복하는 것을 돕고 있습니다. 환자는 생활에서 큰 혼란에 직면하고 있습니다. 그들의 어려움은 일상적인 작업에 참여하는 것을 방해하는 사회적, 문화적 장벽(즉, 편견, 받아들임의 결여, 그리고 오명)과 함께 정서적, 신체적, 인지적인 기능장애로부터 생겨나고 있습니다.

나는 환자와 손에 손을 잡고(서로 협력하여) 그들의 생활을 재건하는 작업에의 종사를 위해 일하고 있습니다. 나는 각각의 환자가 누구이고 어떻게 되고 싶은가를 생각하면서 각자에게 의미 있는 작업을 발견하기 위해 노력하고 있습니다. 나는 환자의 생활상황을 고려하면서 그들이 희망하는 것 또는 그들이 할 필요가 있는 것을 이해하기 위해 평가를 계획합니다. 작업치료사로서 나는 환자의 일상적인 생활환경(예를 들면, 학교, 직장, 자택, 공동체의 만남의 장소)에서 그들과 함께 일하고 있습니다. 나는 또한 나의 환자에게 자율권을 주고 외적인 장벽을 제거하기 위한 환경전략을 사용합니다. 환자의 생활의 현실 상황 속에서 그들과 함께 일하는 것은 나의 환자에게 중요합니다.

Andrea는 다음의 가치를 따르고 있다.

- 환자에 대한 존경
- 환자의 독특성의 인식
- 환자의 생활에서의 작업의 중요성에 대한 세심한 주의와 인식
- 특정의 환자, 그 사람의 상황, 그 사람의 환경을 작업치료의 중심에 두는 것
- 환자의 장점의 인식과 신뢰
- 변화를 만들어내는 작업의 힘에 대한 신뢰

Andrea는 자기의 실행에서 다음의 개념적 실행 모델을 사용하고 있다.

- 인간작업 모델(MOHO)은 Andrea의 가장 중요한 모델이다.

Andrea에 따르면 :

MOHO는 인간작업에 수반되는 다양하고 복잡한 측면에 대한 이해를 가능케 합니다. 이것은 내가 작업참여의 역동성을 이해하고 분석하는 것을 가능케 합니다. 그 이론적 기초, 실용적인 도구, 연구의 증거 사이의 일관성은 나에게 작업치료사로서 일할 필요성이 있다는 확신을 줍니다.

- Andrea는 일련의 3개 대학원과정의 참여를 통해서, 또한 MOHO를 전문으로 하는 센터에서 전문가의 지도를 받아 1년 반 동안 일

함으로써 이 모델을 전공하였다. 그녀는 다양한 MOHO에 기초하는 평가를 관리하는 것을 학습하였는데 그녀는 이것을 그녀의 실행에서 일상적으로 사용하고 있다.

- Andrea는 의도적 관계모델을 사용하고 있는데 이것은 그녀를 가장 작업치료적인 방법으로 자기의 환자와 연관시킬 수 있도록 유도하고 있다. Andrea는 환자와 함께 일할 때에 공감하고 협력하는 방식을 강조하고 환자에게 이들이 필요할 때는 다른 방식을 활용할 수 있다. 예를 들면, 치매가 있어 명확한 지도를 필요로 하는 환자에게는 지시적인 방식을 사용하고 특정의 문제를 다루는 방법을 이해할 필요가 있는 환자에게는 문제해결적인 방식을 사용한다.
- Andrea는 치매, 중증의 정신질환, 뇌손상에 의한 인지적인 후유증을 가진 환자와 함께 일할 때는 인지의 문제를 이해하고 대처하기 위해 인지모델을 사용한다.

Andrea는 자기의 실행에서 광범위한 관련지식을 활용하고 있다. 그녀는 대부분의 관련지식을 지역사회심리학의 대학원 과정을 통해서 획득하였다. 그녀가 이용하는 관련지식에는 다음의 것을 포함한다.

- 자율권부여, 사회적 네트워크 형성, 사회지원과 관련된 개념(Fawcett, White, Balcazar, Suarez-Balcazar, 1994)
- 지원을 받는 고용과 자립적인 고용에 대한 클럽회관의 원리와 개념(Fountain House,

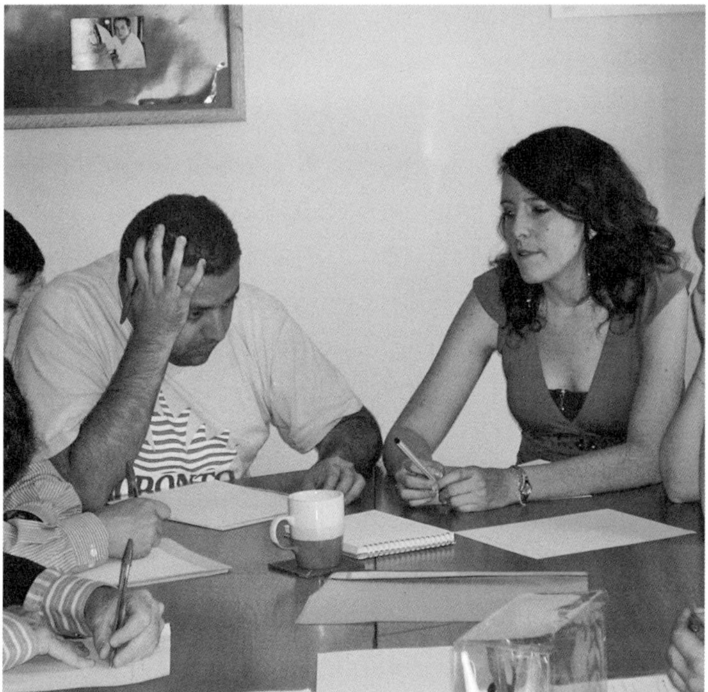

Andrea는 글씨쓰기 집단에서 좌절한 환자를 격려하고 있다.

자료 없음)
- 욕구(needs)에 관한 Maslow의 이론 (Maslow, 1970)에서 나온 개념
- 인지행동치료(제16장 참조)
- Victor Frankl(1959)의 언어치료(logotherapy) 작업으로부터의 인생의 의미와 관련된 개념

Maya Tuchner

Maya는 예루살렘의 Hadassah-Mount Scopus병원의 재활부에서 일하고 있다. 그녀의 환자의 약 1/3은 뇌혈관장애를 경험하고 있고 다른 환자도 외상성 뇌손상 또는 종양 적출에 의한 부차적 뇌손상 등의 신경학적 증상을 갖고 있다. 또한 그녀는 다발성경화증과 척수손상의 환자도 보고 있다. 이에 더해서 정형외과적인 문제나 만성통증을 가진 또 다른 환자도 보고 있다.

Maya는 자기의 작업을 다음과 같이 언급하고 있다.

> 작업치료의 독특성은 치료의 본질인 의미 있는 작업에 종사하는 것으로부터 나옵니다. 나는 가능한 경우라면 언제나 환자 중심의 접근법을 믿고 있고 환자를 치료과정의 적극적인 파트너로서 생각하고 있습니다. 나의 실행에서의 도전은 모든 환자에게 그들의 배경, 문화, 습관 및 생활양식에 따라서 최선의 치료를 제공하는 것이며 그리고 상이한 환자와의 양호한 치료적 관계를 확립하는 것입니다.

Maya의 작업치료의 정의는 다음과 같다. "작업치료는 환자가 이전의 작업으로 복귀하거나 또는 삶의 질을 개선하고 웰빙을 지원하는 새로운 의미 있는 작업을 찾아내는 것을 돕는 재활 서비스이다."

Maya의 서비스와 어떻게 환자의 욕구를 충족시키는가의 관점은 다음과 같다.

> 작업치료사로서 나는 기능장애만이 아니라, 기능장애가 환자의 수행과 참여에 어떻게 영향을 미치는가에 대해서도 대처하고 있습니다. 나는 또한 환자의 습관, 일과, 역할, 그리고 작업의 다른 작업영역에서의 만족과 즐거움에도 대처하고 있습니다. 나는 나의 환자가 직면하는 가능한 환경의 장벽도 고려하고 있습니다. 이들의 구성요소 모두에 대처하고 이해하는 것은 우리들 전문직으로서 독특한 것입니다.

Maya는 자기의 실행을 유도하는 세 가지 가치를 확인하였다.

- 자기의 환자 모두와 양호한 치료적 관계를 확립하는 것. Maya에 따르면 "이것이 나의 작업치료를 유도하는 가장 중요한 가치이고 이것은 공감하고 환자는 누구인가, 환자의 욕구가 무엇인가를 '발견'하는 능력을 포함하고 있다."
- 환자의 배경이나 종교와 관계없이 모든 환자를 존중하는 것. 이것은 Maya가 환자의 특정의 욕구를 고려하여 환자중심의 접근법을 사용한다는 것을 의미한다.
- 항상 최선의 실행을 의식함으로써 자기의 환자에 대한 전문직의 책임을 나타내어 보여주는 것. 이러한 것은 Maya가 대학원 코스나 평생교육을 받음으로써 전문직에 관한 새로운 지식을 유지하고 지식을 넓히기 위해 공부해야 한다는 것을 의미한다.

Maya는 다양한 문제가 있는 환자를 보기

때문에 다음의 개념적 실행모델을 사용한다.

- Maya는 뇌졸중 또는 외상성 뇌손상에 기인한 뇌 장애 후의 운동의 문제에 대처하기 위해 운동조절 모델을 사용한다. 이것에는 제12장에서 논의한 신경발달학적 치료(NDT), Brunnstrom의 운동치료, 그리고 현대의 과제지향적인 운동조절 접근법을 반영하는 원리가 포함된다. 운동조절 모델 내에서 Maya는 또한 이 기법으로 이득을 볼 수 있는 환자를 위한 제약유도치료(constraint–induced therapy)를 사용한다. 이 모델은 대부분의 환자에서 그녀의 일의 중심이다. Maya는 특별훈련을 받고 NDT의 인증을 받은 작업치료사이다.
- Maya는 자기의 환자가 근약증, 가동범위의 제한 또는 지구력의 결여의 정형외과적인 문제를 나타낸 경우는 생체역학 모델을 사용한다.
- Maya는 환자의 동기부여, 습관, 역할에 대처하기 위해 인간작업 모델을 사용한다.
- Maya는 뇌손상에 이어지는 인지의 문제의 치료를 하기 위해 인지모델을 사용한다. 그녀는 기능적 및 치료적 인지훈련기술에 더해서 이 모델의 역동적인 상호작용 접근법을 강조하고 있다. Maya는 인지–지각적인 평가를 시행하는 것을 학습하였다. 환자가 인지의 문제를 나타내는 경우는 많은 인지평가에 정통하고 있음으로써 광범위하고 철저한 평가를 할 수 있다.
- Maya는 최근, 의도적 관계모델에 대해서 학습하였고 이것은 치료적인 관계가 자기의 작업치료의 가장 중요한 측면이라는 자기의 견해와 공감을 불러일으키고 있다. "나의 환자에게 중요한 나의 작업치료의 가장 중요한 측면은 공감과 이해를 보여주고 환자 모두에게 독특하고 상이한 치료법을 만들어내며 작

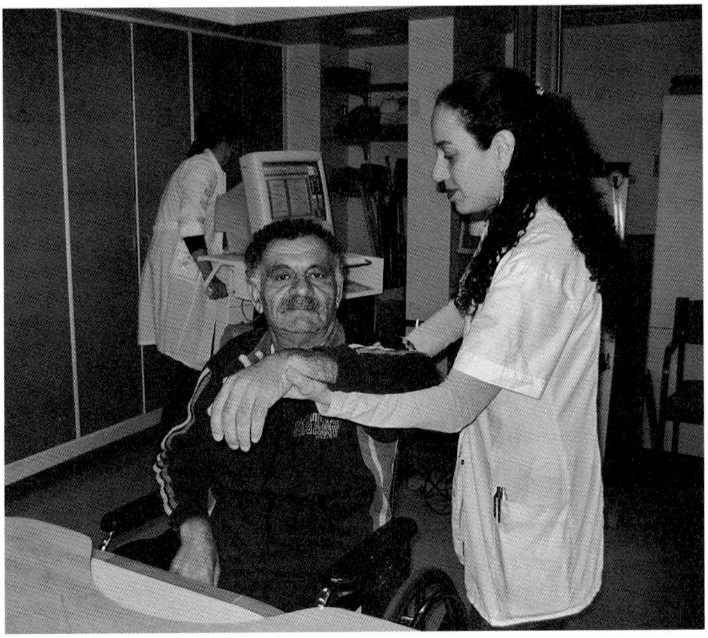

Maya는 환자의 수동적 관절가동범위에 대해서 함께 작용하고 있다.

업치료에서 내가 무엇을 하고 있고 왜 시행하고 있는가를 설명하는 나의 능력이다" 그녀는 현재 이 모델을 자기의 실행 속에 통합하고 있다.

Maya는 자기의 실행에서 다음과 같은 관련지식을 사용하고 있다.

- 환자의 인지의 프로필을 보다 잘 이해하는 데에 도움이 되는 신경심리학적 개념. 그녀는 언제나 이 분야의 논문을 읽고 있다.
- 그녀가 자기 환자에서 만나는 상이한 종류의 뇌손상의 결과를 더 잘 이해하는 의학모델.

결론
Conclusion

Andrea와 Maya의 개념적 포트폴리오는 작업치료사가 자기의 실행에 대해서 어떻게 사려 깊고 이론에 기초하는 접근법을 성취할 수 있는가를 나타내어 보여주고 있다. 이 분야의 개념적 토대를 사려 깊게 이용함으로써 작업치료사는 자기의 전문직의 정체성에 대한 보다 나은 인식, 자기의 일을 유도하는 명확한 전망, 그리고 환자의 욕구를 이해하고 충족시키는 자기의 접근법의 근저를 이루는 개념을 완전히 이해할 수 있다. 독자도 자기 자신의 개념적 포트폴리오를 완성시켜서 정기적으로 이것을 되돌아보기를 바란다.

참 고 문 헌

Barris, R. (1984). Toward an image of one's own: Sources of variation in the role of occupational therapists in psychosocial practice. *Occupational Therapy Journal of Research, 4*(1), 3–23.

Fawcett, S.R., White, G.W., Balcazar, F.E., & Suarez-Balcazar, Y. (1994). A contextual-behavioral model of empowerment: Case studies involving people with physical disabilities. *American Journal of Community Psychology*, *22*, 471–496.

Fountain House. (n.d.). *Fountain house*. Retrieved April 25, 2008, from http://www.fountainhouse.org/

Frankl, V. (1959). *Man's search for meaning*. London: Hodder & Stoughton.

Harrison, D. (2003). The case for generic working in mental health occupational therapy. *British Journal of Occupational Therapy, 66*, 110–112.

Lee, S.W., Taylor, R.R., Kielhofner, G. (2009). Choice, knowledge, and utilization of a practice theory: A national study of occupational therapists who use the model of human occupation. *Occupational Therapy in Health Care, 23*(1), 60–71.

Lee, S.W., Taylor, R.R., Kielhofner, G., & Fisher, G. (2008). Theory use in practice: A national survey of therapists who use the model of human occupation. *American Journal of Occupational Therapy, 62,* 106–117.

Maslow, A.H. (1970). *Motivation and personality* (2nd ed.). New York: Harper & Row.

National Board for Certification in Occupational Therapy. (2004). A practice analysis study of entry-level occupational therapist registered and certified occupational therapy assistant practice. *Occupational Therapy Journal of Research: Occupation, Participation and Health*, *24*, S1–S31.

O'Shea, B.J. (1977). Pawn or protagonist: Interactional perspective of professional identity. *Canadian Journal of Occupational Therapy, 44*, 101–108.

Taylor, R., Lee, S.W., Kielhofner, G., & Ketkar, M. (in press). The therapeutic relationship: A nationwide survey of practitioners' attitudes and experiences. *American Journal of Occupational Therapy*.

CHAPTER 19

작업치료의 추리: 매일의 실행에 작업치료의 개념적 토대를 사용하는 것

(Therapeutic Reasoning: Using Occupational Therapy's Conceptual Foundation in Everyday Practice)

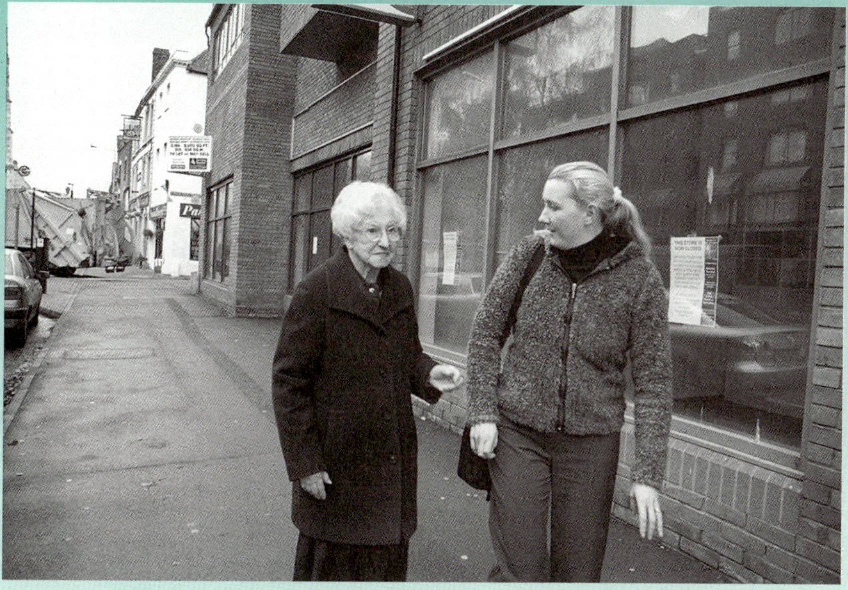

환자의 생활을 더 잘 이해하기 위해서는 처음에 눈에 띠는 "결함"에 달려들기보다는 충분한 작업의 선별검사를 수행하는 것이 정말 중요하다고 생각합니다. 작업치료가 잘 되어나갈 때, 그것은 환자의 일과, 가치, 수행기술만이 아니라 환자와 나의 파트너십도 역시 구축되어 있기 때문입니다. 우리들은 그들에 있어서 중요한 또는 절대 필요한 것에는 무엇이라도 작용합니다. 나는 여러 해 동안 내가 아니라 환자의 가치에 기초하여 한 사람 한 사람에게 정말 중요한 "행하는 것"의 역할을 담당하고 싶다고 생각해왔습니다. 작업치료의 과정을 통해서 모든 작업치료는 융통성이 있는 것이어서 문제를 해결하는 것이 중요하다고 생각합니다. 우선순위와 건강과 함께 욕구도 자주 변화합니다. 나는 도중에 너무 융통성이 없지 않게 하는 것이 중요하다고 생각합니다.

Alice Moody

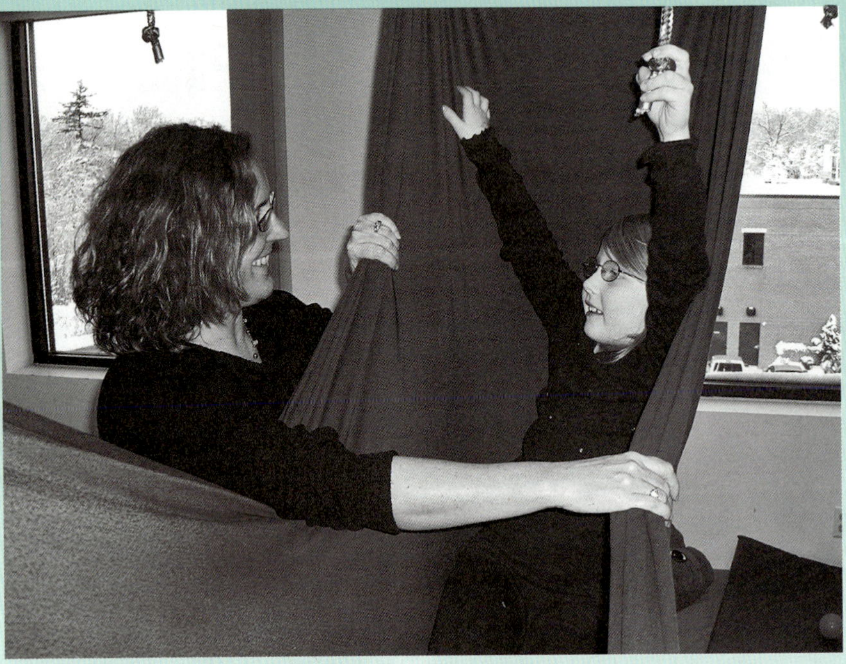

나의 목표는 어린이가 더 성공적으로 되도록 지원하고 "차이가 나는 결과"를 만들어내는 것입니다. 나는 각각의 어린이를 개성 있는 사람으로서 함께 일하고, 작업치료 프로그램을 그 어린이의 독특한 욕구와 장점에 적합하도록 맞춤으로써 이것을 시행하고 있습니다. 나는 세 가지 수준의 중재에 대처할 때 가장 큰 변화를 가져올 수 있습니다. 나는 뇌에는 가소성이 있어 주의 깊게 중재를 진행함으로써 의미 있는 변화를 만들어낼 수 있다고 이해하고 있습니다. 안전한 양육환경 속에서 어린이와 함께 일하는 것을 통해서 나는 그들이 조정되는 것을 돕고 "그들의 신체를 발견하기" 위해 그들이 필요로 하는 감각입력의 강도를 제공할 수 있습니다. 각각의 어린이의 발달에 있어서 적절한 도전의 수준을 서서히 높임으로써 그 어린이의 통합과 발달기술에 변화를 만들어낼 수 있습니다. 가족과 함께 일함으로써 클리닉 장면 밖에서의 기능을 할 필요가 있는 다양한 환경에서 자기들의 어린이를 어떻게 돕는가를 학습하는 것을 지원할 수 있습니다. 마지막으로, 어린이가 이해할 수 있는 수준에서 함께 일함으로써 더 나은 참여와 성공을 지속하기 위해서는 무엇이 필요한가를 이해하여 그들이 자기 자신을 주장할 수 있도록 원조합니다.

Stacey Szklut

이 작업치료사들이 자기의 일을 묘사하고 있는 것처럼 작업치료는 복잡한 과정이다. 매일의 일 속에서 실행가는 다음의 것을 해내야 한다.

- 환자를 작업적 존재로서 그리고 독특한 대인관계에 관련된 성격을 가진 사람으로서 이해한다.
- 환자의 작업의 문제와 근저에 있는 기능장애를 환경적 지원과 장벽과 함께 확인한다.
- 환자의 희망, 작업적 생활, 수행의 잠재능력 등을 반영하는 합리적인 목표와 목적을 확인한다.
- 치료목표의 달성을 촉진하기 위해 계획되고 주의 깊게 선택된 작업에 환자를 종사시킨다.
- 작업종사와 변화를 위해 최적의 대인관계와 관련된 지원과 협력을 제공한다.
- 상황이 바뀌거나 의도한 대로 과정이 진행되지 않을 때에 작업치료 과정을 모니터하고 필요한 수정을 한다.
- 환자의 진척상황과 성과를 알아낸다.

이들 과제는 모두 이 분야의 개념적 기초에 의해서 지지되고 유도되는 주의 깊고 심사숙고하는 추리를 필요로 한다. 작업치료의 추리는 환자를 이해하고 그리고 환자가 긍정적인 성과를 달성해야 할 진행 중인 과정을 선택하기 위해 개념적 실행 모델과 관련지식의 개념과 실행의 자원을 사용하는 과정이다.

이 단원에서는 이 작업치료의 추리과정을 검토하고 묘사한다. 이와 같이 이론이 어떻게 실행에 투입되는가를 설명한다. 이 교과서에서 열거한 작업치료사들이 자기의 작업치료의 추리과정에 어떻게 대처하는가를 설명한다. 작업치료의 추리에 관한 그들의 생각을 피력함과 동시에 두 가지 사례를 통해서 그 과정을 묘사하게 된다.

작업치료의 추리: 이론으로 생각하는 것

Therapeutic Reasoning: Thinking With Theory

이론을 사용해서 생각하는 것을 학습하는 것은 이론이 환자, 그 기능장애, 작업 상황, 그리고 대인관계에 관련된 특성을 검토하는 방법이 된다는 것을 의미한다.

개념적 실행모델 또는 관련지식을 사용하는 것은 그 근저를 이루는 이론을 이해하는 것을 필요로 한다. 이론을 사용해서 생각하는 것을 학습하는 것은 이론이 환자, 그 기능장애, 작업 상황, 그리고 대인관계에 관련된 특성을 검토하는 방법이 된다는 것을 의미한다.

단지 이론을 학습하는(예를 들면, 개념을 학습하는) 것만으로는 작업치료의 추리에서 이론을 적극적으로 사용한다는 것을 보장하지 않는다. 오히려 이론적 개념과 실행에서 접하게 되는 환자 사이를 의식적으로 오락가락해야 한다. 예를 들면, 어떤 작업치료사는 환자가 팔을 움직이는 것을 보고 관절가동범위라는 개념을 사용하고 환자가 과제를 어떻게 계획하고 실행하는가를 검토한다면 행동(praxis)이라는 개념을 생각할 것이다.

그 개념의 의미를 되돌아보는 것과 그것을

어떻게 보는가를 비교하는 것은 실행과 개념을 통합하는 것을 돕는다. 시간이 흐르면서 그리고 실행과 더불어 이 두 가지는 혼합될 것이고 환자는 "개인적 인과관계", "실행기능", 그리고 "감정의 표출"과 같은 것들을 관찰하고 있다는 것을 의식하게 될 것이다. 이 과정이 제2의 천성(second nature)이 될 때 사람은 진실로 이론에 대해서 생각한다. 이 개념은 사람이 환자와 작업치료 과정을 보고 이해하는 방법이 된다.

작업치료의 추리에서의 환자 중심

Client-Centeredness in Therapeutic Reasoning

작업치료의 추리는 환자의 상황과 그 상황에 어떻게 대처하는가를 보다 잘 이해하기 위한 이론을 사용함으로써 작업치료사는 능력 또는 전문지식을 훈련하는 것을 강조하고 있다. 때로는 전문지식이라는 생각은 환자중심의 실행이라는 관념과 환자중심의 실행이 의미하는 존중, 공감, 그리고 파트너십을 방해하거나 양립할 수 없다고 간주하여왔다. 그러나 이것은 사실이 아니다. 오히려, 이론을 적극적으로 사용하는 작업치료사는 그렇지 않은 사람보다도 더 환자 중심적으로 될 것이다.

예를 들면, Bacon Fung Leung Ng는 전문지식과 경험을 얻음에 따라 더 환자 중심적으로 되었다고 언급하고 있다.

> 나는 환자들이 선택한 의미 있는 생활을 발견하고 생활하기 위해 환자에게 자기 발견의 지도를 하는 것의 중요성을 강조하는 것으로 나의 초점을 바꾸었습니다. 나는 환자들이 그들의 기능적 능력을 최대한으로 활용함으로써 가치 있는 생활역할을 얻도록 힘을 실어주려고 노력하고 있습니다.

마찬가지로 절단환자의 의학적이고 생

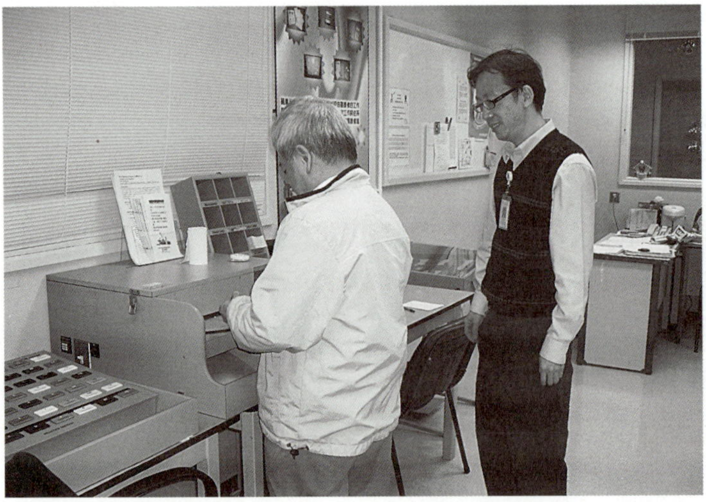

Bacon과 환자는 일일의 기능 상태에서의 환자의 미래의 역할과 현재의 어려움을 논의함으로써 설정한 치료목표 달성을 위해서 서로 합의하도록 노력하고 있다.

체역학적인 측면을 다루는 전문가인 Karen Roberts는 실행을 다음과 같이 언급하고 있다.

> 만일 우리들이 환자를 알려고 하고 그들이 원하는 것, 욕구, 가치, 희망 그리고 꿈에 귀를 기울이는 것에 정말로 시간을 소비한다면, 그리고 만일 우리가 이들을 우리의 환자에게 반영한다면, 그들은 가치가 있다고 느끼고 이야기를 들어주고 있다고 느끼며 그리고 존중되고 있다고 느낄 것입니다. 나는 작업치료사와 환자의 양쪽이 이 관점에 전념하고 그 과정에 함께 참여하지 않는 한, 작업치료는 정말로 잘 되지 않을 것이라고 믿습니다. 그래서 나는 작업치료를 함께 계획하고 작업치료의 목표를 함께 확인하며 작업치료의 성과를 함께 평가하는 것이 치료적 작업의 과정을 돕는다고 믿습니다.

이들의 작업치료사는 협동하는 것과 환자에게 힘을 실어주는 것의 중요성을 강조하고 있지만, 모든 환자가 이 수준의 관여를 하고 있는 것은 아니다. 욕구를 나타내고 원하는 것을 주장하는 능력에 제한을 갖고 있는 환자에게는 각각 다른 환자중심의 전략을 필요로 한다. 최근에 장애를 입은 환자, 그리고 또는 특별히 취약하다고 느끼는 환자는 보다 직접적이고 지원을 하는 전략을 필요로 할지 모르지만 그럼에도 불구하고 환자 중심이 작업치료의 전략이다.

말로 표현할 수 없는 환자 또는 협동에 능동적으로 될 수 없는 환자에 대해서는 작업치료사는 환자의 세계에 대한 관점, 환자에 문제가 되는 것, 환자가 즐기는 것, 그리고 환자가 자기의 능력에 대해서 어떻게 느끼고 있는지 등을 이해하기 위해 작용해야 한다. 그렇게 할 때만이 작업치료사는 참으로 환자중심이 되는 것이다. 환자가 작업치료에서 그 사람의 관점과 참여를 말로 표현하는(언어화하는) 능력이 제한되어 있는 경우는, 작업치료사는 그 환자의 케어를 시행하는 가족이나 기타의 사람들과 협동할 수 있고 환자의 옹호자 역할을 할 수 있다.

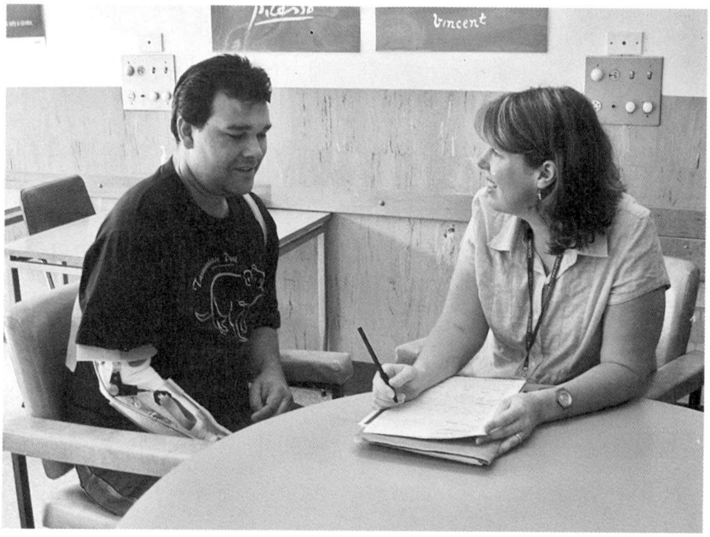

Karen과 팔을 절단한 환자가 함께 작업치료 과정을 계획하고 있다.

결국은 작업치료의 추리에서 환자중심이 된다는 것은 다음과 같은 것을 의미한다.

- 환자가 경험하고 있는 것과 환자가 원하고 있는 것(이들의 것을 표현하는 환자의 능력과는 관계없이)을 이해하기 위해 주의 깊게 작용하는 것.
- 환자의 행복과 욕구를 위한 옹호자가 되는 것.
- 환자가 작업치료 과정으로 끌어들일 수 있는 것을 인식하고 그것을 환자의 이익을 위해서 활용하는 것.

환자중심이 된다는 것은 환자에 힘을 실어주고 환자와 협동하는 것이 수반될지도 모른다. 이것은 단순히 시간이 걸리는 것이고 작업치료 과정에서는 환자의 경험을 평가하고 존중할 수 있는 전문지식을 갖는다는 것을 의미한다. 또한 이것은 자기 자신을 옹호하는 능력이 제한된 환자의 옹호자가 된다는 것을 의미한다.

작업치료의 추리에서의 전체론
Holism in Therapeutic Reasoning

제18장에서는 다각적인 관점에서 환자의 포괄적인 이해를 성취하기 위해서 2개 이상의 개념적 실행 모델이나 관련지식을 선택하는 것이 중요하다고 강조하였다. 이 책에 특별히 소개되어 있는 작업치료사들은 모두가 이 측면의 실행을 강조하고 있고 이것은 그들이 일반적으로 전체론적인 관점이라고 부르고 있다.

전체론적인 관점을 성취하는 것은 단순히 각각 다른 개념을 사용하고 환자의 생활의 각각 다른 측면에 초점을 맞추는 것 이상의 것이다. 이것은 또한 이들 모든 요인을 전체로서 바라보고 판단할 수 있는 것을 포함한다. 예를 들면, Alice Moody는 다음과 같이 언급하고 있다.

> 나는 신체적으로 허약하고 자기의 기억장애에 대해서 거의 통찰력이 없음에도 불구하고 자주 자전거를 타는 것을 선택한 중등도의 치매가 있는 여성과 함께 일하였습니다. 이 활동에는 명백한 위험요인이 있었습니다. 그러나 환경과 그녀의 융통성 없는 일상사, 변화에 적응하는 것의 어려움을 고려하면, 그 시점에서는 위험요인을 견딜만한 가치가 있다고 나는 느꼈습니다. 게다가 나는 환자의 최소의 통찰력과 변화에 대한 빈약한 내구력도 고려하였습니다. 이들의 요인을 모두 고려하여 나는 만일 그녀가 자전거에 타는 것을 중지시켰다면 그녀의 동요(*agitation*)수준은 아마도 사상 최고 수준에 이를 것이고 그녀의 생활의 질은 심하게 영향을 받았을 것이라고 추리하였습니다. 마침내 그녀의 가족은 이것에 정면으로 맞섰을 것입니다.

이 예에서는 Alice는 작업치료의 추리에 가족의 상황을 고려함과 동시에 환자의 인지(기억과 의식), 의지력, 습관화, 대인관계와 관련된 특성(예를 들면, 조절과 감정표현에 대한 욕구)의 이해를 포함한 몇 가지의 요인을 통합할 수 있었고 환자가 자전거에 타는 것을 지지하는 환자중심의 결정에 도달할 수 있었다. 전체론은 작업치료사가 환자와 그들의 상황의 많은 측면을 동시에 고려하는 것에 기초하여 복잡한 판단을 내리는 것을 가능케 한다. 양호한 작업치료의 추리는 항상 이러한 전체론적인 접근법을 시사하고 있다. Hiroyuki Notoh는 그의 치료적 추리에서 어떻게 전체론적으로 되는 것을 지향하는가를 설명하고 있다.

> 나는 환자의 신체 일부를 움직이는 능력을 평가할 때 일부분의 사진만을 촬영합니다. 나는 움직이는 것에 어려움이 있거나 또는 불가능하다는 것이 나의 환자에게 무엇을 의미하는지를 알고 싶습니다. 나의 환자들은 고령이고 나의 경험과는 상당히 동떨어진 많은 것(예를 들면, 세계대전 또는 부모가 정한 결혼)을 그들의 생활에서 경험하여왔습니다. 나는 항상 나의 중재가 고객의 생활에 기초하여야 한다는 것을 유념하고 있습니다. 나는 그들의 생활상의 사건과 그들에게 중요한 것을 열심히 그리고 주의 깊게 경청하려고 노력하고 있습니다. 나는 주의 깊게 경청한 후에만 중재계획을 제안합니다.

작업치료 추리의 6단계

The Six Steps of Therapeutic Reasoning

그림 19에 나타낸 것처럼 작업치료의 추리는 다음의 6단계를 포함하고 있다.

- 환자에 대한 질문을 만들어낸다.
- 자기가 만들어낸 질문에 답하기 위하여 환자에 대한 정보, 환자로부터의 정보, 그리고 환자와 함께 정보를 수집한다.
- 환자의 상황에 대한 설명을 만들어내기 위해 수집한 정보를 사용한다.
- 작업치료의 목표와 전략을 만들어낸다.
- 작업치료를 시행하고 모니터한다.
- 작업치료의 성과를 판정한다.

중요한 것은 이들의 단계는 엄밀하게 순차적이지 않다는 것이다. 작업치료사는 일반적으로 작업치료 과정에서 첫 5개 단계를 왔다 갔다 한다. 작업치료사는 항상 새로운 질문을 만들어내고 자기의 환자에 대한 이해를 다시 생각하며 새로운 목표와 중재전략에 도달할 용의와 준비가 되어있어야 한다.

제1단계: 정보 수집을 유도하는 질문을 만들어내는 것

환자중심의 작업치료의 추리는 작업치료사가 환자를 철저히 아는 것을 필요로 한다. 환자를 알게 되는 것은 환자에 관한 질문에 의해서 체계적으로 유도되었을 때에 촉진된다. 환자에 대한 전체론적인 이해를 만들어내기 위해서는 작업치료사는 그들의 근저에 있는 개념적 실행 모델과 관련지식을 반영하는 다양한 질문을 물어야 한다.

그림 19.1은 이 책에서 논의한 개념적 실행 모델에 의해서 제기된 가장 일반적인 질문을 보여주고 있다. 물론, 각각의 모델은 더 상세한 질문을 하도록 작업치료사를 유도하게 된다. 예를 들면, 운동조절 모델은 환자의 운동의 어려움(예를 들면, 근육긴장, 사용된 물건, 수행되는 과제)에 영향을 주는 다양한 개인적, 환경적 요인을 찾도록 작업치료사를 유도할 것이다. 인지 모델은 인지의 문제를 가진 환자의 실행기능, 의식, 그리고 특정의 인지과정의 상태에 대해서 묻도록 작업치료사에게 주의를 환기시킬 것이다. 인간작업 모델은 작업치료사가 환자의 개인적 인과관계, 흥미, 가치, 역할, 습관에 관해서 묻도록 유도할 것이다. 의도적 관계 모델은 조절에 대한 욕구, 정서, 의사소통 양식, 관계를 갖는 것으로의 방향성, 피드백을

받아들이는 능력과 같은 대인관계에 관련된 환자의 특성에 대한 질문을 제공한다.

각각의 모델의 개념은 작업치료사가 환자의 상태에 대해서 질문을 만들어내는 것을 돕는다. 이들의 질문은 작업치료사가 환자를 알게 될 때에 작업치료사가 주의를 게을리 하지 않게 하는 사고방식을 만들어낸다. 이들 질문은 또한 치료사가 환자를 철저하게 아는 데에 필요한 정보를 수집하도록 유도한다.

재2단계: 환자에 대한 정보, 환자로부터의 정보, 그리고 환자와 함께 정보를 수집하는 것

제1단계에서 만들어낸 질문에 답하기 위하여 작업치료사는 정보를 수집하여야 한다. 이것은 환자에 관한 기존의 기록을 검토하는 것, 환자를 관찰하는 것, 환자와 이야기를 나누는 것, 그 환자에 대한 것을 알고 있는 다른 사람(가족, 간병인, 다른 전문직)과 이야기를 나누는 것을 의미할 수도 있다. 작업치료사는 일반적으로 구조화된 그리고 구조화되지 않은 접근법의 양자를 사용하여 이 정보를 수집하는 것에 대처할 것이다.

구조화되지 않은 접근법이 정보를 수집하기 위하여 자연히 일어나는 기회를 이용하는 반면, 구조화된 평가방법은 일련의 프로토콜을 따르고 있다. 각각의 개념적 실행 모델은 일단 그것이 전개되기 시작하면 환자에 관한 정보 그리고 작업치료 과정에 대한 정보를 만들어내는 데에 이용할 수 있는 다양한 평가방법을 제공한다. 이들 모델의 개념을 안다는 것은 또한 환자와 상호작용을 함에 있어서 또는 기회가 생기면 환자를 관찰함에 있어서 자연히 일어나는 구조화되지 않는 평가방법을 이용하는 것으로 작업치료사를 유도한다.

제3단계: 환자의 이해를 만들어내는 것

환자에 관한 질문에 답하기 위하여 수집된 정보는 개념적 실행 모델과 관련지식에 의해서 알아낸 그 환자의 이해를 만들어내는 데에 사용되어야 한다. 환자의 상황에 관한 이 개념화는 환자에 관한 특정 정보와 함께 이론의 일반적 개념의 통합을 나타내고 있다. 이 단계의 목적은 다음의 것에 대한 이해를 만들어내는 것이다.

- 어떠한 특성과 상황이 환자의 작업수행에서의 어려움에 기여하고 있는가?
- 환자의 희망과 생활양식을 포함하여 이 환자는 작업적 존재로서 어떠한 사람인가?
- 이 환자의 특성을 고려해볼 때, 이 사람은 작업치료 과정에 어떻게 접근하여 참여할 개연성이 있는가, 그리고 어떠한 대인관계에 관련된 욕구에 대처해야 하는가?

자기 환자를 이해하게 될 때에 그것을 올바르게 이해하는 것이 중요하다(즉, 환자의 상황을 정확하게 이해하는 것). 이러한 이유 때문에 작업치료사는 환자(만일 필요하다면 그 대리인)를 가능한 한 포함시켜야 한다. 작업치료사와 환자는 협동을 함으로써 처음에는 없었던 환자의 상황에 대한 식견을 만들어낼 수 있다. 환자는 자기 자신의 경험을 알고 있다. 그러나 환자는 그 경험에 기여하고 있는 모든 요인에 대한 명확한 그림을 항상 갖고 있는 것은 아니다. 따라서 이 단계의 목적은 희망하는 변화를 성취하기 위해 활동의 과정을 만들어내기 위한 기초를 형성하는 것 같은 새로운 통찰력을 만들어내는 것이다.

제1단계: 정보 수집을 유도하는 질문을 만들어내는 것
나는 이 환자에 대해서 무엇을 알 필요가 있는가?
- 이 환자의 문제나 위험요인은 작업참여의 어느 영역에 있는 것인가?
- 이 환자의 수행능력의 상태는 어떠한 것이고 그것이 작업참여에 어떻게 영향을 미치고 잇는가?
  - 움직임(근력, 관절가동범위, 지구력)은 어떠한가?
  - 운동조절은 어떠한가?
  - 인지는 어떠한가?
  - 감각처리는 어떠한가?
- 이 사람의 작업에 대한 동기부여의 상태와 작업역할을 완수하고 기능적 습관을 유지하며 그리고 작업참여를 위해 필요한 기술을 수행하는 능력/기회는 어떠한 것인가?
- 어떠한 물리적, 사회적 환경요인이 이 환자의 상황에 공헌하고 있는가 (긍정적으로, 부정적으로 양쪽 모두)?
- 어떠한 대인관계에 관련된 특성이 이 사람을 작업치료 과정에 있게 하고 그리고 어떠한 대인관계와 관련된 욕구가 대처되어야 하는가?
- 이 사람은 집단에 참여함으로써 어떠한 이익을 얻고 있는가?

제2단계: 환자에 대한 정보, 환자로부터의 정보, 그리고 환자와 함께 정보를 수집하는 것
- 질문에 답하기 위하여 적절한 비공식적 수단(관찰, 대화, 이용 가능한 정보의 검토)과 공식적 평가를 선택하고 실행한다.

제3단계: 환자의 이해를 만들어내는 것
- 어떠한 특성과 상황이 환자의 작업수행에서의 어려움에 기여하고 있는가?
- 환자의 희망과 생활양식을 포함하여 이 환자는 작업적 존재로서 어떠한 사람인가?
- 이 환자의 특성을 고려해볼 때, 이 사람은 작업치료 과정에 어떻게 접근하여 참여할 개연성이 있는가, 그리고 어떠한 대인관계에 관련된 욕구에 대처해야 하는가?

제4단계: 작업치료의 목표와 계획을 확인하는 것
- 작업치료의 목표는 무엇인가?
- 어떠한 작업종사를 이 환자가 할 것인가 그리고 이 활동은 개별적으로 또는 집단으로 시행되는가(작업에 기초하는 활동분석이 이 단계를 유도해준다)?
- 이 작업치료사는 작업종사를 지원하고 치료적 관계를 잘 유지하기 위하여 어떠한 전략을 사용하는가?

제5단계 :작업치료를 시행하고 모니터하는 것
- 개별 또는 집단에 의한 작업종사를 준비하고 지원한다(작업에 기초한 진행 중인 활동분석을 필요로 한다).
- 양호한 치료적 관계를 유지한다.

제6단계 : 작업치료의 성과를 판정하는 것
- 치료적 관계를 종료한다.

그림 19.1 작업치료 추리의 과정

제4단계: 작업치료의 목표와 계획을 확인하는 것

다음의 과정은 작업치료 과정을 계획하는 것이다. 이것에는 다음의 것이 포함된다.

- 환자를 위한, 또는 가급적이면 환자와 함께 하는 목표를 만들어낸다.
- 어떠한 종류의 작업종사가 환자를 변화시킬 수 있는지 결정한다.
- 어떠한 종류의 작업치료 및 대인관계에 관련되는 전략이 환자가 목표를 성취하는 것을 지지하는 데에 필요한가를 결정한다.

이 단계에서는 많은 자성적인 사고를 필요로 한다. Karen Roberts는"나는 계속해서 나 자신에게 질문을 해야 한다. : '나는 이 중재의 어떠한 성과가 성취되기를 원하는가? 나는 또한 잘 계획하여야 하고 준비해야 하며 주의 깊게 치료적 매체의 선택을 통해서 생각해야 한다.'라고 언급하고 있다.

마찬가지로 Bacon Fung Leung Ng는 "각각의 환자는 상황을 푸는 열쇠로서 상이한 치료기법을 필요로 한다. 어떤 사람은 기술(skill)의 획득을 필요로 하고 어떤 사람은 습관의 형성을 필요로 하며 그리고 어떤 사람은 동기부여를 필요로 한다."라고 언급하고 있다.

성공적인 치료는 환자가 치료의 목표와 전략을 어느 정도 기꺼이 받아들이는 마음에 달려있다. 그러므로 작업치료사는 치료계획을 확인하기 위해 환자와 의사소통을 하고 협력하여야 한다. 이것을 어떻게 시행할 것인지는 환자에 달려있을 것이고 환자의 지각과 희망을 기반으로 하여 만들어야 한다.

제5단계: 작업치료를 시행하고 모니터하는 것

일단 중재의 목표와 일반적 전략이 확인되면 작업치료사는 작업치료 과정을 준비하여 실행하여야 한다. 이를 위해서는 작업치료사가 환자의 작업종사를 개별적으로 또는 집단으로 준비하고 지원하는 것을 필요로 한다.

이 단계에서의 중요한 요소는 활동분석이고 이것은 작업치료 과정의 일부로서 환자가 종사할 것인 작업을 선택하는 것, 그리고 필요하다면 조정하는 것이 포함된다. 활동분석은 제20장에서 상세히 논의한다.

이 단계는 최적의 작업종사를 촉진하는 작업 또는 상황에서 필요한 조정을 하기 위하여 끊임없는 조심과 심사숙고를 필요로 한다. 작업치료를 시행하는 것은 또한 작업치료 과정이 전개됨에 따라 긍정적인 치료적 관계를 구축하는 것이다. 이것은 작업치료사가 작업치료에서의 환자의 경험을 의식하는 것, 불가피한 대인관계와 관련된 사건을 예측하고 주목하는 것, 환자의 작업종사를 지원하는 자기 자신의 이용에 대한 결정을 하고 환자와 강력한 치료적 연합을 유지하는 것을 필요로 한다. 이에 더해서 작업치료가 집단으로 제공되는 경우, 작업치료사는 환자가 긍정적으로 영향을 받도록 환자를 위한 계획을 세워서 모니터하고 역학(dynamics)을 다루어야 한다.

제6단계: 작업치료의 성과를 판정하는 것

마지막 단계는 환자의 진전 상황에 주목하는 것, 작업치료를 언제, 어떻게 종료하는가를 결정하는 것, 작업치료 과정의 성과를 기록하는 것을 포함한다. 이상적으로는 작업치료사와 환자가 공동으로 언제 작업을 종료할 것인가를 결정하는 것이 바람직하다. 그러나 종료하는 것은 보험, 퇴원에 대한 팀의 결정, 학년말 등과 같은 다른 요인에 의해서 흔히 결정된다. 작업치료사가 이러한 외적으로 구조화된 작업치료의 종료 시기를 알아차렸을 때는 이들에 대한 계획을 세워서 성과를 언급하고 기록할 정보를 수집하는 것이 중요하다.

작업치료 추리과정의 역동적 특성
The Dynamic Nature of the Therapeutic Reasoning Process

여기서 논의된 임상적 추리의 여러 단계는 사실상 순환적이다. 즉, 작업치료사는 환자에 대한 질문부터 시작하여 평가로 진행하고 환자에 대한 개념화를 만들어내며 그 다음에 목표와 작업치료 과정을 계획할지도 모른다. 그러나 일단 작업치료가 시행되면 작업치료사는 새로운 질문을 갖게 될지도 몰라 환자를 더 잘 이해하기 위하여 추가의 정보를 수집할지도 모른다. 또는, 일단 환자가 진전을 보이면 새로운 목표와 새로운 작업치료 계획을 필요로 할지도 모른다. 이와 같이 작업치료 추리의 여러 단계는 전적으로 연속하여 일어나지 않을지도 모른다. 이들은 다음의 두 가지 사례에서 설명을 단순화하기 위하여 연속하여 일어나는 것만으로써 제시되고 설명되고 있다.

두 가지 사례
Two Case Examples

작업치료 추리의 과정을 설명하기 위하여 두 가지 사례를 보여준다. 첫 번째는 Alice Moody가 영국의 만성통증 분야에서의 그녀의 실행에서부터 제공한 사례이다. 두 번째는 Hiroyuki Notoh가 일본에서의 재활 실행에서부터 제공한 사례이다. 이들 사례의 각각은 작업치료사가 환자에게 고품질의 작업치료를 시행하기 위해서 개념적 토대를 어떻게 사려깊게 이용하는가를 설명하고 있다.

사례 1 : Susan

Susan은 41세의 여성으로서 남편과 함께 영국의 한적한 교외에서 생활하고 있다. 약 20년 전에 뇌염 후에 만성피로증후군이 되었다. 그녀는 2006년에 넘어져 허리에 손상을 입었다. 척수천자와 침구(acupuncture)가 단기간이었지만 만성통증을 경감시켰다. Susan은 외래에서 물리치료를 받았고 약간의 개선이 있었다. 그러나 만성적인 피로와 통증이 지속되고 있어 어느 것도 그녀의 일상생활과 작업에 큰 영향을 주었다. Susan은 Alice Moody의 통증관리 프로그램에 의뢰되었다.

개념적 실행 모델에서부터 유도된 질문

Alice는 Susan의 상황에 대처하기 위해 3개의 개념적 실행 모델과 관련지식을 사용하였다. 그녀는 Susan의 통증과 피로가 작업적 생활에 어떻게 영향을 미치고 있는가의 가이드라인으로서 인간작업 모델을 사용하고 또한 수행에 대한 통증과 피로의 특정의 영향을 이해하기 위해 생체역학 모델을 사용하였다. 통증관리는 Alice가 자주 어려운 감정과 대인관계와 관련된 문제에 대처하는 것을 필요로 하였기 때문에 그녀는 또한 의도적 관계 모델도 사용하였고 인지행동요법을 관련지식으로서 사용하였다. 다음은 Alice가 Susan의 평가를 유도해내기 위해 만들어낸 첫 질문이다.

인간작업 모델

- Susan의 통증과 피로는 개인적 인과관계에 대한 인식에 어떻게 영향을 주어왔는가?
- 그녀의 증상에 대처하고 그 증상이 있음에도 불구하고 그녀의 작업적 생활을 계속할 수 있는 Susan의 효능감은 어떠한 것인가?
- 그녀의 증상이 그녀의 흥미와 가치에 어떻게 영향을 미쳤는가?
- Susan의 가치는 그녀가 통증과 피로에 어떻게 반응하는가에 어떻게 영향을 미치는가?
- 통증과 피로는 Susan의 역할과 습관에 어떻게 영향을 미치는가?
- 그녀의 운동, 처리 그리고 의사소통과 상호작용의 기술은 어떠한 상태인가?
- 그녀의 환경은 그녀의 수행과 질병에 대한 대응에 어떻게 영향을 미치고있는가?

생체역학 모델

- 매일의 작업에 필요한 운동을 수행하는 Susan의 능력이 통증과 피로에 의해서 어떻게 영향을 받고 있는가?
- 그녀의 통증과 피로는 어느 정도이고 그것이 언제 그녀에게 가장 영향을 미치는가?

의도적 관계 모델

- Susan의 대인관계와 관련된 특성은 어떠한 것이고 그녀가 통증과 피로로부터 경험하고 있는 스트레스에 의해서 어떻게 영향을 받고 있는가?
- 작업치료 과정이 그녀의 통증과 피로에 영향을 미칠 수 없을 것이지만 그 대신에 그녀가 잘 대처해야 하는 인지적, 정서적, 행동적인 변화에 초점을 맞춘다는 것을 고려하면 그녀는 작업치료 과정에 어떻게 반응할 것 같은가?

인지행동요법

- Susan은 어떠한 걱정이나 불안을 표현하고 이러한 것들이 그녀의 대처를 방해하고 있는가?

Susan에 대한 정보, Susan으로부터의 정보, 그리고 Susan과 함께 정보를 수집하는 것

Susan의 담당의사로부터 의뢰서를 받은 후 Alice는 Susan의 통증 경험과 그녀가 받아온 이제까지의 치료에 대한 개괄적인 것을 알기 위해 그녀의 진료기록을 검토하였다. 통증관리 프로그램을 받아들이는 일부로서 Susan은 자기의 증상이 자기 효능, 분위기, 장애라는 면에서 자기의 일상생활에 어떻게 영향을 주고 있는가를 묻는 일반적인 설문지에 기입하였다. Alice는 또한 Susan의 작업적 생활에 대한 통증과 피로의 영향에 관한 보충적 정보를 수집하기 위해 그리고 대인관계와 관련된 측면을 아는 기회를 얻기 위해 비공식적인 면담을 시행하였다.

Alice는 Susan의 제한이 피로와 통증뿐이었기 때문에 전통적인 생체역학적인 평가(예를 들면, 관절가동범위 또는 근력의 관찰)는 하지 않았다. 이와 같이 Alice는 Susan으로부터 통증과 피로의 정도와 일상 기능에 대한 이들의 영향에 관한 정보를 얻었다.

Alice는 인간작업 선별검사 도구의 모델(Model of Human Occupation Screening Tool: MOHOST)(Parkinson, Forsyth,

Kielhofner, 2006)를 완료하기 위해 이들 소스로부터 수집한 정보를 사용하였다.그림 19.2에서 보여주는 것처럼 MOHOST는 Susan의 개인적이고 환경적인 특성의 포괄적인 개요와 이들이 그녀의 작업참여에 어떻게 영향을 미치고 있는지에 대한 것을 제공하였다. MOHOST는 또한 여기서 검토하는 Susan의 작업적 상황의 설명을 만들어내기 위해 사용되었다.

Susan의 작업 상황에 관한 Alice의 설명

Alice의 평가과정은 Susan에 대해서 많은 것을 알게 해주었다. 그녀는 Susan의 상황에 대한 설명을 다음과 같이 만들어내고 이것은 그녀의 작업치료에의 접근을 유도하였다.

의지력(개인적 인과관계, 흥미 그리고 가치)

Susan의 작업 기능 상태는 그녀의 통증과 피로의 수준에 좌우되었다. 그녀의 통증과 피로는 시간이 흐르면서 변동이 심하였기 때문에 Susan은 자기 자신의 근력과 매일의 제한을 확인하는 것에 어려움이 있었다. 따라서 그녀는 때로는 일을 지나치게 하여 피로 또는 통증이 상당히 증가하는 것을 경험하게 되었고 회복을 위해서는 며칠간의 안정을 필요로 하였다. 다가오는 사회적 또는 가족의 활동에 참여할 것을 요구받았을 때 Susan은 그러한 때가 되면 참여할 수 있을지 아닐지에 대해서 확신이 서지 않았다. 이 불확실성은 장벽을 극복하는 효능감을 제한하고 자기의 작업적 생활을 조절할 수 없다는 인식을 남기게 되었다.

Susan은 구근(bulb)과 식물을 화분에 심는 일이나 수공예(craft) 활동에 참여하는 것 등의 많은 흥미를 확인하였다. 이들의 여가 작업(leisure occupation)은 Susan에게 중요한 것이었으나 그녀는 이러한 것들을 지속적으로 하는 것이 어려웠다. 그녀는 자립하는 것과 사교적으로 되는 것 그리고 가족의 행사에 참여하는 것을 가치 있게 생각하였음에도 불구하고 자기가 가치 있게 생각한 것을 일관성 있게 할

작업에 대한 동기부여				작업의 패턴				의사소통과 대인관계와 관련된 기술				처리기술				운동기술				환경: 가정			
능력의 평가	성공에 대한 기대	흥미	선택	일과	적응성	역할	책임	비언어적 기술	대화	음성에 의한 표현	관계성	지식	타이밍	조직화	문제해결	자세와 이동성	협동성	근력과 노력	에너지	물리적 공간	물리적 자원	사회집단	작업요구
F A I R	F A I R	F A I R	F A I R	F A I R	F A I R	F A I R	F A I R	F A I R	F A I R	F A I R	F A I R	F A I R	F A I R	F A I R	F A I R	F A I R	F A I R	F A I R	F A I R	F A I R	F A I R	F A I R	F A I R

그림 19.2 Susan의 MOHOST 평가

수 없다고 느꼈다. Susan은 작업을 선택할 수는 있으나 만일 자기가 활동을 시행하여 증상이 악화될지도 모른다는 일수가 사납거나(안 좋은 날이거나) 불안감이 있다면 셀프케어 이외의 활동을 자주 회피하였다.

Susan은 사회적인 체면을 유지하는 것에 대해서 강한 가치를 두고 있었다. 친구나 가족을 만날 때는 그녀는 "겉치레를 해야" 한다고 생각하였다. 그래서 피로나 통증이 있음에도 불구하고 일상적으로 미소를 짓고 자신이 정상적으로 기능을 하고 있는 것처럼 나타내어 보였다. 그녀는 자기의 어려움을 보여준다는 것은 약하다는 것의 표시일 것이라고 느끼고 있었다.

습관화

Susan의 통증과 피로의 상태는 변동이 심하였고 이것은 그녀가 일과를 일정하게 유지하는 것을 어렵게 하고 있었다. 그녀는 자주 밤에 깊이 잠들지 못하였고 그 결과 에너지의 수준이 저하하는 일조차 있었다. 이러한 것은 결국 그녀가 낮 시간 동안에 자주 쉬어야 할 필요가 있었고 주간의 일과에 더욱 지장을 주었다. 요약하면, Susan은 언제나 통증과 피로에 따라서 그녀의 일과를 조정하고 있었다.

그녀는 또한 활동순환(activity cycling)의 패턴에 갇히는 징후를 보였다(즉, 통증이 그다지 심하지 않을 때는 더 많은 것을 하지만, 그 다음에는 통증이 진정될 때까지 며칠에서 몇 주일 동안 쉬거나 활동의 제한을 요하는 수준의 증가된 통증을 경험한다). 오랜 기간 쉬는 동안 Susan은 신체적으로 상태가 안 좋아지고 자주 관절의 경직과 저조한 기분을 경험한다. 좋은 날을 맞이하면 후에 통증이 심해지는 되갚아지는 상황에도 불구하고 그 좋은 날을 최대한으로 활용하는 유혹을 받았다. 장기적으로는 이 활동의 순환 패턴은 좌절감과 몸 상태의 저조, 그리고 더 악화되는 것이 아닌지에 대한 염려를 초래하였다.

따라서 아내, 친구, 가족 구성원 그리고 취미 생활자라는 그녀의 역할은 그녀의 통증과 피로 그리고 그 가변성과 예측 불가능성에 의해서 제한을 받았다. Susan의 가정에서의 책임은 통증과 피로에 맞추는 것으로 바뀌었다. 가사와 같은 힘든 일은 남편이 인계받았다. 그녀는 자기 자신의 개인적인 돌봄, 매일 자기가 먹을 신선한 과일 샐러드를 준비하는 것, 자택에서 서류작성 과제를 수행하는 것, 그리고 가능할 때는 수공예, 정원 가꾸기를 하는 것에 중점을 두었다. 교우관계의 역할도 마찬가지로 통증과 피로에 좌우되었다.

의사소통과 상호작용 기술

Susan은 효과적으로 의사소통을 하고 자기의 욕구를 주장할 수 있었다. 그녀의 음성에 의한 표현은 어조, 음량, 속도는 적절하였으나 상호작용을(대화를) 하는 동안에 자주 피로해지고 정보를 처리하는 데에 정신적으로 어려움이 증가하였으며 이야기하는 목소리가 점점 작아졌다. Susan은 사회적인 접촉을 즐겼고 그녀의 태도는 온화하고 예의바르며 우호적이었다.

처리 기술

더 경계해야 한다고 느꼈을 때에는 정보, 계획, 연속성, 문제해결을 추구하고 유지하는 그녀의 능력은 영향을 받지 않았다. 그러나 지쳤을 때에는 이들 처리 기술의 모든 것은 부정적으로 영향을 주었다. 그녀는 지쳤을 때는 독서나 대화에는 어려움이 있었다. Susan은 취미활동에 관여할 때는 일찌감치 그녀의 욕구를 위한 환경을 주의 깊게 마련하고 필요한 도구와 문제해결을 미리 준비하였다. 이들의 노력에도 불구하고 결국은 통증의 증가로 끝나는 경우가 자주 있었다.

운동 기술

Susan은 자립하여 돌아다닐 수 있었으나 피로와 통증 때문에 주의 깊게 천천히 이동하였다. 그녀가 한 번에 몇 분 이상 동안 걷고, 서 있고, 앉아 있는 것은 모두 피로와 통증의 증가를 야기하여 끊임없이 그녀의 자세를 바꾸고 있었다. 집에서는 통증에 의해서 계속하는 것을 방해받을 때까지(피로의 정도에 따라서) 상당한 양의 일상작업을 계속하고 있었다. 일상의 일 이외의 어떠한 활동도(예를 들면, 친구를 만나서 커피를 마시는 일) 그 전후에 휴식을 갖지 않으면 안 되게 하였다.

환경

Susan의 자택은 잘 가꾸어져 있어 쾌적하고 그녀에게 정원 가꾸기와 수공예의 기회를 제공하고 있었다. 그녀는 여전히 사교의 장에 초대를 받는 일이 자주 있었으나 대부분 참석할 수 없었다.

대인관계에 관련된 특성

Susan은 자기의 작업을 더 효과적으로 해내기 위해 분명히 지원과 지도를 원하고 있었다. 그녀는 통증관리 프로그램이 그녀를 도울 수 있을 것이라는 생각에 상당한 희망을 걸고 있었다. Susan에게는 해로울지도 모르는 비현실적인 희망을 갖게 하는 것을 피하기 위하여 격려하는 방식을 제한할 필요가 있다는 것은 분명하였다. 오히려 Alice는 현실적인 기대를 확립하고 작업치료를 보통의 속도로 진행시키는 지도방식을 사용하는 것이 중요하였다.

Alice는 또한 Susan이 통증관리 서비스에 의해서 주어지는 지시에 대해서 과도하게 순응하게 되기 쉬울 것이라는 것을 인식하였다. 이 가능성은 작업치료에서 협력적 방식을 사용할 필요성을 강조하여 Susan에게 선택권을 제공하고 Alice가 더 강력한 역할을 떠맡지 않는다는 것을 보장하였다.

Alice는 또한 작업치료가 신속하게 결과를 내놓지 않으면, Susan은 실망할 것이라고 예측하였다. 이러한 공감이 무너질 가능성을 예측하여 Alice는 작업치료가 "마법의 공식"은 아니고 잘 작용하지 않을지도 모르지만 그러나 작업치료가 여전히 학습경험의 역할을 시도할 어떠한 것이 될 가능성이 있다는 것을 명확히 하는 것은 중요할 것이라고 느꼈다.

인지와 정서

Alice는 Susan이 활동을 잘 할 수 있는 더 양호한 전략을 개발하기 위해 그녀의 일상적 활동을 시행하는 현재의 방법은 작업치료에서는 어려워질 것이라고 예상하였다.

외부 세계에는 유능한 이미지를 보여주고 다른 사람들이 약점의 징후로서의 그녀의 어려움을 보는 것을 피하려는 Susan의 욕구는 그녀에게 어떤 부적응적인 생각에 빠지기 쉽게 하였다. "만일 내가 지속할 수 없다는 것을 인정하면 그들은 내가 게으르다고 생각할 것이다"와 같은 생각은 Susan에게 지나친 활동을 시켜 결과적으로 피로를 증가시키게 하는 것 같았다. Alice는 Susan이 특히 공공장소에서 자기의 활동 속도를 유지할 수 있다면, 그녀는 그러한 부적응적인 생각의 기초에 온화하게 도전할 필요가 있을 것이라고 생각하였다.

작업치료의 목표와 계획
Therapy Goals and Plans

Susan은 피로 때문에 통상적으로는 12 세션인 통증관리 프로그램에 참가하는 체력이 없다는 것이 분명하였다. 따라서 통증관리 팀은 Susan이 Alice를 개별적으로 만나서 자기의 활동수준과 증가한 통증 사이의 연관성을 찾도록 제안하였다. Susan은 매일의 자기의 기능 상태에 대한 얼마간의 조절을 회복할 수 있기를 바랐기 때문에 이 권고를 기뻐하는 것 같았다. 그녀를 위해 적당한 시간에 예약하도록 마련되었다.

그들의 첫 만남에서 Alice는 가능한 작업치료의 목표를 Susan과 논의하였다. 그들은 다음의 목표에 합의하였다.

- 통증의 증가 없이 일관된 기준으로 매일 과일 샐러드를 만들 수 있다.
- 계획을 하는 것과 리듬(속도)을 조절하는 것(pacing)을 통해서 정원 가꾸기와 수공예를 더 조절할 수 있다고 느낀다.
- 사교의 예정(social plan)을 세워서 (그 전과 후에 많은 휴식을 취하지 않고) 그들을 계속할 수 있다.
- 자기 자신의 신체적 욕구에 대해서 다른 사람과 솔직한 의사소통을 통해서 사회적 활동을 더 잘 할 수 있다.
- 비현실적 사고 패턴이 어떻게 현재의 작업기능 상태를 만들어내고 더 유용한 사고방법을 제시하는가를 이해한다.

그들은 또한다음의 몇 개월 동안은 치료과정에 약 6주 간격으로 Susan과 Alice의 만남을 포함하기로 합의하였다. Susan은 피로가 진행 중이라는 제한이 있기 때문에 신속하게 변화하거나 사물을 생각할 수 있다고 생각하지 않았고 느린 속도에 의한 작업치료를 원하고 있었다. 각 세션 사이의 장기간의 공백은 또한 Alice가 Susan에게 주기로 계획되었던 읽을거리를 완전히 이해하기 위한, 그녀가 Alice와 가졌던 논의를 고려하는, 그리고 그녀의 일상적 업무 내에서의 작은 변화를 가져오는 기회를 Susan에게 주도록 계획되었다. 이렇게 하여 Susan은 Alice가 자기에게 가르쳐주고 그 다음에 자기 자신의 질문과 함께 치료에 복귀하는 전략을 시험해보았다.

작업치료의 시행과 모니터링
Implementing and Monitoring Therapy

첫 세션 동안에 Susan과 Alice는 리듬(속도) 조절(pacing)과 활동순환에 대해서 이야기를 나누었다. Susan은 통증의 중증정도에 따라서 그녀의 활동을 중지시켰기 때문에 통증이 증가하기 전에 얼마나 오래 앉아 있고, 서 있고, 걸을 수 있는지 확신할 수 없었다. Alice와 Susan은 통증수준을 감당할 수 있을 때는 즐거운 활동을 쉬는 것은 당연한 일이 아니라는 것에 합의하였다.

Alice는 Susan에게 그녀가 즐기는 작업에 종사하는 보다 일관된 패턴을 성취하는 것을 지향하도록 권장하였다. 이것을 성취하기 위해서 Alice는 Susan에게 보통의 활동을 끝내기 위해 더 감당할 수 있는 수준으로 통증을 유지하도록 자세를 바꿀 것을 추가로 권장하였다. 이것은 이론상으로는 그녀가 경험한 많은 "나쁜 날"을 줄일 수 있을 것이다. Alice는 또한 Susan이 좋다고 느끼는 날에 활동을 지나치게

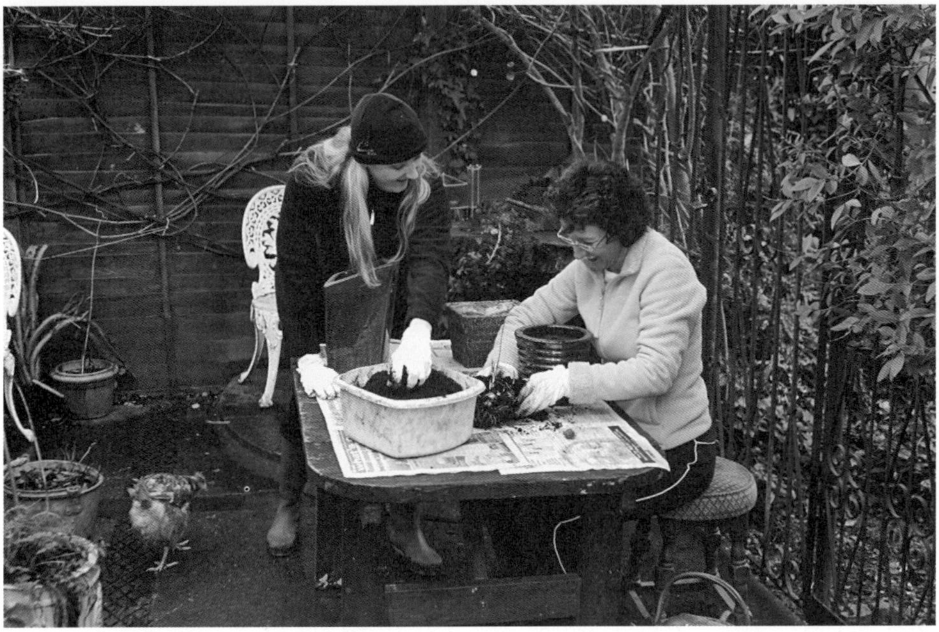

작업치료를 하는 동안에 Alice와 함께 구근을 심으면서 의자(stool)를 사용하여 연습하고 있다.

하지 않도록 주의를 주었다. 노력의 수준을 넘어선 저녁 무렵까지는 Susan은 활동수준이 더욱 일관된 것이 되고 통증을 더 조절할 수 있을 것이라고 Alice는 설명하였다.

이 노력의 일관성을 성취하기 위하여 Alice와 Susan은 문제해결에 관여하였다. 예를 들면, Susan은 신선한 과일 샐러드를 만들고 있는 동안 나쁜 날에는 5분 간격으로밖에는 서 있을 수 없을 것이라 느꼈다. 그래서 Alice는 의자(stool)를 사용하는 아이디어를 도입하였다. Alice는 Susan이 샐러드를 계속해서 만들고 있는 동안 첫 5분간은 서 있고 다음의 5분간은 의자(stool)에 앉도록 권고하였다. 이와 같이 그녀는 휴식을 취하기 위해 그녀의 활동을 중단시키는 것보다는 오히려 자세잡기를 바꿀 수 있었다. 나쁜 날에 의해서 결정되는 시간제한에 따라서 활동의 리듬(속도)을 유지하기 시작함으로써 이론상으로는 Susan은 어떠한 날(좋은 날 또는 나쁜 날)이든 일관된 활동수준을 유지할 수 있을 것이다.

Susan은 첫 6주간을 되돌아보고 나쁜 날에는 실제로 단지 3분밖에 서 있을 수 없었다는 것을 알게 되어 놀랐다. 그녀는 자세의 리듬 유지를 해야 한다는 것에 좌절감을 느끼고 에너지 수준을 보존하려면 여전히 휴식을 취할 필요가 있다는 것을 알게 되었다. 반면에, 활동을 시행하는 동안의 앉은 자세의 인내력은 약 10분으로 밝혀졌다. 그래서 그녀는 선 자세 인내력의 좌절감에도 불구하고 그대로 계속하기로 결정하고 의자를 계속해서 사용하는 것에 동의하였다.

이번 세션에서 Susan은 또한 유용하다고 보이고 사회적 약속을 이행하려는 욕망과 자주 사회적 관여 후에 이어지는 "통증과 피로의 충격"에 대한 두려움 사이에서 계속되는 갈등에 대해서 이야기하였다. Alice는 Susan의 강력한 가치관이 "만일 내가 이것을 오늘 마치지 못하면 누구나가 나를 게으름뱅이라고 생각할 것이다" 또는 "만일 내가 이러한 방식으로 할 수 없다 해도 나는 또한 신경을 쓰지 않을 것 같다"와 같은 생각에 방영되었다는 것을 알게 되었다. Alice는 이 깊이 스며든 사고 패턴에 대처하기 위하여 인지행동치료법(cognitive behavioral therapy ; CBT)을 사용하기로 결정하였다.

예를 들면, Susan은 레스토랑에서 2시간 동안 앉아 있으면 자기를 기진맥진하게 만들 자기의 통증을 악화시켜 회복하기까지에는 며칠의 휴식을 해야 하다고 친구에게 설명함으로써 자기 자신에게 선을 긋는다는 생각에 섬뜩했다. "나약함의 징조"를 보임으로써 친구들은 가엽다고 판단하고 또한 자기가 변명을 하고 있다고 생각할 것이라고 염려하였다. 이러한 두려움은 그녀의 "상태의 좋음과 상태의 나쁨" 또는 사회활동에의 접근의 기피를 강화하여 좌절감과 걱정을 야기하였다. 그녀는 또한 매우 재능이 있고 작품을 완벽하게 완성시키는 것을 좋아했기 때문에 리듬을 유지할 때 불완전한 수공예 작품 만들기로부터 벗어나는 것은 도전이라는 것을 알게 되었다.

따라서, Alice는 CBT의 요소를 사용하여 Susan에게 그녀의 작업적 생활을 변화시키는 것과 관련된 생각, 좌절감 그리고 두려움에 대해서 더 질문을 하였다. Susan은 자기 스스로가 판단한 수많은 생각을 확인할 수 있었다. 예를 들면, Susan은 다음과 같이 생각하였다. 즉, "내가 간단한 점심식사에만 참가하고 점심식사 후 쇼핑에 따라가지 않고 그대로 귀가한다면, 나의 친구들은 내가 그들을 보지 않으려고 변명을 하고 있다고 생각할 것이다. 그들은 내가 신경 쓰지 않는다고 생각할 것이다." Susan의 또 다른 생각은 이러하다. "내가 시간적 간격을 두고 앉아야 한다면 나는 결코 구근을 심을 수 없을 것이다."

Alice는 Susan의 생각 일부의 확실성에 대해서 온화하게 도전하였다. 예를 들면, Alice는 Susan에게 그녀가 건강문제를 경험하고 있고 신체적 제한이 있는 친구를 하찮게 생각할 것인지를 물었다. Susan은 자기는 물론 친구를 매몰스럽게 판단하지는 않는다는 것에 동의하였지만, 눈에 보이지 않는 상태의 통증이 있으면 아마도 다른 사람들이 이해하는 것이 더 어려울 것이라는 것을 강조하였다. 그러나 그녀는 자상한 지도에 의해서 자기의 생각은 올바르지 않을지도 모른다고 생각하기 시작하여 통증이나 피로 때문에 외출에서 일찍 귀가하지 않으면 안 될 때에 친구는 결코 자기를 게으름뱅이라든가 무분별하다고는 생각하고 있지 않다고 생각하기 시작하였다. 이번 세션의 종료까지에 만일 그녀가 자기의 욕구를 설명하였다면 그것은 가능한 일이고 친구들은 올바르게 이해해줄 것이라는 생각도 용인할 수 있었다.

Alice는 Susan과 의사소통 및 자기주장의 기법에 대해서 논의하고 그녀가 자기의 욕구를 어떻게 의사를 전달할 수 있는지에 대해서 생각하기 시작하는 것을 도왔다. 그들은 또한 Susan이 친구 또는 친척과 사회적 참여를 계획할 때 협상하는 방법에 대해서 브레인스토밍을 하였다. 마침내, 그들은 Susan이 다른 사람의 반응에 대한 두려움을 어떻게 인식하고 도전할 수 있을 것인가에 대해서 이야기를 나누었다. Alice는 Susan에게 그녀의 사회생활에 관계되는 선택 가능한 것(대안)과 더 도움이 되는 생각을 어떻게 즐기는가를 지도하였는데, 그것은 "만일 내가 나의 욕구를 사람들에게 설명할 수 없다면 어떻게 그 사람들이 나를 이해하고 지원해주는 것을 기대할 수 있겠는가?"와 같은 것이었다.

Alice는 또한 Susan의 가치관의 문제와 그것이 그녀의 작업생활에 어떻게 영향을 미쳤는가에 대처하였다. Susan은 활동하는 동안에 자기가 리듬을 유지하려고 시도할 때 완벽성에 대한 욕구가 그녀의 좌절감을 높인다는 것을 인식할 수 있었다. 그녀는 통증이 일어나기 전의 가치(pre-pain value)("나는 기회가 있는 동안에 내가 할 수 있는 만큼의 것을 해야 할 필요가 있다")가 어떻게 그녀에게 사물을 지나치게 시행하게 하는 정신적인 "압박"으로서의 역할을 하고, 결과적으로 통증을 증가시킨다는 것을 인식하여 그녀의 사고방법에 관한 큰 강점과 통찰력을 보여주었다. 그 세션의 마지막에 Susan은 활동과 사회참여와 관련된 자기의 생각을 모니터할 뿐만 아니라 목표의 속도조절과 사회적 활동에 대한 접근의 양자를 추구하기 위하여 활동과 사회참여에 적극적으로 도전할 것을 계획하였다.

Alice가 예상한 것처럼 Susan은 최상의 성과를 위해 무엇을 할지를 알려주기를 Alice에게 바라는 경향이 있는 심각한 환자였다. 그래서 Alice는 Susan에게 지시하기 보다는 협력하도록 조심하였다. 예를 들면, Alice는 처음에 그녀의 강점과 욕구를 함께 확인할 수 있도록 자기의 생활의 전형적인 하루와 1주일에 대해서 이야기할 것을 부탁하였다. 이러한 것은 그들이 Susan에게 중요한 특정 목표를 만들어내는 것을 가능케 하였다. Alice는 또한 Susan이 변화하는 것이 얼마나 도전적인(힘든) 것인가를 강조하였다. 그녀는 누구나가 생각과 활동패턴을 바꾸는 것은 힘든 것이라는 것을 강조함으로써 단호한 중단(즉, Susan을 평가받는 것처럼 느끼게 하는 것)을 피하려고 하였다. Alice는 또한 Susan이 작업치료를 시작하기 전에 시행하던 매일의 생활을 계속 해온 방법에 대해서 평가받는 것처럼 느끼는 것을 피하기 위하여 Susan의 현재의 활동패턴의 불리한 점과 함께 유리한 점도 검토하였다.

작업치료의 성과
Therapy Outcomes

Alice와 Susan이 활동의 속도조절과 사고패턴을 검토한 몇 회의 추가 세션에 뒤이어서 그들은 Susan의 진전사항을 평가하기로 결정하였다. 다음은 그녀의 진전사항에 대한 그들 상호간의 평가이다.

리듬조절

Susan은 리듬조절 기법(pacing techniques)의 큰 진전을 경험하였다. 몇 달 동안에 걸치는 인내 후에 그녀는 자기의 일상 과제를 앉은 자세, 걸터앉은 자세, 선 자세, 보행의 시간적으로 구분된 활동으로 나누는 것은 아주 간단한 일이라는 것을 알게 되었다. 그녀는 자기의 통증이 증가하기 전에 자세를 바꾸는 것에 숙련된 사람이 되었다. 이것은 여전히 피로 때문에 정기적인 휴식을 취해야 했으나 그녀는 더 지속적으로 수공예와 정원 가꾸기를 할 수 있다는 것을 의미하였다. 그녀는 통증이 증가하는 시간을 거의 경험하지 않게 되어 더 많은 것을 성취할 수 있게 되었다. 그녀는 과일 샐러드를 준비하는 데에 리듬 조절(pacing)을 계속하였다. 그녀는 또한 남편과 동행하여 슈퍼마켓에서 자기 자신이 5~10분간 과일을 고를 수 있게 되었다. 그 후 그녀는 남편이 쇼핑을 끝낼 때까지 자동차 안에 앉아서 스트레칭을 하였다. 결과적으로 그녀는 활동의 더 많은 조절이 그녀에게 중요하다는 것을 느꼈다.

그녀는 또한 자기가 즐긴 활동의 지향성을 재고하게 되었다. 그녀가 미완성의 수공예 또는 정원 가꾸기 활동을 중단해야 하였을 때 리듬조절(pacing)을 좌절감으로서 경험하기보다는 시간이 흐르면서 그것을 "즐거움의 확산"으로서 보게 되었다. 그녀는 모든 필요한 도구로 수북이 담은 표면에 화분을 항구적으로 정리하는 것, 수분간의 화분심기를 한 번에 수행하는 것, 그리고 선 자세로부터의 휴식을 위해서 의자(stool)를 사용하는 것에 의해서 겨울용 구근을 잘 심었다. 그녀는 일관된 기준으로 작업을 계획하고 잘 선택하여 성공한 것에 만족하였다.

계획수립과 의사소통

Susan의 계획수립 기술은 또한 더 사회적 활동에 참여할 수 있는 목표로 확대되었다. 그녀는 자기의 제한과 이것을 어떻게 수용할 필요가 있는지에 대해서 친구에게 이야기하기 시작하였다. 예를 들면, 이전에 그녀를 기진맥진하게 만든 점심식사와 쇼핑을 하는 대신에 그녀는 하나의 점포에 간 다음에 식사를 하고 택시로 귀가하는 것을 계획하였다. 한 친구가 Susan에게 지방에 있는 대저택과 정원에 관광여행을 가자고 요청하였을 때, Susan은 걷는 것을 중단하고 정기적으로 앉아서 휴식을 취할 필요성을 설명할 수 있었다.

Susan은 처음에 두려움을 가졌음에도 불구하고 그녀의 우정은 개선되고 강화되어간 것을 알게 되었다. 그들은 지금은 더 솔직한 상호작용을 하고 있다. 그녀는 친구의 한 사람이 "나는 당신이 나머지 우리들과 똑같은 인간이라는 것을 알게 되어 기쁘다"라고 말했을 때 놀랐다. 결과적으로 Susan은 결혼식이나 주말의 나들이와 같은 큰 사회적인 행사에 참가하는 계획을 세웠을 때는 자기의 욕구를 분명하게 그러나 조용하게 설명하는 데에 더 자신감을 갖기 시작하였다. 그녀의 통증과 에너지 수준에 더 잘 대치히기 위해서는 그녀가 계획한 집단 활동의 어떤 일정 부분에만 참여하는 것을 선택해도 대개의 사람들은 짜증을 내지 않는다는 것을 알게 되었다.

제한과 진행 중인 목표

이 시점에서 Susan은 자기가 선택한 작업과 사회적 작용을 더 잘 관리하고 있다고 느꼈다는 것을 확인하였다. 그녀는 자기가 통증을 책임지게 되어 훨씬 더 많은 것을 느꼈다. 그녀는 사물이 항상 계획한 대로 진행되지는 않는다는 것과 사물을 지나치게 하는 경향이 있다는 것을 알아차리게 되었다. 그녀는 또한 자기의 생활에서 모든 사람을 기쁘게 하려고 한다는 것은 불가능한 목표라는 것을 확인하였다. 그녀는 신체적 제한이 있기 때문에 실패자가 아니라는 것을 인식할 수 있었다. 다른 사람들의 반응은 그녀가 자기 자신을 새로이 긍정적으로 믿는 것을 강화하였다.

그녀는 자신을 위해 미래의 리듬조절(pacing) 목표를 설정하고 지방의 대학 또는 학교에서 수공예 교실에 참여할 것을 희망하였다. 그녀는 그 전체 세션 동안에 앉아 있거나 또는 계속해서 그대로 머물러 있는 것조차도 할 수 없다는 것을 거절당하는 것을 두려워하지 않고 설명할 용기를 가졌다고 느꼈다. Susan이 마지막으로 언급한 것의 하나는 "나는 다른 사람들을 바꿀 수 없을지는 몰라도 나 자신은 바꿀 수 있다"라는 것이었다. Susan은 이제는 Alice를 정기적으로 만날 필요성을 느끼지 않고 그래서 그녀와 Alice는 다음 번의 검토는 4개월 후에 하기로 결정하였다.

사례 2: Kinu

Kinu는 80세대 후반의 여성이고 활동적인 생활을 보내고 있었다. 그녀는 가업(family business)을 경영하면서 아들과 딸을 키웠다. 이 10년간 고혈압과 당뇨병에도 불구하고 뇌졸중의 장애를 가진 남편의 간병을 하여왔다. 남편이 사망한 후부터는 Kinu는 아들의 가족과 함께 살아왔다. 그녀는 자기의 자식과 손주 모두 고등교육을 받고 사회적으로 성공하고 있다는 것을 자랑스럽게 생각하고 있었다. 지난 몇 년간 Kinu는 자기 지역사회의 노인 회관에서 하이쿠(일본의 전통적인 단형 시) 수업을 받기 시작하였다. 그녀는 젊었을 때 더 교육을 받기를 원하였으나 그녀의 아버지가 여자에게는 교육이 필요가 없다고 믿었기 때문에 그녀의 소원을 거절하였다. 노인 회관의 하이쿠 교실에 참여하여 하이쿠를 쓰는 것은 그녀의 배우려는 평생의 소망을 성취시킨 것이다.

노인 회관의 몇몇 회원과 쇼핑을 하고 있는 동안에 Kinu는 갑자기 걸을 수도 말할 수도 없었다. 그녀는 병원 응급실에 급송되었고 뇌경색에 의한 왼쪽 편마비라 진단되었다. 5일 후에 그녀는 재활 서비스를 받기 시작하였다. 재활 프로그램의 처음부터 Kinu는 열심히 연습하였으나 곧 지쳤다. 그녀는 왼쪽 어깨관절의 탈구와 어깨-손 증후군에 기인한 심한 통증과 장애가 있었고 이것은 통증 및 어깨관절과 손목관절의 가동범위 제한을 야기하였다. Kinu는 식사 이외의 모든 셀프케어 작업에 도움을 필요로 하였고 항상 휠체어를 사용하였다.

재활을 시작하여 3주일이 경과하였을 때, Kinu는 간호직원의 과오로 그녀의 왼쪽 자뼈(척골) 먼쪽 끝의 골절상을 입었다. 이 골절은 그녀의 손목에 심한 통증을 만들어내었다. 그 직후, Kinu는 장기재활병동으로 이동했는데 Hiroyuki Notoh가 그녀의 담당 작업치료사로서 배정되었다.

개념적 실행 모델에서부터 유도된 질문 Questions Derived from the Conceptual Practice Models

Hiroyuki는 Kinu의 작업치료 추리를 유도하기 위하여 4개의 모델을 선택하였다. 그녀의 진료기록에는 통증, 감각장애, 운동장애가 기록되었기 때문에 Hiroyuki는 생체역학 모델과 운동 모델의 사용을 선택하였다. Kinu의 장애는 그녀의 동기부여와 작업적 역할 그리고 습관에 영향을 줄 것 같았기 때문에 Hiroyuki는 인간작업 모델을 선택하였다. 마지막으로, Kinu가 재활의 본질에 직면하여 의문을 제기하여온 감정적으로 고조된 변화 때문에 Hiroyuki는 의도적 관계 모델을 선택하였다. 이들 모델에서부터 유도된 질문을 다음에 열거한다.

생체역학 모델

- Kinu의 통증, 감각상실, 근력약화, 관절가동범위의 제한의 본질은 무엇인가?
- 이들의 기능장애는 그녀의 셀프케어와 다른

소중한 작업에 어떻게 영향을 주는가?
- 이들의 기능장애는 그녀의 작업 일과와 역할 행동의 복원에 어떻게 영향을 줄 것 같은가?

운동조절 모델

- 셀프케어와 다른 작업과제를 수행하는 동안에 Kinu의 운동을 조절하는 현재의 능력(특히 그녀의 팔이 수반되는 운동)은 어떠한 것인가?
- 운동조절의 어려움에 가장 영향을 주는 요인은 무엇인가?

인간작업 모델

- Kinu는 자기의 현재의 능력에 대해서 무엇을 알고 있는가?
- 그녀에게 중요한 것을 시행할 수 있는 자기 효능감은 어떠한 것인가?
- Kinu의 관점에서 그녀가 성취하기를 원하고 재활에 중점을 두어야 할 가장 중요한 것은 무엇인가?
- Kinu는 일생을 통해서 어떻게 작업을 선택하였고 그녀가 직면하는 변화를 고려할 때 지금 어떻게 선택에 접근할 것 같은가?
- 그녀의 역할은 무엇이고 그녀가 재활을 받고 있는 동안에도 유지해야 할 중요한 역할은 무엇인가?
- 뇌경색의 결과로서 그녀의 일상은 어떻게 변화하였고 그녀의 일상의 어떤 측면이 그녀가 원상대로 회복하는 데에 가장 중요한 것은 무엇인가?
- 그녀의 사회적 환경의 본질은 어떠한 것이고 그것이 그녀의 회복과 미래의 작업 기능 상태에 어떻게 영향을 미칠 것인가?

의도적 관계 모델

- Kinu의 대인관계와 관련된 특성(특히, 조절에 대한 욕구, 신뢰하는 능력, 의사소통 양식, 관계부여에의 지향성, 그리고 감정의 표현)과 가장 그녀에게 도움이 될 것 같은 치료방식에 대한 영향은 무엇인가?
- Kinu는 자기의 상태에 대처하는 것을 돕는 사회적 지원에 접근할 수 있는가?

Kinu에 관한, Kinu로부터의, 그리고 Kinu와 함께 정보를 수집하는 것

Gathering Information On, From, and With Kinu

Hiroyuki는 Kinu와 같은 고령의 환자와의 접촉을 대개는 간단한 면담으로 시작한다. 다음으로 몇 회의 세션에 걸쳐서 점진적인 방식으로 면담을 계속한다. 이것은 환자의 생활에 대해서 점점 더 상세하고 더 개인적인 질문을 함에 따라 그가 신뢰를 구축하는 것을 가능케 한다. 그는 또한 현재의 상황과 욕구에 대한 그들의 인식에 관한 단서를 얻기 위하여 그들이 말하는 모든 것을 주의 깊게 경청하는 것을 실행하고 있다.

그들의 첫 세션에서 Kinu는 Hiroyuki에게 공손히 그리고 미소를 지으면서 인사하였다. Hiroyuki는 그가 쉽게 협력할 수 있는 사교적인 환자일 것이라고 느꼈다. 그는 Kinu에게 어떠한 일이 일어났고 그녀의 현재의 욕구를 어떻게 간주하고 있는가를 묻는 것부터 시작하였다.

Hiroyuki는 이 면담에 뒤이어서 그녀의 운동능력과 제한에 대한 견해를 알기 위해 몇 가지의 셀프케어 과제에서 다양한 테스트와 관찰을 하였다. 그는 그녀의 통증 경험에 대해서 더 상세하게 물었다. 그는 작업치료에서 그녀의 환부 쪽 팔의 사용을 필요로 할 것인 다양한 과제에 노력할 때 그녀의 운동조절의 평가를 계속하는 것을 계획하였다.

Kinu의 작업 상황에 관한 Hiroyuki의 설명

Hiroyuki's Explanation of Kinu's Occupational Situation

의지력(개인적 인과관계, 흥미, 가치)

Kinu의 의지력은 건전한 것처럼 보였다. 그녀는 자기의 강한 우선의식을 가졌고 작업치료에 열심히 대처하고 있었다. 그녀는 자기의 기능장애와 그것이 수행에 어떻게 영향을 주고 있는가를 알고 있었으나 약간은 회복할 것이라고 기대하고 있었다. 대체로 Kinu는 자기의 상황을 조절하고 있다고 느끼는 것처럼 보였다. Kinu는 자기의 왼손 운동의 재획득과 자기의 왼쪽 어깨와 손목의 심한 통증을 완화시키는 것이 최우선순위라고 분명이 말할 수 있었다. 그녀는 자기의 상태의 본질을 잘 알고 있었고 팔의 재활을 시작하는 것을 열망하고 있었다.

습관화

Kinu는 자기의 작업적 생활에 대한 직접적인 관심은 표명하지 않았지만 그녀의 역할과 습관은 현재의 기능 장애에 의해서 방해를 받고 있었다. 그녀는 자기 생활의 이들 국면으로 되돌아갈 수 있도록 하기 위하여 통증과 운동의 어려움을 최소화하는 것을 열망하고 있었다.

운동기술

Kinu의 어깨 통증은 중증이고 마비 쪽 손은 여전히 거의 움직이지 않았다. 그녀의 어깨의 수동 관절가동범위는 제한되어 있었다[굽힘(flexion) = 120°, 벌림(abduction) = 85°, 가쪽회전(external rotation)=20°]. 이들의 제한은 왼쪽 어깨관절의 탈구와 큰가슴근(대흉근)과 위팔두갈래근(상완이두근)의 근육긴장 항진에 의한 것이었다. 그녀의 손목관절의 수동관절가동범위는 자뼈(척골) 골절과 어깨-손 증후군에 의해서 제한되어 있었다[손목관절 손바닥쪽 굽힘(장굴) = 30°, 손등쪽굽힘(배굴) = 45°, 노쪽굽힘(요굴) = 5°, 자쪽굽힘(척굴) = 5°]. 마지막으로 그녀의 손가락의 관절가동범위는 (대부분이 부종에 의한) 어깨-손 증후군에 의해서 제한되어 있었다. (집게손가락에서 새끼손가락의) 손가락 굽힘은 손허리손가락관절(중수지관절)에서 40°, 몸쪽손가락사이관절(근위지절간관절)에서 40~60°, 먼쪽손가락사이관절(원위지절간관절)에서 40°이었다.

Kinu의 능동 관절가동범위는 현저하게 제한되어 있었다. 그녀는 노력하여 어깨와 팔꿈치를 굽힐 수 있었으나 그 밖의 운동은 볼 수 없었다. Kinu는 위 몸통(upper trunk)을 벽 또는 난간에 기대면서 선 자세를 유지할 수 있었다. 그녀는 바지를 입으려고 당겨 올릴 때에 이 자세를 이용하였다. 그녀는 욕조에 발을 들여놓을 수 없었기 때문에 목욕을 제외한 그녀의 오른손을 사용하여 모든 셀프케어 활동을 할 수 있었다.

대인관계와 관련된 특성

Hiroyuki는 Kinu가 상냥하고 솔직한 대인관계 스타일이고 자기의 욕구를 명확히 말할 수 있다고 지적하였다. 그녀는 강한 감정을 표명하는 것처럼 보이지 않았고 재활 목표를 달성할 때 공동으로 작업하고 싶었던 전문가로서의

작업에 대한 동기부여				작업의 패턴				의사소통과 대인관계와 관련된 기술				처리기술				운동기술				환경: 병원, 입원			
능력의 평가	성공에 대한 기대	흥미	선택	일과	적응성	역할	책임	비언어적 기술	대화	음성에 의한 표현	관계성	지식	타이밍	조직화	문제해결	자세와 이동성	협동성	근력과 노력	에너지	물리적 공간	물리적 자원	사회집단	작업요구
F A I R	F A I R	F A I R	F A I R	F A I R	F A I R	F A I R	F A I R	F A I R	F A I R	F A I R	F A I R	F A I R	F A I R	F A I R	F A I R	F A I R	F A I R	F A I R	F A I R	F A I R	F A I R	F A I R	F A I R

그림 19.3 입원 시의 Kinu의 MOHOST 평가

Hiroyuki를 인식하고 신용할 수 있었다.

Hiroyuki는 그림 19.3에서 보여주는 초기의 MOHOST 평가를 완료함으로써 이들의 모든 정보를 요약하였다.

작업치료의 목표와 계획
Therapy Goals and Plans

Kinu의 대인관계와 관련된 특성과 그녀가 명확히 언급한 목표에 기초하여 Hiroyuki는 지도와 문제해결 방식으로 보완된 협력적 방식을 계획하였다. Kinu는 의지력의 문제를 나타내어 보이지 않았고 역할과 습관을 회복하는 것에 대한 주된 장애물은 통증과 운동의 어려움이었기 때문에 Hirojuki는 다음의 목표를 강조하기로 결정하였다.

- Kinu의 팔이음뼈 근육(shoulder girdle muscles), 특히 어깨관절의 안정성에 영향을 주는 근육들을 조절함으로써 그녀의 탈구한 어깨관절의 기능을 개선하고 통증을 감소시키는 것
- 큰가슴근과 위팔두갈래근의 과도한 긴장을 경감하는 것
- Kinu의 어깨관절의 가동범위를 증가시키는 것
- 그녀의 손가락관절의 가동범위를 증가시키기 위해 손가락의 부종을 경감시키는 것
- Kinu가 전체 손가락으로 잡기를 할 수 있도록 손가락의 충분한 운동을 재획득하는 것

Hiroyuki는 또한 이들의 목표가 달성된다면, 셀프케어에 필요한 왼쪽 위팔 운동의 재학습을 하기 위해 Kinu와 함께 노력할 것을 계획하였다. 치료목표에 대처하기 위하여 Hiroyuki는 다음의 전략을 계획하였다.

- Kinu의 왼쪽 윗몸통의 안정성을 높이기 위해 신경발달학적 치료(neurodevelopmental treatment: NDT)를 사용하는 것: 이것은 왼쪽 어깨근육의 안정성과 결부된 앉은 자세 균형반응을 끌어내는 것을 수반한다.

- 위팔 왼쪽의 어깨관절 굽힘과 벌림 운동의 감각을 재학습하기 위해 NDT 전략을 사용하는 것
- 왼쪽 손가락 전체를 쥐었다 놓았다 하는 운동을 촉진하기 위해 NDT 전략을 사용하는 것
- 큰가슴근과 위팔두갈래근의 수동적 스트레칭
- Kinu의 왼팔 관절의 수동적 가동범위 연습
- Kinu의 왼쪽 어깨를 위한 핫 팩(hot pack)을 사용하는 것과 손목과 손가락에 대한 얼음찜질을 하는 것

작업치료의 시행과 모니터링
Implementing and Monitoring Therapy

Kinu는 앞에서 언급한 전략을 시행하는 동안에 그녀의 최초의 재활을 할 때에 사고가 없었다면 왼손이 더 잘 기능을 하였을 것인데 라고 자주 불평을 하였다. 그녀는 때로는 울먹이면서 자기가 다시는 걸을 수 없을 것이라는 주치의의 예측을 회상하였다. Hiroyuki는 이들의 말을 공감하는 식으로 주의 깊게 경청하였다. 그의 경청은 그들의 치료적 관계를 공고히 하는 데에 도움이 되었다.

작업치료에 들어가서 약 2주일이 되던 어느 날, Kinu는 Hiroyuki에게 80대의 나이에 하이쿠(수채화를 배경으로 나타낸 종이에 간략한 시를 쓰는 하나의 일본 예술)의 연습을 시작하였다는 것을 밝혔다. 그녀는 무언가 새로운 것을 배우기에는 너무 늦어 할 수 없다는 일은 결코 없다고 자랑스럽게 말하였다. 그녀는손주들이 자기의 하이쿠를 모아 책으로 만들었다는 것을 이야기하였다. Hiroyuki가 이 이야기에 관심을 보였기 때문에 Kinu는 재활병원에 가지고 온 이 책을 Hiroyuki에게 보여주었다. Kinu가 하이쿠를 쓰고 하이쿠에 사용할 그림을 그리는 것에 열중하고 있었던 것은 분명하였다. 그러나 그녀는 뇌경색 때문에

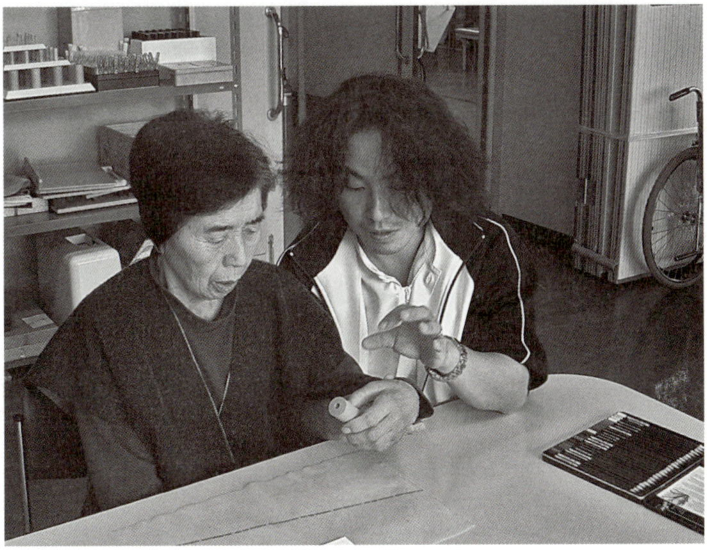

Kinu가 부드러운 스펀지를 사용해서 쥐었다 놓았다 하는 것을 돕고 있는 Hiroyuki

이 작업을 계속할 수 없게 되었다.

Hiroyuki는 이 사생활과 관련된 자기폭로(self-disclosure)는 매우 중요한 일이라고 생각하였다. 하이쿠를 만든다는 것이 Kinu에게는 매우 의미 있는 활동이라는 것은 분명하였다. 이것은 그녀가 지적 능력을 발달시키려는 평생의 소망과 연관된 것이며 그녀가 가족과 연결되는 방법이었다. 이것은 또한 Kinu에게 하나의 감정표현의 형식이 되게 하였다. Hiroyuki는 이 의미 있는 대인관계와 관련된 사건에 치료적으로 반응하는 것이 중요하다는 것을 알았다. 게다가, 그녀가 준 정보는 그녀의 의지력에 새로운 통찰력을 부여하였다. Kinu는 하이쿠를 쓰고 그림을 그리는 것에 강한 흥미를 갖고 있었다. 그녀는 이 창작적 과정에 높은 가치를 두고 있었다. 그러나 운동장애가 그녀의 이 의미 있는 작업을 하는 것을 방해하였기 때문에 그녀의 능력과 효능의 인식은 크게 저하하였다.

따라서 Hiroyuki는 다음 세션에서는 그녀의 작업치료의 한 부분으로서 Kinu가 하이쿠를 쓰고 그림을 그릴 것을 권장하는 지도방식을 사용하였다. Kinu는 이 권고에 기꺼이 동의하였다. 그녀는 병실에서 틈이 날 때에 하이쿠를 쓰기 시작하였다. 그때에는 Kinu는 하이쿠를 위한 배경그림을 그릴 수 없다고 느꼈다. 그래서 Hiroyuki는 이 그림을 그리는 것을 도와줄 것을 자원하는 작업치료 임상실습 학생을 찾았다. Kinu의 손녀는 할머니가 하이쿠를 다시 시작한다는 것을 알고 자진해서 그림 그리기를 거들었다. Hiroyuki와 Kinu가 서로 협력한 결과, 그녀의 손의 기능을 촉진하는 하이쿠를 쓰는 시간을 모든 작업치료 세션에 포함시키도록 그 세션의 내용을 수정하기로 결정하였다.

이 새로운 프로그램의 5주 후에 Kinu는 얼마간의 하이쿠 그림을 그리는 것으로까지 발전하였다. 이 시점에서 그녀는 대부분의 셀프

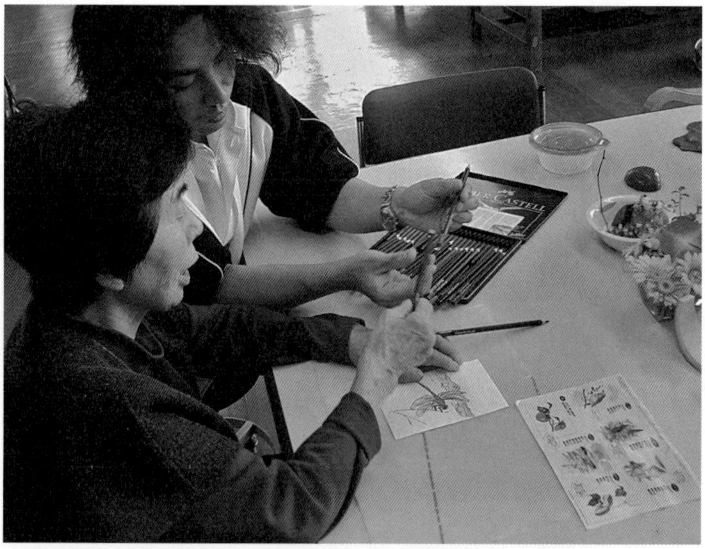

Hiroyuki와 Kinu는 하이쿠를 만들고 있는 동안에 그녀가 사용할 색연필을 고르고 있다.

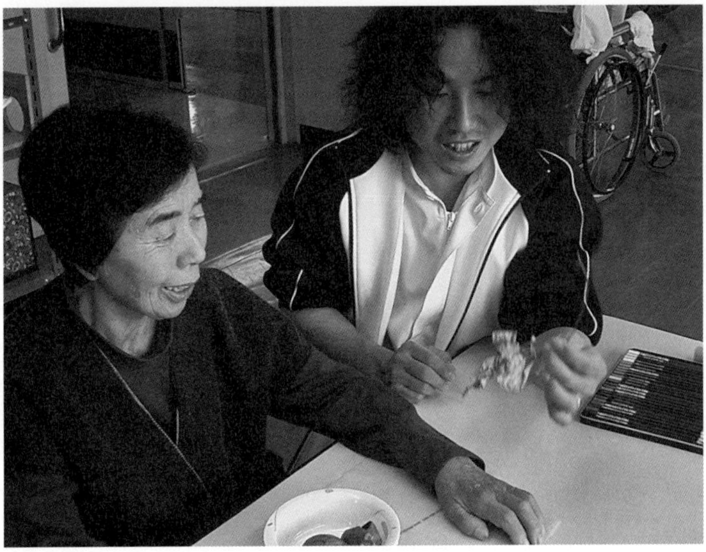

Hiroyuki는 Kinu가 하이쿠의 그림을 그리는 데 영감을 주기 위해 몇 그루의 식물을 그녀에게 보여주고 있다.

케어를 자립하여 완료할 수 있었다. 그녀는 왼쪽 손가락의 전체 손가락에 의한 잡기와 놓기 운동을 할 수 있게 되었다. 그녀는 지팡이를 짚고 걸을 수 있게 되었다. 이들의 개선에도 불구하고 그녀의 왼쪽 어깨의 심한 통증은 증가하였다.

Kinu는 통증을 완화하기 위한 온열치료에 시간을 더 할애할 것을 요청하였기 때문에 Hiroyuki와 Kinu는 작업치료의 일부분으로서의 하이쿠를 중단하기로 함께 결정하였다. 그녀가 쓴 두 편의 하이쿠 중의 하나는 "泣きぬれて 夜毎眠れぬ はかなさよ"(발음: 나키누레테 요고토 네무레누 하카나사요. 뜻: 눈물에 젖어 밤마다 잠 못 이루는 허무함이여)이다.

또 하나의 하이쿠는 "振り向けば 我が人生に 悔いはなし 天命を待つばかり"(발음: 후리무케바 와가진세이니 쿠이와나시 텐메이오 마쓰바카리. 뜻: 되돌아보면 우리의 인생에 후회는 없다. 천명을 기다릴 뿐이다.)이다.

작업치료를 하는 동안의 어느 날, Kinu는 나는 이미 좋은 인생을 살아왔기 때문에 회복은 체념하겠다고 눈물을 흘리면서 이야기하였다. Hiroyuki는 이 강한 감정의 표현은 주의 깊은 치료적 반응을 필요로 한다는 것을 이해하였다. 그는 그녀의 경험을 더 충분히 이해하려고 시도하여 공감하는 방식으로 시작하였다. Kinu는 자기의 가장 의미 있는 작업을 상실하다는 것은 자기의 인생이 기본적으로는 끝났다는 징조라고 설명하였다. 그래서 Hiroyuki는 Kinu에게 작업치료의 일부로서 하이쿠를 다시 시작할 선택권이 있다고 내비치면서 협력하는 방식을 사용하였다. 그녀의 효능감과 의미는 적어도 그녀가 경험한 통증 수준과 같은 정도로 중요하였기 때문에 작업치료의 일부로서 하이쿠를 재개하는 것은 중요하다고 두 사람은 결정하였다.

작업치료의 성과
Therapy Outcomes

4주 후에 Kinu는 또 다른 사생활과 관련된 자기폭로를 하였다. 그녀는 Hiroyuki에게 자기는 100세까지 살고 싶다고 털어놓았다. 그녀는 하이쿠를 만드는 것이 의미 있는 인생을 계속 살 수 있다는 자신감을 준다고 털어놓았다. Kinu가 자기를 가장 잘 치유해주는 것은 그림을 그리고 하이쿠를 쓰는 것이라고 다른 환자에게 이야기하는 것을 우연히 듣게 되었다.

퇴원하기 바로 전에 Kinu는 또 다른 하이쿠를 썼다. "病葉の 散りて 春待つ 桜かな" (발음: 와쿠라바 치리테 하루마쓰 사쿠라카나. 뜻: 병든 잎은 떨어지고 봄을 기다리는 벚나무인가). Kinu의 마지막 하이쿠는 그림 19.4를 참조할 것.

Kinu는 Hiroyuki에게 어깨와 손은 아직도 아프지만 '이제는 괜찮습니다."라고 이야기하였다. Kinu는 자신감을 가지고 자택으로 퇴원하였다. 그녀의 MOHOST의 최종 평가는 그녀가 성취한 긍정적인 변화를 반영한 것이었다(그림 19.5).

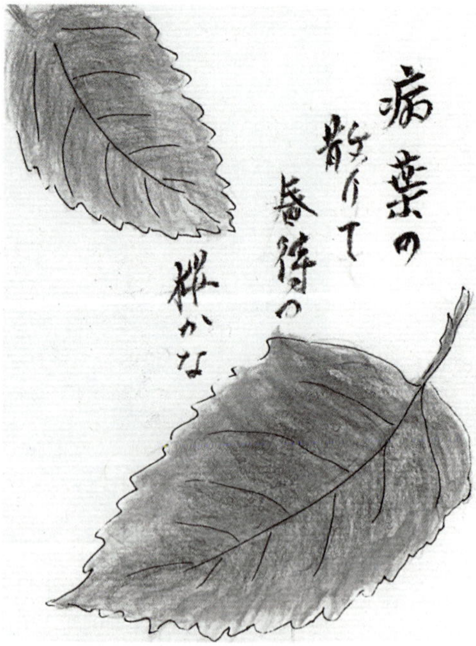

그림 19.4 Kinu는 손녀가 그린 우편엽서에 하이쿠를 썼다.

이 단원의 두 가지 사례는 작업치료사가 작업치료에 관여할지도 모르는 두 가지의 가능한 방법을 설명하고 있는 것에 불과하다. 작업치료 추리의 과정은 사용되는 개념적 실행 모델, 환자의 작업환경과 기능장애의 종류, 작업치료 과정의 기간, 그리고 작업치료가 시행되는 상황의 유형에 따라서 변화하는 것이다.

결론
Conclusion

이 단원에서는 작업치료 추리의 과정을 검토하여 설명하였다. 환자에 대한 중재를 이해하고 계획함에 있어서 이 분야의 개념적 기초를 사용하는 것은 작업치료 실행의 중심적인 일이다. 작업치료의 질은 항상 작업치료사가 사려 깊은 작업치료 추리의 과정에 관여할 수 있는 정도에 좌우된다.

작업에 대한 동기부여				작업의 패턴				의사소통과 대인관계와 관련된 기술				처리기술				운동기술				환경: 병원, 입원			
능력의 평가	성공에 대한 기대	흥미	선택	일과	적응성	역할	책임	비언어적 기술	대화	음성에 의한 표현	관계성	지식	타이밍	조직화	문제해결	자세와 이동성	협동성	근력과 노력	에너지	물리적 공간	물리적 자원	사회집단	작업요구
F A I R	F A I R	F A I R	F A I R	F A I R	F A I R	F A I R	F A I R	F A I R	F A I R	F A I R	F A I R	F A I R	F A I R	F A I R	F A I R	F A I R	F A I R	F A I R	F A I R	F A I R	F A I R	F A I R	F A I R

그림 19.5 퇴원 시의 Kinu의 MOHOST 평가

참 고 문 헌

Parkinson, S., Forsyth, K., & Kielhofner, G. (2006). *Model of human occupation screening tool* (version 2.0). Chicago: Department of Occupational Therapy, University of Illinois at Chicago.

CHAPTER 20

활동분석: 사람과 작업 사이의 적합성을 이해하기 위해 개념적 토대를 사용하는 것

(Activity Analysis: Using the Conceptual Foundations to Understand the Fit Betwee Persons and Occupations)

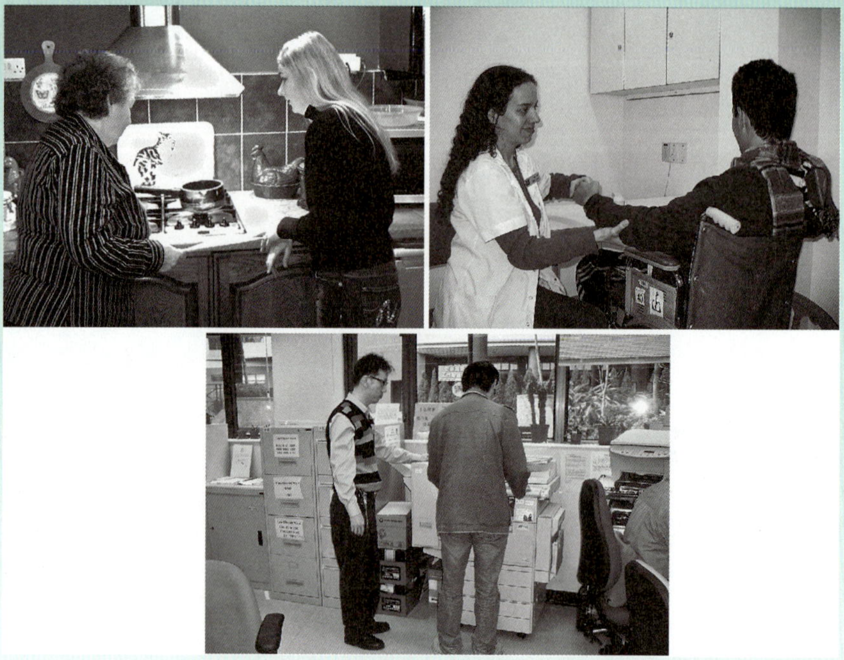

최근에 알츠하이머병의 조기진단을 받은 Roberta라는 여성을 평가하면서 나는 그녀가 장애가 있는 남편의 아침식사를 침대에 준비하는 데에 어떻게 매일 계속해서 분투하고 있었는지를 알게 되었습니다. Roberta는 아내로서 역할의 중요한 부분으로 확신을 갖고 아침식사를 계속해서 준비하는 것을 우선으로 하고 있었습니다.

Alice Moody

나의 직업재활에서의 환자인 Ah-fai는 우체국의 업무에 복귀하기를 원하였다. 중재를 계획하기 위하여 나는 Ah-fai가 직장에서 하던 과제의 유형을 확인하고 그 다음에 직장에서의 기술을 재건하기 위하여 작업치료에서 실행할 수 있는 과제를 선정하였습니다.

Bacon Fung Leung Ng

Benjamin은 C5-C6의 척수손상을 입었습니다. 나는 그가 먹고, 마시고, 이빨을 닦고, 면도를 하고, 책이나 신문을 읽고, 컴퓨터의 조작을 가능케 하는 다양한 지원기기를 사용하였습니다. 이들의 원조 없이는 Benjamin은 기본적 일상생활 활동에서 완전히 의존할 것이고 그가 좋아하는 여가활동에 참여할 수 없었을 것입니다.

Maya Tuchner

이들 작업치료사의 각각은 완전히 다른 과제에 직면하고 있으나 그들은 모두가 활동분석이라 불리는 과정에 관여해야 하였다. Alice는 자기의 환자가 계속해서 만들고 싶어했던 아침식사를 준비하는 것에 어떻게 대처해야 할지를 생각해야 하였다. 그녀는 자기의 환자의 인지 제한에 대해서 생각하고 그리고 환자가 그것을 안전하게 계속할 수 있도록 이 작업을 어떻게 수정할 수 있는지를 검토해야 하였다. Bacon은 환자의 현재의 능력을 생각하여 어떠한 종류의 작업종사가 환자를 직장에 복귀한다는 목표를 향하게 할 것인지를 결정해야 하였다. Maya는 어떠한 운동이 통상적으로 필요한지를 결정하기 위해 많은 활동을 주의 깊게 조사하고 이들의 운동에 요구되는 것과 환자가 할 수 있는 것 사이의 간극을 어떻게 메울 수 있는지를 결정해야 하였다. 이들 간극을 주의 깊게 확인함으로써 그녀는 어떠한 기기가 이들의 가교역할이 될 것인지를 결정할 수 있게 되었다.

이들의 각각의 예에서는 작업치료사가 활동분석에 관여하였는데 그것은 약간의 치료적 이익을 성취하거나 또는 사람이 이전의 또는 새로운 작업역할에 관여하는 것을 가능케 하는 작업을 찾아내거나 조정하는 과정이다.[1] 활동분석에서는 작업치료사는 환자(또는 환자집단)의 특징과 주어진 활동 사이의 적합성을 평가할 필요가 있다. 제19장에서 언급한 것처럼 활동분석은 치료적 추리과정에 필요한 요소이다.

활동분석은 항상 활동에 관한 질문을 하는 것이다(Crepeau, 2003). 이들의 질문은 작업치료사가 다음의 것을 이해하기 쉽도록 설계한 것이다.

- 어떠한 행위가 작업에 수반되는가.
- 환자가 그 활동에 참여할 수 있는지와 환자가 그렇게 할지도 모르는 것
- 그 활동은 환자에게 어떠한 치료적 가능성을 갖고 있는 것인가.
- 환자가 자기의 작업생활의 일부로서 그 활동을 수행할 수 있었는지와 어떻게 수행할 수 있었는지.

다음은 작업에 대해서 물을지도 모르는 질문의 몇 가지 예이다.

- 활동은 단순한가? 또는 복잡한가?
- 보통 그 활동은 어디에서 일어나는가?
- 그 활동을 하기 위해 어떠한 단계가 필요한가?
- 그 활동을 완료하려면 어떠한 기술이 필요한가?
- 그 활동은 한 사람의 수행자 이상을 필요로 하는가?
- 그 활동은 어떠한 감각, 느낌 또는 의미와 연관성이 있는가?

작업치료사가 특정 활동을 분석할 때, 묻게 될 실제의 질문은 다음의 것에 기초하여야 한다.

1. 활동분석은 특정의 환자 또는 특정의 환자집단을 고려하지 않는 경우 활동 또는 과제를 생각함에 있어서의 경험과 그들이 수행하는 사람(performer)을 필요로 하거나 요구하는 것을 제공하기 위하여 학생들에게 가르쳐진다. 그러나 실제의 실행에서는 활동분석은 활동을 실제의 환자에 적합을 시키는 문제해결 과정의 일부로서 시행된다.

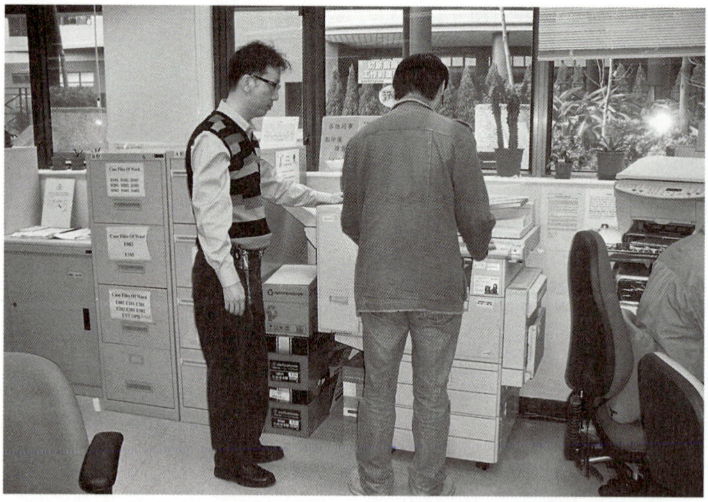

Bacon은 우체국의 업무에 복귀하는 것을 희망하는 환자를 위해서 사무실의 과제를 치료에 도입하고 있다.

- 작업치료사가 활동분석을 할 때에 염두에 두는 환자 또는 환자집단
- 작업치료사가 활동분석을 유도하기 위하여 사용하는 개념적 실행 모델

물론 제18장에서 논의된 것처럼 작업치료사가 모델을 선택하는 것은 환자 또는 환자집단의 욕구와 연관성이 있기 때문에 이들의 요인은 상호연관성이 있다.

활동분석에서의 개념적 실행 모델의 역할

The Role of Conceptual Practice Models in Activity Analysis

활동분석의 초기의 형태는 상식적인 틀에 기초하고 있었으나 현재는 작업치료사가 활동분석의 틀로서 작업치료 이론을 사용해야 된다고 인식되어 있다(Crepeau, 2003). 이론을 사용하는 것은 활동에 대해서 조사해야 할 것에 관해서 어떤 사람을 적응시키는 개념을 제공함으로써 분석을 구축하는 데에 도움이 된다. 예를 들면, 생체역학 모델은 사람이 활동을 하기 위해 필요한 근력, 관절가동범위, 그리고 지구력에 대해서 질문을 하도록 유도할 것이다. 한편, 감각통합 모델은 어떤 활동에서 수반되는 감각에 대해서 의문을 제기할 것이다.

개념적 실행 모델은 또한 환자가 활동을 하기 위한 능력을 갖고 있는 정도, 또는 환자가 어떻게 활동을 경험하거나 또는 활동에 반응할 것인가를 이해하도록 작업치료사를 유도한다. 개념적 실행 모델은 또한 치료적 이익을 성취하기 위하여 또는 환자가 미래에 활동하는 것을 가능케 하기 위하여 어떤 활동이 어떻게 수정 또는 조직화될 것인가를 생각하기 위해 필요한 정보를 제공한다.

활동분석의 과정
The Process of Activity Analysis

활동분석은 다음의 4단계로 구성된다.

1. 분석을 하기 위한 적절한 실행 모델을 확인한다.
2. 분석할 작업을 선택한다.
3. 분석을 하기 위해 실행 모델에서부터 질문을 만들어낸다.
4. 환자 또는 환자집단의 특징과 욕구에 부응하기 위해 작업이 적응되거나 등급으로 분류되는 방법을 확인한다.

이들 단계의 각각을 다음에서 논의한다.

이론을 사용하는 것은 활동에 대해서 조사해야 할 것에 관해서 어떤 사람을 적응시키는 개념을 제공함으로써 분석을 구축하는 데에 도움이 된다.

제1단계: 분석을 하기 위한 적절한 실행 모델을 확인한다.
Step One: Identify the Appropriate Conceptual Practice Model(s) to Guide the Analysis

모델을 선택하기 전에 분석되는 사람 또는 집단을 고려할 필요가 있다. 이들의 특징으로부터 활동분석을 위해 사용되는 개념적 실행 모델을 선택하여야 한다. 활동분석을 위해 모델을 선택하는 배후에 있는 과정과 원리는 제18장에서 개략적으로 설명한 대로이다. 그 목적은 활동분석을 시행하는 특정의 환자 또는 환자집단의 욕구에 대해서 분석의 중심에 놓는 모델을 선택하는 것이다. 게다가 환자와의 관계에서 전체론적인 관점을 얻기 위해 작업치료사는 분석을 위해 2개 이상의 모델을 선택할 것이다.

예를 들면, 알츠하이머병이 있는 여성에게 작용하고 있는 Alice Moody는 환자가 아침식사를 준비할 수 있는 것과 어떻게 그것을 시작할 것인가에 영향을 미칠 것 같은 인지장애가 있기 때문에 인지 모델을 사용할 것이다. Alice는 또한 환자의 활동에 대한 강한 동기부여, 그것이 어떻게 아내로서 인지된 역할의 일부로 되어있는가, 그것이 어떻게 그녀의 장래의 습관구조에 포함되는가에 대한 고려를 유도하기 위해 인간작업 모델을 사용하고 있다. 이 모델의 관점에서부터 Alice는 또한 환자의 가치와 흥미가 환자 자신이 준비하기를 원하는 아침식사의 유형에 어떻게 영향을 미칠 것인가를 고려할 것이다. 의도적 관계 모델은 자기의 환자가 작업치료에서와 후에 자택에서 활동에 참여할 때 어떠한 감정이 고조된 사건이 일어날 것인가를 Alice가 고려하는 것에 도움을 준다.

제2단계: 분석할 활동을 선택한다.
Step Two: Select the Activity to be Analyzed

분석할 활동의 선택은 환자와 관련하여 활동의 많은 특징을 고려하는 전체론적인 접근법에 의해서 유도된 것이어야 한다. 예를 들면, 활동이 환자에게 동기를 부여할 것인지, 활동이 환자의 역할과 일상의 일에 관련이 있는지, 활동의 운동, 감각, 인지 및 정서의 요구가 환자의 능력과 특징에 어떻게 공감을 불러일으킬 것인지를 물을지도 모른다. 이러한 고려는 작업치료사가 문제가 되는 환자 또는 환자집단을 위해서 활동을 분석할 만한 가치가 있는지를 생각하는 데에 도움을 줄 것이다.

알츠하이머병을 가진 환자의 경우, Alice는 활동의 영역이 아침식사의 준비라는 것을 알고 있었다. 그녀는 자기가 어떠한 활동을 분석할 것인가를 특별히 선택하기 위하여 이 여성이 어떠한 종류의 아침식사를 준비하는 데에 익숙해져 있는가를 알아내야 하였다. 예를 들면, 활동은 단순히 한 그릇의 시리얼을 만들기 위한 재료를 모으는 것뿐인가, 또는 토스트, 달걀부침, 홍차를 준비하는 것 같은 더 복잡한 것인가와 같은 것이다. 더 복잡한 식사준비가 환자에게 실행 가능성이 없다고 밝혀진 경우, 그녀는 아침식사의 준비를 위해 적절한 다른 활동을 창조적으로 확인하고 분석할 필요가 있을지도 모른다.

분석할 활동의 선택은 환자와 관련하여 활동의 많은 특징을 고려하는 전체론적인 접근법에 의해서 유도된 것이어야 한다.

Maya Tuchner는 작업치료의 과정을 통해서 척수손상이 있는 환자의 수많은 셀프케어 활동을 분석할 필요가 있었다. 그녀는 활동에 관여하는 것이 성공으로 이어지도록 자기의 환자의 우선순위는 무엇인가와 자기 환자에게 남겨진 능력으로 가장 쉽게 시행할 수 있는 활동은 무엇인가를 생각하였다.

Maya는 Benjamin이 일상생활 활동에서 자립하는 것이 매우 중요하다는 것을 알고 있었다. 그러나 어느 특수한 셀프케어 활동이 Benjamin에게 적절한지를 결정하기 위해서는 주의 깊은 활동분석이 필요하였다. 성공으로 이어지고 너무 복잡하지 않고 피로해지지 않는

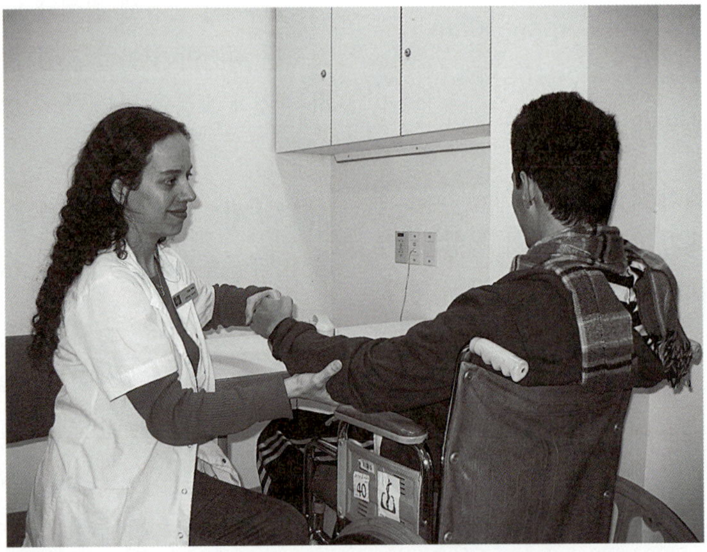

Maya는 환자가 작업치료 목표의 우선순위를 정하는 것을 경청하면서 환자의 능력을 시험해보고 있다.

활동을 정기적으로 그에게 제공하고 그가 연습하도록 이야기를 나누는 것은 중요한 일이었다. 몇 가지의 중요한 의문은 Benjamin이 선택한 활동에 참여하는 운동능력(근력과 균형)이 있는지 없는지, 그리고 그가 하고 싶다고 생가하고 있거나 노력을 하고 싶다고 원하고 있는지 아닌지 이었다. Maya는 어떠한 적응기구가 Benjamin의 운동능력과 바람직한 활동을 위해 필요하였던 것과의 틈새를 메울 수 있는지를 알기를 원하였다.

예를 들면, 자기 자신이 착탈의를 하거나 목욕을 하는 것은 Benjamin이 선택한 것은 아니지만 주의 깊은 분석의 결과, 그는 먹기, 마시기, 이빨 닦기, 지원기기를 사용해서 면도를 하는 능력이 있다는 것을 알게 되었다. 실제로 그가 이들의 활동을 연습한 몇 회의 치료 후에 자립할 수 있었다. Benjamin에게 극히 중요하였던 작업의 두 번째 영역은 여가(leisure)이었다. 책 특히, 소설을 읽는 것은 그의 주된 취미의 하나였으나 그때 그는 책을 드는 것과 페이지를 넘기는 것을 할 수 없었다. 이 활동에 필요한 단계를 검토한 후에 특별한 지원기기가 그의 손에 맞춰서 조정되고 특별한 독서대(bookholder)가 추가되었다. 또한 그의 모든 앉은 자세가 이 활동을 위해 조정되었다. 이 활동에서는 Benjamin이 작은 책과 더불어 큰 신문도 읽을 수 있도록 Maya가 환경을 창조적으로 조정할 필요가 있었다.

마찬가지의 과정이 또 다른 활동(즉, 컴퓨터 조작)에도 이루어졌다. Benjamin은 손상 전에 인터넷을 사용하여 몇 사람의 친구와 의사소통을 하고 있었고 또한 온라인에서 정보를 검색하는 것을 좋아했다. 이 예에서는 중요한 문제는 그가 자택에서 이 활동을 수행할 수 있는지 아닌지 이었다. 이를 위해서는 그의 방안에 특별한 기술이나 그 수정 등의 물리적 환경의 변경을 포함하는 어떠한 변경이 필요하였다. 처음에 Benjamin은 약간 욕구불만이 있었지만 그에게는 신체능력이 있고 매우 하고자 하는 의지가 있었기 때문에 몇 회인가의 치료 후에 성공할 가능성이 있었다. 그는 이 개인적인 활동으로 자립을 획득하였으나 그것은 그에게 통제감(sense of control)을 주었다. 또한 그는 독서라는 아주 좋아하는 활동으로 여가를 즐길 수 있었다. 그는 컴퓨터와 키보드를 사용해서 자기의 감정을 적어서 "자기 이야기"를 하기 시작하였다.

제3단계: 분석을 하기 위해 질문을 만들어낸다

Step Three: Generate Questions to Guide the Analysis

일단 분석을 위해 어떤 작업을 선택하였다면 작업치료사는 그것을 주의 깊게 검토할 필요가 있다. 이 과정은 작업치료사가 분석을 위해 사용하는 개념적 실행 모델에 의해서 유도된다. 그 목적은 작업의 상세한 점검, 그 환자의 특징과의 관계, 그리고 작업치료에서 사용되고 또는 환자의 생활에 편입되는 활동에 대한 가능성을 만들어내는 것이다.

환자와 관련된 이 활동의 점검과 작업치료 또는 환자의 생활을 위한 활동의 가능성은 사용되는 개념적 실행 모델에서부터 나오는 질문에 의해서 유도된다. 표 20.1은 활동분석을 위한 개념적 실행 모델에서부터 전형적으로 만들어지는 질문을 열거하고 있다. 이와 같이 이 표는 활동 그 자체에 관한 질문, 작업을 시행하는 환자의 능력, 그 작업이 작업치료에서 어떻게 사용되는가, 그 활동이 환자의 생활에 어떻게 편입되는가와 같은 것을 포함하고 있다. 이들의 질문은 완전한 것이 아니라 오히려 각각의 모델이 어떻게 활동분석을 위한 질문을 만들어내기 위하여 사용될 수 있는가를 보여주고 있다.

활동분석은 특정의 사람과 관련하여 이루어지기 때문에 각각의 모델의 모든 개념이 필요한 질문을 만들어내는 것을 필요로 하는 것은 아니다. 분석을 위한 특정의 질문이 환자의 기능장애와 작업환경의 특정 성질을 반영하고 있다. 예를 들면, Maya는 환자의 척수손상의 신경학적 수준과 그녀의 활동분석을 유도하는 질문을 만들어내는 데에 있어서 환자의 셀프케어의 일과에 대한 자기의 지식을 반영한 질문을 만들어낼 것이다.

경험이 있는 작업치료사로서는 활동분석을 유도하는 질문을 만들어내는 과정은 자동적인 것이다. 학생 또는 새내기 작업치료사는 표 20.1을 참조하는 것과 분석을 위해 고려되어야 할 질문을 작성하는 것은 도움이 된다는 것을 알게 될 것이다.

제4단계: 활동과 인간 사이의 확인된 틈새에 기초하여 작업이 조정되거나 등급으로 나뉠 수 있는 방법을 확인하고 시험한다.

Step Four: Identify and Test ways Occupation(s) Can be Adapted and/or Graded Based on Identified Gaps between the Activity and the Person

활동분석의 마지막 단계는 환자에 대한 활동의 잠재력을 고려하는 것이다. 작업치료사는 그 활동이 어떻게 치료적 도구로서 사용될 수 있는가, 또한 활동이 작업치료 종료 후의 환자의 생활 속에서 어떻게 고려될지도 모르는가를 생각할지도 모른다. 양자의 예에서는 활동을 조정하거나 등급으로 나눌 필요가 있을지도 모른다.

활동이 어떻게조정되거나 등급으로 나눌 수 있는가의 예는 다음과 같다.

- 운동의 제한이 있는 환자가 그 활동의 범위 내에서 필요한 과제를 시행하는 것을 가능케 하는 적응 기구를 제공한다.
- 작업을 시행하는 방법을 수정한다(예를 들면, 통증 또는 피로를 관리하기 위하여 각 단계 사이에 휴식을 허용한다).
- 안전을 보장하기 위하여 지원이나 감시를 제공한다.
- 운동 또는 인지 제한에 맞추기 위하여 환경을 바꾼다.
- 환자의 능력에 더 적합한 활동에서 사용하기 위하여 다른 물건을 제공한다.
- 활동을 단순한 단계로 나눠서 환자가 한 번에 하나의 단계만을 완료하게 한다.

제4단계는 그 활동과 사람 또는 집단 사이의 확인된 틈새에 대처하기 위한 가능한 전략을 만들어내는 것에 관여하기 때문에 이들 전략이 작동하는지 아닌지를 결정하기 위해 시험해보는 것은 중요하다. 그림 20.1은 장애를 가진 남편을 위해 아침식사를 계속해서 준비하고 싶다고 생각한 알츠하이머병이 있는 Roberta의 활동분석의 결과를 설명해주고 있다.

실행에서 작업치료사는 보통 작업치료의 추리과정의 일부로서 활동분석을 완료하기 때

표 20.1 활동분석을 위해 개념적 실행 모델에서부터 이끌어낸 전형적인 질문

모델	활동에 대한 전형적인 질문	활동을 위한 환자의 능력에 대한 전형적인 질문	작업치료에서의 활동의 적응을 유도하는 전형적인 질문	작업치료 후에 환자의 생활에 편입시키기 위한 활동의 적응을 유도하는 데에 사용되는 전형적인 질문
생체역학 모델 Biomechanical Model	이 활동을 위해서 신체의 어느 부분이 사용되는가(예를 들면, 팔, 다리, 몸통, 머리)? 신체의 장애된 부분에서 이 활동을 하기 위해서는 어떠한 동작이 수행되어야 하는가? 이 활동을 수행하기 위해서는 어느 정도의 근력이 필요한가? 이 활동은 얼마만큼의 지구력을 필요로 하는가?	이 환자는 이 활동을 시행하기 위해 적절한 관절가동범위, 근력, 지구력을 갖고 있는가? 이 환자의 감각의 결여는 안전하고 효과적인 수행에 영향을 주는가? 이 활동은 환자의 통증을 악화시키는가? 이 활동은 환자의 어떤 손상의 위험성을 야기하는가?	이 활동(활동을 시행하는 데에 사용되는 물건을 포함한다)은 관절가동범위, 근력, 지구력에필요로 하는 것을 점진적으로 증가시키기 위해 수정될 수 있는가? 이 환자는 활동에서의 감각손실의 보상을 가르쳐받을 수 있는가? 환자가 통증을 최소화하기 위하여 활동의 수행을 수정하는 방법을 가르쳐 줄 수 있는가?	어떠한 적응기구가 환자의 운동능력과 활동을 위해서 필요로 하는 것 사이의 틈새를 메워줄 것인가? 어떠한 활동절차의 수정(예를 들면, 휴식, 인체공학적 전략)이 활동의 생체역학적인 요구, 또는 통증을 야기하는 활동의 가능성을 감소시킬 것인가?
인지 모델 Cognitive Model	이 활동에 어떠한 인지가 요구되는가? 이 활동은 얼마만큼 복잡한가? 이 활동은 얼마만큼의 단계가 있는가?	이 환자는 이 활동을 하기 위하여 충분한 실행기능을 갖고 있는가? 이 환자는 이 활동을 하기 위해 충분한 기억, 문제해결, 판단 등을 갖고 있는가?	이 활동은 능력을 개선하기 위하여 인지에 대한 요구를 증가시키는 것을 필요로 하도록 어떻게 등급이 나누어질 수 있는가? 이 활동은 환자가 활동을 완료하기 위한 효과적인 인지 전략을 탐색하여 찾아내기 위하여 어떻게 조직화될 수 있는가?	이 활동은 인지의 요구를 감소시키기 위하여 어떻게 단순화되거나 나누어질 수 있는가? 기억보조장치, 단서, 또는 다른 요인이 이 활동에서의 환자의 인지제한을 보상하는 것에 도움을 줄 수 있는가?

표 20.1 활동분석을 위해 개념적 실행 모델에서부터 이끌어낸 전형적인 질문(계속)

모델	활동에 대한 전형적인 질문	활동을 위한 환자의 능력에 대한 전형적인 질문	작업치료에서의 활동의 적응을 유도하는 전형적인 질문	작업치료 후에 환자의 생활에 편입시키기 위한 활동의 적응을 유도하는 데에 사용되는 전형적인 질문
	얼마만큼의 판단을 필요로 하는가? 위험성이라는 면에서 오류의 결과는 어떠한 것인가?	이 환자는 수행에 영향을 줄지도 모르는 제한을 인식하고 있는가? 이 환자는 이 활동을 하는 데에 얼마나 안전한가?		
기능적 집단 모델 Functional Group Model	이 활동은 집단에서 가장 잘 이루어지는가? 이 활동이 집단으로 이루어진다면 활동 요구는 어떻게 변화할 것인가?	이 환자는 이 활동을 집단으로 시행할 능력을 갖고 있는가?	이 활동을 집단의 일부로서 시행하는 것이 이 환자에게 수행과 자신감을 개선할 기회를 어떻게 제공하는가?	환자는 이 활동을 시행하는 집단에 어떻게 편입될 수 있는가?
의도적 관계 모델 Intentional Relationship Model	이 활동의 대인관계와 관련된 요구는 무엇인가?	어떠한 대인관계와 관련된 사건이 이 활동을 하고 있는 환자로부터 일어날 것 같은가? 이것은 환자에게 정서적으로 짐을 지운 활동인가? 환자의 대인관계와 관련된 특징이 이 활동을 시행하는 데에 어떻게 영향을 미칠 것인가?	이 활동에 종사할 수 있는 환자를 위해 어떠한 대인관계와 관련된 전략(예를 들면, 격려의 사용, 감정이입, 지도)이 필요할 것 같은가? 어떠한 대인관계와 관련된 이익이 이 활동에서 생기는가?	이 활동에 계속해서 참여하기 위해 이 환자는 어떠한 대인관계와 관련된 지원을 필요로 하는가?

모델	활동에 대한 전형적인 질문	활동을 위한 환자의 능력에 대한 전형적인 질문	작업치료에서의 활동의 적응을 유도하는 전형적인 질문	작업치료 후에 환자의 생활에 편입시키기 위한 활동의 적응을 유도하는 데에 사용되는 전형적인 질문
인간작업 모델 Model of Human Occupation	이 활동은 일반적으로 누구에게 호소하는가? 어떠한 종류의 사람이 이 활동을 하기 위해서 동기부여가 되는가? 전형적으로 이 활동에는 어떠한 의미나 가치가 부여되는가? 이 활동은 전형적으로 특정의 역할과 연관되어 있는가? 이 활동은 어떻게 어떤 사람의 일과의 일부가 되었는가? 어떠한 운동, 처리, 의사소통/상호작용의 기술이 이 활동에 요구되는가?	이 환자의 가치와 흥미는 무엇인가? 이 환자는 이 활동을 할 수 있다고 생각하는가? 이 활동은 환자의 역할 또는 습관과 연관성이 있는가? 이 환자는 이 활동을 위해 필요한 운동, 처리, 의사소통과 상호작용 기술을 갖고 있는가?	이 환자는 이 활동을 즐기거나 가치를 발견할 수 있도록 조직화 또는 수정을 할 수 있는가? 이 환자는 그것을 시도하고 그것을 완료하는 것으로부터 효능감을 구축하기 위해 충분한 자신감을 갖도록 이 활동은 어떻게 조직화될 수 있는가? 이 환자는 이 활동을 완료하기 위하여 남겨진 운동, 처리, 의사소통과 상호작용 기술을 사용할 수 있도록 수정될 수 있는가? 이 활동은 이 환자가 운동, 처리, 의사소통과 상호작용 기술을 학습하거나 재학습하기 위한 좋은 기회를 제공할 것인가?	이 환자는 즐거움과 가치의 감각을 제공하는 이 활동을 계속하기 위하여 어떠한 지원을 필요로 하는가? 이 활동은 이 사람의 역할이나 습관을 통합할 수 있는가?
운동조절 모델 Motor Control Model	이 활동에는 어떠한 동작이 필요한가?	이 환자는 이 활동을 하기 위해 운동조절을 갖고 있는가?	이 활동에서의 환자의 운동수행을 강화하기 위하여 이 활동, 사용되는 물건, 또는 상황이 어떻게 수정될 수 있는가?	이용 가능한 운동조절 능력을 고려해 볼 때 환자가 이 활동을 하기 위하여 어떠한 신체적 지지나 활동의 수정이 필요한가?

표 20.1 활동분석을 위해 개념적 실행 모델에서부터 이끌어낸 전형적인 질문(계속)

모델	활동에 대한 전형적인 질문	활동을 위한 환자의 능력에 대한 전형적인 질문	작업치료에서의 활동의 적응을 유도하는 전형적인 질문	작업치료 후에 환자의 생활에 편입시키기 위한 활동의 적응을 유도하는 데에 사용되는 전형적인 질문
	이 활동에는 얼마만큼의 자세의 안정성, 투박하고 큰 운동과 섬세한 운동 능력이 필요한가?	이 환자의 운동의 제한이 이 활동을 하는 환자의 능력에 어떻게 영향을 미칠 것인가? 어떠한 요인이 환자가 이 활동을 수행할 것인지 아닌지, 그리고 어떻게 수행할 것인지에 영향을 미치는 조절 파라미터가 될 것 같은가?	환자가 운동조절을 개선하는 기회를 제공하기 위하여 이 활동, 사용되는 물건, 또는 상황이 어떻게 사용될 수 있는가?	
감각통합 모델 Sensory Integration Model	어떠한 감각 경험이 이 활동과 연관성이 있는가? 활동을 완료하기 위하여 처리되어야 할 필요한 감각은 무엇인가?	환자는 이 활동과 연관된 감각에 어떻게 반응할 것 같은가? 환자는 이 활동에 필요한 감각을 처리할 수 있는가?	환자의 이익이 되는 감각을 제공하기 위하여 이 활동은 어떻게 조직화될 수 있는가? 이 활동은 관여하는 감각을 조직화하거나 받아들이는 환자의 능력을 감각처리를 위한 요구를 나타내기 위하여 어떻게 조직화될 수 있는가?	환자는 이 활동에 포함되는 감각에 잘 대처하는 것을 어떻게 학습할 수 있을까? 환자는 이 활동을 통해서 자기의 감각 욕구를 어떻게 조정할 수 있는가?

문에 그림 20.1에 나타낸 것과 같은 서면 양식으로 문서화하는 일은 드물다. 그러나 활동분석을 작성하는 것이 서투른 어떤 사람에게는 분석을 작성하는 데에 전념하는 것은 유용한 연습이 된다.

Roberta의 활동분석	
분석되는 활동	아침식사의 준비
사용되는 모델	인지 모델, 의도적 관계 모델, 인간작업 모델
Roberta와 관련된 활동의 특징	**동기부여:** 남편이 뇌졸중이 된 이래 20년간, Roberta는 남편을 위해서 아침식사를 준비해왔다. 그것은 장애를 가진 파트너의 배우자로서 현재를 돌보는 책임의 일부이기 때문에, 그리고 특별한 경우에는 남편을 위해 침대에서 아침시사를 하게 하는 좋은 기억과 연관되어 있기 때문에 그녀에게는 큰 의미를 갖고 있다. 이것은 그녀의 작업생활을 특징짓는 핵심적인 활동의 하나이다. **일과:** Roberta는 일반적으로 남편이 잠이 깨기 전에 일찍 일어나 조간신문을 읽으면서 한 잔의 홍차를 마신다. 일단 그녀의 남편이 일어나면 미리 자기 자신을 위해 준비한 포트에서 따른 홍차 한 잔과 함께 달걀 프라이, 토마토, 토스트로 구성되는 영국식 아침식사를 준비한다. **활동의 인지상의 어려움 그리고 관련된 위험성:** Roberta의 습관에 따라서 아침식사를 준비하기 위해서는 가스 불을 켜서 뜨거운 프라이팬을 조작하고 물을 끓여 아침식사를 남편의 방으로 운반해야 한다. 그녀는 현재 이들의 과제로 신체적으로 요구되는 문제는 없다. 그러나 그녀가 준비하는 아침식사는 많은 단계가 있어 잘못하면 위험해질 가능성도 있다(예를 들면, 가스 불, 뜨거운 물이나 프라이팬에 의한 화상). Roberta의 치매는 현 단계에서는 경증이고 자기가 알고 있는 다단계의 활동을 해낼 수 있다. 아침식사의 습관은 이 시점에서 자기 자신에게는 매우 친숙한 것이며 그녀는 변함없이 그것에 따르고 있다. **Roberta를 위한 활동의 정서적 특성:** 이것은 환자의 역할과 결부된 매우 가치 있는 활동이다. Roberta가 그것을 계속할 수 없는 경우는 강한 정서적 결말을 수반하는 큰 상실을 경험할 것이다. Roberta은 피드백을 확실히 받아들이고 안전을 확보하기 위해 활동을 수정하는 제안에 잘 대처하고 있다.
작업치료를 위한 계획된 적응	현시점에서는 Roberta가 이 활동을 시작하는 방법에 대한 큰 수정은 필요가 없는 것 같다. 그러나 작업치료사는 가정방문을 하였을 때, Roberta가 아침식사를 준비하는 것을 관찰하게 될 것이다. 안전성을 확보하기 위하여 작업치료사와 Roberta는, 예를 들면, 주방에서 "가스를 잠그는" 것 같은 중요한 단계를 할 수 있기 위하여 투명 포장 막을 입힌 체크리스트를 사용할 것이다. Roberta는 과제가 진행됨에 따라 수성 펜으로 자기의 리스트의 단계에 체크하고 다음날 다시 사용하기 위하여 그것을 깨끗이 지웠다. 또한 작업치료사는 Roberta와 함께 그녀가 사용하는 기기를 검토하고 가스레인지 위에 한 번에 두 가지 물건을 놓지 않도록 자동적으로 램프에 불이 들어오는 전기 차 주전자(tea pot)를 고려하였다. 그들은 안전에 대하여 고려해야 할 점을 검토하여 사고가 발생한 경우에는 전화를 걸기 위해 주방에 전화번호를 붙이고 전화의 위치를 정하는 것과 같은 안전성을 확실히 하기 위해 거듭 가능한 수정을 검토하였다.
Roberta의 일상생활을 위한 계획된 적응	Roberta의 아들은 인근에서 살고 있고 그는 일들이 어떻게 시행되고 있는가에 대해서 어머니를 정기적으로 체크하고 어머니가 안전하게 아침식사의 절차를 계속할 수 있는지를 확인하기 위하여 적어도 한 달에 한 번은 어머니를 관찰하도록 지도를 받았다. 안전성에 관한 의문이 발생한 경우 그는 Roberta를 활동의 변경을 고려하기 위해 작업치료 쪽으로 의뢰하게 될 것이다.

그림 20.1 Roberta의 활동분석

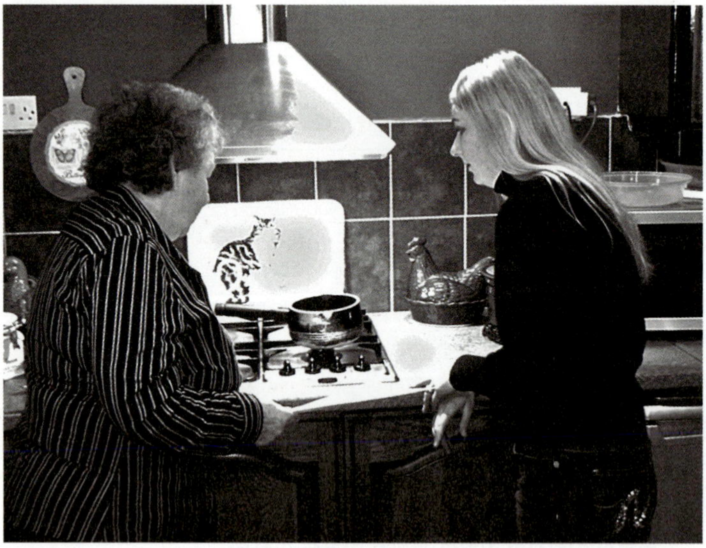

Alice와 Roberta는 그들이 아침식사를 요리하는 그녀의 일상에서 Roberta를 지원하기 위해 확인된 전략을 시험해보고 있다.

결론
Conclusion

이 단원에서는 활동분석의 과정을 제시하였는데 그것은 치료적 추리의 중요한 구성요소이다. 이 단원에서는 이론에 기초한 분석이 어떻게 환자중심이고 전체론적인 활동분석을 가능하게 하는가를 설명하였다. 활동분석을 통해서 작업치료사는 어떠한 활동이 작업치료에서 사용될 수 있고 이들은 최대의 치료적 이익을 성취하기 위하여 어떻게 수정될 필요가 있는가라는 사려 깊은 결정을 하기 위해 이 분야의 개념적 기초를 사용할 수 있다. 게다가 활동분석은 작업치료사가 환자가 이들의 활동에 계속해서 관여하는 것을 지원할 수 있도록 그들의 작업적 생활의 일부가 되기를 원하는 활동에 대해서 결정하는 데에 사용될 수 있다.

참 고 문 헌

Crepeau, E.B. (2003). Analyzing occupation and activity: A way of thinking about occupational performance. In E.B. Crepeau, E.S. Cohn, & B.A.B. Schell (Eds.), *Willard & Spackman's occupational therapy* (10th ed., pp. 189–198). Philadelphia: Lippincott Williams & Wilkins.

색인